BOSTON CHILDREN'S HOSPITAL

Illustrated Tips and Tricks in PEDIATRIC

ORTHOPAEDIC RECONSTRUCTIVE SURGERY

BOSTON
儿童骨科重建手术学

原著 [美] Peter M. Waters

[美] Benjamin J. Shore

[美] Daniel J. Hedequist

主译 刘万林 韦宜山 白 锐

中国科学技术出版社

·北 京·

图书在版编目（CIP）数据

BOSTON 儿童骨科重建手术学 / (美) 彼得·M.沃特斯 (Peter M. Waters)，(美) 本杰明·J.肖尔 (Benjamin J. Shore)，(美) 丹尼尔·J.海德奎斯特 (Daniel J. Hedequist) 原著；刘万林，韦宜山，白锐主译 . — 北京：中国科学技术出版社，2024.1

书名原文：Boston Children's Hospital Illustrated Tips and Tricks in Pediatric Orthopaedic Reconstructive Surgery

ISBN 978-7-5236-0333-8

Ⅰ . ① B… Ⅱ . ①彼… ②本… ③丹… ④刘… ⑤韦… ⑥白… Ⅲ . ①小儿疾病—骨科学—外科手术 Ⅳ . ① R726.87

中国国家版本馆 CIP 数据核字 (2023) 第 221304 号

著作权合同登记号：01-2023-1281

策划编辑	丁亚红　孙　超
责任编辑	丁亚红
文字编辑	汪　琼　韩　放
装帧设计	佳木水轩
责任印制	李晓霖

出　　版	中国科学技术出版社
发　　行	中国科学技术出版社有限公司发行部
地　　址	北京市海淀区中关村南大街 16 号
邮　　编	100081
发行电话	010-62173865
传　　真	010-62179148
网　　址	http://www.cspbooks.com.cn

开　　本	889mm×1194mm　1/16
字　　数	572 千字
印　　张	26.5
版　　次	2024 年 1 月第 1 版
印　　次	2024 年 1 月第 1 次印刷
印　　刷	北京盛通印刷股份有限公司
书　　号	ISBN 978-7-5236-0333-8/R·3142
定　　价	358.00 元

版权声明

This is a translation of *Boston Children's Hospital Illustrated Tips and Tricks in Pediatric Orthopaedic Reconstructive Surgery.*

ISBN：978-1-975103-88-0

Wolters Kluwer Health did not participate in the translation of this title and therefore it does not take any responsibility for the inaccuracy or errors of this translation.

免责声明：这本书提供药物的准确标识、不良反应和剂量表，但是它们有可能改变。请读者务必查看所提及药物生产商提供的包装信息数据。此书的作者、编辑、出版商、分销商对于应用该著作中的信息而导致错误、疏漏或所产生后果不承担任何责任，并不对此出版物内容做出任何明示或暗指的担保。此书的作者、编辑、出版商、分销商对出版物所引起的人员伤害或财产毁坏不承担任何责任。

Accurate indications, adverse reactions, and dosage schedules for drugs are provided in this book, but it is possible that they may change. The reader is urged to review the package information data of the manufacturers of the medications mentioned. The authors, editors, publishers, or distributors are not responsible for errors or omissions or for any consequences from application of the information in this work, and make no warranty, expressed or implied, with respect to the contents of the publication. The authors, editors, publishers, and distributors do not assume any liability for any injury and / or damage to persons or property arising from this publication.

Published by arrangement with Wolters Kluwer Health Inc., USA.

本翻译版受世界版权公约保护。

译者名单

主　译　刘万林　韦宜山　白　锐

副主译　李岱鹤　赵振群　王　勇　王玉鑫　孙　超　孙　亮

译　者　（以姓氏笔画为序）

马国洋　王　岩　王　耀　王守威　　王浩菁　对　红

刘顺男　祁　凯　许翔宇　孙洪岩　李文强　李盛博

杨宇飞　杨德文　张丽华　赵胡日查　段文龙　侯佩伺

姜博庸　姚金辉　娜木罕　徐再鸿　殷　杰　高　原

高海利　郭　宇　路　帆　熊子轩

内容提要

　　本书引进自 Wolters Kluwer 出版集团，由美国 Boston 儿童医院的知名儿童骨科专家 Peter M. Waters、Benjamin J. Shore、Daniel J. Hedequist 联合编写，是一部高水平的儿童骨科实用指南。全书共七篇 43 章，内容涵盖脊柱、手与上肢、髋、下肢与足、运动医学、脑瘫和骨肿瘤等儿童及青少年主要疾病的手术操作，配合丰富的术中照片及示意图，简洁明了地展示了具体的操作步骤，可为儿童骨科医生提供全面、系统的儿童骨科知识，以及各种儿童骨科病例的诊断和鉴别诊断的思路。本书内容实用、图片丰富，具有很强的指导性，对国内骨科医生特别是儿童骨科医生的临床实践有所裨益，进而为广大患者提供更好的治疗和护理服务。

译者前言

Boston Children's Hospital Illustrated Tips and Tricks in Pediatric Orthopaedic Reconstructive Surgery 一书深受儿童骨科临床医生的热爱，是全球权威的儿童骨科诊疗指南。该书内容全面，结构合理，层次分明，图文并茂，文字精练，由浅入深，由理论至实践，给读者以深刻、强烈的印象，可拓展儿童骨科医生的视野，是一部高水平的儿童骨科实用工具书，更是一部不可多得的行业宝典。有幸成为本书的译者，我们深感荣幸。

翻译工作历经半年时间完成。内蒙古医科大学第二附属医院儿童骨科中心的医务工作者承担了本书的翻译工作，他们在繁忙的一线临床工作之余，花费了大量的时间精力投入此书的翻译，通力合作，终成此稿，对他们在翻译此书过程中所表现出的科学精神、团队力量深表欣慰。本书的出版得到了儿童骨科同仁的高度肯定。该中译本注重实用性，指导性强，全书彩图形象直观，图像逼真，并辅以文字说明，既能够直观地帮助临床医生进行初步疾病诊断和掌握手术技巧，又为广大儿童骨科医生提供了全面、系统的儿童骨科知识，以及各种儿童骨科病例的诊断和鉴别诊断思路。本书可作为儿童骨科医务工作者的参考书，希望本书的翻译出版能够使儿童骨科疾病的急诊处理更加规范、准确，同时为广大儿童骨科医务工作者带来一场知识的盛宴。

本书在翻译过程中得到多方面的支持和帮助，在此对各位付出的辛劳表示诚挚的谢意。

此书的翻译在内容上忠于原著，力求科学、准确、流畅。囿于中外术语规范及语言表述习惯等限制，虽反复斟酌但仍难以尽善尽美，恐遗有疏漏之处，敬请各位专家和广大读者批评指正。

刘万林

原书前言

我们非常荣幸为大家带来这部 *Boston Children's Hospital Illustrated Tips and Tricks in Pediatric Orthopaedic Reconstructive Surgery*。本书涵盖了关于儿童和青少年脊柱、手和上肢、髋、下肢与足畸形、运动医学、脑瘫和骨肿瘤的大部分主要疾病的手术操作，通过文字、示意图简洁明了地描述了手术操作步骤。与我们编著的 *Boston Children's Illustrated Tips and Tricks in Pediatric Orthopaedic Fracture Surgery* 中儿童骨科骨折手术演示和技巧类似，本书旨在指导儿童骨科医师完成以上手术操作。无论是儿童骨科住院医师、主治医师、主任医师，该书的内容对大家的手术操作都有所帮助，从而为患者提供更好的治疗和护理。

这些简单明了的手术操作过程、示意图是在数十年手术操作、创新和学习中凝练而成。该书是团队所有医师共同努力的结晶，希望对大家的职业生涯有所帮助。

我们通过术前计划、术中操作、术后反思和持续改进不断提高我们的治疗水平。在书中，我们介绍了公认对这些肌肉骨骼疾病患者有效的治疗方法。

希望大家了解如何实施手术，手术是否存在失误，以及我们该如何改进。愿我们携手共进。

Peter M. Waters, MD, MMSc

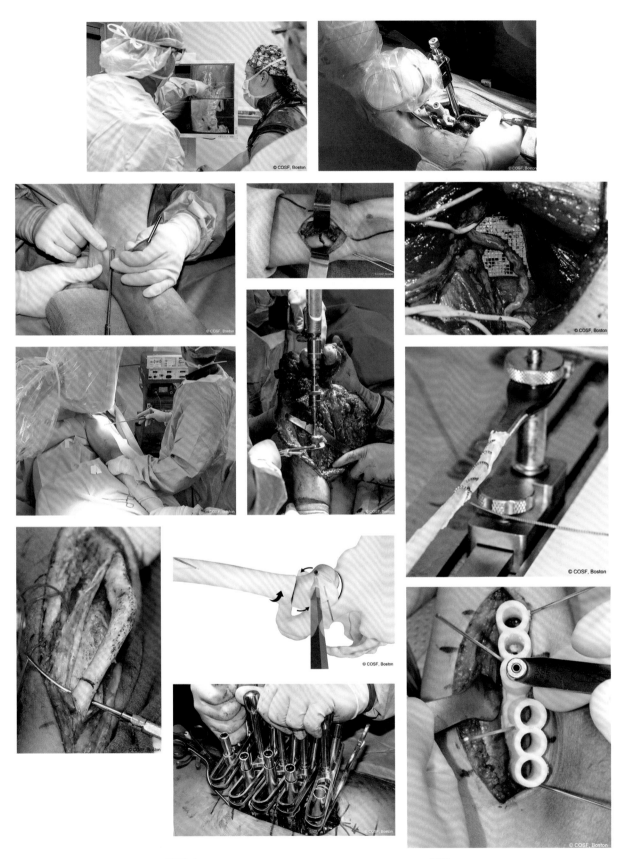

图片由 Children's Orthopaedic Surgery Foundation 提供

献　词

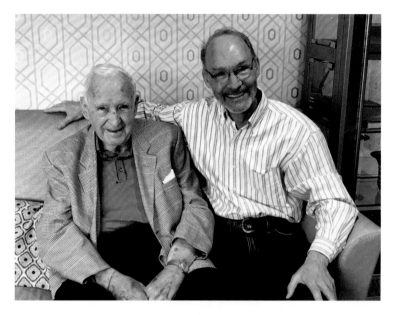

James Koepfler 与 Boston 儿童医院骨科前主任 John E. Hall 的合影

我们将 *Boston Children's Hospital Illustrated Tips and Tricks in Pediatric Orthopaedic Reconstructive Surgery* 一书献给摄影师 James Koepfler。James 孜孜不倦地完成了本书的工作。他在 *Boston Children's Illustrated Tips and Tricks in Pediatric Orthopedic Fracture Surgery* 一书（2020 年出版）中同样做出了贡献。我们深表感谢。

James 毕业于新英格兰摄影学院，于 1980 年 11 月来到 Boston 儿童医院骨科工作。如今，他已成为生物通讯和医学摄影领域的权威。

James 是我们团队中一位十分重要的成员。我们称他为"魔术师"，他在与孩子交流和护理过程中有许多方面值得我们学习。

谢谢你，James。

Peter M. Waters

Benjamin J. Shore

Daniel J. Hedequist

致　谢

我十分荣幸在 Boston 儿童医院、Harvard 大学医学院联合骨科住院计划（HCORP）及儿童骨科研究部工作了 40 年。重要的不是在哪里工作，而是每天作为医生可以为患者提供医疗健康服务。我知道你们所有人和我一样发自内心地热爱这份工作。

Peter M. Waters

我要感谢我的妻子 Liz 对我坚定不移的支持和关心；感谢我的孩子 Sam 和 Jojo 在编撰过程中为我带来欢乐。没有你们的支持和帮助，我不可能完成我的编撰任务。我还要感谢在整个编撰过程中给予支持的所有儿童骨科医护工作者，十分感激他们的耐心指导。

Benjamin J. Shore

我感谢 Boston 儿童医院所有优秀的手术室人员。我很荣幸能成为这样一个敬业、努力工作的团队中的一员，他们在救治患儿的过程中发挥了重要的作用。

Daniel J. Hedequist

目 录

第一篇 脊 柱

第1章 儿童脊柱外科的手术决策 …………………………………………………………… 002

第2章 枕部与颈椎后路内固定 ……………………………………………………………… 014

第3章 后路融合术治疗特发性脊柱侧弯 …………………………………………………… 024

第4章 导航和机器人辅助的脊柱手术 ……………………………………………………… 036

第5章 脊柱脊髓发育不良 …………………………………………………………………… 045

第6章 神经肌肉性脊柱侧弯 ………………………………………………………………… 056

第7章 脊柱滑脱 ……………………………………………………………………………… 062

第8章 生长棒治疗早发性脊柱畸形 ………………………………………………………… 071

第二篇 手与上肢

第9章 小儿手部和手臂的手术决策 ………………………………………………………… 080

第10章 臂丛肩：关节复位、肌腱转位、肱骨和肩胛盂截骨术 ………………………… 082

第11章 剥脱性骨软骨炎 …………………………………………………………………… 094

第12章 前臂单骨重建 ……………………………………………………………………… 099

第13章 尺桡关节融合截骨矫形术 ………………………………………………………… 104

第14章 肘内翻畸形截骨矫形术 …………………………………………………………… 110

第15章 马德隆畸形 ………………………………………………………………………… 118

第16章 前臂畸形愈合：矫正截骨术 ……………………………………………………… 126

第17章 先天性高肩胛症 …………………………………………………………………… 137

第三篇 髋

第18章 儿童与青少年髋关节疾病的治疗决策 …………………………………………… 146

第 19 章 稳定型股骨头骨骺滑脱 ·· 151

第 20 章 婴幼儿及儿童髋关节发育不良 ································ 161

第 21 章 青少年和青年成人髋关节发育不良 ························ 175

第 22 章 早期 Legg-Calve-Perths 病的包容手术 ················ 185

第四篇 下肢与足

第 23 章 下肢畸形与重建的手术决策 ································· 194

第 24 章 跗骨骨桥切除术 ·· 198

第 25 章 多平面外固定架进行胫骨延长和畸形纠正 ············· 208

第 26 章 半骺和全骺阻滞 ·· 220

第 27 章 马蹄内翻足石膏疗法与跟腱延长 ·························· 232

第 28 章 微创技术矫正足部畸形 ······································· 238

第 29 章 成骨不全的治疗 ·· 252

第五篇 运动医学

第 30 章 儿童运动医学：历史回顾、争议问题与治疗 ·········· 258

第 31 章 骨骺未闭与骨骺闭合的前交叉韧带重建技术 ·········· 261

第 32 章 髌股关节不稳定的重建 ······································· 271

第 33 章 股骨髋臼撞击症 ·· 291

第 34 章 踝关节和膝关节剥脱性骨软骨炎 ·························· 302

第 35 章 儿童膝关节盘状半月板的关节镜治疗 ··················· 325

第六篇 脑 瘫

第 36 章 非卧床大脑性瘫痪的多级手术策略 ······················ 336

第 37 章 髋关节神经肌肉手术：预防与重建 ······················ 346

第 38 章 蹲踞步态的手术治疗 ·· 355

第 39 章　骨骼成熟的神经肌肉型患者的髋关节挽救性手术 ·· 364

第 40 章　痉挛性足畸形的平足重建 ··· 375

第七篇　骨肿瘤

第 41 章　恶性骨肿瘤的治疗原则 ··· 382

第 42 章　股骨远端切除术 ··· 392

第 43 章　胫骨近端切除术 ··· 402

第一篇 脊 柱
Spine

Daniel J. Hedequist 著

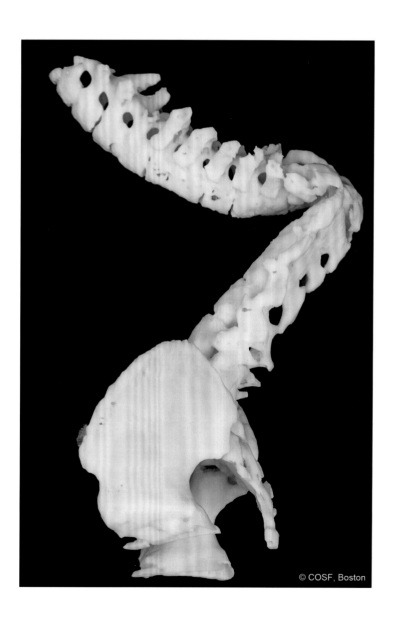

第1章 儿童脊柱外科的手术决策
Surgical Decision-Making in Pediatric Spine Surgery

John B. Emans 著

一、儿童脊柱畸形的不同之处

儿童脊柱的异常弯曲带来了一系列挑战：畸形种类多，诊断多，存在各种各样的手术技术。通常，随着脊柱的生长畸形会加重，但同时也有自行改善的机会。脊柱畸形会影响胸部、臀部和其他结构的生长和发育。儿童脊柱畸形潜在的病因诊断对其畸形进展、自然病史和儿童整体健康的影响差异很大。选择正确的治疗方法需要将所有这些信息整合到一个适合儿童现在和未来的个性化计划中，此时做出的选择会对患有脊柱畸形的儿童产生终生影响。

二、儿童脊柱畸形的评估

（一）了解畸形

脊柱是一个三维结构。依据 Cobb 角在一定程度上降低了发生畸形的风险，导致低于某一阈值的畸形处理积极性比高于该阈值的畸形更少。与所有类型的脊柱畸形一样，儿童脊柱畸形是一类复杂的多平面畸形，包括冠状位、矢状位、轴位，以及局部单个椎体畸形。伴随生长且长期受影响的弯曲表现通常更多地与整体畸形有关，而

不仅仅与 Cobb 角有关。我们的研究倾向于关注最严重的畸形，但从长远来看，上方或下方相邻脊柱继发的畸形或另一平面的畸形可能同样重要。儿童脊柱畸形的一个优势是将畸形分为整体、局部或混合畸形。局部或整体畸形可能单独发生，需要不同的治疗目的和方法。局部畸形可能是僵硬的，而整体畸形可能不那么僵硬。混合畸形是常见的。局部畸形可能先出现，而整体畸形是代偿后出现的。治疗过程中既可以单独矫正局部畸形也可以矫正整体畸形。通常在儿童中，局部畸形和整体畸形都必须处理，但不一定同时处理，也不一定采用相同的技术。

（二）了解生长时期和剩余生长时期

生长速度和生长时期是评估儿童脊柱畸形自然病史的基础。弯曲进展最常见的是在出生后前3 年的快速生长期，然后再次出现在青春期前的快速生长期。许多脊柱畸形患儿的生长速度与正常儿童不同。一些症状表现为早熟，而一些则表现为发育迟缓。患有慢性病或诊断为神经肌肉疾病或内分泌疾病的儿童可能会缓慢地生长到20岁，这极大地改变了脊柱畸形的治疗计划（图1-1）。Risser 分类和 Y 形软骨的状态是最常用的

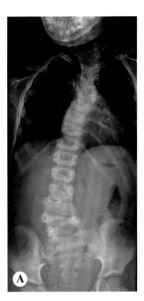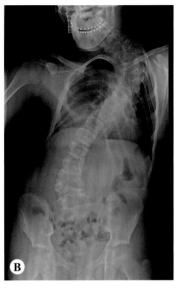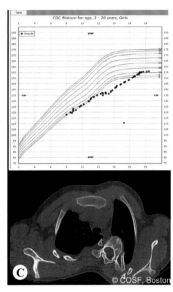

▲ 图 1-1　晚期发育迟缓

轻度先天性脊柱侧弯病情进展到 13 岁（A）。16 岁时畸形严重，发育迟缓（B）。准确识别患者的生长时期可以更准确地预测和治疗。胸部形状和肺功能的改变（C）是不可逆转的（图片由 Children's Orthopaedic Surgery Foundation 提供）

生长指标，但儿童的 Risser 征很可能有误导性。Sanders 数字评分有助于评估健康的青少年早期和晚期生长时期。而对于更复杂的情况和年幼的儿童，骨龄测定对评估生长时期有很大帮助。纸质或电子化病历上的儿童生长图表也会让我们对复杂患者有进一步的了解。生长图表可以清晰明了地显示生长发育迟缓、营养不良和所处生长阶段，这远比手持式 X 线显示评估要好。通过对生长时期、身高百分位数的了解和生长图表的运用可以合理估计和预测儿童的最终身高。脊柱侧弯、多发性先天性脊柱畸形和脊柱融合都会对脊柱长度产生负面影响。评估治疗对脊柱高度的潜在影响是决定治疗的关键。了解 Dimeglio 分型或其他关于脊柱生长的数据对于做出治疗选择是至关重要的。实际上，计算预测的剩余生长时间，并与家属讨论，有助于做出正确的选择。

（三）了解疾病潜在的病理生理学

大多数特发性和先天性畸形发生在不健康个体身上，但许多其他儿童脊柱畸形则不然。潜在的遗传综合征、结缔组织异常、代谢异常、稳定或进行性神经系统疾病及其他诊断可能至少在一定程度上导致了畸形。病因学对畸形进展的风险、进展的速度或年龄、对非手术治疗的决策有很大影响。围术期和远期并发症、翻修的可能性很大程度上取决于潜在的诊断。对潜在的病理生理学有透彻的了解将利于外科医生做好准备，并可能避免不良事件的发生。一些潜在的诊断对手术决策的影响是至关重要的。一些预期寿命短或有可预见的麻醉不良反应的患者可能无法接受手术治疗。神经纤维瘤等其他患者融合失败率很高，并且需要改进的手术方法。合并心脏或肺部相关疾病的患者可能需要在心肺功能下降之前进行早期手术治疗。尽管合并复杂诊断的儿童脊柱畸形患者必然会有合适的专科医生参与他们的护理和决策，但外科医生仍然需要对病理生理学有足够的了解，才能为患者做出最好的决定。

（四）了解畸形的自然病史和长期结果

不同年龄的儿童其脊柱畸形的进展速度和时间差异很大。准确预测特殊诊断畸形的发展方向是极具挑战性的，但通过对该特殊诊断自然病史的透彻了解，使预测变得更有可能。例如，低位肋骨－脊椎角度差异（rib-vertebral angle difference，RVAD）的婴幼儿特发性脊柱侧弯（infantile idiopathic scoliosis，IIS）或发育性胸腰椎后凸（图 1-2）可能会自发改善，而在青春前期的快速生长期，伴有发育不良的神经纤维瘤病脊柱后凸的进展是不可避免的。许多先天畸形在出生后前 3 年的快速生长期进展，在童年的剩余时期保持稳定，然后随着青春期早期的快速生长再次进展（图 1-1）。了解这些特殊诊断的自然病史可以准确地选择干预时机，避免不必要的治疗。发育后的畸形表现同样依赖于潜在的诊断。尽管 Cobb 角较大，但胸廓内的局限性先天性畸形在生长后可能仍保持稳定；而伴有结缔组织疾病的胸腰段曲度在生长后将逐步进展，但幅度较小。核心肌力差的患有神经肌肉疾病的患者同样可以在发育成熟后逐步进展。Cobb 角是儿童脊柱畸形的不完全预测因子。只有了解个体诊断的自然病史后，我们才能做出恰当的手术选择。

（五）了解非手术治疗的效果

选择何时或是否对畸形进行非手术矫形治疗是手术决策的一部分，即使手术可能是最终选择。熟悉脊柱畸形的支具治疗，为儿童脊柱外科医生做出合适的手术决定及时机提供了最好的机会。对于不同诊断的疾病，支具治疗的潜在效果差异很大，从治愈到暂时控制生长弯曲或引起不良后果。很大一部分儿童特发性脊柱侧弯可以通过石膏铸型来治愈，一些青少年特发性脊柱侧弯（juvenile idiopathic scoliosis，JIS）可以通过支具逆转和稳定，一些青少年特发性弯曲可以通过支具治疗永久改善。在合并神经肌肉疾病的弯曲中，矫形器可能会减缓弯曲进展。但在某些情况下，它们也能提供坐姿和改善上肢功能急需的躯干支撑。在其他情况下，脊柱矫形器可能一定程度上抑制呼吸功能，增加误吸的风险，加重胃

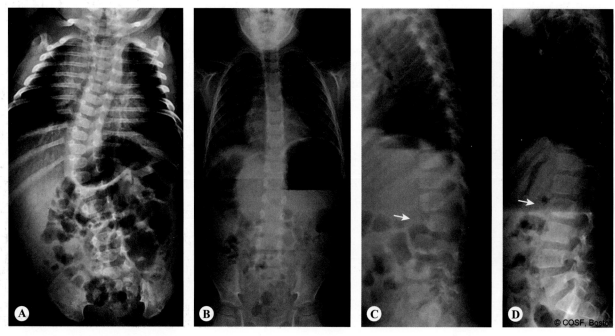

▲ 图 1-2　儿童畸形自然病史各不相同。虽然大多数儿童脊柱畸形会随着生长而恶化，但也有一些会改善或稳定下来。了解自然病史对手术决策至关重要

A 和 B. 婴幼儿特发性脊柱侧弯在 2 月龄时（A）和 5 岁时（B）的 X 线片中显示自发的消退；C 和 D. 25 月龄时（C）和 6 岁时（D）的 X 线片显示发育中的胸腰椎后凸和"子弹形"椎体（箭）（图片由 Children's Orthopaedic Surgery Foundation 提供）

食管反流，降低耐热性。在先天性脊柱侧弯患者中，石膏和支具不能治愈潜在的畸形，但很可能为患者赢得脊柱生长的时间，同时限制畸形的进展，特别是对脊柱正常节段部分。了解非手术治疗对特定诊断和畸形疾病的治疗效果是至关重要的，也是手术决策的重要因素。

（六）脊柱畸形有后遗症吗

脊柱畸形的后遗症可能比脊柱弯曲本身具有更大或同等意义的影响（图 1-3）。胸椎早发性脊柱侧弯（early onset scoliosis，EOS）的演变和导致胸廓功能不全综合征（thoracic insufficiency syndrome，TIS）的胸壁畸形之间的相互关联就是一个很好的例子，它对胸壁形状、肺发育和胸廓功能力学的长期影响往往比脊柱弯曲本身问题更多（图 1-4）。避免出现 TIS 这种后遗症决定了EOS 的手术决策。局部的先天性或其他脊柱弯曲可能会对相邻的、先前正常的脊柱产生深远的负面影响（图 1-5）。突发性上腰椎先天性后凸或胸腰椎后凸与骨发育不良相关，随着时间的推移，可产生永久性上腰椎畸形或下腰椎疼痛。幼儿腰椎侧弯导致持续性严重骨盆倾斜可能使一侧髋关节脱位，从而导致髋关节发育不良（图 1-6）。非活动性神经肌肉疾病患者持续的骨盆倾斜加重了髋关节半脱位和内收挛缩的趋势。因此，在做手术决策时，必须考虑到畸形进展对脊柱其他部位和相邻结构可能产生的永久性影响，而不仅仅是脊柱本身。

（七）了解家庭需要，帮助家属理解

医学的复杂性与神经肌肉疾病患者并不是孤立存在的，手术决策应该考虑到他们的家属或陪护者的身份和态度。对于病情复杂的患者，家属的期望可能与外科医生所认为重要的事是截然不

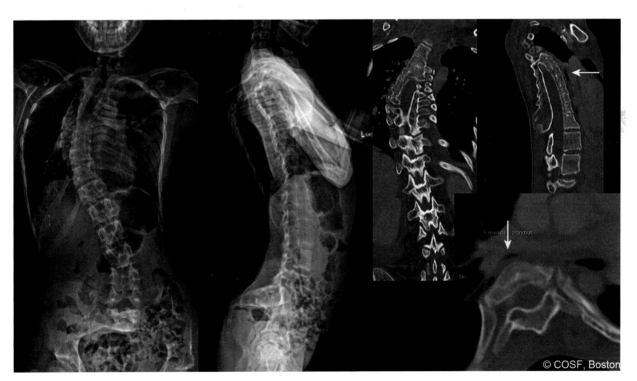

▲ 图 1-3　了解三维畸形

严重胸廓前凸（轴位和矢状位 CT 片中箭所示）伴右主干支气管闭塞的 Escobar 综合征患者的 CT 表现。了解三维畸形对手术决策至关重要。前后位透视显示中度弯曲，经 CT 证实为多发性椎体畸形和融合。最显著的畸形是胸椎前凸（与正常胸椎后凸相反），脊柱腹侧弯入胸腔，使胸腔前后径变窄，压迫右主干支气管（箭）（图片由 Children's Orthopaedic Surgery Foundation 提供）

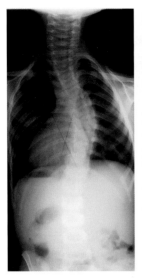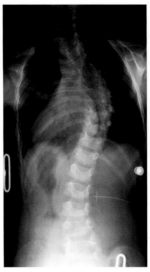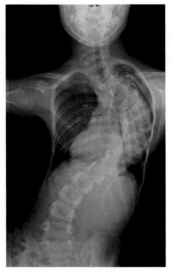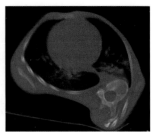

© COSF, Bostor

▲ 图 1-4　脊椎和胸廓的发育相互联系

图示患者 3 岁、4 岁、9 岁时的特发性脊柱侧弯。患者接受连续石膏和支具"保守"治疗。虽然脊柱畸形在 9 岁时可以通过手术减轻，但胸廓畸形、右半胸腔闭塞和肺功能下降（用力肺活量为预计值的 40%）却无法恢复。早期手术干预脊柱畸形通常是更加"保守"的治疗方法（图片由 Children's Orthopaedic Surgery Foundation 提供）

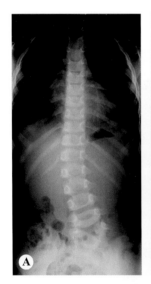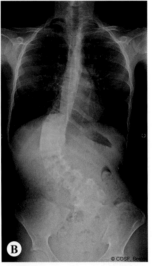

© COSF, Bostor

▲ 图 1-5　畸形后遗症

虽然最初的腰骶全节段半椎体是原始畸形，但先前正常脊柱的继发性畸形成为更大的问题。患者 4 岁（A）时出现 L_5 半椎体。在没有治疗的情况下，随着生长发育，患者发生继发性侧弯。19 岁时患者出现胸腰痛，严重继发性腰椎侧弯（B）（图片由 Children's Orthopaedic Surgery Foundation 提供）

同的。通常，家属对脊柱畸形的担忧与外科医生的担忧并不一致，他们对脊柱畸形长期结果的理解及对治疗结果的期望可能与现实或外科医生的认知不符。社会、经济或基于宗教信仰的观点可能会增加家庭对脊柱畸形儿童的希望。个体化手术决策应考虑到所有因素。花时间疏导家属，让他们了解外科医生对畸形的认知、可能的治疗方法、长远的看法，这不仅有助于他们理解，还能让医生更深入地了解他们对儿童的担忧和看法。对于患有复杂严重脊柱畸形的儿童，很少有家庭选择不治疗或期待治疗。外科医生理应尊重这一选择，即使它可能既非标准，也非外科医生的偏好。同样重要的是，继续支持家庭的选择和管理好患者，而不是因为其没有选择手术而放弃对患者的治疗。

三、计划手术干预

（一）创建一个针对患者的特定计划

尽可能多地收集有关畸形本身的信息。如果可以的话，仔细检查畸形并创建一个三维模型。评估灵活性。如有必要，通过计算机断层扫描（CT）来检查锚点的适用性。如果 CT 或磁共振（MR）未证实，或者在突然成角或不稳定畸形

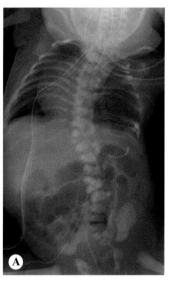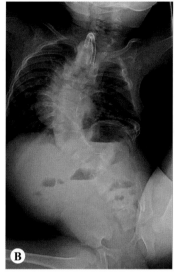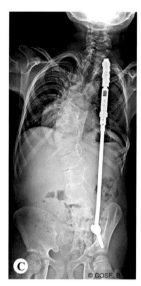

▲ 图 1-6　18 月龄的快速弯曲进展

伴随多个脊椎畸形的 VACTERL 连锁反应（脊椎缺损、肛门闭锁、心脏缺损、气管食管瘘、肾脏异常和肢体畸形）患者，无脊髓拴系或神经缺陷。1 日龄（A）、18 月龄（B）、9 岁（C）时影像片显示多个不成对的、全节段的、器械固定反向作用的椎体和融合的肋骨共同导致患者在快速生长初期畸形迅速恶化。选择何时进行手术干预是复杂的。虽然弯曲急剧恶化，但胸廓形状和可供肺部使用的空间是可以接受的。左（高位）髋关节半脱位在这个过程中恶化，要求在 30 月龄时进行肋骨到骨盆固定的手术干预，并进一步延长（图片由 Children's Orthopaedic Surgery Foundation 提供）

中未识别出脊髓损伤，则应考虑意外情况的可能性，如椎管狭窄或硬脑膜扩张。考虑这是否会是一个确定的手术，或者以后可能会经历更多的手术。如果将来有可能还做手术，那么目前的手术是否还可以改进，以使下一次手术更令人满意。

（二）明确手术目标

记录在此过程中的目标及进行的理由，以便有足够的细节和数据来回答住院医生或同事质疑你的决定的问题。这也应该是一种能够让家属理解的模式。同时，概述其预后和时间进程。

（三）评估患者的整体状况和手术的适宜性

特发性青少年脊柱侧弯患者一般都很健康，但偶尔会出现营养不良、维生素 D 缺乏或骨量减少的情况。对于与诊断和综合征相关的儿童脊柱畸形的其他重要部分，必须对相关危险因素进行彻底的评估。大多数机构已经建立了一个复杂

或高风险脊柱评估小组或评估表，可对患者的营养、肺状况、气道、相关的耐甲氧西林金黄色葡萄球菌（methicillin-resistant *Staphylococcus aureus*，MRSA）或慢性泌尿系统感染、覆盖皮肤状况、神经或癫痫状态等进行检查，还包括来自其他相关专业的评估。坚持这份完整的检查和优化患者状况已被证明可以减少术后和围术期并发症。对于病情复杂的患者，侧弯进展之前进行手术治疗与所有相关医疗问题得到优化解决，两者是矛盾的，而解决这一矛盾最好是通过与正规的医疗机构专业人员共同商量决定。

（四）考虑手术的潜在负面影响

虽然我们强调手术干预的积极面，但现实是每一种手术都有潜在的负面影响，特别是对于生长中的脊柱。病情复杂的患者可能会因最终融合或利于生长的内固定（growth-friendly instrumentation，GFI）所带来的脊柱活动度丧失，

而获得意想不到的不利影响。伴有肢体僵硬或短小的患者，如关节融合、桡骨发育不全或上肢发育不全的患者，当脊柱失去活动能力时，可能会出现严重的功能障碍。对于术前矢状位平衡可以行走的患者，我们可利用横穿腰椎以利于生长的牵张器械来达到平衡。腰椎失去活动能力、髋关节挛缩或髋关节僵硬，同时患有神经肌肉疾病的患者可能会失去坐或站的能力。获得最大脊柱长度通常是 GFI 的既定目标，但如果脊柱显露或行内固定，后方融合是很常见的。在年幼儿童的脊柱后部，单纯的骨膜下显露通常会导致融合，继而造成身高的丧失或在牵引融合周围导致进一步畸形。手术入路应尽可能精确，避免不必要的显露和器械的使用。在没有进行手术显露或融合的情况下，应用临时较长的内固定装置，可以解决儿童较大年龄时使用过长内固定的问题(图 1–7)。

（五）为最有可能出现的并发症做好准备

通过诊断和手术，最有可能出现的并发症是可以预见的。在规划阶段，为避免和缓解最有可能的并发症，制订额外的计划是很有价值的。例如，在神经纤维瘤病中，假关节和其他疾病很常见。认识到这一点，包括环状融合或延长融合的范围，或者仅仅是更为密切地随访和告知家属风险，所有这些都可能改善总体结果。术后伤口感染在神经肌肉性脊柱侧弯中很常见。额外计划，包括术前注意营养、术中软组织处理、矫形手术多层缝合及与家属的沟通，都是必要的。外科医生的早期认知和早期治疗可以减轻并发症。

（六）听取另一种意见并进行比较

从同事、病案室或其他途径那里询问第二种意见可以为解决这个问题提供一种全新的视角。在这样做的时候，重要的是提供完整的信息，而不是用你自己的计划或意见来影响外部观察者。在儿童脊柱畸形病例机构的术前定期回顾分析中，外科医生采用的最终计划往往与最初的计划有很大不同。如果另一种意见不是一个好的选择，可以考虑把案例和计划放在一边，后期再回来，而不参考原来的计划，以形成自己的"第二意见"。

（七）风险 / 收益——值得吗

列举一些手术计划中发生严重不良事件的风险。退一步讲，扪心自问，收益是否真的值得冒这个风险。开诚布公地告知家属手术的风险水

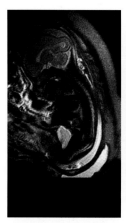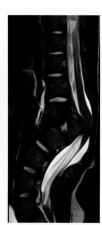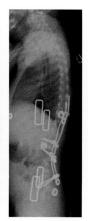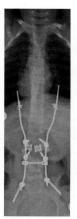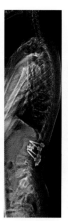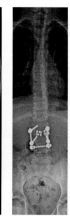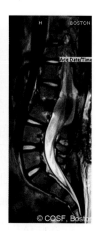

▲ 图 1–7　局部或整体畸形

节段性脊柱发育不全，出生前发现脱位。神经正常。观察到 3.5 岁，允许进行更大、更坚固的支撑。术后 6 个月行 VCR 透视、分离、上下单节段固定、临时全肋骨 – 骨盆固定。9 岁时，脊柱生长和上下运动尚可（右）（图片由 Children's Orthopaedic Surgery Foundation 提供）

平，并确保他们理解。他们对脊柱手术风险的认知可能会被互联网和一些幸运的改善了肋骨突出的青少年患者的评价所影响。家庭可获得的资料中很少提到对复杂儿童畸形手术所涉及的风险的准确估计。对于大多数家庭来说，如果在矫正量少、风险较低的手术与矫正量多、风险较高的手术之间进行选择，他们会选择风险较低的手术。我们几乎不以这种方式向家庭提供选择。外科医生很容易被诱导选择更新或更具挑战性的手术，而不是普及的、更安全的手术。

四、为特定情况量身制订决策

（一）早发性脊柱畸形

先前的 EOS 定义仅包括 5 岁前有严重畸形的儿童。当代对 EOS 的定义更具包容性，不仅包括5 岁前的严重畸形，还包括 10 岁之前所有有着显著畸形的儿童。由于病因诊断和畸形的种类繁多，治疗方案多种多样，EOS 的决策是复杂的，需要考虑上述所有因素。几乎所有的 EOS 都有发生 TIS 的风险，所有的治疗决定都必须考虑生长和治疗对胸腔、肺生长和长期肺功能的影响。治疗 EOS 的首要目标很简单：在达到最大脊柱长度、剩余脊柱活动度和成熟时最佳肺功能的同时，最大限度地减少手术和降低并发症。需要做出的三个主要决定，包括何时开始手术治疗，选择哪种技术，以及在治疗中涉及多少脊椎节段。选择何时开始手术治疗可能是最困难的。以往对 EOS 的态度包括早期广泛融合以防止畸形，认为"短而直"比渐进性畸形更好。最近，对胸部功能不全的认识、脊柱畸形和胸部畸形之间相互关系的认识，形成了以最大限度地增加肺部生长的机会与最大限度地减少胸部畸形进行早期手术干预的统一。然而，现在人们认识到，早期手术干预也存在早期治疗结束并发症和意外融合并导致过早停止生长的风险。这也使人们认识到，对 EOS 干预的时机需要

更加平衡的态度。早期干预的好处包括手术治疗不太严重的畸形，并可能为肺发育提供最佳的环境。推迟手术治疗的好处包括更大、更坚固的基点，以及使生长和治疗后并发症发生在更大的年龄。除 IIS 以外，EOS 石膏治疗的最新经验为早期治疗提供了一种选择，同时推迟了手术开始时间。显然，这种选择需要根据特定的畸形、诊断、进展率和脊柱受累的程度进行个体化方案。Cobb 角本身并不能完全衡量病情严重程度，它只是决定开始治疗的一个因素。胸部畸形的进展应慎重考虑，可作为一个开始手术治疗的指征。通常，我们在治疗脊柱畸形方面比在减轻已有的胸部畸形方面更成功。因为我们对已确定的胸部畸形所能做的很少，所以胸部畸形发展到长期不可接受的程度不能作为手术治疗开始的一个标准。目前，选择哪一种有利于生长的治疗方法是另一个难题，即在被动的生长引导和以牵张为基础的技术之间有多种选择。最理想的情况是，外科医生应该熟悉每一种技术，并做出个性化的选择。一些组合，如磁控生长棒，在患有低张性神经肌肉疾病的患者中似乎被普遍接受，但针对特定问题所选择的手术技术有很大的差异。手术治疗涉及多少脊椎是第三个复杂的问题。早发性畸形可分为累及大部分脊柱的"整体性"畸形，或累及脊柱有限部分的"局部性"畸形。塌陷性神经肌肉畸形显然是整体性的，而发育不良的神经纤维瘤病相关的后凸畸形则更多是局部性的。理论上，局部畸形可以用局部方案治疗，通常包括确切的融合，但在生长后期可能需要广泛固定。整体畸形、局部和整体畸形的组合通常需要包括大部分脊柱的内固定（图 1-8 ）。

（二）先天性脊柱畸形

先天性脊柱畸形的决策包括上述所有潜在的EOS 问题，以及由各种先天性畸形引起的特殊问题。术前必须进行神经轴影像检查，CT 影像

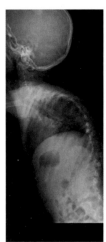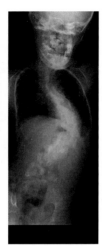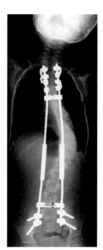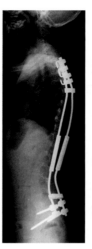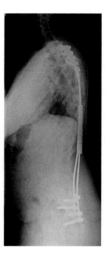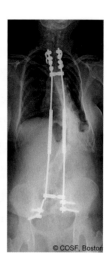

▲ 图 1-8　局部或整体畸形

L₅ 半椎体，在较正常节段的脊柱上有严重的脊柱侧弯和后凸。局部 L/S 畸形严重，但全身性脊柱侧弯和后凸对整体健康的威胁更大。6 岁时影像为重力牵引和植入生长棒之前（左）。经多次延长，棒下自发融合，16 岁时无症状断棒（右）（图片由 Children's Orthopaedic Surgery Foundation 提供）

检查将提高对畸形的认识和治疗方法的改善（图 1-3）。在大多数先天性脊柱畸形中，脊柱已经缩短了，应该注意不要因为早期的楔形切除、融合、显露或内固定造成的意外融合而使这种缩短变得更糟。神经功能损害在先天性脊柱侧弯中并不常见，但在先天性后凸、节段性脊柱发育不全或脱位中更为常见，是手术治疗的明确指征。许多先天性畸形一开始只是局部畸形，但随着时间的推移会形成整体畸形。而判断何时干预这一过程是困难的。最典型的情况是先天性半椎体，当第一次被发现时，它会导致正常节段脊柱中相邻椎体的弹性畸形。随着时间的推移，无论原始先天畸形有无进展，相邻的先前非结构性畸形都会恶化，这实际上可能成为更大的问题（图 1-5）。早期进行半骨骺固定或以后（最好在 3—5 岁时）行半椎体切除治疗局部畸形可能会保留脊柱的其余部分，防止整体畸形。在其他情况下，忽略局部先天性畸形并将其纳入广泛畸形的促进生长治疗中可能是更好的选择（图 1-8）。当长段脊柱出现多种先天性畸形时，在生长期对广泛畸形进行有利于生长的治疗，或者等到更接近成熟时再进

行明确的内固定和融合，都是很好的选择。即使没有潜在的脊髓异常，先天性畸形的围术期神经问题也比非先天性畸形更常见。

（三）神经肌肉性脊柱畸形

神经肌肉性侧弯往往属于一个类型，但诊断的多样性、疾病轨迹和较高并发症发生率使其成为儿童脊柱畸形中最多样化和最具挑战性的类型。个体化选择，了解自然病史，并结合患者陪护需求是治疗决策的关键。评估内科并发症，优化整体健康状态和骨质量可以减少围术期和术后并发症的发生。通常人们认为，对患者来说最好的选择是在某个时间点进行手术固定。一些家庭倾向于尽量减少治疗，他们不可避免地认为这会给患者带来痛苦，特别是在预期寿命或最终功能不明朗的情况下。从专业角度出发，我们倾向于主张对这类患者进行治疗，但一些家庭认为最低限度的治疗更合适。了解他们对侵入性治疗的态度也尤为重要。如果他们选择不治疗，支持他们的选择，就意味着继续密切关注患者。而对于可以走动的患者，必须考虑手术固定脊柱对步态的

影响。对步态可能造成的不良影响可以通过支具固定试验来模拟融合后的运动丧失。对于生长中的儿童，支具固定可能会减缓侧弯进展，同时可能会对坐姿产生暂时巨大的益处。幸运的是，磁控生长棒现在已经广泛应用于年幼的生长中的神经肌肉疾病的儿童，特别适用于低张力患者。对于儿童期晚期或青春期早期的不可走动的神经肌肉疾病患者，对最终脊柱高度的担忧可能比其他诊断患者要少。对许多患者来说，明确的一次性脊柱融合和内固定可能是最好的选择。对于受累最严重的神经肌肉性患者，进行脊柱融合和内固定可以减轻护理人员的负担和延长患者寿命。如果髋部非常僵硬，可能会加重护理人员的负担，因为固定腰椎会剥夺患者坐姿或站姿所需的代偿性脊柱活动能力。有时髋关节挛缩严重到无法进行脊柱手术，需首先或同时进行髋关节松解或股骨近端切除术，从而促进脊柱融合。否则，最好先进行脊柱融合术，然后再做手术来改善髋关节的活动。稳定和矫正的脊柱便于髋关节手术和术后髋关节护理。对于不能走动的患者，脊柱外科手术的目标包括脊柱稳定，改善胸部适当的矢状面轮廓，以及最低限度的并发症。通过术前重力牵引、广泛截骨和高密度植入物可以获得更完整的矫正。然而，更长和更广泛的手术却增加了术后并发症的风险，而长时间的重症监护、呼吸支持及感染是最常见的两种情况。研究表明，较少的并发症与在弯曲变得更严重之前早期手术有关。神经肌肉性病变患者的一个常见的决策难题是，在弯曲较平缓时的早期手术还是在内科并发症和骨骼健康得到改善后的较晚期手术，哪个是最好的个体化解决方案。与其他疾病类别相比，手术部位的深部感染是常见的，在某种程度上可以通过风险严重程度的手术评分来预测。值得花费时间和精力去改善营养，治疗泌尿系统感染和皮肤感染，以及多层缝合，注意软组织处理，这些努力都可能降低术后感染的风险。

五、实施手术

（一）在脑海中一步一步地演练这个过程

就像体育赛事或音乐表演一样，事前的虚拟演练在脊柱畸形手术中是有意义的（图 1-9）。有意识地回顾所有步骤可能会有助于发现手术计划中其他未被注意到的缺陷，或有机会去改进手术计划。仔细考虑手术过程中可能出现的困难，这些困难可能需要更多的手术时间。在这个过程中，优柔寡断和不得不制订一个新的计划可能会耗费很多时间。脑海中回顾手术中的多个节点处可能出现失败的意外情况，即"如果"的问题。如果骨的基点太硬或强度不够，你的计划是什么？如果未达到计划的矫正效果，你会怎么做？如果出血量过多，你将如何进行手术？如果麻醉困难需要缩短手术时间，你有什么计划？如果无意间遇到硬膜破裂，你会怎么做？有没有修复破损处的计划？如果伤口只能在张力下闭合，你会怎么做？为每一种突发事件制订术前计划，一旦它们发生了，确保处理更加合理。

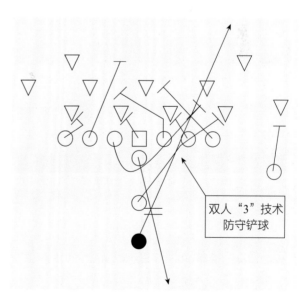

▲ 图 1-9　熟能生巧
就像橄榄球比赛一样，儿童脊柱畸形手术并不都是例行公事。提前计划和排练手术过程可以提高手术效果，并可能改变手术选择（图片由 Children's Orthopaedic Surgery Foundation 提供）

（二）预演灾难性的术中并发症

虽然在任何特定的手术过程中发生灾难性的术中并发症的可能性很小，但回顾和演练主要术中并发症的处理计划所付出的额外努力使成功的概率增加。在更复杂的畸形手术中，术中神经信号的丢失是相对常见的，大多数进行这类手术的

外科医生都有自己的处理办法。术中神经信号丢失行为的检查有助于提醒外科医生关注这些意外情况，否则这些情况在高度紧张的时候可能会被忽视。术前参考核对这些检查列表的位置，这对整个团队都非常有用。所有外科医生都应该对检查列表有一定的了解，并且在事发之前有一套明确的计划来防止神经信号的丢失（图 1-10）。手

脊柱固定患者术中神经监测变化反应检查表

暂停

- 任何关心患者健康的医疗团队成员都有权要求"暂停"
- 消除外来刺激（如音乐、对话等）
- 确保包括手术医生、麻醉师、神经学或神经生理学专家、经验丰富的护士在内的团队暂停
- 回顾手头的情况，每个报告都需要进行讨论

麻醉学	神经生理学	外科学
回顾麻醉管理并考虑改进以下指标： 　– 平均动脉压 　– 血细胞比容 　– pH 和二氧化碳分压 　– 体温 • 报告目前使用的麻醉药和可用信号的其他选择 • 讨论术中意识和患者自主活动的相关问题 • 讨论唤醒试验的可行性	• 检查电极和连接 • 确定信号变化的模式和时间 • 检查颈部和肢体的位置；检查手术台上肢体的位置，尤其是单侧信号缺失时 • 进行机动以优化信号 • 消除电干扰	• 如果没有现成的，需要进行术中和（或）围术期预期的影像学检查 • 在信号丢失之前讨论事件和回顾管理，并考虑逆转措施： 　– 移除牵引（如适用） 　– 减少/移除牵张力或其他矫正力 　– 移除棒 　– 移除螺钉和探针，探查伤口 • 评估脊髓受压情况，检查截骨和椎板切开部位 • 术中和（或）围术期影像学检查（如 O 臂、透视、X 线）评估植入物的位置

注意事项

- 重新审视手术/麻醉/技术方面的因素，并确认它们是最优的
- 是否行唤醒试验
- 科室会诊
- 考虑持续手术与分期手术
- 静脉注射类固醇方案：甲泼尼龙在第 1 小时的剂量为 30mg/kg，随后的 23 小时中改为每小时 5.4mg/kg

©2014 Boston Children's Hospital

▲ 图 1-10　为最严重的并发症做好准备

预先计划罕见但严重的并发症。我们的每个手术室都有以上的清单。虽然外科医生认为他们知道在任何紧急情况下该怎么做，但是清单、流程和模拟都使得严重事件更有可能产生积极的结果（©2014 Boston Children's Hospital 版权所有）

术中使用核对表对团队和压力很大的外科医生都有帮助。无意的气管插管拔出是极其罕见的，但可能是灾难性的。要在病例开始时与麻醉团队讨论这一可能性，以确保气管插管的固定尽可能安全，并在患者过度或突然移动时提醒他们注意这种可能性。要提醒他们如何在俯卧状态下尝试重新插管。同样，需要复苏的心脏停搏并不常见，但对俯卧位接受手术的患者来说，这可能是极其困难的。无论是重新插管还是心脏复苏，仰卧位显然更好操作。与整个团队讨论，需要将患者紧急转移到担架上并使其处于仰卧位的可能性。考虑优化线路、洞巾和其他设备的位置，以便能够转换到仰卧位。作为标准，许多团队都应有一套应急敷料包，包括一块巨大的洞巾，所有这些都可以在没有足够时间缝合伤口时紧急使用。在手术过程中需要紧急翻转脊柱患者是一种非常普遍和严重的情况，需要进行模拟。如果有模拟设备，脊柱外科医生应该考虑模拟这种情况，从而体验脊柱手术台、洞巾和周围设备可能会带来的限制。

结论

诊断的多样性，伴随生长而变化的弯曲，以及脊柱高度和肺功能长期受损的可能性，使得儿童脊柱畸形的治疗具有挑战性。额外的时间评估和计划使患者更有可能以最好的结果进入成熟期。每个儿童脊柱畸形患者都可能是独一无二的，他们有自己的三维畸形、自然病史、生长模式和护理需求。在手术决策过程中，把所有困难及家庭意愿进行个体化考虑才是最合适的。

第 2 章　枕部与颈椎后路内固定
Occiput and Posterior Cervical Instrumentation

Daniel J. Hedequist　著

一、适应证

- 任何年龄。
- 不稳定性。
- 创伤。
- 肿瘤。
- 畸形。

二、设备

- Halo 环 / 背心。
- 标准脊柱手术台。
- 枕骨板系统。
- 后路颈椎内固定系统。
- 钛缆。
- 经颅运动诱发电位和体感诱发电位神经监测。
- 透视机。

三、定位

- 避免插管不慎移动（尤其是颈椎屈曲时）。
- 术前气道管理咨询。

- 患者翻身时必须小心，俯卧位前要穿上 Halo 环/背心。处于俯卧位后，即可移除背心后部。
- 基线神经监测可以在患者俯卧位前进行。使用 Halo 环 / 背心可以使翻动更稳定，并且在这些情况下不需要监测。
- 采取俯卧位时需要闭眼及含咬合块。
- 确保枕后区远离 Halo 环。
- 将手臂放在侧面并用胶带固定，以便在透视下观察颈椎侧位。
- 术前透视机定位评估。
- 枕后区备皮（图 2-1）。

四、显露

- 按计划进行手术区域内标准正中切口的标记。枕骨和 C_2 较大的棘突通常可以触摸到，并构成切口的起始。也可借助透视机标记切口，这样有助于避免切口过大。
- 借助电刀行标准的骨膜下显露，直到侧块的外缘。
- 枕骨的显露相对容易，注意避开枕骨中线后方的枕骨大孔，同时避免在尾侧下方区域过度侧方剥离。考虑到颅骨的血管特征，骨蜡是有帮助的。

- 当位于中线外侧 1cm 时，显露 C_1 环要特别注意。椎动脉横走向位于 C_1 环的上方。
- C_1 和 C_2 之间的显露要小心，因为后方组织和韧带之间存在间隙，如果不小心，可能会被刺穿。
- C_1 侧块的分离对螺钉的放置是至关重要的，考虑到粗大的静脉丛，这可能是一个出血区域。应该在出血前对静脉丛进行积极的双极电凝。有时，为了获得更好的手术视野，有必要分离出 C_2 神经根并将其捆绑保护起来。
- 在螺钉穿过该区域时，骨膜下显露 C_2 节段峡部也是非常重要的，可以借助可伸缩的双极电凝辅助分离。

五、手术技术

（一）枕部固定

- 大多数 2 岁以上的儿童可以用钢板固定枕骨。

对于枕骨薄或缺少枕骨的儿童，螺钉固定是不可能的，可以通过定制一根弯曲棒来形成枕骨环。

- 枕骨环固定需要如下两个步骤，这两个步骤是必不可少的。
    - 以 U 形的方式塑形棒，这可以用特殊的弯曲器来完成。一旦弯曲成 U 形，就需要在头颈交界处塑形出前凸的轮廓。
    - 可以通过在距枕骨大孔约 1cm 处钻孔，然后钛缆穿过孔进入枕骨大孔，将棒固定在枕骨上。应该有多个孔 / 钛缆来分担应力，并且必须注意要有足够坚固的桥接器以避免穿透（图 2-2）。
    - 根据解剖，枕骨环可以通过连续拉紧钛缆固定在枕骨上，然后通过钛缆或螺钉固定在颈椎上。
- 枕骨钢板固定技术很简单，其中的关键点是钢板，它需要符合患者的解剖结构，允许其下方表面区域可进行植骨，并有可用的固定

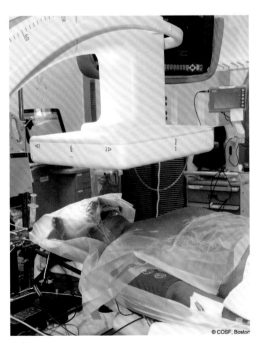

▲ 图 2-1　一位患者俯卧位的临床照片

Halo 环上牵引，患者手臂被绑在侧面。还有宽阔的准备区域（图片由 Children's Orthopaedic Surgery Foundation 提供）

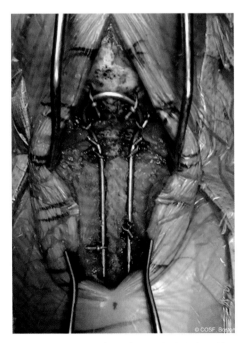

▲ 图 2-2　1 岁患儿接受治疗的术中照片

通过钻孔和钛缆将枕环连接到颅骨上，远端固定在生长棒结构上（图片由 Children's Orthopaedic Surgery Foundation 提供）

枕骨龙骨的中线螺钉。对于大多数儿童，有充足的标准枕骨板（图 2-3）。

- 钢板应该放在枕外隆突的正下方，中线螺钉孔与枕骨龙骨对齐。
- 螺钉固定可以使用 2mm 钻头借助自动停钻来完成，以避免可能存在的过度钻孔和穿透硬脑膜（图 2-4）。
- 大多数螺钉需要借助攻锥进行双皮质固定，由于枕部螺钉的尖端是钝的，可以避免损伤硬脑膜。

（二）C_1 侧块螺钉

- 在任何年龄段的大多数儿童中，均可能行 C_1 侧块螺钉固定。术前进行 CT 检查，以利于侧块的测量和查看是否存在异常椎动脉。
- 螺钉需固定在显露的起点周围，但由于静脉丛的存在，导致这一操作可能是困难的。C_2 神经根需要向下缩回以接近起点，但如果想要获得更好的手术视野，可能会牺牲 C_2 神经根。侧块起点可沿着外侧 C_1 环下部延伸，当 C_1 环向前转弯并与侧块上侧面相遇时，沿解剖方向剥离即可。C_1 环下部的下段位于侧块起点，因此需要确定侧块的内侧和外侧边界（图 2-5）。

- C_1 侧块的入点是致密的硬化骨，因此需要使用电钻，然后使用手动锥子进入松质骨，防止在硬的皮质骨上滑移。
- 侧块螺钉置入方向：尾侧为 $10°\sim15°$，内侧为 $10°\sim15°$。去掉 C_1 环的下部是至关重要的，因为这可能会迫使你的手向下，从而影响钻头方向。如果不这样做，钻头就会更加偏向头侧，并有可能进入枕骨 $-C_1$ 关节。
- 侧位透视用以指导头尾侧方向。一个好的规划是，在侧位透视下将钻头对准前弓的中点，然后在这一点附近钻孔。侧块和前环是有弧度的，因此钻头不应该通过前方到达环的侧面（图 2-6）。
- 应进行标准的探测，考虑到起点的致密硬化骨，还应使用攻锥操作至少 $5\sim10mm$。
- C_1 侧块位于螺钉起点的前面，因此螺钉需要从后面伸出，这样才能与其他螺钉对齐。一般来说，选择的螺钉应多出 10mm 才是标准的操作，这意味着如果骨的测量长度为 14mm，那么需要置入一个 24mm 的螺钉。为避免刺激 C_2 神经根，建议使用有光滑杆的螺钉（图 2-7 和图 2-8）。

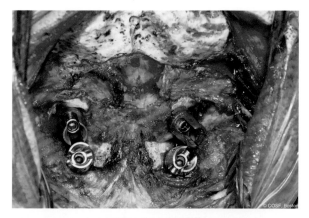

▲ 图 2-3　术中照片显示放置钢板前枕骨的广泛显露
图片由 Children's Orthopaedic Surgery Foundation 提供

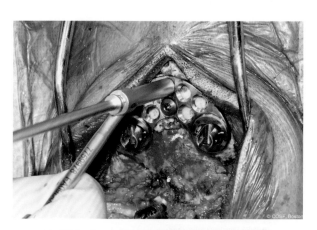

▲ 图 2-4　中线处枕骨螺钉穿过钢板的放置
使用自动停钻可能有助于防止意外的硬脑膜穿透（图片由 Children's Orthopaedic Surgery Foundation 提供）

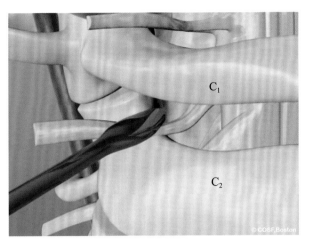

▲ 图 2-5　C_1 侧块螺钉置入位置的解剖区域示意图

C_2 神经根可能需要缩回或偶尔牺牲（图片由 Children's Orthopaedic Surgery Foundation 提供）

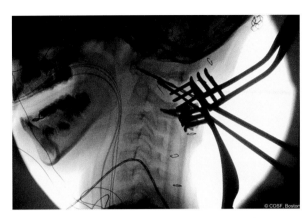

▲ 图 2-6　C_1 侧块螺钉钻孔位置的侧位透视图

注意钻头的方向指向 C_1 前环的中央，以避免偏头侧或尾侧（图片由 Children's Orthopaedic Surgery Foundation 提供）

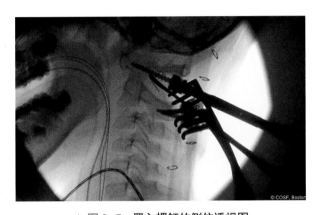

▲ 图 2-7　置入螺钉的侧位透视图

注意螺钉置入的水平和从骨骼伸出的长度，以便与 C_2 螺钉对齐（图片由 Children's Orthopaedic Surgery Foundation 提供）

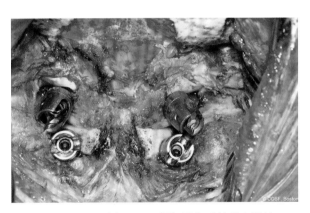

▲ 图 2-8　双侧 C_1、C_2 螺钉置入后的术中照片

由于 C_1 螺钉尺寸适宜，整体螺钉对齐（图片由 Children's Orthopaedic Surgery Foundation 提供）

（三）C_2 螺钉

1. C_2 经椎板螺钉

- C_2 经椎板螺钉的优点是技术简便、安全，缺点是需要与其他螺钉对齐且只能提供单柱固定。C_2 标准显露时需谨慎，包括椎板头侧和尾侧缘的显露。
- C_2 经椎板螺钉置入的关键是规划哪枚螺钉在尾侧起点，哪枚螺钉在头侧起点。可以在术前 CT 上研究椎板的宽度和起点（图 2-9 和图 2-10）。

- 起点可借助钻开孔，应避免与另一枚螺钉相撞，同时规划位置不能太靠近椎板的边缘以免造成劈裂。起点打孔后，可使用攻锥操作钉道。直接沿着背侧皮质的可视方向，可以很容易地评估尾侧方向。在腹侧椎板边缘下方放置一个自由器械作为引导，可以防止攻锥进入椎管（图 2-11 和图 2-12）。
- 推荐使用自攻螺钉，术前 CT 评估确定螺钉长度。
- 经椎板螺钉位于颈椎区域其他螺钉的内侧，

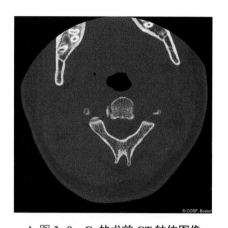

▲ 图 2-9　C₂ 的术前 CT 轴位图像

标记 C₂ 椎板螺钉置入时可用的最大椎板范围（图片由 Children's Orthopaedic Surgery Foundation 提供）

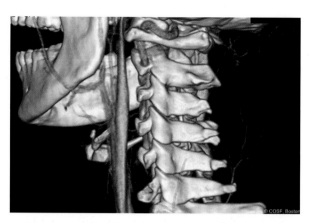

▲ 图 2-10　颈椎三维重建可以帮助理解血管解剖，并有助于明确 C₂ 螺钉置入的最佳选择

图片由 Children's Orthopaedic Surgery Foundation 提供

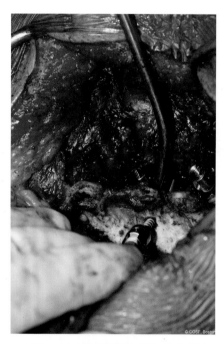

▲ 图 2-11　经椎板螺钉置入术中照片

注意角度及放置在对侧的吸引器尖端，后者可作为钉道引导（图片由 Children's Orthopaedic Surgery Foundation 提供）

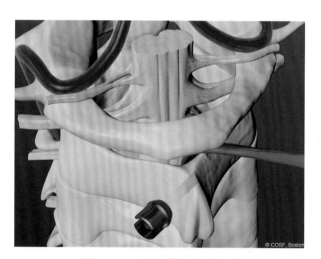

▲ 图 2-12　经椎板螺钉放置示意图

图片由 Children's Orthopaedic Surgery Foundation 提供

也可位于枕骨板上棒连接器的内侧。使用偏移连接器将有助于进入其中，并与其他固定点保持对齐（图 2-13 和图 2-14）。

2. C₂ 峡部 / 椎弓根螺钉

• 这些螺钉置入 C₂ 椎弓根峡部，有不同的轨迹和起点。通过研究术前解剖，设计出最佳的螺钉位置。椎动脉将决定螺钉的轨迹和长度，以及高位或偏中的椎动脉、峡部的直径决定这些螺钉是否可行（图 2-15）。

• 螺钉固定 C₂ 峡部的关键是直接观察峡部，特别是内侧缘。通过对静脉丛的保护，可以直接显露螺钉固定方向的内外侧，使用透视可以看到头尾侧（图 2-16 和图 2-17）。

• 2 枚螺钉置入过程：用自动停钻或手动锥子

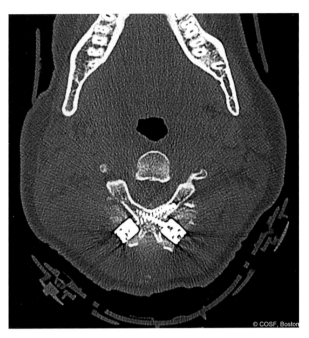

▲ 图 2-13　轴位 CT 切面显示椎板螺钉位置正确

图片由 Children's Orthopaedic Surgery Foundation 提供

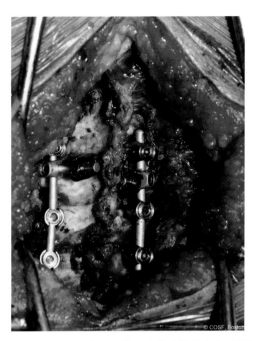

▲ 图 2-14　术中照片显示使用偏移连接器来帮助螺钉与椎板其他螺钉对齐

图片由 Children's Orthopaedic Surgery Foundation 提供

钻孔，使用探针、攻锥，然后置入螺钉（图 2-18 至图 2-21）。

- C_2 椎弓根螺钉的起点在 $C_{1\sim2}$ 关节和 $C_{2\sim3}$ 关节尾侧之间的中点处，在 C_2 外侧缘内侧几毫米处。该螺钉应沿着 C_2 峡部的内侧缘，并指向 C_2 体部。

- C_2 峡部螺钉的起点从 $C_{2\sim3}$ 关节近端开始，沿着峡部，刚好在 $C_{1\sim2}$ 关节附近结束。在椎动脉高度骑跨的情况下，螺钉在横突孔附近停止。倾斜角度以侧位透视为基础，可视化的峡部背侧皮质也可作为指导。

（四）下颈椎侧块螺钉（$C_{3\sim6}$）

- 侧块螺钉的置入可有多种技术、多种轨迹和起点。掌握一般规则很重要，可以帮助指导螺钉的置入。

    - 侧块是一个四边形的骨性区域，轨迹可有多种选择（图 2-22 和图 2-23）。

    - 螺钉置入需要避免螺钉过长，否认会增

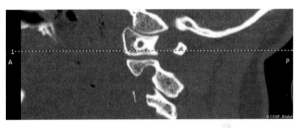

▲ 图 2-15　矢状位 CT 图像显示椎动脉高度骑跨

图片由 Children's Orthopaedic Surgery Foundation 提供

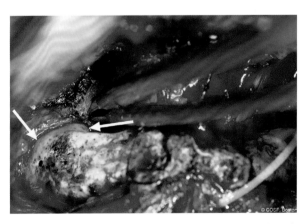

▲ 图 2-16　术中照片显示了直视下的 C_2 峡部，清晰地显示了螺钉轨迹所需的内外侧边缘（箭）

图片由 Children's Orthopaedic Surgery Foundation 提供

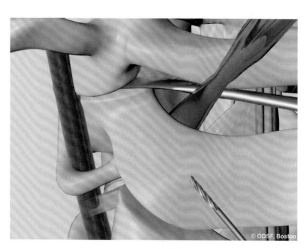

▲ 图 2-17 记录 C_2 峡部螺钉钻头位置示意图

图片由 Children's Orthopaedic Surgery Foundation 提供

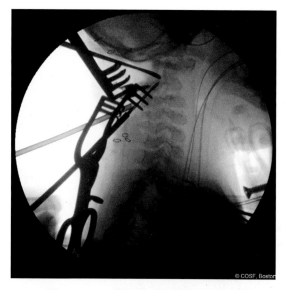

▲ 图 2-18 C_2 螺钉钻孔位置的侧位透视图

注意钻头的头侧角度，以及直接位于峡部的器械（图片由 Children's Orthopaedic Surgery Foundation 提供）

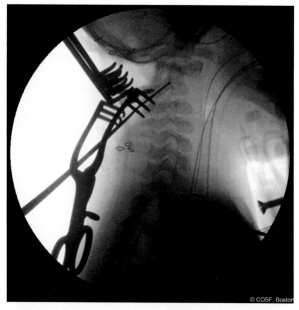

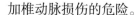

▲ 图 2-19 探针停止在 $C_{1\sim2}$ 关节附近的正确轨迹的侧位图像

图片由 Children's Orthopaedic Surgery Foundation 提供

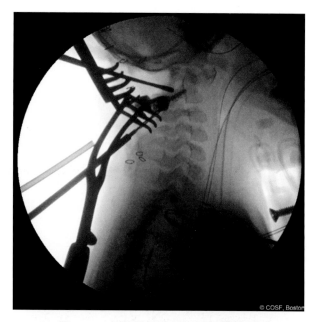

▲ 图 2-20 侧位透视图显示正确的螺钉位置

图片由 Children's Orthopaedic Surgery Foundation 提供

加椎动脉损伤的危险。

- 角度置入不正确（尾侧或头侧）会使相邻的小关节突关节有穿透的危险。
- 侧位透视对螺钉置入至关重要，因为螺钉错位后重新置入是不可行的（图 2-24

至图 2-26）。

- 一般情况下，起点应位于侧块的下内侧到中部，并在透视监测下钻孔。透视下头侧方向倾斜 5°～10°。最好使用自动停钻，以避免钻入过度，从而增加椎动脉损伤危险。

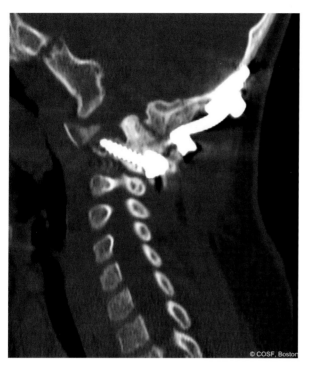

▲ 图 2-21　矢状位 CT 图像显示 C₂ 螺钉

图片由 Children's Orthopaedic Surgery Foundation 提供

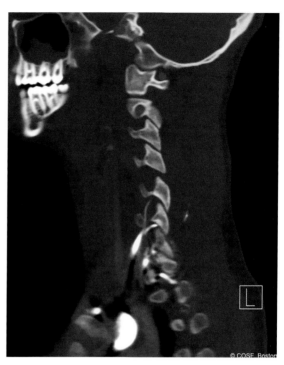

▲ 图 2-22　青少年创伤患者的矢状位 CT 表现

侧块是一个大的四边形骨性区域（图片由 Children's Orthopaedic Surgery Foundation 提供）

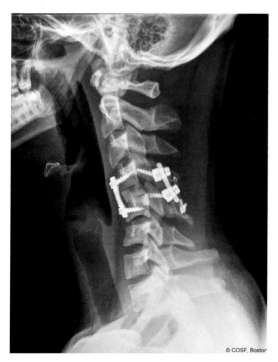

▲ 图 2-23　跳跃式关节面环形固定后的侧位片

请注意，两个侧块螺钉置入的轨迹略有不同，但完全固定在骨骼内（图片由 Children's Orthopaedic Surgery Foundation 提供）

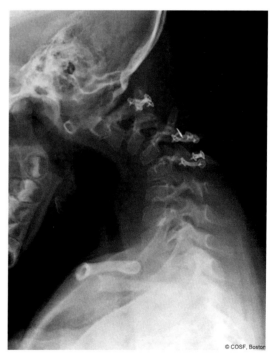

▲ 图 2-24　椎板切除术后脊柱后凸的 4 岁患者的侧位 X 线片

图片由 Children's Orthopaedic Surgery Foundation 提供

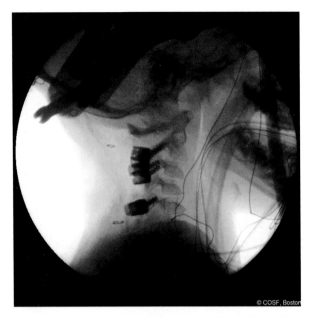

▲ 图 2-25　图 2-24 同一患者置入侧块螺钉后的术中透视图

图片由 Children's Orthopaedic Surgery Foundation 提供

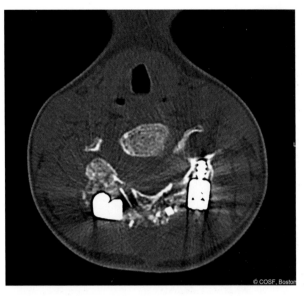

▲ 图 2-26　图 2-24 同一患者的轴位 CT 图像记录了螺钉置入，螺钉短于椎动脉

图片由 Children's Orthopaedic Surgery Foundation 提供

- 起点处攻锥的使用有助于螺钉的置入，以避免背侧皮质的劈裂，这可能发生在螺钉的头侧方向。
- 侧块螺钉固定牢固，青少年患者螺钉通常为 3.5mm，但也可能是 4.0mm。

六、颈椎椎弓根螺钉

- 颈椎椎弓根螺钉的置入要求很高，位置通常在 C_7。术前 CT 扫描有助于对椎弓根的解剖结构有大致了解。在脊髓内侧和椎动脉外侧都有危险（图 2-27）。
- 用钻和克氏针在透视下标记起点，这样有利于找到正确的起点位置。
- 椎弓根背侧的入点是致密的硬化骨，所以为了找到一个安全的起点，可以适当地多钻出一些骨头。C_7 椎弓根的内侧是厚的皮质骨，这将有助于避免内侧的穿透（图 2-28）。
- 螺钉的角度偏内侧，应避免进行外侧轨迹，

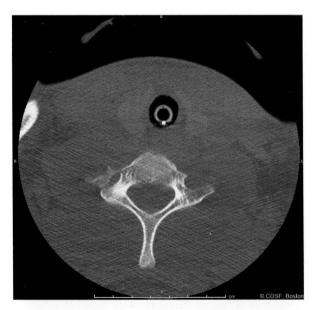

▲ 图 2-27　轴位 CT 切割记录 C_7 椎弓根的大小和轨迹

图片由 Children's Orthopaedic Surgery Foundation 提供

同时在使用推进锥之后，频繁的探针检查是很重要的。任何角度问题都应该通过透视来验证，包括起点和内侧轨迹方向（图 2-29 和图 2-30）。

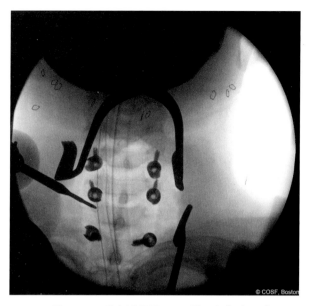

▲ 图 2-28 术中透视显示 C₇ 椎弓根起点正确
图片由 Children's Orthopaedic Surgery Foundation 提供

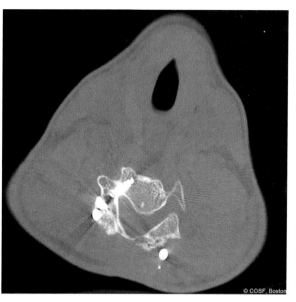

▲ 图 2-29 轴位 CT 扫描证实颈椎椎弓根与内侧椎管和椎动脉前外侧的位置正确
图片由 Children's Orthopaedic Surgery Foundation 提供

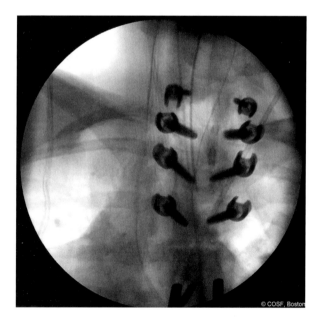

◀ 图 2-30 1 例翻修畸形病例，术中透视显示 C₇ 椎弓根螺钉位置正确，与上胸椎螺钉一致
图片由 Children's Orthopaedic Surgery Foundation 提供

第3章 后路融合术治疗特发性脊柱侧弯
Posterior Fusion for Idiopathic Scoliosis

Craig M. Birch 著

一、手术适应证

- 主要适应证：进行性加重的胸椎弯曲大于50°或胸腰部弯曲大于40°。
- 如果没有与疼痛相关的进一步评估和治疗，疼痛不是手术干预的适应证。

二、术前影像学检查

- 典型的青少年特发性侧弯类型为右胸伴左腰椎弯曲和潜在的左上胸弯曲（图3-1）。
- 典型侧弯：右胸、左腰。
  - 术前影像应包括站立正位（posteroanterior, PA）和侧位全脊柱X线或EOS成像。
  - 拍摄脊柱左侧弯和右侧弯的X线片，以充分确定灵活性和Lenke标准（图3-2）。
- 非典型侧弯：左胸、后凸、严重冠状位失代偿。
  - 另外的术前成像是必要的，应包括全脊柱MRI，以评估神经异常情况，特别是脊髓拴系、Chiari畸形和空洞（图3-3）。
  - 通常不进行CT检查，除非需要进行导航或机器人辅助手术。

三、设备

- Jackson架。
- 脊柱内固定装置选择标准：椎弓根螺钉、钩、椎板下带/钢丝和棒。
- 标准脊椎套件包括牵引器、Cobb剥离器、骨膜剥离器、咬骨钳、Capener凿、截骨器和Penfield剥离器。
- 成像方式包括C臂透视和（或）O臂。
- 可选的其他设备。
  - Aquamantys组织密封设备。
  - 骨刀。
  - 导航设备。
  - 机器人系统。

四、体位

- 根据麻醉方案，患者使用咬合块、口胃（orogastric，OG）管、动脉导管和多个大口径静脉通路进行插管。留置尿管并记录尿量。借助运动诱发电位（motor evoked potential，MEP）、体感诱发电位（somatosensory evoked potential，SSEP）和肌电图（electromyography，

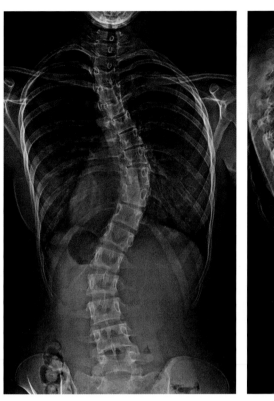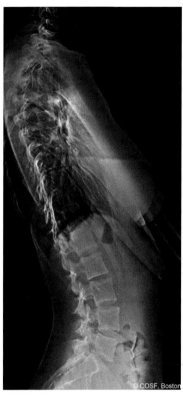

▲ 图 3-1　脊柱正位和侧位 X 线片显示典型侧弯，伴有右胸和左腰椎弯曲
图片由 Children's Orthopaedic Surgery Foundation 提供

EMG）进行神经监测。

- 患者俯卧在 Jackson 架上。

- 检查颈部位置，以确保其处于中立位置，没有过度的屈或伸。

- 双臂位置：肩外展至 90°，肘屈曲至 90°，手腕处于中立位。

- 双臂垫衬垫并确保尺神经不受压。

- 背部用洞巾广泛覆盖。

- 大多数外科医生都喜欢用酒精加双氧水或洗必泰消毒，应该包括洞巾之外。

- 准备包括洗必泰（除非过敏），然后是碘伏。洞巾的边缘处理应该包括在预处理之前和准备中。

- 然后触诊棘突，通常从最突出的 C_7 数到预计融合的水平。根据触诊的标志画出切口。最后一步是将黏性洞巾直接铺在皮肤上。

五、手术入路

（一）后部显露

- 在预期融合水平的棘突上方做切口。
  - 一些外科医生喜欢将稀释的肾上腺素注射到皮肤和皮下做皮肤切开，然后通过快速分离达后筋膜层。另一些医生更喜欢切开至真皮，并立即使用电刀剥离到后筋膜。应尽量减少组织剥离，以避免造成较大的无效腔。

（二）骨性分离（图 3-4）

- 识别棘突，使用电刀分离。

- Cobb 剥离器和电刀分离棘突向下到椎板，然后到横突。

- 最上方水平的棘间韧带应保持完整。筋膜向两侧分开，以免破坏韧带附着（图 3-5）。

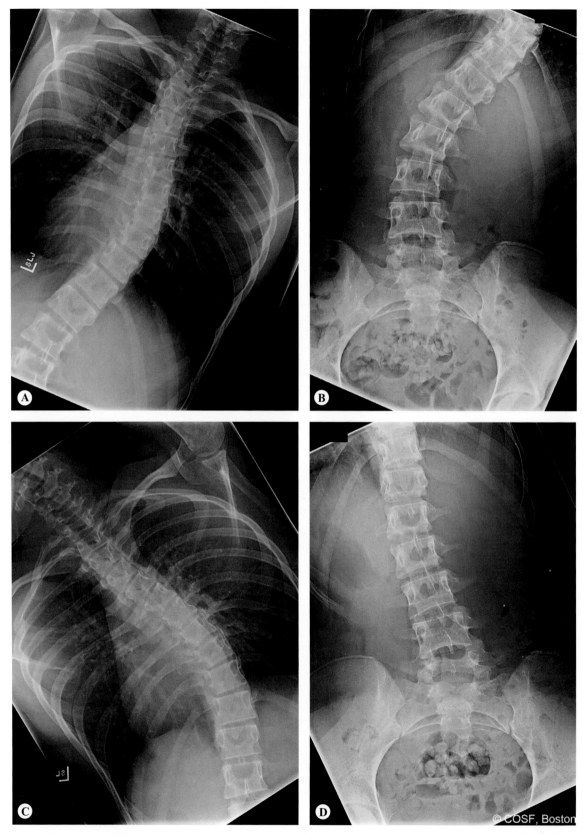

▲ 图 3-2　脊柱右侧弯（**A** 和 **B**）和左侧弯（**C** 和 **D**）**X** 线片，评估上胸部、主胸部和腰部弯曲的灵活性

图片由 Children's Orthopaedic Surgery Foundation 提供

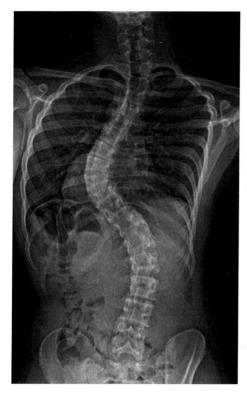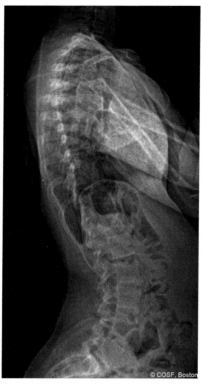

◀ 图 3-3　正位和侧位 X 线片显示非典型侧弯，此处为左胸弯曲
图片由 Children's Orthopaedic Surgery Foundation 提供

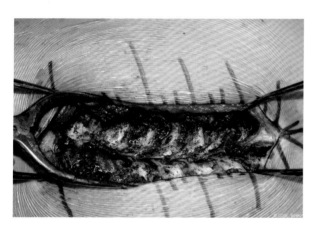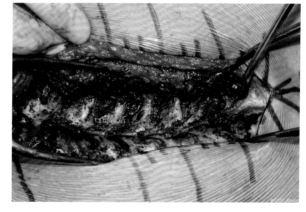

▲ 图 3-4　骨膜下剥离和骨显露后的术中图像
尾侧向左，头侧向右（图片由 Children's Orthopaedic Surgery Foundation 提供）

▲ 图 3-5　术中图像突出了显露在头侧的筋膜
吸引器尖端位于筋膜切口的顶端。这使得棘间韧带在最头侧保持完整（图片由 Children's Orthopaedic Surgery Foundation 提供）

六、手术步骤

（一）小关节切除术（图 3-6）

- 识别小关节，并使用 Cobb 剥离器和电刀去除关节囊。
- Capener 凿或骨刀去除下关节面，露出远端椎体上关节面的软骨。
- 小关节会有更多重叠，凹面上的骨密度会更大。
- Capener 凿、刮勺、钻是用来去除关节软骨的。

（二）螺钉置入

- 使用解剖标志选择起始点（图 3-7）。
- 钻用于起始点螺钉的打孔。

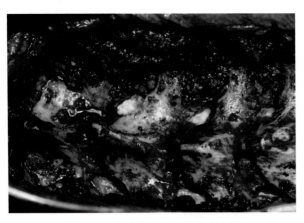

▲ 图 3-6　小关节切除术后的术中图像

在切除到融合水平之前，可以看到有光泽的关节软骨。图中的棘突已被部分切除，用作同种异体移植，同时获得了更多的松解（图片由 Children's Orthopaedic Surgery Foundation 提供）

- Lenke 锥向前推进 20mm，锥尖指向外侧。应注意确保在内侧 / 外侧平面及上 / 下平面的合适轨迹（图 3-8）。
- 取出 Lenke 锥，用椎弓根探针确保所有四壁和底部可触及（图 3-9）。
- Lenke 锥尖重新插入，或锥尖朝向内侧并向前插入，直到感受到阻力为止（图 3-10）。
- 椎弓根探针触及所有四壁和底部，并测量螺钉长度（图 3-11）。
- 放置螺钉，并依次向头侧推进。

（三）钩的置入

- 横突（transverse process，TP）钩。
  - 如果预计需使用 TP 钩，那么在小关节切除术时应注意不要去除 TP 固定的大量骨量。
  - TP 的上部被切开。
  - TP 钩探测器穿过 TP 的头侧部分，然后进入 TP 的空间深处和肋骨表面（图 3-12）。
- 椎弓根钩。
  - 应进行更广泛的小关节切除术，充分显露合适椎弓根钩的位置。
  - 放置椎弓根钩时，应使钩刀与关节突关

节轨迹平行，钩鞍向前伸至椎弓根的下层皮质。

- 下拉式 TP 钩和上拉式椎弓根钩可通过牵张和压缩实现强有力的矫正，但缺少矢状面和冠状面的控制。
- 完成放置后，应使用成像技术来验证螺钉和（或）钩的位置。
  - 根据外科医生的喜好，成像可以由 O 臂成像或 C 臂成像的正交视图组成。此外，螺钉可能被触发的肌电反应刺激，以验证安全位置（图 3-13）。

（四）Ponte 截骨术

- 一些外科医生更喜欢使用 Ponte 截骨术来增加脊柱节段的活动度，以加强旋转或矫正效果。
- 应确定螺钉轨迹，但还不能放置螺钉，因为螺钉头可能会对术区造成障碍。
- 咬骨钳用于切除棘突和广泛的小关节切除术。
- 小心切除黄韧带，直到硬膜外脂肪。不需要再向深处切，整个黄韧带应该完全松解或被切除（图 3-14）。
- 用咬骨钳、Kerrison 钳或骨刀切除尾部椎体的上关节突。当位于弯曲顶点时，应首先进行凹面处理，否则会增加局部出血。如果在弯曲的凸面进行截骨术，会导致凹面位置的血液积聚，使视野变得模糊（图 3-15）。
- 放置海绵凝胶进行局部止血，并放置标准螺钉。

（五）放置棒

- 一旦完成所有固定点［螺钉、钩和（或）椎板下钢丝或带］，应测量预期棒的长度，并选择模板和切割棒。
- 法国弯曲器用来把棒塑成所需的轮廓。

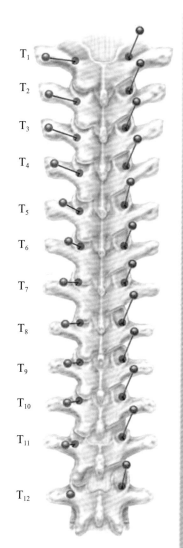

节段	头-尾进钉点	内-外进钉点
T₁	横突中点	横突椎板连接处
T₂	横突中点	横突椎板连接处
T₃	横突中点	横突椎板连接处
T₄	横突近端 1/3	横突椎板连接处
T₅	横突近端 1/3	横突椎板连接处
T₆	横突近端-近端 1/3 连接处	横突-椎板-小关节连接处
T₇	横突近端	小关节中点
T₈	横突近端	小关节中点
T₉	横突近端	小关节中点
T₁₀	横突近端-近端 1/3 连接处	横突-椎板-小关节连接处
T₁₁	横突近端 1/3	只是内侧至外侧部分
T₁₂	横突中点	在侧面水平上

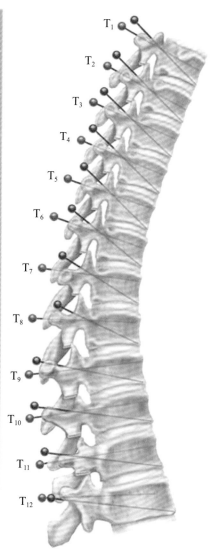

▲ 图 3-7　胸椎椎弓根螺钉的起始点和轨迹，适用于简单的解剖学技术

使用固定角度螺钉或多轴螺钉直接入路（蓝色钉）。多轴螺钉仅用于解剖入路（绿色钉）（经 Medtronic 许可转载，©2020 Medtronic 版权所有，保留所有权利）

矫正动作

- 棒旋转。
  - 将凹形棒放入螺钉原位，以应对脊柱侧弯。将棒固定在螺钉上。所有固定螺钉都应松开。两棒夹持器连接，棒旋转 90°，使凹形脊柱侧弯变为后凸。拧紧固定螺钉。适用于胸部单侧弯曲（图 3-16）。
- 整体或分段旋转。
  - 可以实现附加矫正。如果预计会发生旋转，则应在侧弯顶点处使用单轴螺钉。
  - 中间椎体固定螺钉应拧紧，多数固定螺钉应拧紧，剩下部分要松动。旋转工具应附加到单独节段。顶端椎体应按与中间椎体的关系旋转。节段性旋转是指每个单独椎体相对于相邻椎体的旋转。整体旋转是指椎体的顶端组相对于中间椎体作为一个单位进行旋转（图 3-17）。
- 原位弯棒。

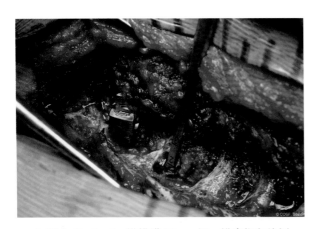

▲ 图 3-8　**Lenke 锥推进 20mm 深，锥尖指向外侧**

图片由 Children's Orthopaedic Surgery Foundation 提供

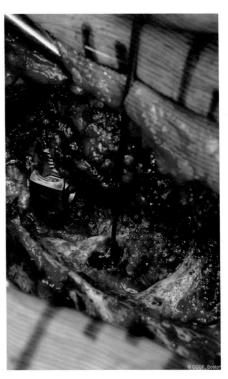

▲ 图 3-9　用球形探针仔细触及椎弓根的所有四壁和底部，以确保孔道的安全

图片由 Children's Orthopaedic Surgery Foundation 提供

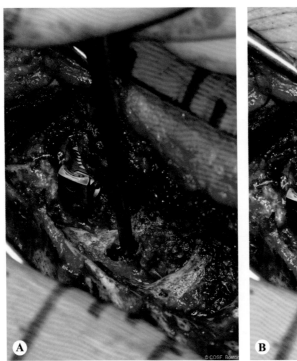

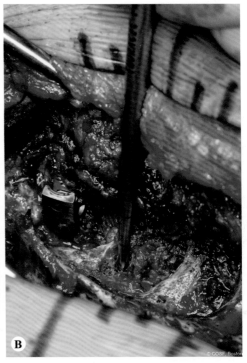

▲ 图 3-10　**锥尖指向内侧重新插入**

A. 由于之前孔道的存在，锥很容易推进 20mm；B. 尖端直接进入椎体内侧（图片由 Children's Orthopaedic Surgery Foundation 提供）

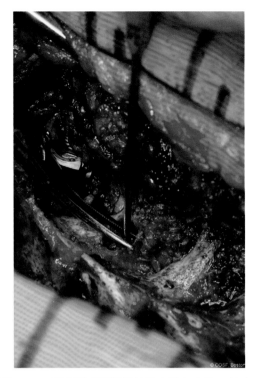

▲ 图 3-11 再次用球形探针触及四壁和底部，以确保安全的轨迹

使用夹子标记深度，用探针测量合适的螺钉长度（图片由 Children's Orthopaedic Surgery Foundation 提供）

- 原位弯棒器可用于在棒放置和其他矫形完成后对棒进行塑形。
- 矢状面弯棒器和冠状面弯棒器都可以使用。
- 应密切观察塑形后棒附近的螺钉，以确保固定不丢失。
- 如果使用冠状面弯棒器，应注意了解其对矢状面的影响，即当手与脊柱直接平行时，矢状面应无变化。当手抬至高于脊柱水平会增加脊柱前凸，而低于脊柱水平会导致脊柱后凸（图 3-18）。

• 加压和撑开。
- 凹曲线可以从头侧和尾侧的顶点处通过额外撑开来矫正。
- 使用加压来矫正凸曲线。
- 在最尾部或最头部的固定水平是最强的，特别是最尾部的固定水平。
- 如果骨密度较低，可以将棒夹放置在螺钉更靠近顶部的位置以进行加固。

• 悬臂弯曲。
- 特发性脊柱侧弯较少使用。
- 将棒固定在尾侧到顶点处的固定点上，然后将棒慢慢平移至头侧至顶点处的固定点上，从而改善冠状面畸形。

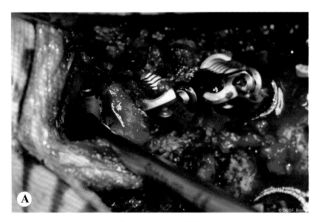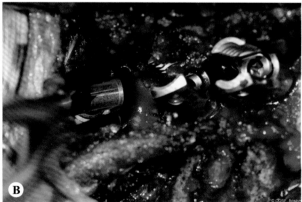

▲ 图 3-12 A. 横向［横突（TP）］探测仪从 TP 的头侧经过，应注意完全围绕在 TP 周围，而不是在 TP 内；B. TP 钩放在已建立好的通道内

图片由 Children's Orthopaedic Surgery Foundation 提供

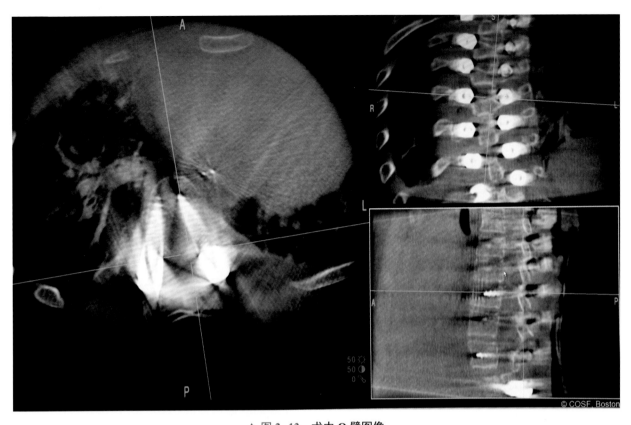

▲ 图 3-13　术中 O 臂图像

O 臂是术中评估椎弓根螺钉安全位置的技术之一（图片由 Children's Orthopaedic Surgery Foundation 提供）

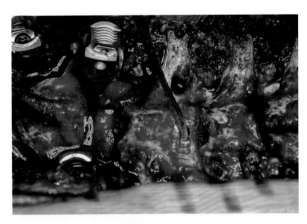

▲ 图 3-14　Penfield 剥离器展示了黄韧带的边缘，随后用钳子或 Kerrison 钳将其去除

图片由 Children's Orthopaedic Surgery Foundation 提供

（六）确认

- 此时使用 X 线来验证螺钉和钩的位置是否满意，以及矫正是否可以接受。

- 如果认为合适，最后拧紧所有固定螺钉（图 3-19）。

（七）植骨

- 通常，在准备过程中，自体骨和同种异体骨（松质或皮质松质）混合使用。

- 在胸椎，植骨应该优先放在小关节和中线。

- 在腰椎，植骨应该优先放在横突的侧面，其余的放在中线。

- 植骨中放置万古霉素，以降低感染风险。

（八）伤口闭合

- 最重要的仍然是闭合筋膜层。

- 手术医生的偏好包括 0 号带刺缝合线或单根中断 0 号 Vicryl 缝合线，或两种方法的组合。

- 真皮用 2-0 针缝合更多浅层组织，无论

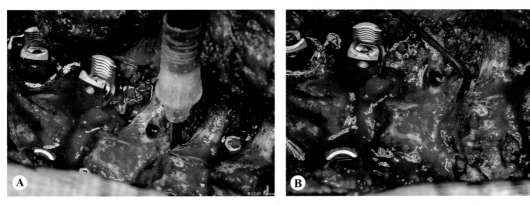

▲ 图 3-15　A. 用超声波骨刀完成桥骨截骨术，可以看到邻近螺钉束，但保持其是空的，因为螺钉头可以掩盖截骨；B. 用 Penfield 剥离器确认截骨术完成和活动性增加
图片由 Children's Orthopaedic Surgery Foundation 提供

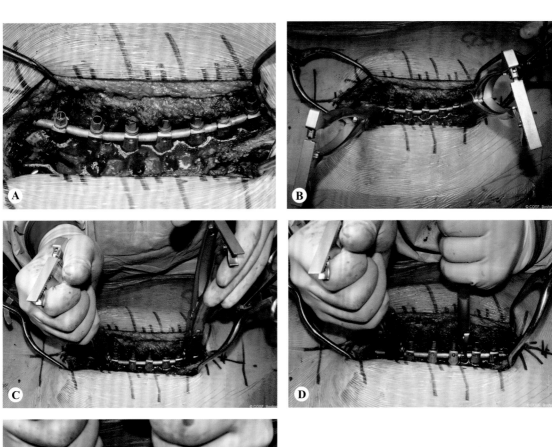

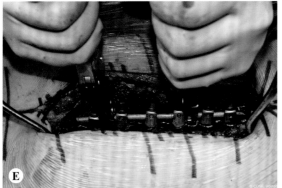

◀ 图 3-16　A. 在固定螺钉完全松开的情况下，将塑形棒放置到与最后位置成 90° 的位置；B. 放置两个夹杆；C 至 E. 如 C 和 D 所示，依次旋转棒至 E 的最后位置。塑形棒末端位置与起始位置成 90°，将脊柱侧弯畸形转化为后凸重建
图片由 Children's Orthopaedic Surgery Foundation 提供

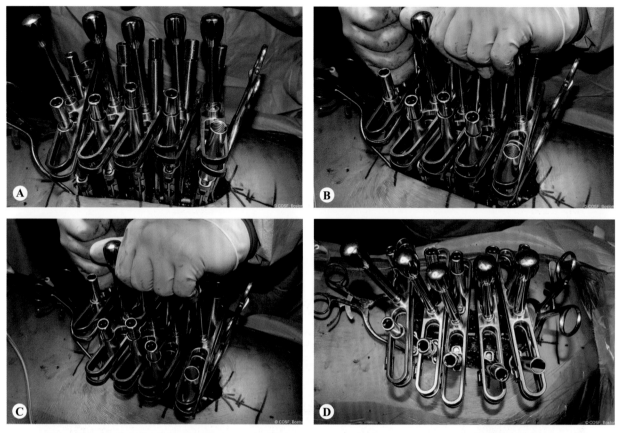

▲ 图 3-17　**A.** 旋转器械连接到椎弓根螺钉上，固定螺钉应在结构的尾部拧紧。**B** 和 **C.** 展示整体旋转技术，所有顶点水平在结构的尾侧一致对锁定的中间椎体进行旋转。随后可以使用这些器械进行单节段旋转；然而，个别系统可能有所不同。**D.** 最后位置是通过弯曲的顶点进行更多中间旋转，类似于中间椎体

图片由 Children's Orthopaedic Surgery Foundation 提供

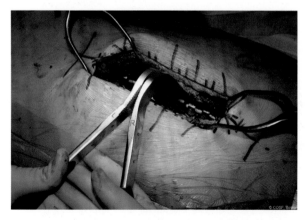

▲ 图 3-18　可以通过弯棒器原位弯棒实现额外的矫正

手握在棒的水平以下，这样既能产生冠状面弯曲，又能保持脊柱后凸（图片由 Children's Orthopaedic Surgery Foundation 提供）

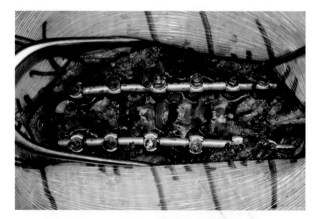

▲ 图 3-19　矫正动作后结构的最终位置

图片由 Children's Orthopaedic Surgery Foundation 提供

是带刺缝合线还是中断缝合线。使用 3-0 Monocryl 线以传统方法关闭切口。

七、术后护理

- 目前建议早期活动。
- 术后第 1 天，患者应尽早下床并坐在椅子上，如果可能的话，应早期步行。
- 一旦活动就移除 Foley 导尿管。
- 物理治疗对安全行走有用。
- 典型的静脉注射麻醉药与对乙酰氨基酚、非甾体抗炎药（nonsteroidal anti-inflammatory drug，NSAID），包括酮咯酸和地西泮，用于治疗肌肉痉挛。在最初的 24h 内，一旦耐受便可过渡到口服药物。
- 出院前的正位和侧位脊柱 X 线检查（图 3-20）。
- 术后 1 个月随访，进行正位和侧椎 X 线检查及伤口检查。
- 术后 6 个月复查 X 线。
- 限制活动。
  - 手术至 3 个月：只能步行。除了日常生活的标准活动外，脊柱不得弯曲、扭转和举起超过 10lb（约 4.5kg）的重物。
  - 3 个月后：可进行慢跑、轻骑车和休闲游泳等低强度运动。
  - 6 个月后：如果耐受，可以完全活动。

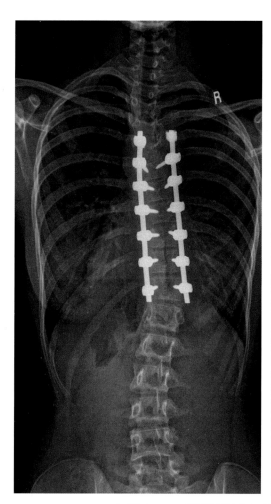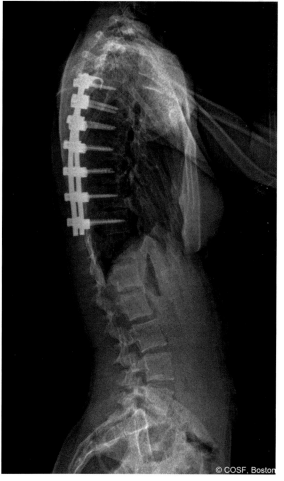

▲ 图 3-20　术后即刻站立正位和脊柱侧位 X 线片显示胸椎内固定

图片由 Children's Orthopaedic Surgery Foundation 提供

第 4 章　导航和机器人辅助的脊柱手术

Navigation and Robotic-Assisted Spine Surgery

Daniel J. Hedequist　著

一、适应证

- 任何年龄。
- 不稳定。
- 创伤。
- 肿瘤。
- 畸形。

二、设备

机器人
- 工作台。
- 机械臂。
- 包括仪器在内的导航系统。

三、导航系统

- 工作台。
- 包括仪器和显示器在内的导航系统。

四、三维成像系统

- 机械 O 臂（Medtronic）。

- 与机器人 / 导航系统相兼容。

五、影像学

- 术前 CT：符合儿科患者的剂量及计算机软件的剂量兼容性。
- 替代方法：术中三维扫描（O 臂或可兼容的同等仪器）。

六、体位

- 标准脊柱畸形手术的俯卧位。需要保证三维成像，如 O 臂，可以扫描脊柱的合适区域。对于近端脊柱的成像，O 臂可能无法在标准手术体位中绕过摆放手臂的桌子。
  - 颈椎手术体位：双臂垂在身侧，用胶带固定在安全位置。
  - 标准脊柱手术体位：手臂被绑住或置于"超人"体位（图 4-1）。
- 设置导航相机和屏幕以优化手术效率和视觉效果。
- 相机应放置在参考序列和手术区域的仪器可获得直接视线的地方。

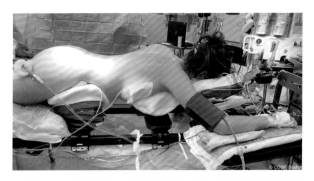

▲ 图 4-1　在手术室内患者以"超人"体位俯卧的临床照片

这样可以进行 O 臂成像（图片由 Children's Orthopaedic Surgery Foundation 提供）

- 导航屏幕应放置在高效且符合人体工程学技术的最佳位置（图 4-2 和图 4-3）。

七、显露

- 在目标区域上方进行标准的脊柱后骨膜显露。
- 对于何时做切除术或截骨术，存在不同的工

作流程，因为这些手术可能会导致脊柱过度活动，从而影响成像的准确性。一般来说，有两种选择。

- 首先对目标区域进行扫描和成像，然后对起点进行导航钻孔，并钻出适当的螺钉通道，接着放置 Floseal 并进入下一步。通常，外科医生在做完椎骨关节面切除术或截骨术后，再放置螺钉。
- 在扫描前进行椎体切除术，随后进行成像，然后放置导航螺钉。这样可以更直接地看到解剖结构和起点，就像徒手放置螺钉那样（图 4-4）。

八、导航手术技术

- 导航需要工作台、导航仪器、三维成像、光学相机、手术区域内的序列及呈现脊柱三维

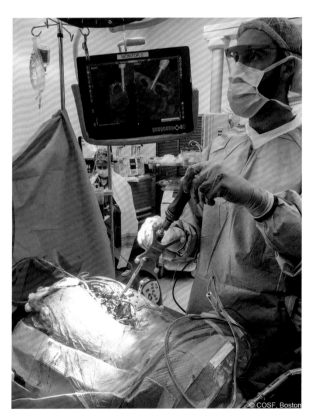

▲ 图 4-2　手术室照片显示正确的人体工程学导航技术

图片由 Children's Orthopaedic Surgery Foundation 提供

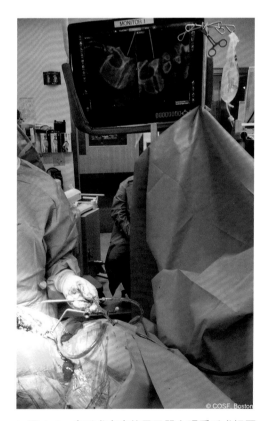

▲ 图 4-3　在手术室内的显示器上观看手术视图

图片由 Children's Orthopaedic Surgery Foundation 提供

图像和自动导航的显示器。导航可以被认为是在图像引导下的徒手螺钉置入。

- 显露脊柱后，需要将带有球形序列的参考框架放入与棘突相连接的区域内。根据术野的长度，可能放置 2 个参考框架，通常是放在近端和远端（图 4-5 和图 4-6）。

- 数据的录入工作可由外科团队完成，以减少耗费时间。

- 待连接好参考框架，然后进行三维扫描，在我们的机构中，是由一个 O 臂（图 4-7）完成的。这可能需要机器的 1 次或 2 次旋转，取决于要导航的手术区域长度。

- 成像录入后，确定螺钉放置位置，第一步是确保光学相机与参考框架序列有明确的可视路线（图 4-8）。

- 起点处钻孔后，导航仪器用于放置螺钉，使

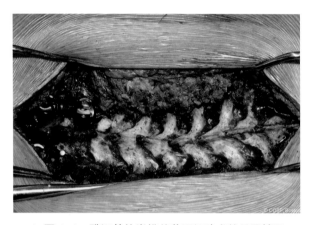

▲ 图 4-4　登记前的脊椎关节面切除术的显露情况

图片由 Children's Orthopaedic Surgery Foundation 提供

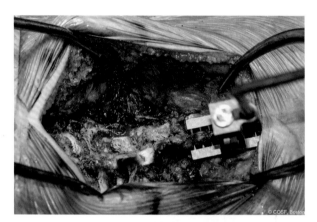

▲ 图 4-5　将参考框架夹在棘突上

图片由 Children's Orthopaedic Surgery Foundation 提供

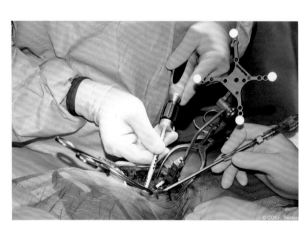

▲ 图 4-6　将参考框架与附加序列置于手术区域

图片由 Children's Orthopaedic Surgery Foundation 提供

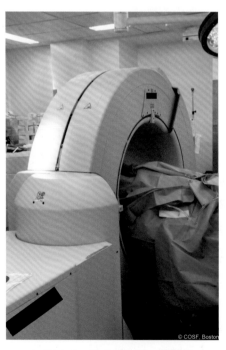

▲ 图 4-7　手术室里的 O 臂成像

图片由 Children's Orthopaedic Surgery Foundation 提供

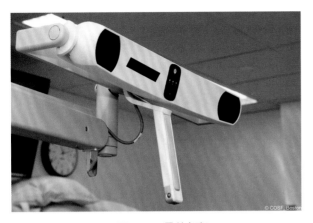

▲ 图 4-8 导航相机

相机需要与导航仪器和参考框架有直接的视线区域（图片由 Children's Orthopaedic Surgery Foundation 提供）

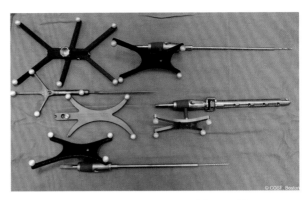

▲ 图 4-9 连接序列的导航仪器照片

图片由 Children's Orthopaedic Surgery Foundation 提供

用手持锥子，敲击，置入螺钉（图 4-9）。所有器械都有序连接，在轴向、冠状面和矢状面的导航屏幕上可以看到起点、器械轨迹和器械深度（图 4-10 至图 4-15）。

九、机器人手术技术

导航机器人设置详见图 4-16。机器人手术技术参考其他内容描述。

十、骨骼安装

- 骨骼安装可以用棘突夹子或 Schanz 钉来完成。用专门的聚醚醚酮（PEEK）夹子夹住棘突，可以置于中间或尾端，然后通常可以从该位置记录 6~8 个椎体水平。
- 对于较小的患者，在较小棘突上夹紧可能无法实现。
- 必须注意观察棘突的旋转和夹子的位置，以免通过机械臂的导向钻头与夹子发生潜在碰撞。
- 在腰椎远端或骨盆固定的情况下，可以通过直接触摸髂后上棘并将 Schanz 钉钻入其中来完成 Schanz 钉安装。然后，机器人可以连接到钉上。另外，也可以直接在椎弓根上置入

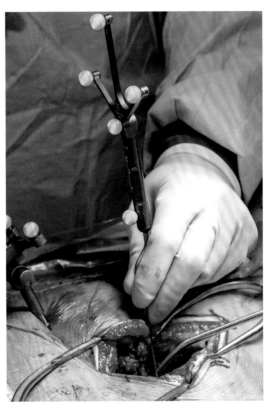

▲ 图 4-10 导航探头的临床照片

图片由 Children's Orthopaedic Surgery Foundation 提供

Schanz 钉，并以该种方式安装（图 4-17）。

十一、登记

- 系统登记包含从解剖学到计算机软件和导航

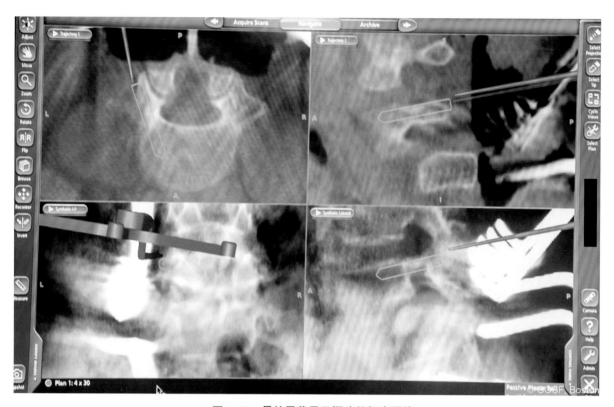

▲ 图 4-11　导航屏幕显示探头的相应照片

图片由 Children's Orthopaedic Surgery Foundation 提供

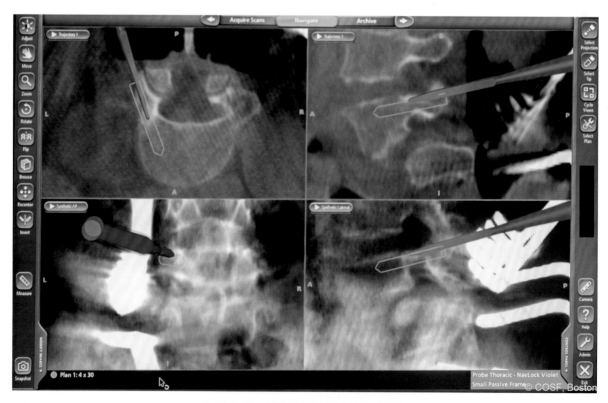

▲ 图 4-12　屏幕显示导航锥的相应照片

图片由 Children's Orthopaedic Surgery Foundation 提供

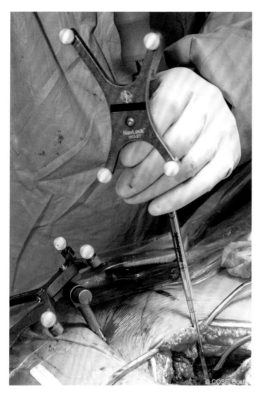

▲ 图 4-13 导航锥的临床照片
图片由 Children's Orthopaedic Surgery Foundation 提供

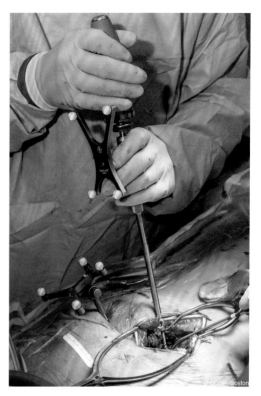

▲ 图 4-14 螺钉置入的临床照片
图片由 Children's Orthopaedic Surgery Foundation 提供

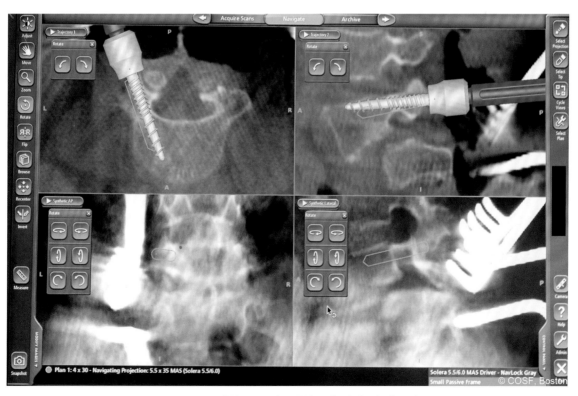

▲ 图 4-15 螺钉置入时，导航屏幕看到的相应照片
图片由 Children's Orthopaedic Surgery Foundation 提供

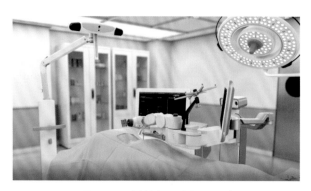

▲ 图 4-16　导航机器人设置示意图

经 Medtronic, Minneapolis, MN 许可转载

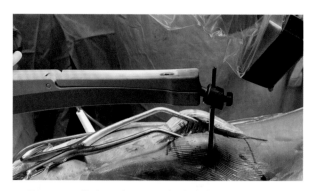

▲ 图 4-17　临床照片显示，机械臂将 Schanz 钉置入髂后上棘

图片由 Children's Orthopaedic Surgery Foundation 提供

的登记。

- 绘图：机械臂需要足够空间，以便在不发生碰撞的情况下自由运动，并最大限度地提高运动效率，最终通过完成手术区域的扫描来绘图。

- 导航工具和系统也必须被登记（图4-18）。序列被夹在患者身上，但一般来说，大多数系统都有一个安装在机器人上的参考序列。

• 将患者的解剖结构登记到机器人系统上，目前可以通过两种方式中的一种来完成。第一种是获得术前 CT 扫描，并将其与术区获得的透视图像同步。这是通过使用一个特殊的

透视网格和使用参考框架对术区进行两次透视（正位和斜位）来实现的。然后，机器人软件将图像同步化，并确认透视图像与 CT 扫描完全匹配。

• 登记也可以通过"扫描和规划"的方式进行。术中 O 臂扫描是通过机械臂连接到术区上的特殊网格实现的。计算机软件借助 O 臂的解剖细节来登记解剖学。在螺钉置入前，对螺钉的大小和轨迹进行规划。

十二、规划

目前的软件程序允许在螺钉置入之前进行规划。这可以优化螺钉的轨迹、长度、尺寸和级联（图 4-19）。如果做了术前扫描，该软件可以在术前使用；如果做了扫描和规划，可以在

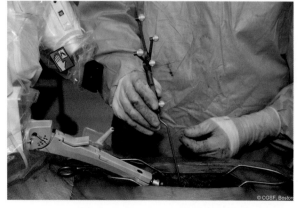

▲ 图 4-18　术中照片显示机器人的安装，其中一个步骤是将机械臂与导航系统登记

图片由 Children's Orthopaedic Surgery Foundation 提供

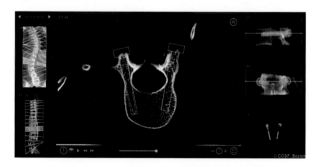

▲ 图 4-19　屏幕示例：螺钉置入的规划

图片由 Children's Orthopaedic Surgery Foundation 提供

术中使用。

十三、螺钉的置入

一旦进行了登记，就可以将机械臂放置在所需的水平进行螺钉置入。这个过程需要放置套筒钻孔、螺钉置入，可手动进行以便更有效和符合人体工程学的螺钉放置（图4-20）。以下是几个突出的要点。

- 钻头滑动仍然是一个潜在的隐患，可以通过对钻头套筒固定实现缓解。钻头套筒向下与骨贴合，尖在顶端，需要对其进行冲击。至关重要的一点是：将钻头套筒通过机械臂向下放置到骨上，骨接触点表面清除干净（图4-21）。
- 钻头套筒上过多的软组织会对机械臂造成不必要的压力，进而导致错误的轨迹。这种情况最常见于严重的尖旋转，中间轨迹置于器械的顶部或底部，或者与患者体型相关。当出现这种情况时可以通过做一个经肌肉的切口，将钻头套筒穿过脊柱旁并向下放置到对接点来抵消这种情况（图4-22）。
- 脊柱的移动可能影响解剖学登记，从而导致导航不正确。通过使用探针可以最大限度地减少导航的错误，它可以帮助确定登记是否准确。将探针放在已知的解剖标志上，并检查它是否正确地显示在导航屏幕上，这可以作为术中多个时间段的检查点（图4-23）。
- 螺钉置入是每个水平面的重复步骤：机械臂按设定轨迹放置在所需层面，准备对接点和套筒，在导航下钻孔，然后在导航下敲击、探测，以及在导航下置入螺钉（图4-24至图4-27）。

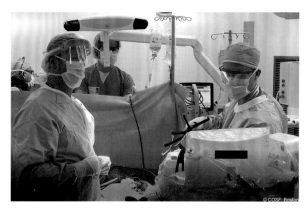

▲ 图4-20　术中照片显示床头的导航相机和床脚的导航屏幕的设置，以便外科医生在通过机械臂操作时查看
图片由 Children's Orthopaedic Surgery Foundation 提供

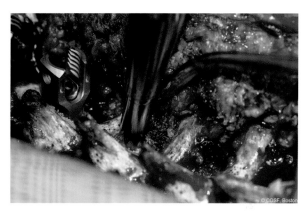

▲ 图4-21　锯齿状边缘的钻头套筒的术中视图，该套筒可获得压迫和稳定，以防止钻头滑动
图片由 Children's Orthopaedic Surgery Foundation 提供

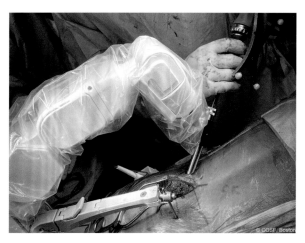

▲ 图4-22　术中照片显示使用单独的切口和经肌肉放置机器人引导的螺钉
注意侧面的小切口，插管式导引器穿过皮肤和肌肉一直到骨的起点（图片由 Children's Orthopaedic Surgery Foundation 提供）

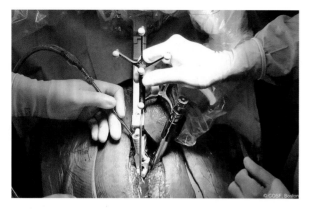

▲ 图 4-23　照片显示探针的使用，该探针可以放置在已知解剖标志的地方，以确认登记准确

图片由 Children's Orthopaedic Surgery Foundation 提供

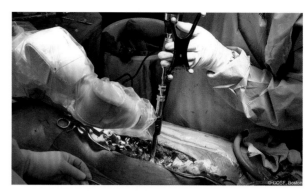

▲ 图 4-25　照片显示在导航下钻头置于套筒，导航序列指向头侧的摄像机

图片由 Children's Orthopaedic Surgery Foundation 提供

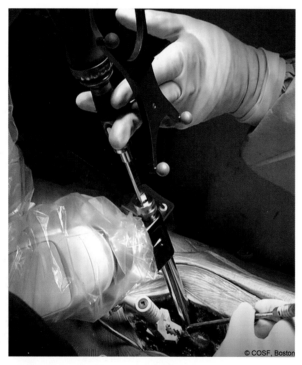

▲ 图 4-24　术中照片显示机械臂可以自由角度通过套筒至棘突进行操作而不发生碰撞，并有一条清晰的路线到达起始点

图片由 Children's Orthopaedic Surgery Foundation 提供

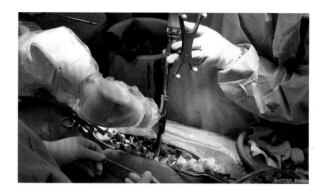

▲ 图 4-26　照片显示导航敲击

图片由 Children's Orthopaedic Surgery Foundation 提供

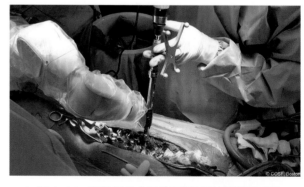

▲ 图 4-27　照片显示在导航下通过机械臂置入螺钉

图片由 Children's Orthopaedic Surgery Foundation 提供

参考文献

[1] Gonzalez D, Ghessese S, Cook D, Hedequist D. Initial intraoperative experience with robotic-assisted pedicle screw placement with stealth navigation in pediatric spine deformity: an evaluation of the first 40 cases. *J Robot Surg.* 2020. doi:10.1007/s11701-020-01159-3

[2] Hedequist DJ, Erikson MA, Larson AN. Navigation and robotics in pediatric spine surgery. *JPOSNA.* 2020;2(1)

第5章 脊柱脊髓发育不良
Myelodysplasia Spine

Grant D. Hogue　　Lawrence I. Karlin　著

一、内固定融合技术治疗脊柱侧弯和脊柱后凸的脊髓脊膜膨出的一般原则

（一）适应证

- 脊柱侧弯。
  - 已证实或预测脊柱侧弯角度 ≥ 50° 的脊柱畸形，并伴有进行性功能障碍。
- 脊柱后凸。
  - 脊柱后凸畸形伴有进行性、反复发作或可预期的软组织破坏。
  - 当前已经产生或预测可能发生的肺部损伤。
  - 坐位失去平衡。

（二）术前评估

脊柱侧弯和脊柱后凸都是脊髓脊膜膨出的常见并发症，往往需要详细的术前评估和围术期管理（表 5-1）。

1. 其他注意事项

- 必须进行尿动力学检查以确定脊髓切除的风险。
  - 根据笔者的经验，通常不需要进行此项检查，但在尿失禁患者中若未行此检查，可能会产生严重的后果。
- 若患者存在尿路感染，应积极给予治疗，因为这可能增加术后伤口感染的风险。
- 术前必须评估患者脑积水情况 / 分流功能。

2. 骨科相关注意事项

- 姿势定位 / 髋关节活动度。
- 腰椎、腰骶部融合可以消除因脊柱不稳定而发生的明显髋关节屈曲或过伸畸形。
- 手术增加腰椎前凸将减少髋关节屈曲，而手术减少前凸则将减少髋关节伸直。
- 脊柱弯曲可能被畸形的坐姿或站姿所代偿。
- 如果坐位姿势不能自主维持，须告知患者及家属，未来有行髋关节相关手术的可能。
- 可以行走的患者在适当情况下考虑保留腰椎 / 腰骶段活动功能。
- 手术时间较长的融合术，尤其是近端胸椎融合，可能对自主排尿功能产生不良影响，需在术前行导尿。

（三）术前手术计划

影像学检查

- 站立位片 / 坐位正位片 / 全脊柱侧位片。

表 5-1 脊髓发育异常畸形术前干预注意事项

注意事项	术前检查	围术期预防措施
一般情况		是否有乳胶过敏史、预防性应用广谱抗生素
神经系统	• 检测分流功能 • 如有压迫症状，进行减压	• 神经监测 • 无须常规进行预防性减压
泌尿系统	• 尿培养 • 尿管插入时间及长度 • 尿动力学检测	尿管 / 造口术护理
软组织	• 计划手术入路 • 组织延伸	• 闭合辅助 • 强迫性穿衣护理
呼吸系统	• 肺功能检测 • 持续正压通气 • 睡眠呼吸暂停检测	支持性护理
肌肉骨骼系统	• 是否需要辅助移动 • 是否存在髋关节屈曲挛缩 • 坐位计划 • 灵活性 • 骨龄 • 高级成像和三维模型	• 定位 • 保护软组织 • 牵引协助畸形矫正 • 矫正方法 • 内置物的植入方法及形态 • 术后下肢血氧饱和度

- 灵活性视图。
- 仰卧过伸位片。
- 牵引下的脊柱正侧位片。
- 行侧位检查时，需在侧面垫一头垫，用于弥补矢状面上的误差。
- CT（图 5-1）。
  - 确定骨性解剖结构。
  - 规划基点位置（外形和方向）。
  - 通过 CT 扫描三维重建打印模型。
- MRI。
  - 对裂区硬脑膜和神经组织进行评估。
  - 存在鞘内差异。
  - 几乎所有患者全部存在脊髓拴系综合征。
- 如果患者没有神经或泌尿系统症状，则不需要预防性减压。
- 内固定融合的头侧和尾侧范围。
  - 脊柱侧弯。

◆ 弯曲模式。
  ➢ Cobb 畸形的整个范围。
  ➢ 如果存在脊柱弯曲或出现骨盆倾斜，则将椎体内固定融合至骨盆。
  ➢ 侧弯畸形如果累及腰椎，几乎都需要延伸融合固定到骨盆。
◆ 行走 / 功能状态。
  ➢ 建议具有独立行走能力的患者尽可能保留尾侧节段的运动功能。
  ➢ 建议给上胸段脊柱矫形的非卧床患者留置导尿管，同时尽可能保留其颅骨节段椎体的运动功能。
◆ 骨质疏松或显著发育不良的患者，往往需要额外的基点进行固定。
  - 脊柱后凸。
    ◆ 由于内固定装置需要承受较强的压力，并且脊柱畸形往往会引起下肢骨

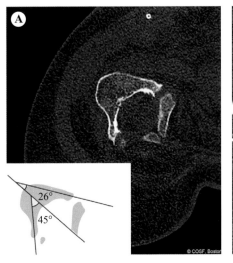
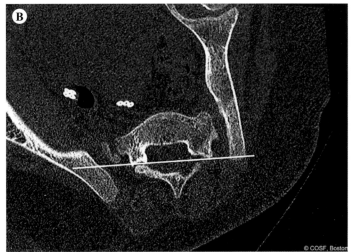

▲ 图 5–1　**A.** 双裂椎体节段和骨盆的节段解剖结构是不可预测的。与未受累节段相比，这些发育不良的椎弓根角度通常更接近冠状面，但椎体内的角度和直径差异相当大。**B.** 骶髂关系不对称会影响螺钉置入及凸出表面水平

图片由 Children's Orthopaedic Surgery Foundation 提供

质疏松，需要进行骨盆固定。

- 失稳、软组织松解和截骨术：根据脊柱侧弯畸形的僵硬程度而定。
  - 脊柱侧弯。
    - ◆ 有时需要前路松解。
    - ◆ 后路截骨术。
      - ➢ Ponte 截骨。
      - ➢ 经椎弓根截骨。
      - ➢ 椎体三柱切除术。
  - 脊柱后凸。
    - ◆ 后凸椎体三柱切除术。
      - ➢ 最适合于伴有胸椎前凸的双弯畸形（S 形）。
    - ◆ 脊柱去松质骨截骨术（"蛋壳"）。
      - ➢ 最适合塌陷畸形（C 形）。
      - ➢ 入路：前路、后路、联合入路。
      - ➢ 对于较短节段的脊柱畸形，未至骨盆，单纯前路手术最佳。
      - ➢ 保留运动节段。
      - ➢ 尽可能避免后路手术软组织损伤。
      - ➢ 当前文献报道对该方法的应用仍存在争议。

- ➢ 单纯后入路最适合非僵硬性后凸畸形，无须行前路手术松解软组织。
- ➢ 在后路脊柱节段内固定融合技术得到改进的时代，其手术适应范围已扩大很多。
- ➢ 联合手术入路最适合僵硬性后凸畸形及骨质疏松的患者。
- ➢ 如果有可能，笔者首选后路入路，并在本章中进行讨论。进行后凸椎体切除时通常通过后路进行前方植骨和固定，方法包括椎体三柱切除术或后路椎体间技术（图5–2）。

（四）手术器械

- 根据畸形节段骨量和整体畸形特征进行分析，选择最稳定的固定方式。
- 尽管椎板下带 / 钢丝可以替代或补充固定，但椎弓根钉在固定双裂节段时，仍是最佳选择。
- 避免植入物过度凸出。

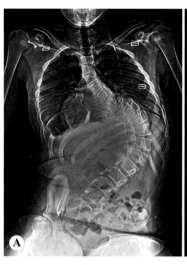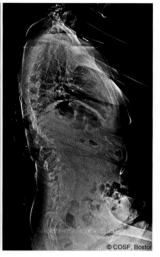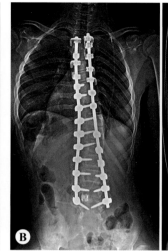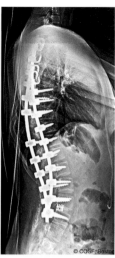

▲ 图 5-2　**A.** 可以进行社区性步行的年轻女性患者，进行性畸形对她的日常活动和坐姿平衡产生了严重影响。**B.** 手术目的是使脊柱达到平衡，同时保留腰椎节段活动能力。在单纯后路手术中，通过使用现代手术技术实现了目标：椎弓根固定（特别是对脊柱的双裂区域有帮助）、后路椎体截骨术及使用结构性植骨的后路腰椎融合术

图片由 Children's Orthopaedic Surgery Foundation 提供

（五）骨盆骨折

- 根据每个患者独特的解剖结构，选择最大限度地提高稳定性和使用最少植入物的手术方法。
- 标准手术技术可能不适用于发育不良的脊柱结构。
- 骶骨螺钉或骶髂螺钉置入骶骨空间不足。
- 椎体发育不良或椎弓根缺失时，则需在前路将螺钉拧入椎体。

（六）牵引

- 畸形特点（如骨盆倾斜）和强直决定了是否需要术中牵引装置（Halo- 股骨牵引装置）或临时手术牵引装置（如 Harrington 外固定架）。

（七）替代治疗

- 有利于生长的脊柱内固定器械。
- 传统生长棒和磁控生长棒是治疗脊髓脊膜膨出和早发性脊柱畸形的有效方法。
- 这两种方法的经验和数据目前均较有限，但一些研究已经显示了可喜的结果。

（八）无菌仪器 / 设备

- 设备。
  - 选择的脊柱内固定器械，要求较低的表面凸出。
  - 棒连接器。
- 术中神经监测。
- 对于脊柱后凸矫正患者，由于畸形节段的血管可能无法耐受脊柱延长，可以考虑进行下肢软组织血氧饱和度监测。
- 笔者偏好使用超声骨刀减少截骨部位出血。

（九）患者体位

- 操作台：经过适当调整的 Jackson 架。
- 屈髋可减少腰椎前凸。
- 伸髋会增加腰椎前凸。
- 定位时必须考虑髋关节周围软组织挛缩。
- 大腿远端垫一衬垫（伸髋和骨盆）有助于矫正脊柱后凸。
- 体型较小的患者可能需要放置在可透视床

上，身下放置衬垫或卷。

（十）脊髓脊膜膨出脊柱侧弯的后路脊柱内固定融合术

术野显露

- 行后正中切口时，要注意避免与以往切口瘢痕形成锐角。
- 笔者更习惯正中切口，因为这可以避免形成倒 Y 形切口，引起软组织坏死。
- 首先显露正常组织区域，然后逐渐从头侧显露并接近患处。
- 识别出裂区和硬脑膜后，进行横向显露之前，要充分显露皮肤和深层组织。
- 切口区域最易发生坏死、破溃、感染。
- 时刻注意保护硬脑膜。
- 在深筋膜水平横向切开，裂区水平需要闭合游离软组织包膜。
- 从已知的"正常"解剖区域开始进行骨膜下显露，通常位于计划显露术区的头侧。
- 当到达裂区时，显露应顺着裂区椎体内侧缘进行。
- 这可以最小化正中切口软组织之间的间隙。
- 继续进行骨膜下剥离至横突的尖端。
- 在裂区，这些结构很可能是发育不良的，但充分显露对融合固定至关重要。
- 如有需要，尾侧显露可延长至骶骨翼和髂骨水平。
- 要特别注意 L_5 与骶骨翼外侧的显露。
- 这个区域对于缺少中线骨的继发性融合至关重要。

（十一）失稳：截骨术和软组织松解

- 如果只计划行局部软组织松解或后路（Ponte）截骨和椎体关节面切除术，那么就可以在不破坏脊柱稳定性的情况下进行手术。
- 如果计划进行三柱切除或更广泛的截骨和松解，则应预先在计划截骨部位的头侧和尾侧使用临时棒固定，使其稳定。

（十二）手术器械

脊髓脊膜膨出脊柱畸形手术植入物要求：既能避免过度凸出也能实现稳定固定。

- 椎弓根螺钉是笔者首选的头尾侧固定方法，但必须考虑到软组织覆盖及每个患者的个体化治疗。
- 在无法放置椎弓根螺钉的情况下，在椎板周围或椎弓根周围使用椎板下 / 椎间孔下钢丝或带是最佳选择。
- 定位椎弓根螺钉入针点。
- 在脊柱裂区放置螺钉是极具挑战的，通常需要一个较远的腹侧起点。
- 参考术前 CT 检查或 3D 模型。
- 如果有需要，可以使用术中透视和（或）导航。
- 直视畸形部分是很困难的，因为需要仔细剥离硬脑膜的瘢痕组织，显露椎弓根内侧壁。
- 螺钉应对位良好，并尽可能保证最低的向外凸出。
- 注意脊柱整体和节段的对位对线关系。
- 根据每个节段骨发育不良的实际情况放置螺钉，确保稳定性最大化，彼此协调方向，便于棒的固定咬合。
- 首先将螺钉放置在解剖结构稳定的部位，然后对齐相邻内固定器械，使对线关系良好。
- 骨盆固定。
  - 选择最适合患者解剖结构的方法。
  - 在解剖结构和患者体型允许的情况下，椎弓根螺钉也是骨盆内固定的首选器械。
  - 计划髂骨内固定时要考虑腰椎和 S_1 置钉的位置，因为横向连接器会使固定部位变得非常凸出。
  - 可以通过简单的髂骨截骨为螺钉头部提

供足够空间，包埋部分螺钉头部来达到较低的表面凸出（图 5-3A 至 D）。

（十三）畸形矫正操作

- 许多不同的畸形矫正方法可供选择，与特发性脊柱弯曲和神经肌肉性脊柱弯曲相似。

- 复位操作过程中，尽可能减少基点的压力。
- 术中牵引或临时撑开内部组织有助于畸形的矫正。
- 临时多棒固定技术可以分散基点的压力，防止固定松动。
  - 在多棒技术中，在畸形节段的头侧和尾

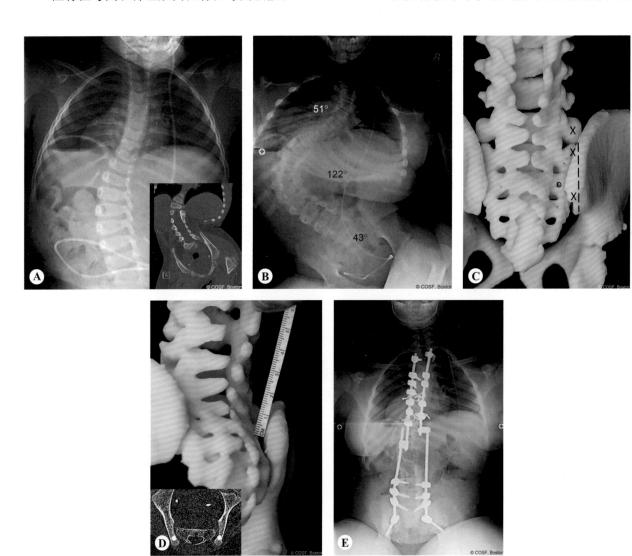

▲ 图 5-3　A. 一名需要轮椅伴行的患者，严重畸形迫使她用手进行支撑。她的脊柱侧弯的先天性因素是 L₁ 和 L₂ 单侧融合连接，在早期的 X 线片上未被察觉到。B. 这是一种伴有明显骨盆倾斜的长节段脊柱畸形，根据畸形的僵硬程度及形态情况，在同一天先后进行前、后路手术被认为是最好的方法。C. CT 三维重建模型可清晰了解畸形节段及其局部解剖结构，有助于设计植入稳定的、低凸出水平的螺钉，这些螺钉对齐后可以轻松固定棒。由于下腰椎和 S₁ 椎弓根成锐角，椎弓根螺钉进入点（X）位于远端外侧；最佳的内联髂骨螺钉进入点是依据解剖轨迹技术。骶髂方法的入点（O）与腰骶螺钉不共线。D. 对髂骨隆起的内侧部分进行截骨，并将髂骨螺钉头部与所保留的髂骨外侧隆起平齐。E. 后路失稳，包括 Ponte 截骨和 L₁ 节段部分椎体切除。采用多棒技术：通过旋转棒手法复位胸椎结构曲度；通过平移、加压和撑开矫正胸腰椎畸形；通过杠杆原理对齐双侧肢体畸形，固定良好；通过双棒连接器加压和撑开矫正残余骨盆倾斜

图片由 Children's Orthopaedic Surgery Foundation 提供

侧选取多个固定点，然后依次连接（图5-3E）。

- 这将矫正压力均匀地分散在基点上，避免了植入物的松动和脱出。

（十四）闭合切口

- 可以让整形外科团队参与术前咨询，以评估软组织闭合情况。
- 可能需要切口减张缝合及游离肌肉层，从而覆盖内固定物。
- 在任何可能残留空腔的部位放置引流管。
  - 笔者偏好在深筋膜和浅筋膜各放置一个引流管。
- 闭合切口后覆盖敷料，特别注意切口远端，这通常是失禁患者关注的区域。

二、脊髓脊膜膨出脊柱后凸的后路内固定融合技术

下面将描述了一种确定的内固定融合技术。要注意的是，在较小的儿童中，应保留其生长能力。

（一）要点

- 大腿垫一衬垫，伸直髋关节，有助于脊柱后凸术后的畸形矫正。
- 注意内固定物凸出水平应较低。
- 在矫正操作前应使基点最大化，从而分散作用力。
- 即使是有创性截骨，脊柱也会延长。

（二）显露及器械

- 手术方案和技术与脊髓脊膜膨出脊柱侧弯相同。
- 脊柱失稳操作前必须基点固定；通常不需要临时稳定，但基点固定可以加快椎体切除术

后的复位操作过程，以减少术中失血量。

（三）骨盆固定

- 需要骨盆固定，因为它在畸形节段尾侧提供主要支撑结构。
- 通常使用螺钉固定，但如果髂嵴发育不良且角度垂直，那么螺钉可能容易脱出。
  - 在这种情况下，笔者考虑使用 Warner-Fackler 方 法 或 Dunn-McCarthy S 钩（图 5-4）。
  - 此结构在骨盆水平的后方极少有凸出。

（四）脊髓切除

- 脊髓切除术笔者经验不足。
- 脊髓横断或切除手术。
  - 进行尿动力学评估；在一些患者中，脊髓切除将对膀胱功能产生不利影响。
  - 硬脑膜必须使用液体密封封闭，神经组织随脑脊液流动自由活动。
  - 在闭合硬脑膜后，适当使用硬脑膜密封剂可能对手术效果有帮助。
  - 后凸畸形椎体切除术：椎体切除术适用于较大的 S 形畸形，减压术适用于较轻的 C 形畸形。
- 可采用环形入路或后路全脊柱切除术（vertebral column resection，VCR）进行椎体切除（图5-5 ）。
  - 笔者目前偏好使用 VCR 技术，实践中发现此技术缩短了手术时间并减少了术中失血。
- 切除术应起始于畸形节段顶端的最末尾处（图 5-6 ）。
- 可根据需要增加额外的切除节段。
  - 通常情况下，2 个节段的切除即可达到预期的畸形矫正效果。
- 如果首选椎体后凸切除术，椎体周围的环形

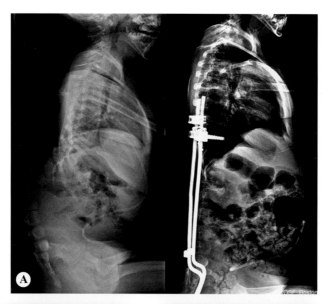

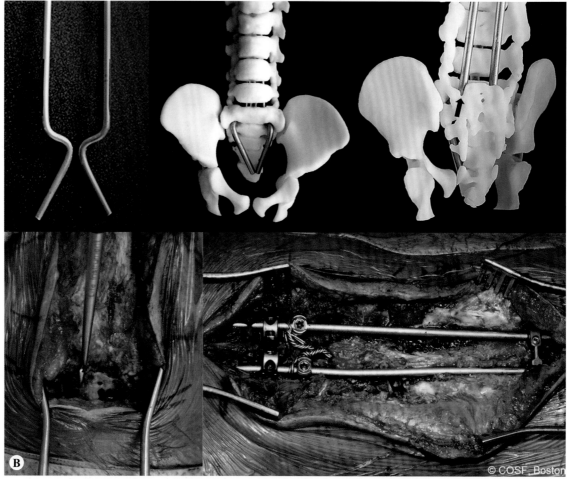

▲ 图 5-4　**A.** 使用 **Warner-Fackler** 骨盆固定技术治疗后出现复发性溃疡和腰椎后凸畸形的幼儿的术后 **X** 线片。注意患者胸椎存在前凸畸形。**B.** 由于髂骨骨质疏松，使用 **Warner-Fackler** 骨盆固定。棒可以在三维重建模型预先塑形，并将其定制为与骶骨前部齐平，从而避免损伤邻近结构。对棒进行灭菌处理，然后在手术时切割成适当的长度。术前可在模型上模拟演练骨盆内进钉点和棒的旋转对线

图片由 Children's Orthopaedic Surgery Foundation 提供

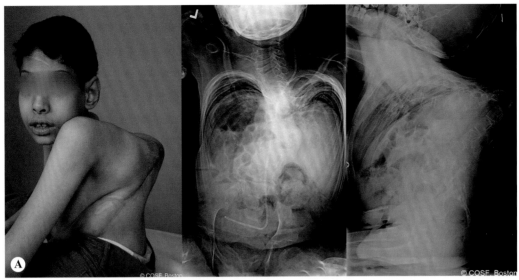

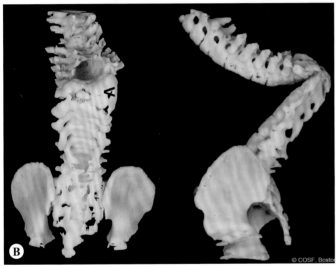

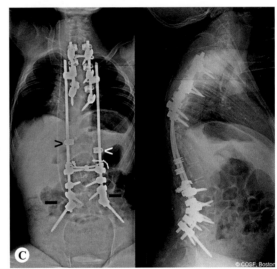

▲ 图 5-5 A. 术前临床照片和 X 线片均显示了异常的椎体差异组合。后凸畸形位于胸腰交界处附近，伴有冠状面的急性平移畸形。B. CT 三维重建模型显示脊柱后凸水平有一个半椎体，它是引起脊柱后凸畸形的原因。该模型还显示尾侧发育不良的椎骨较少，骨盆和骶骨发育良好。C. 患者多平面畸形，即脊柱后凸、脊柱侧弯、胸椎前凸，应选择使用多棒结构，在复位前可以使用多个螺钉稳定固定畸形的两侧。头侧固定用于减少胸椎前凸，然后使用旋转力矫正剩余冠状面和矢状面的畸形

图片由 Children's Orthopaedic Surgery Foundation 提供

显露至关重要，即充分剥离其周围起保护作用的软组织及血管。

- VCR 技术可以降低风险，通常可减少软组织的切除。这是笔者在后凸脊柱畸形截骨术中的首选方式。
  - 使用高速金刚石刀或骨刀切开椎弓根进入椎体。

（五）最初保留内侧壁和椎体后缘骨皮质

- 用刮匙或继续使用超声骨刀磨除椎体。
- 清除所有椎间盘组织，准备行上下终板融合；清除椎体外侧和前侧骨皮质。
- 椎体切除后，可将内侧椎弓根壁和椎体后侧

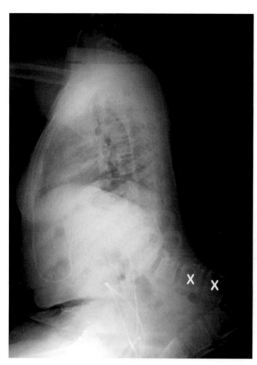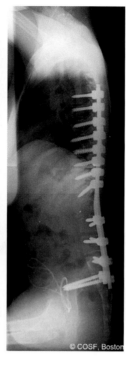

◀ 图 5-6　椎骨切除术应在畸形节段顶端的最末尾处开始进行，而不是在后凸畸形的顶端

图片由 Children's Orthopaedic Surgery Foundation 提供

骨皮质取出作为 VCR 部位的自体骨移植。

（六）椎体切除后复位脊柱后凸序列

- 四棒固定技术（图 5-5C）。
  - 双棒分别位于头侧和尾侧。

（七）首先通过旋转头侧棒矫正胸椎前凸

- 拧紧头侧和尾侧螺钉。
- 尾侧棒作为一个朝向头侧棒的单元进行调整，并使用串联连接器固定。
- 当棒放置在连接器内，就可以通过推进连接器内的棒来实现进一步矫正，这将在功能上缩短椎体后柱。

（八）双棒技术（图 5-7）

- 将棒固定在尾侧基点，然后悬臂式固定到近端基点。

（九）植骨

- 通过椎体切除产生大量自体可移植骨。

- 将自体移植骨置于截骨侧（理想情况下，复位操作前将其置于前方）。
- 将椎体后侧骨皮质剥除，并将剩余的自体移植骨与同种异体骨一起植入。

（十）切口的闭合

- 这是一个多学科的问题，特别要注意活动椎旁肌肉组织及彻底包裹内固定物。
- 可能需要肌肉组织剥离，切口做减张处理。
- 在所有潜在残留空腔内放置引流管。
- 放置多层防水敷料。

（十一）术后病程

- 骨盆倾斜的显著变化可减少髋关节屈，并会影响坐位。
  - 术前告知患者，在某些情况下，患者术后 3 个月后才能屈髋坐直。
  - 患者还可能需要行髋关节周围软组织松解或股骨近端截骨术来维持坐姿平衡。
- 一般需要住院 3～7d。

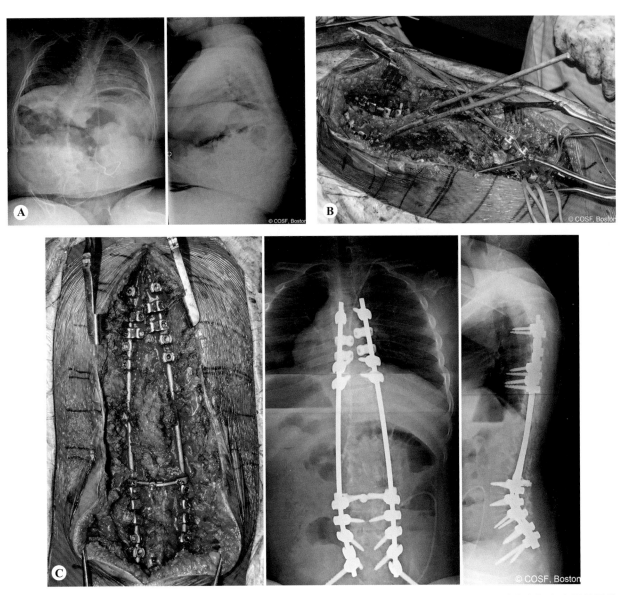

▲ 图 5-7　**A.** 可见 **C** 形脊柱侧弯伴中度脊柱后凸，无胸椎前凸。在单节段使用椎体切除术。**B.** 该患者拥有稳固的骨盆结构，无须矫正的胸椎前凸，可以使用双棒悬臂技术进行治疗。**C.** 最终 **X** 线片显示骶骨和髂骨植入物凸出表面水平较低，畸形矫正良好

图片由 Children's Orthopaedic Surgery Foundation 提供

（十二）并发症

• 感染和内固定问题是脊髓脊膜膨出患者后路脊柱融合术后最常见的并发症。
• 应积极治疗，目标是尽可能将内固定物保持在原位，直到实现融合。

• 凸出的内固定物可能需要翻修以实现更小的结构凸出，通常由整形外科医生调整软组织覆盖完成。这个问题最好通过仔细的术前规划来避免。

第 6 章 神经肌肉性脊柱侧弯
Neuromuscular Scoliosis

Brian Snyder 著

一、手术适应证

- 预期获益大于自然病程和手术风险的不良后果。
- 侧弯角度＞50° 并有进展。
- 坐姿维持困难，支具矫正失败。
- 年龄＞10 岁 vs. 年龄＜10 岁→融合 vs. 保留生长能力。
- 坐位时髋关节活动范围充分。
- 病情稳定（营养、呼吸系统、神经系统）。

二、术前检查

- 呼吸系统，如限制性肺病。
  - FVC＜25% 时，并发症风险升高。
  - 上气道阻塞，扁桃体 / 腺样体切除术。
  - 需要 BiPAP、CPAP、咳嗽辅助。
- 癫痫发作药物的使用（丙戊酸会增加出血的风险）。
- 胃肠道疾病，如胃食管反流、便秘。
- 营养方面，如负氮平衡会引起伤口愈合较差。
  - ANC 值＞1200，白蛋白值＞3。

  - 长期使用胃管。
- 心肌病，左心室（left ventricular，LV）射血分数＜50% 为禁忌证。
- 骨质疏松，支持力差。
  - 如果既往发生过脆性骨折，则应补充维生素 D、双膦酸盐。

三、高风险脊柱治疗方案

- 筛查耐甲氧西林金黄色葡萄球菌（鼻拭子、腋窝、腹股沟 / 肛门）。
- 前一晚使用洗必泰进行洗浴。
- 备皮：酒精＋洗必泰擦洗。
- 术前 1h、术后 24h 应用抗生素。
- 应用头孢氨苄＋氨基糖苷类药物，降低手术感染风险；如果存在耐甲氧西林金黄色葡萄球菌，则应加用万古霉素。
- 应用氨甲环酸减少失血。
- 使用钛合金器械。
- 手术切口闭合前的操作。
  - 稀释聚维酮灌洗 3min，清除坏死组织。
  - 将 1g 万古霉素粉末撒在伤口处。
  - 提前将同种异体骨浸泡在庆大霉素冲洗

液中 2h。

- 关闭切口并留置引流管，防止血肿。

四、设备

- Jackson 架。
- Halo- 股骨牵引装置。
- 标准透视机 / 导航 / 机器人设备。
- 超声骨刀。
- 双极止血电极。
- 自体血液回收机。
- 神经监测。
- 椎体植入物系统。
  - 钛合金。
  - 钩 / 带 / 螺钉。
  - 骨盆固定螺钉。

五、定位

- 标准脊柱床。
- 无眼压的头枕（图 6-1）。
  - Halo 环应用：严重脊柱后凸患者，预期手术时间延长，使用牵引。
- 脊柱手术前可能需要肌肉放松，以便定位患者。这可能包括胸大肌、肱二头肌和腕屈肌、髋关节和腘绳肌放松（图 6-2）。

- Halo- 股骨牵引。
  - 应用 Halo 环单侧或双侧股骨牵引。
    - ◆ 骨盆较高侧的同侧股骨借助单枚针。
    - ◆ 使骨盆平齐，改善腰部灵活性。

六、神经监测

- 体感诱发电位（SSEP）可能无法准确监测神经肌肉性脊柱侧弯患者。
- 当 w/SSEP 结合时，可以提高 SSEP 的可靠性。
- 86% 的中度受累脑瘫（cerebral palsy，CP）患者至少对一种监测方式有反应。
- 此监测适用于具有承重能力、运动能力，以及泌尿系统、消化系统功能尚可的患者。
- 此监测不会引起癫痫发作。
- 脊髓性肌萎缩症（spinal muscular atrophy，SMA）患者、进行性假肥大性肌营养不良症患者可能缺失运动诱发电位，但体感诱发电位存在。

七、手术入路

- 后正中切口。

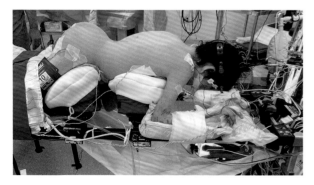

▲ 图 6-1　术中患者俯卧位，使用 Halo- 股骨牵引装置
注意使用护眼头枕、软垫和适当的躯干支撑

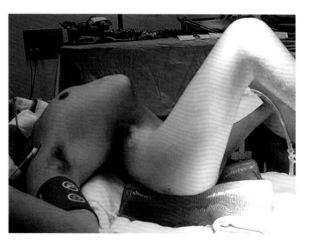

▲ 图 6-2　严重脊柱前凸畸形和严重下肢屈曲挛缩患者的临床照片，需要在脊柱畸形矫形术前放松软组织

– 远端切口可能呈弧形，远离臀纹。

• 如果与骨盆融合，显露至横突顶部及骶骨翼。

    – 正确使用电刀和组织吻合器。

    – 适当使用氨甲环酸凝胶海绵。

    – 通过骨膜下止血、海绵填塞、静脉用氨甲环酸、控制性降低血压来减少失血。

八、后路脊柱内固定：技术考量

• 术中 Halo- 股骨（凹侧）牵引：重量为自身体重的 50%，均匀分布在 Halo 环及股骨上。

• 双棒、多节段固定分散了多个基点的矫正力和力矩（图 6-3）。

• 椎板下使用钢丝或带。

• 如果椎弓根较小，则使用钩。

• 椎弓根螺钉：手术入路选择前路，三柱固定，矫正效果更好。

• 如果畸形部分累及骨盆，则需要全脊柱固定达骨盆。

• 椎体融合使用自体或同种异体骨植骨。

• 切口闭合前使用万古霉素预防感染。

九、积极止血

• 注意失血相关因素，包括融合节段水平、是否行骨盆固定。

• 应用抗纤溶药物（氨甲环酸、氨基己酸）。

• 氨甲环酸（切开前静脉注射 30mg/kg 负荷剂量，然后以每小时 10mg/kg 的速度静脉滴注直至切口闭合）。

• 皮肤注射 1：50 万稀释后的肾上腺素。

• 麻醉控制性降低血压（平均动脉压约

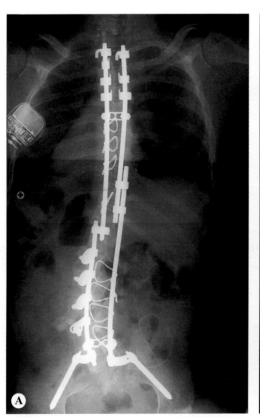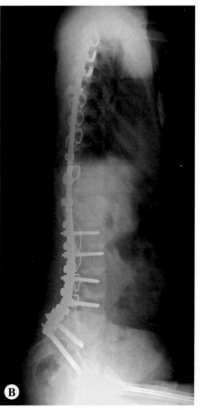

▲ 图 6-3　患者在使用混合器械将脊柱固定到骨盆后的正位片（**A**）和侧位片（**B**），冠状面和矢状面对位良好

65mmHg）。

- 使用电刀进行分离。
- 在椎旁肌深处使用海绵填塞（Hibbs 技术）。
- 使用明胶海绵，如 Floseal。
- 双极伤口闭合装置。
    - 在电极之间加热盐水。
    - 双极头部会引起血管壁胶原蛋白收缩。

十、内固定 / 基点选择

椎弓根螺钉结构（图 6-4）

三柱固定的优势如下。

- 可应用于所有节段的内固定。
- 更大的骨锚定固定。
- 矫正力度更大。
- 更好的冠状位、矢状位、轴位矫正效果。
可徒手或借助导航进行放置。

十一、椎板下钢丝 / 带 + 骨盆固定（图 6-5）

- 应用杠杆原理同时矫正骨盆倾斜和脊柱侧弯。
- 多节段固定时，椎板下使用钢丝或带。

- 多项研究证明了它们对神经肌肉性脊柱侧弯的治疗效果。
- 通过增加椎弓根螺钉来增加脊柱结构的稳定性。

十二、骨盆内固定——骶骨翼髂骨钉技术（图 6-6）

- 起点为骶孔尾侧 5mm，外侧 5mm。
- 目标：40° 尾侧矢状面 +40° 前侧横断面。
- 回顾性病例对照研究（Ⅲ级），至少随访 2 年。
- 两组均安全固定（考虑使用多枚螺钉）（图 6-7）。
- 骶骨翼髂骨钉矫正骨盆倾斜优于髂骨螺钉（70% vs. 50%）。
    - 没有衡量生活质量的指标。
    - 术后疼痛无差异。

十三、鞘内通路挑战

- 鞘内使用巴氯芬治疗脑瘫，诺西那生钠治疗脊髓性肌萎缩症。
- 脊柱畸形或脊柱内固定融合术后患者的鞘内

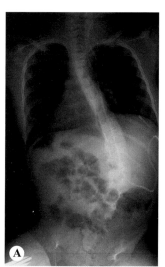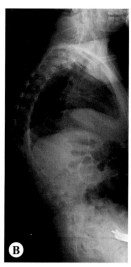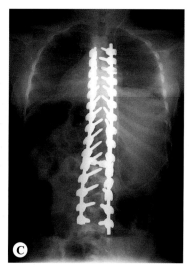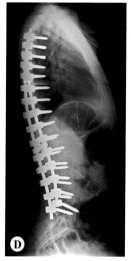

▲ 图 6-4　**A** 和 **B.** 脊柱侧弯患者的术前 **X** 线片；**C** 和 **D.** 全椎弓根螺钉植入术后第 3 年的正侧位 **X** 线片

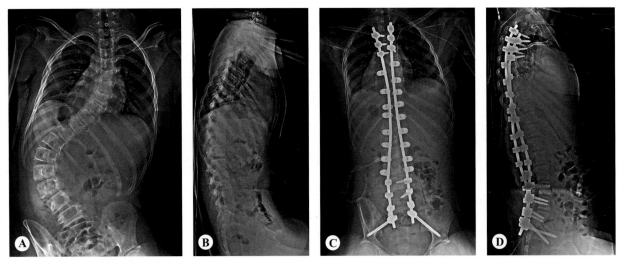

▲ 图 6-5 **A** 和 **B.** 正侧位片显示严重脊柱侧弯伴骨盆倾斜；**C** 和 **D.** 从上胸椎到骨盆进行融合的术后 **X** 线片。椎弓根螺钉安置在近端和远端，两者之间形成良好的平衡

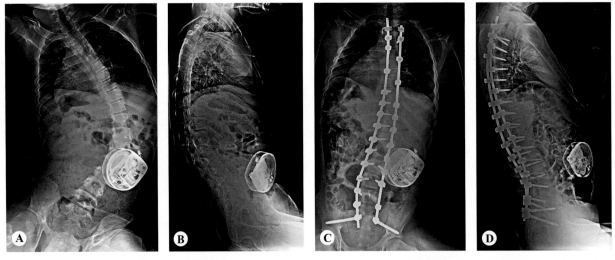

▲ 图 6-6 **A** 和 **B.** 脊柱侧弯患者的正侧位片，可见巴氯芬泵；**C** 和 **D.** 使用 S_2 骶髂螺钉进行骨盆固定及脊柱节段固定的术后 **X** 线片。注意腰椎和骨盆固定之间的螺钉的级联关系，显示棒对准螺钉

通路更加复杂。

- 与脊柱手术鞘内通路相关的不良事件。
  - 无法进入鞘膜内。
  - 偶尔需要行硬脊膜切开术。
  - 脑脊液漏。
  - 感染。
- 脊髓性肌萎缩症：应在鞘内常规使用基因治疗的药物。

十四、术后管理问题

- 血容量状态 / 血压。
  - 使用中心静脉导管测量中心静脉压，评估左心室充盈压。
  - Foley 测量：I/O[＞0.5ml/(kg·h)]。
  - 用血液制品来补充失血量。
  - 浓缩红细胞；新鲜冷冻血浆、血小板（纠

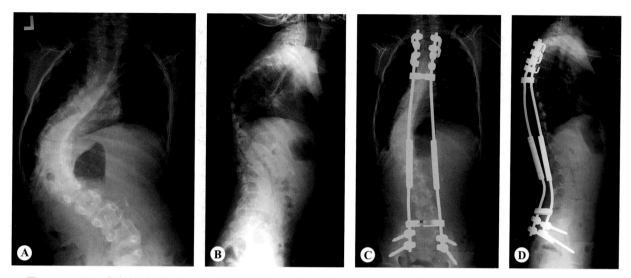

▲ 图 6-7 A 和 B.年轻的神经肌肉性脊柱侧弯患者的术前 X 线片；C 和 D.术后 X 线片显示骨盆固定使用双侧双螺钉结构，提高了骨盆结构的稳定性

正凝血障碍）。

- 抗利尿激素分泌异常综合征：常见于脊柱融合术后。
  - 发生率为 7%～100%（18%w/ ↓ 术中血容量）。
  - ↓ 血清钠<135mmol/L，渗透压<279mmol/L。
  - ↑尿渗透压>150mmol/L。
- 抗生素：头孢唑林、庆大霉素联合应用 3d。
  - 革兰阴性耐甲氧西林金黄色葡萄球菌感

染的风险增加。

- 营养：避免负氮平衡。
  - 全肠外营养和经胃管给予营养进行比较。
- 肺部。
  - 保持插管以方便肺部的清理。
  - 积极进行胸部理疗。
  - 应用器械辅助患者咳嗽。
- 肾上腺功能不全。
  - 与肺部使用类固醇激素相关。

第 7 章　脊柱滑脱
Spondylolysis/Spondylolistheses

M. Timothy Hresko　著

一、局部修复

（一）手术适应证

- 记录在案的关节内部损伤保守治疗失败。
- MRI 显示无椎间盘退变现象。
- 上位椎体平移小于 5mm。
- 注射药物可缓解疼痛。

（二）设备

- 术中成像：透视或导航。
- 钻套筒系统，4.5mm 实心螺钉（层状 Buck 螺钉技术）。
- 18 号不锈钢 Luque 钢丝或脊柱钛缆（Scott 钢丝技术，最适用于 L_4 或头位）。
- 椎弓根螺钉系统（椎弓根螺钉技术）。

（三）体位

- 俯卧在可透视手术台上（图 7-1A）。
- 屈髋以减少骨盆前倾和腰椎前凸（图 7-1B）。

（四）特定手术的核对表

- 为特定手术提供的植入物。

- 术中透视以确定正确的手术部位。
- 与术前图像比较，识别腰骶椎体过渡区。

（五）手术入路

- S_1 棘突水平 Venus 窝（髂后上棘）的体表标志。
- 起自 S_1 向头侧 8cm 正中切口入路。
- 皮肤消毒至髂嵴。
- 分离从 L_5 椎体至 $L_{4\sim5}$ 小关节肌肉，并从外侧到横突底部（如果使用 Scott 钢丝技术，则分离特定椎体的顶端和腹侧）。
- 维持 L_4、L_5、S_1 后纵韧带。

（六）手术步骤

1. 所有技术要点

- 取髂嵴松质骨植骨。
- 使用咬骨钳、刮匙或钻来清理缺损处。
- Buck 螺钉技术（图 7-2）。
  - 术前 CT 确认椎板完整无裂。
  - 使用透视和克氏针来规划钻头的路径（正侧位片）。
  - 同侧椎板下的起始点。
  - 将穿过空心钻的螺纹导针插入切口的中

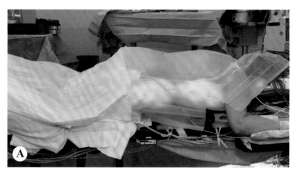
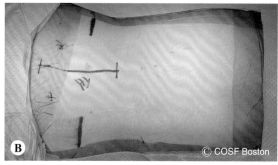

▲ 图 7-1　A. 患者置于可透视手术台，屈髋 30°～45°；B. 根据髂后上棘和髂嵴的体表标志做切口

图片由 Children's Orthopaedic Surgery Foundation 提供

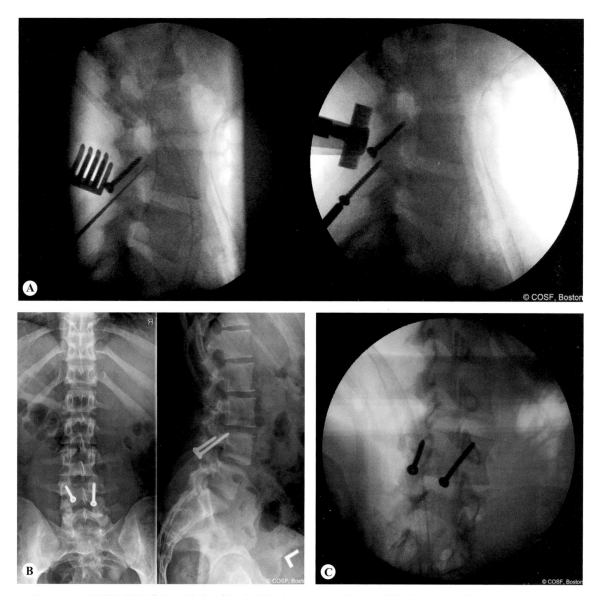

▲ 图 7-2　A. 腰椎侧位图像显示钻头和螺钉的插入角度；B. 腰椎 Buck 螺钉的正侧位图像；C. 双皮质固定的斜位图像

图片由 Children's Orthopaedic Surgery Foundation 提供

线和远端，在透视下侧面和腹侧成一定角度。

- 提前将导针置于缺损处。
- 植骨。
- 将导针推进至前上皮质。
- 穿过导针，在远端皮质上钻孔。
- 移除导针并放置 4.5mm 的实心螺钉，即穿透双皮质。
- 对侧重复手术操作。
- 去除横突和椎板底部。
- 在椎板上植骨。
- 关闭伤口。

- Scott 钢丝技术（图 7-3 和图 7-4）。
  - 将钢丝环穿过横突（从侧边到底部）。
    - ◆ 替代方法是将椎弓根螺钉或骨螺钉和垫圈置入椎弓根，并在垫圈下穿钢丝。
  - 去除横突和椎板底部。
  - 将钢丝的自由端以 8 字方式穿过后纵韧带，并固定在棘突对侧。
  - 在缺损和腹侧钢丝缠绕椎板处植骨。
  - 以类似方式放置对侧钢丝。

- 紧固 2 根钢丝。
- 闭合切口。

- 椎弓根螺钉。
  - 放置双侧多轴椎弓根螺钉，避开关节突关节。
  - 去除横突和椎板底部。
  - 在缺损处、横突底部和椎板处植骨。
  - 植入物固定在后方。
    - ◆ U 形 4.5mm 棒状物固定至 L_5 棘突下端。
    - ◆ 用聚乙烯代替棒（医生指导下使用，未经 FDA 批准）。
    - ◆ 钢丝。
  - 将棒插入椎弓根螺钉头并加压。

2. 术后护理

- 可选择使用腰骶部矫形器。
- 下床坐到椅子上，并在能忍受的情况下走动。
- 短期口服阿片类药物，避免使用非甾体抗炎药。
- 术后 4～6 周限制腰椎过伸 / 屈。
- 3 个月时进行 CT 扫描，评估愈合情况并恢

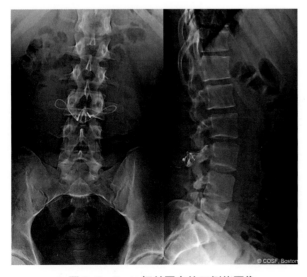

▲ 图 7-3　Scott 钢丝固定的正侧位图像

图片由 Children's Orthopaedic Surgery Foundation 提供

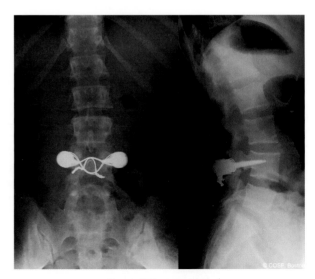

▲ 图 7-4　椎弓根螺钉加配钢丝 MR4201677

图片由 Children's Orthopaedic Surgery Foundation 提供

复运动状态。

3. 并发症

- 感染。
- 骨不连。
- 由于小关节突撞击或横突周围剥离（Scott 钢丝）导致头侧的椎板空间运动丧失。

二、后外侧融合（原位）

（一）手术适应证

- 记录在案的脊柱滑脱或低度（<50% 滑脱）脊柱滑脱的非手术治疗失败。
- 进行性加重的脊柱滑脱。
- 神经根紧张症状和体征。
- 步态障碍。
- 需要前路融合、椎板切除术或复位的禁忌证。
  - 高度脊柱滑脱（>50%）伴有骨盆不平衡。
  - 小的横突。
  - 脊柱后凸滑移角（L_5– 骶骨）。
  - 马尾综合征、椎管狭窄。

（二）设备

- 术中成像：透视机或导航。
- 椎弓根螺钉系统（如果计划内植物）。
- 深部牵开器（如铰链式 Adson-Beckman），可透视系统（如果有的话）。
- 髂骨咬骨钳、刮匙、截骨器。
- 双极电凝。
- 神经监测。

（三）体位

- 俯卧于射线可透过的手术台上。
- 屈髋以减少骨盆前倾和腰椎前凸，在解剖和器械置入后选择伸髋。

（四）特定手术的核对表

- 为特定手术提供的植入物。
- 屈膝位检查，以免干扰 O 臂。

（五）手术入路

- S_1 棘突水平 Venus 窝（髂后上棘）的体表标志。
- 起自 S_1 向头侧 8cm 正中切口入路，横切口是无固定融合术的一种选择。
- 皮肤消毒至髂嵴。
- 注意 S_1 隐性脊柱裂。
- 选择正中或椎旁入路（Wiltse 入路）。

（六）中线

- 分离从 S_2 椎板至 $L_{4\sim5}$ 小关节肌肉，并从外侧到 L_5 横突顶端。如果 L_5 横突较小，考虑延长融合至 L_4 或采用后路腰椎椎间融合术及内固定。
- 维持 $S_{1\sim2}$、$L_{3\sim4}$ 后纵韧带。

（七）Wiltse 椎旁骶棘裂入路

- 在骶棘肌筋膜上的垂直切口，距中线两指宽。
- Blount 解剖法可以直接显露到关节突关节和峡部。小血管和神经划定裂隙平面，该平面距离中线有 2.4～7cm。
- 外侧剥离是为了将肌肉从横突中剥离出来，也就是 L_5 的上关节突外侧及骶骨翼。内侧剥离至棘突的底部。

（八）手术步骤

1. 无须内固定的原位融合

- 如果 L_5 椎体存在叩击痛或有椎管、根部狭窄的症状 / 体征，建议进行椎体切除术。
  - 如果存在缺损，在 L_5 棘突处用毛巾夹抬高椎板；切开 $L_5 \sim S_1$ 关节囊，并且向头侧分离至缺损处。

- 如果没有缺损，使用 Kerrison、咬骨钳或骨刀对 L_5 行椎板切除术。
- 解剖 L_5 神经根，切除 L_5 椎弓根残留椎板以显露 L_5 神经根。

- 在显露的 L_5 神经根上涂明胶。
- 使用截骨器和测量仪从骶上翼从后向前获取皮质骨条，并向 L_5 横突前方翻转。
- 剥离 L_5 横突和 L_5 上关节突外侧皮质。
- 将切除的 L_5 椎板切碎作为植骨材料。
- 额外的髂嵴取骨。
- 闭合切口。

2. 需要内固定的融合

- L_5 横突和骶骨翼的正中切口。
- 使用截骨器和测量仪从骶上翼从后向前获取皮质骨条，并向 L_5 横突前方翻转。
- 剥离 L_5 横突和 L_5 上关节突外侧皮质。
- L_5 和骶骨置入螺钉及 $4.75 \sim 5.5 mm$ 的棒。

3. 术后护理

- 半卧位，床头抬起 $15° \sim 30°$，伸髋屈膝位。
- 无内固定融合时可选择使用大腿伸展位的腰骶部支具。
- 下床坐到椅子上，并在能忍受的情况下走动。
- 短期口服阿片类药物，避免使用非甾体抗炎药。
- 术后 $4 \sim 6$ 周限制腰椎过伸 / 屈。
- 术后 3 个月时进行正侧位 X 线检查和 CT 扫描，评估愈合情况并恢复运动状态。

4. 并发症

- 感染。
- 骨不连，与严重的腰椎滑脱、无内固定、肥胖、糖尿病、横突较小有关。
- 相邻椎体的退化。
- 在儿童或青少年中，由于存在进行性滑脱的

风险，不应进行未融合的椎板切除术（Gill 手术）。

三、后路椎间融合和腰椎滑脱复位术

（一）手术指征

- 行或未行椎体切除术但横突小的低度脊柱滑脱。
- 复位后的高度脊柱滑脱（图 7-5）。
- 术前 L_5 神经根病变。

（二）设备

- 类似于后外侧融合。
- 额外设备。
  - 长刮勺：弯的和直的。
  - 磁盘剃刀。
  - 椎间盘装置。
- 影像学。
  - C 臂透视机。
  - CT 导航。

（三）体位和规划

- 与后路融合术相同。
- Foley 导尿管。
- 如果没有禁忌证，术前使用加巴喷丁。

（四）手术方法

- 正中切口，参考后外侧融合部分。
- 解剖，注意脊柱裂在骶骨上很常见。
- 向头侧、外侧延伸至 $L_{2 \sim 3}$ 小关节，以显露 L_3 和 L_4 椎体横突，向尾侧延伸至 $S_{2 \sim 3}$。
- 结扎从 S_1 后孔到 S_1 关节尾端的血管。
- 侧向剥离并分离脊柱旁肌肉以显露髂后上棘。

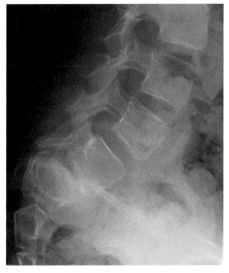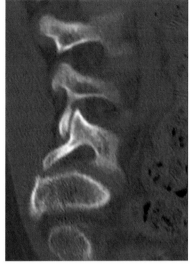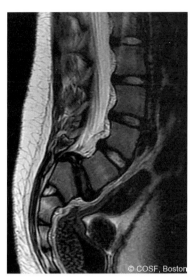

▲ 图 7-5　9 岁儿童高度脊柱滑脱和马尾综合征的矢状位图、CT 扫描和 MR 扫描图像
图片由 Children's Orthopaedic Surgery Foundation 提供

（五）手术步骤

- 在 L_4 或 L_3 处放置临时双侧椎弓根螺钉。起点在外侧和下方，要避免破坏关节面。
- 于髂后上棘的髂骨内置入双侧螺钉。高度腰椎滑脱患者中，更要注意髂骨的矢状方向（图 7-6）。
- 透视监测 L_3 到髂骨的撑开距离。
- 检查神经监测是否有腰神经改变或自发活动。如果发生变化，减少撑开。
- 观察 L_5 和 S_1 神经根并予以刺激。
- 在硬膜囊外侧和腹侧使用双极电凝。
- 剥离横突和骶骨翼的骨皮质。
- 放置双侧多轴 L_5 复位螺钉。如果骨质较差，则放置双侧 L_4 螺钉。最佳的插入角度可能是朝向中线的 $20°\sim25°$，这需要广泛剥离或经肌肉插入。术中手术导航可能有帮助（图 7-7）。
  - 放置 S_1 螺钉，目的是在中线附近接合前侧皮质；这需要在透视或导航下向内侧方向进行。
  - S_2 或髂骨和脊柱后凸的 $S_{1\sim2}$ 椎板加强

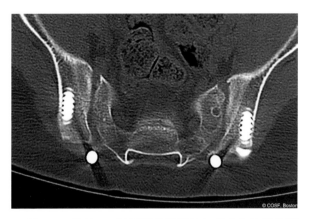

▲ 图 7-6　骨盆 CT 显示髂骨螺钉的矢状方向和骶骨脊柱裂
图片由 Children's Orthopaedic Surgery Foundation 提供

固定。
  - 切开 $L_5\sim S_1$ 环和内侧基本的 U 形环，并且在进行椎间盘切除术和椎体融合术时，放置缝线用于闭合硬脑膜。
  - 移除 S_1 体腹侧环。
  - 透视引导下进入椎板空间，此处需要直接朝向尾侧的工具。风险是进入 L_5 椎体而不是进入椎板下空间（图 7-8）。
  - 使用椎板刨削器、刮勺、咬骨钳去除椎板和软骨。为将来的椎间融合做准备。

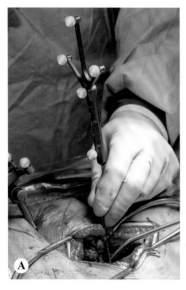
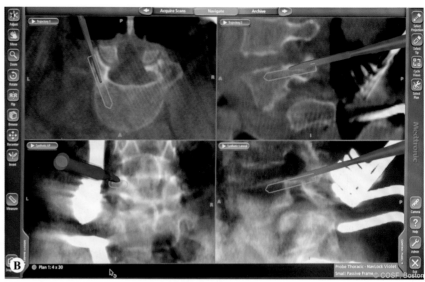

▲ 图 7-7　使用手术导航来置入椎弓根螺钉

图片由 Children's Orthopaedic Surgery Foundation 提供

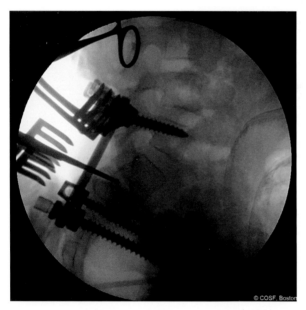

▲ 图 7-8　在椎间融合准备期间，L₄- 骨盆的暂时牵张

图片由 Children's Orthopaedic Surgery Foundation 提供

- 考虑骶骨穹隆截骨术治疗高度脊柱滑脱。
- 塑形脊柱棒并将其放置在两侧。
- L_5 逐步复位，同时减少对临时 L_3- 髂骨螺钉的牵张。
- 目标是减少到 50% 以下的前平移。
- 植骨。

- 尽可能最大限度地插入椎间装置，通常高度 ≥ 10mm。
- 直接观察 L_5 神经根的同时进行神经监测。
- 压迫 $L_5 \sim S_1$ 以产生脊柱前凸，但不压迫神经根（图 7-9）。
- 检查侧位图像，以获得小于 60° 的 L_5 入射角（图 7-10）。
- 将凝胶放在神经根和硬膜上。
- 交叉连接脊柱棒。
- 在横突和骶骨翼上植骨。
- 分层闭合，筋膜下放置引流管。
- 术中 CT 评估植入物的位置。

（六）术后护理

类似于后路融合术，但要根据检查情况缓慢地进行运动。如果术后出现神经障碍，则应保持伸髋和屈膝数天。如果没有禁忌证，术后使用加巴喷丁。

（七）并发症

• 腰丛或 $L_5 \sim S_1$ 的感觉障碍。

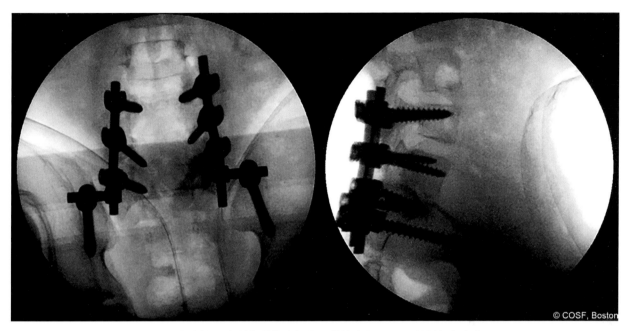

▲ 图 7-9 术中的最终影像学检查证实，移位小于 **50%**，腰骶部角度大于 **90°**

图片由 Children's Orthopaedic Surgery Foundation 提供

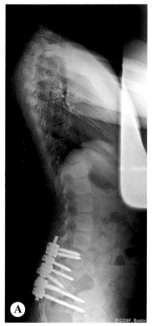 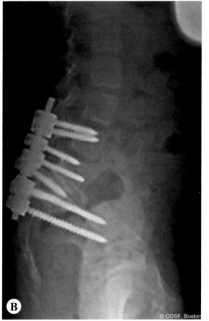

◀ 图 7-10 **A.** 术后站立的矢状位 **X** 线片；**B.** 术后 **L₅** 的入射角小于 **60°**

图片由 Children's Orthopaedic Surgery Foundation 提供

- L_5 或 S_1 的运动减弱，如果术中没有做 CT 扫描，请术后进行检查。
- 尿潴留，使用 Foley 导尿管直到术后第 2 天。
- 植入物凸出，常见于髂骨和 S_2 螺钉，将来可能需要移除。
- 确认前路融合后，术后 1～2 年取出髂骨螺钉。

参考文献

[1] Alzakri A, Labelle H, Hresko MT, et al. Restoration of normal pelvic balance from surgical reduction in high-grade spondy lolisthesis. *Eur Spine J*. 2019;28(9):2087-2094.

[2] Crawford CH Ⅲ, Larson AN, Gates M, et al. Current evidence regarding the treatment of pediatric lumbar spondylolisthe sis: a report from the Scoliosis Research Society evidence based medicine committee. *Spine Deform*. 2017;5(5):284-302.

[3] Hresko MT, Labelle H, Roussouly P, et al. Classification of high-garde spondylolistheses based on pelvis version and spine balance: possible rationale for reduction. *Spine*. 2007;32(20):2208-2211.

[4] Harms J, Jeszensky D, Stoltze D, et al. True spondylolisthesis reduction and monosegmental fusion in spondylolisthesis. In: Bridwell KH, DeWald RL, eds. *The Textbook of Spinal Surgery* 2nd ed. Lippincott-Raven Publishers; 1997:1337-1347.

[5] Lamberg T, Remes V, Helenius I, et al. Uninstrumented in situ fusion for high-grade childhood and adolescent isthmic spondylolisthesis: long-term outcome. *J Bone Joint Surg Am*. 2007;89(3):512-518.

[6] Menga EN, Kebaish KM, Jain A, Carrino JA, Sponseller PD. Clinical results and functional outcomes after direct intralaminar screw repair of spondylolysis. *Spine*. 2014;39(1):104-110.

[7] Mohammed N, Patra DP, Narayan V, et al. A comparison of the techniques of direct pars interarticularis repairs for spondylolysis and low-garde spondylolisthesis: a meta-analysis. *Neurosurg Focus*. 2018;44(1):E10. doi:10.3171/2017.11. FOCUS17581. PMID: 29290131.

[8] Molinari RW, Bridwell KH, Lenke LG, et al. Complications in the surgical treatment of pediatric high-grade, isthmic dysplastic spondylolisthesis. A comparison of three surgical approaches. *Spine*. 1999;24(16):1701-1711.

[9] Shufflebarger HL, Geck MJ. High-grade isthmic dysplastic spondylolisthesis: monosegmental surgical treatment. *Spine*. 2005;30(6 suppl):S42-S48. doi:10.1097/01.brs.0000155583. 55856.f9. PMID: 15767886.

[10] Sudarshan PK, Suthar HR, Varma VK, Krishnan A, Hegde SK. Long-term experience with reduction technique in high-garde spondylolisthesis in the young. *Int J Spine Surg*. 2018;12(3):399-407. doi:10.14444/5047. PMID: 30276098; PMCID: PMC6159655.

第8章 生长棒治疗早发性脊柱畸形
Growing Rods for Early-Onset Spinal Deformity

Grant D. Hogue 著

一、适应证

- 根据基本情况逐一评估。
  - 肋 – 椎角差＞20° 和 Cobb 角＞20° 的患者被认为是弯曲畸形进展的高危因素。
- 仍有显著成长潜力的儿童。
  - Cobb 角＞50° 的弯曲畸形。
  - 引起身体其他系统严重并发症的弯曲畸形。
- 对于弯曲畸形进展、Cobb 角＞20° 和（或）检查有腹部反射缺失或其他相关神经学表现的患者，推荐使用 MRI。
  - 替代疗法。
  - 观察＜20° 的弯曲畸形或无进展的弯曲畸形。
- 系列石膏或支具，用于＞20° 且最好年龄小于 2 岁的渐进式弯曲畸形。

二、无菌仪器 / 设备台

- 根据需要提供射线可透过的手术台，如果患者身型符合，也可以使用脊柱框架手术台。
- 后路脊柱融合术的标准器械。
- 高级成像选择（透视机、导航、机器人）。

- 基于外科医生选择的传统生长棒（traditional growing rod，TGR）或磁控生长棒（magnetically controlled growing rod，MCGR）的手术专用器械。

三、患者体位

- 根据患者的体型和弯曲畸形程度患者体位选择（图 8-1）有很大差异。
- 俯卧位，用适当的垫子和头垫支撑在透射线的平台上。
  - 检查所有头垫和垫子的填充物是否能透过射线。
- 俯卧在带有头架和垫子的框架上。
- 对于肌挛缩症患者，在定位时必须进行特殊的调节。

四、手术计划

- 基点：肋骨、脊柱和骨盆。
  - 固定点由弯曲类型（特发性、神经肌肉性、神经源性）、弯曲参数（顶端、尾端椎骨等）和局部骨大小 / 质量确定。

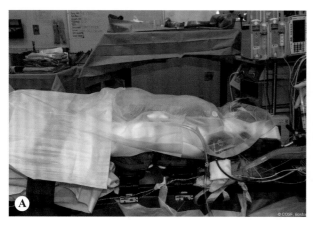
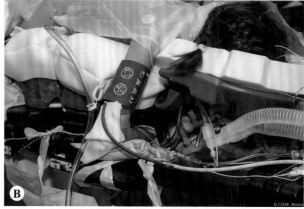

▲ 图 8-1　A. 患者俯卧在 Jackson 手术台上，垫上适当大小的垫子；B. 肘部屈曲挛缩患者需要特定的体位和适当的支撑物 / 填充物
图片由 Children's Orthopaedic Surgery Foundation 提供

- 有时可以使用较短的器械（图 8-2），但是对大多数神经典型患者来说，$T_2 \sim L_3$ 通常是一个安全和可预测的结构。
- 随着目前各种尺寸的椎弓根螺钉出现，许多患者可以安全地使用所有螺钉结构进行治疗，但是考虑到椎弓根的大小或骨骼质量，钩通常是更好的选择。
- 当使用钩置入基点时，建议增加横连（用于增强稳定性）及一个爪形结构（图 8-3）。

- 即使在非常小的儿童中，椎弓根螺钉通常也可以用于腰椎。
  - 在骨质量不佳或感觉到内植物强度减弱的情况下，可以在近端结构中增加短棒，以增加局部稳定性。甚至如果允许的话，在以后分期植入生长装置进行融合术（图 8-3 和图 8-4）。
  - 对于可能需要骨盆固定的神经肌肉脊柱侧弯患者，应考虑较长的装置。

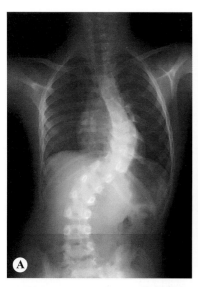
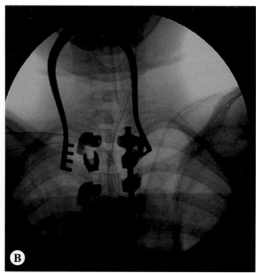
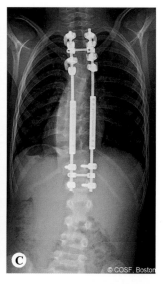

▲ 图 8-2　A. 早发性脊柱侧弯患者的术前正位片；B. 术中透视下爪状结构近端钩的影像；C. 术后正位片显示传统生长棒的"选择性"结构
图片由 Children's Orthopaedic Surgery Foundation 提供

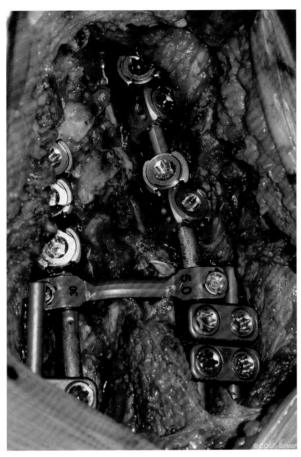

▲ 图 8–3　术中照片显示近端钩呈爪形结构，为增加稳定性连接了横连

图片由 Children's Orthopaedic Surgery Foundation 提供

- 在我们的实践中，三节段近端固定减少了基点拔出并发症。

五、手术入路

- 标准的中线后方入路，在工具测量水平进行骨膜下剥离。
  - 可采用单一长切口或直接位于基点水平和棒连接处上方的小切口完成（图 8–4）。
  - 值得注意的是，即使使用 1 个长切口，唯一的深度解剖也是在基点水平。

传统生长棒与磁控生长棒

- 这两种有利于生长的装置各有优缺点。

- 两者之间的选择在很大程度上取决于外科医生的喜好、经验和目标。

六、手术步骤

- 将患者合适地放在手术台上，使其处于俯卧位。
- 通过解剖学标志和先进的成像技术相结合来标记基点固定水平。
- 在这些节段进行骨膜下剥离，并根据需要进行小关节切除术。
  - 如果要使用钩，切除小关节时要注意保留骨量及横突的骨质处理。
- 胸钩的置入。
  - 后方组织显露后，对要固定的节段进行有限 / 部分小关节切除。
  - 最好用精密仪器来完成。
  - 笔者更喜欢直骨刀或 BoneScalpel（Misonix，Farmingdale，NY）。
  - 刮去小关节处的软骨，以显露软骨下骨，并在近端基点处融合。
  - 胸椎中最常用的钩结构是"爪形"结构，近端有向下的横突钩，下面有向上的椎弓根钩（图 8–3 和图 8–4）。
- 横突钩的准备。
  - 一旦横突显露出来，需要为横突钩的通过创造空间。使用固定装置将钩固定。

（一）椎弓根 / 椎板钩的准备

- 在小关节切除后，一些患者可能仍有多余的骨量，为防止移位可使用椎弓根或椎板钩。部分椎板切开术可借助 Kerrison 咬骨钳仔细操作，否则很难削弱椎板。
- 向上的钩通常需要放在钩推进器上，然后轻轻地被锤击到位。
- 注意不要将钩置于椎板的皮质层之间。

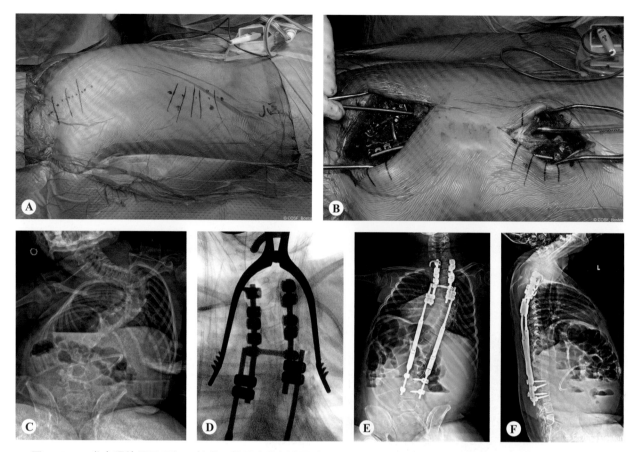

▲ 图 8-4　**A.** 术中照片显示双切口技术，放置生长型内固定装置，建立筋膜下隧道；**B.** 借助胸部导管，棒在筋膜下间隙中通过；**C.** 1 例继发于脊髓损伤的脊柱侧弯患者的术前正位 X 线片；**D.** 术中双爪钩透视图像显示超过 3 个节段；**E.** 置入磁控生长棒后的术后正位片；**F.** 置入磁控生长棒后的术后侧位片

图片由 Children's Orthopaedic Surgery Foundation 提供

- 有时，由于解剖学或外科医生的偏好，近端基点可能是以肋骨为基础的，而不是以脊柱。
- 在这种情况下，在肋骨上方做 2 个近端纵向切口通常更好，而且完全不显露脊柱。
- 肋骨可以很容易地触摸到，骨膜下剥离可以进行各种器械操作。
- Molt 4 弯曲游离器或弯曲泪道游离器对于肋骨骨膜下剥离效果良好。
- 胸腰椎椎弓根螺钉置入术。
  - 借助外科医生选择的解剖标记、成像和其他技术标准放置椎弓根螺钉。
  - 胸椎椎弓根螺钉应该使用比通常更中间的起始点，"直射"穿过椎弓根进入椎体，而不是通常的会聚放置模式。
- 若螺钉拔出，可以保护神经免受损害（图 8-5）。
- 如果近端的骨量是一个问题，那么我们建议考虑使用爪形钩。
- 骨盆螺钉置入术治疗神经肌肉疾病患者。
  - 对于需要固定到骨盆水平的患者，建议在 L_5 和骶骨之间进行融合术。
  - L_5 和 S_1 螺钉可以使用解剖和成像标志以标准放置（图 8-6）。
  - 对于年龄小的患者，可能没有足够的空间放置 L_5、S_1 和骶翼髂骨（S_2AI）/髂骨螺钉。
  - 如果是这种情况，则首选 L_5 和 S_2AI/髂骨螺钉。

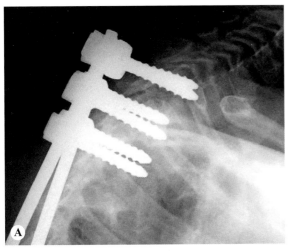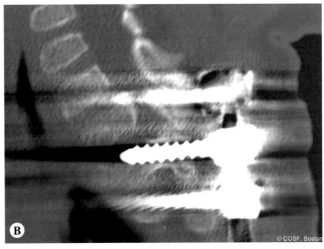

▲ 图 8-5 A. 侧位 X 线片；B. CT 扫描显示近端椎弓根螺钉结构拔出

图片由 Children's Orthopaedic Surgery Foundation 提供

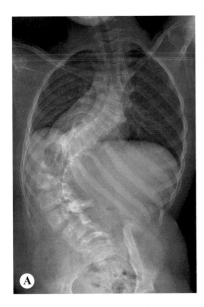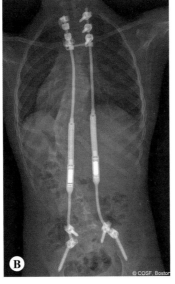

◀ 图 8-6 A. 术前正位 X 线片；B. 1 例神经肌肉性脊柱侧弯患者进行磁控生长棒骨盆固定术后的正位 X 线片

图片由 Children's Orthopaedic Surgery Foundation 提供

（二）髂骨固定

- 对进行较低位置固定维持稳定性和减少对远端基点固定棒需要的情况下，S_2AI 螺钉是首选的固定方式。
- 一旦基点位置确定后，棒应进行测量、切割和塑形以保证合适的矢状位对齐。近端棒应该有少量的后凸，以抵抗近端交界性后凸（proximal junctional kyphosis，PJK）。
  - 棒的长度将取决于结构长度及所选的连接器类型。
  - 串联连接器允许棒在两侧有额外长度的棒重叠，而轴向连接器需要精确的棒长度，误差空间很小。
- 对于棒功能的动力部分，磁控生长棒与传统生长棒连接器相同，均应置于胸腰椎交界处。
  - 棒连接器理想放置位置应该在胸腰段交界处（$T_{10}\sim L_2$），因为这部分脊柱相对平坦，连接器对这个位置的矢状面参数影响最小。

- 如果要将棒置入近端钩（爪形）结构中，重要的是，记住用横向钩上的尾部压力和椎弓根/椎板钩上的头侧压力来实现加压固定。

- 棒通道（图 8-4B）。
  - 所有的棒都应该从头侧传到尾侧，小心避免棒/器械进入椎管或胸腔。
  - 棒可以从皮下组织或筋膜下的肌层通过，这取决于可用的软组织包膜，以及对植入物突起的担忧。
  - 如果局部脊柱和胸壁解剖结构不允许棒在皮下或筋膜下轻松通过，则可以借助长钳通过 24F 胸管。
  - 临时测量工具可以穿过胸管以获得准确的器械长度，然后棒可以穿过胸管朝向合适的基点。
  - 这一过程在传统生长棒和磁控生长捧中相似。

- 一旦棒通过，近端和远端棒就可以插入轴向或串联连接器。
  - 连接器置于胸腰段交界处。

- 将棒置于基点和连接器后，可以用螺钉固定将整个结构稳定。

- 此时进行适度的临时加长，目的是测试结构并获得弯曲的小幅修正。
  - 重要的是要记住，在基点水平进行融合后，结构将更加牢固。

- 在融合后，可以进行更积极的延长。
  - 如果使用磁控生长棒，这将通过外部遥控器完成。

- 仔细逐层闭合切口以覆盖植入物，防止软组织破裂。

- 对于排便无法控制的患者，建议长期使用防水敷料（10～14d），甚至使用切口负压敷料。

七、术后护理

- 对于健康儿童的住院过程将遵循标准的术后脊柱路径进行疼痛控制和治疗。患有神经肌肉性侧弯或其他病理疾病的患者可能需要多科室团队协作。

- 在年轻患者中，考虑使用胸腰骶矫形器，同时基点水平融合。

- 密切关注切口部位，因为这些患者中许多人的软组织包膜有限。

未来延长的时间

- 延长的时间在很大程度上取决于外科医生和患者。
  - 通常每 6 个月在手术室进行一次传统生长棒延长。
  - 磁控生长棒患者通常在处置室延长，每次延长的时间可以是 2～6 个月。

- 传统生长棒延长过程。
  - 患者倾向于使用类似设置好的指标程序。
  - 需要神经监测。
  - 触及棒的连接器，并在连接器之间做一个小的中线切口。
  - 松开连接器装置一侧的固定螺丝，然后借助每个制造商专用的工具进行延长。
  - 不建议使用过大的力量，因为可能会压塌基点。
  - 逐层闭合切口。

- 磁控生长棒延长过程（图 8-7）。
  - 患者在处置室内俯卧或侧卧。
  - 通过使用外部磁力装置识别动力器内磁力装置。
  - 将外部遥控器设置好特定的延长量（通常为 2～5mm），并将其放置在每个标记区域上以开始延长。

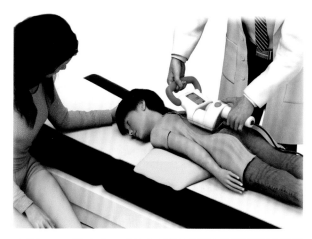

▲ 图 8-7 诊室内，磁控生长棒可通过外部遥控器进行延长

图片由 NuVasive 提供

　　– 延长可借助 X 线或超声验证。

八、并发症

- 对于放置生长棒，不管哪种后路脊柱融合术，神经学并发症都是可能存在的。

- 交界性后凸。

- 需要翻修的断棒（图 8-8）。

- 固定丢失 / 植入物松动（图 8-5）。

- 软组织破裂。

- 浅表或深部感染。

九、预期结果

- 大多数患者会看到脊柱长度 / 胸部高度随着延长而增加。

- 人们担心效果递减，因为后来的延长被证明没有先前那么有成效。

- 患者和医生不应该期待像青少年特发性脊柱侧弯那样有更好的结果。

- 几乎所有患者都需要至少一次计划外返回手术室。

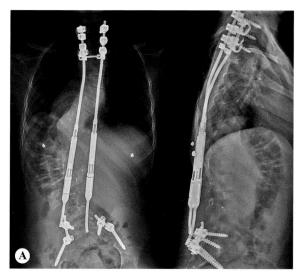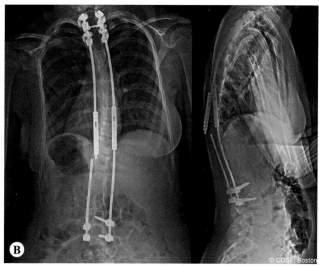

▲ 图 8-8　**A.** 腰盆固定近端断棒的磁控生长棒正位和侧位 **X** 线片；**B.** 连接器水平断棒的传统生长棒正位和侧位 **X** 线片

图片由 Children's Orthopaedic Surgery Foundation 提供

第二篇　手与上肢
Hand and Upper Limb

Peter M. Waters　著

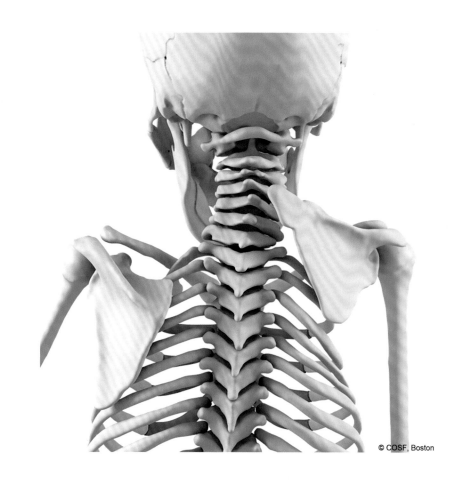

第9章 小儿手部和手臂的手术决策
Surgical Decision-Making in Pediatric Hand and Arm

Peter M. Waters 著

因为手部和上肢重建术的原则是始于功能，止于功能，所以功能的恢复至关重要。手术会让患儿功能恢复得更好吗？这是短期内的，还是从长远来看？治愈和康复所付出的时间及精力值得吗？重要的是，确保医生、患儿及家属均知情，并做好一切必要的准备，最大限度地提高临床疗效。

在制订手术目标时，最终的功能将是治疗核心。这取决于以下几点：①疾病的整体状况：患儿的问题是涉及单个关节还是多个关节？是涉及单纯的骨骼肌肉疾病还是广泛的医学综合征？②疾病的分布区域：是否局限于一个区域（如肩、肘、前臂、腕、手）？还是涉及上肢和手的大部分或全部？③患儿的精神状态：患儿的大脑是否正常？同样重要的是，患儿及其家属的适应能力和功能恢复如何？当然，患儿的年龄和发育潜力也很重要。情况越复杂，手术重建越需要精确。即使是简单的单区域整形手术，也需要周全的康复计划和熟练的护理技巧，以期达到明显改善功能的目标。

肩关节的主要功能是：①可以将上肢置于空间当中；②稳定双上肢，进行粗略或精细的运动。同时，进化解剖学家的研究表明，人类的肘关节是为了将食物喂到嘴里以维持生命。当然，

能做屈肘和前臂旋后运动的肱二头肌也大大提升了上肢力量。另外，前臂的力量运动（旋后）和精细运动（旋前）增加了双手在狭小空间里更灵活地实施复杂性操作的能力。腕与手的主要功能是：①腕和手指可以协调地运动，腕关节屈曲时手指可以伸展、腕关节伸展时手指可以屈曲的关联性展示了腕与手的完美融合，根据需要，腕与手几乎可以同时改变力量的强度和精确度；②通过前臂旋前、腕部的屈曲和偏斜，加上肩关节与眼睛（手眼协调）的辅助，可以顺利完成掷飞镖、掷矛、投球等动作。不得不说，指间关节的级联运动、手抓握和释放功能的精妙结合、拇指对掌和横向对指的精准夹持能力给所有人，尤其是外科医生带来了精湛的技艺。总而言之，手术必须提高患儿进行这些活动的能力，无论是单关节活动，还是从肩部到手指的联合运动。

外观也是决定手术策略的重要因素之一，尤其是对婴幼儿及青少年的自我形象至关重要。美观问题在先天性疾病、神经肌肉源性疾病和骨折畸形愈合的临床病例中更为常见。医生需要谨慎和细致地处理病患的审美忧虑，因为手术通常不会使手或肢体变得完全"正常"。但是，人类的大脑比手更"聪明"，任何外科手术的改进通常

都会带来功能和美学上的增益。

解除疼痛也是手术适应证需要关注的内容。幸运的是，年幼的患儿很少会有此类问题。但是，青少年的疼痛问题则需要引起医生的注意。在这方面，医生充其量是一名出色的、业余的心理学专家，却扮演着关爱患儿及其家属的角色。因此，当医生拿起手术刀实施手术之前，要慎之又慎。

大多数儿童和青少年疼痛问题都有解剖学的基础：①关节不稳定（肩关节、近端尺桡关节或远端尺桡关节不稳）；②内部结构紊乱（肩唇、腕三角纤维软骨复合体的结构紊乱）（图 9-1）；

③撞击（前臂畸形愈合、骨软骨瘤病）（图 9-2）；④骨关节畸形，可随生长进行性加重（马德隆畸形、臂丛肩部损伤）（图 9-3）；⑤活动受限，可影响功能（翼状肩胛骨、尺桡关节融合）；⑥神经血管损伤或卡压；⑦进行性关节退行性变（肘关节剥脱性骨软骨炎）。

在上肢重建手术的技巧部分，本文将关注常见和不常见的临床病例，医生真的可以有所作为。临床经验可以提供安全可靠和可重复的治疗方法，医生之间相互学习，分享彼此学习成果是提高临床技能的必要手段。

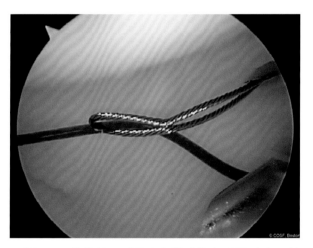

▲ 图 9-1　关节镜下采用内翻技术修复周围型（B 型）创伤后三角纤维软骨复合体损伤，以减轻疼痛和不稳定，改善腕关节功能

图片由 Children's Orthopaedic Surgery Foundation 提供

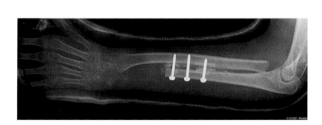

▲ 图 9-2　侧位 X 线检查前臂尺桡骨融合情况

此手术目的是解决远端尺桡关节脱位，以及桡骨头撞击引发的疼痛和活动受限（图片由 Children's Orthopaedic Surgery Foundation 提供）

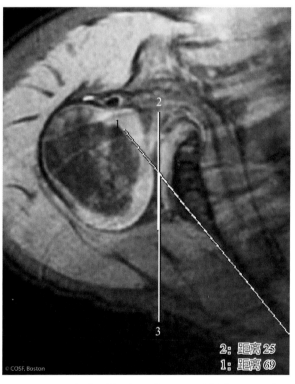

▲ 图 9-3　2 岁臂丛神经损伤患儿，无法抬高上肢（并且肩关节无法外旋）并进行活动

患儿存在肩胛盂变形和后倾（如 1 号线与 2～3 号线的夹角所示），以及肱骨头脱位（如图所示，肱骨头位于肩胛盂的后方），需要重建手术（图片由 Children's Orthopaedic Surgery Foundation 提供）

第 10 章　臂丛肩：关节复位、肌腱转位、肱骨和肩胛盂截骨术

Brachial Plexus Shoulder: Joint Reduction, Tendon Transfers, Humeral and Glenoid Osteotomies

Andrea S. Bauer　著

一、肌腱转位 – 延长术与关节复位

- 胸大肌肌腱延长术。
- 切开或关节镜下实施肩胛下肌部分延长。
- 背阔肌和大圆肌肌腱转位。
- 关节囊前下方切开松解和盂肱关节复位。
- 关节囊后方紧缩术。

（一）手术适应证

- 需要积极治疗的内旋型肩关节挛缩（图 10-1）。
- 尽管神经损伤已经恢复，但外旋动作依旧无力。
- MRI 显示肩关节半脱位或脱位合并盂肱关节畸形（图 10-2）。
- 对于罕见的婴儿期脱位，手术年龄范围可降低至 6—12 月龄。
- 肩关节发育不良且保守治疗无效，手术年龄通常为 18 月龄—3 岁。

- 根据每位患儿的具体情况实施松解、延长、转位和关节囊紧缩术。
- 手术前对重建范围需做出最终判定。

（二）设备

- 用于侧卧位的软垫。
- 硅胶垫、腋窝卷、枕头，用于安全固定头部的支撑架。
- 标准精细解剖器械和工具包。
- 用于肌腱转位时的不可吸收缝线。
- 用于关节镜下实施肩胛下肌松解的 2.7mm 关节镜和配套咬合器。

（三）麻醉检查

- 在侧卧位，检查肩关节被动活动范围。
- 评估内收角度和外旋角度。
  - 通常＜0°（正常＞60°）。
- 评估外展角度和外旋角度。
  - 通常＜90°（正常＞120°）。
- 评估肩关节角度。

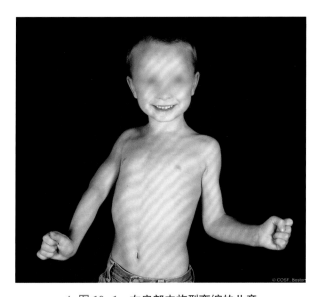

▲ 图 10-1　右肩部内旋型挛缩的儿童

图片由 Shriners Hospitals for Children, Northern California 和 Children's Orthopaedic Surgery Foundation 提供

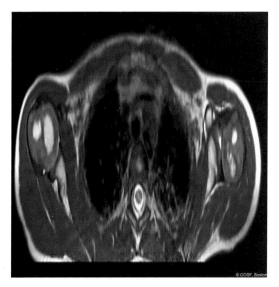

▲ 图 10-2　轴位 MRI 图像显示右侧正常的盂肱关节和左侧发育不良的盂肱关节

图片由 Children's Orthopaedic Surgery Foundation 提供

– 通常＜135°（正常＞150°）。

– 检查盂肱关节是否脱位、不稳定性或是否可以复位。

• 这些评估在手术过程中需重复进行，判断每一步松解和延长的程度，以及关节复位的稳定性。

（四）定位

• 侧卧位并且患肩朝上。

• 注意保护所有骨突部位和神经血管结构。

– 腓神经（尤其是下行神经）。

– 未受影响的下行臂丛神经。

– 头垫置于颈神经根无张力位。

• 患侧上臂、腋窝和包括整个肩胛骨的肩胛带结构均要有效显露。

• 手术视野内必须可见完整的肩胛骨，以便准确评估肩胛肌和肩关节周围肌肉的运动。

（五）手术方法

1. 手术步骤

(1) 显露腋窝和延长胸大肌肌腱（图 10-3A 和 B）

• 经腋下从胸大肌前缘到腋窝皱襞后方。

– 手术切口位于腋窝线，以达到美观的效果。

– 如果不需要关节复位，可以改为 2 个切口：小的前侧切口和大的后侧切口。

• 切口中部向上方牵拉皮肤及皮下组织，以保护肋间臂丛神经分支。

• 确定胸大肌前缘，解剖肌腱下方至抵止点部位。

– 将胸大肌与下方的喙肱肌、胸小肌和止于喙突的肱二头肌短头分开。

– 保护肌皮神经深支。

• 识别并触探致密增厚的肌腱。

• 应用手术刀或高频电刀将致密增厚的肌腱从其附着点处切断，达到松解目的。

– 保留胸大肌。

– 直视下确认肌腱连接部位的延长。

– 重新评估外展 - 外旋活动，根据需要可以超越术前规划的范围。

– 内收 - 外旋角度可能会有所改善，但通常不会。

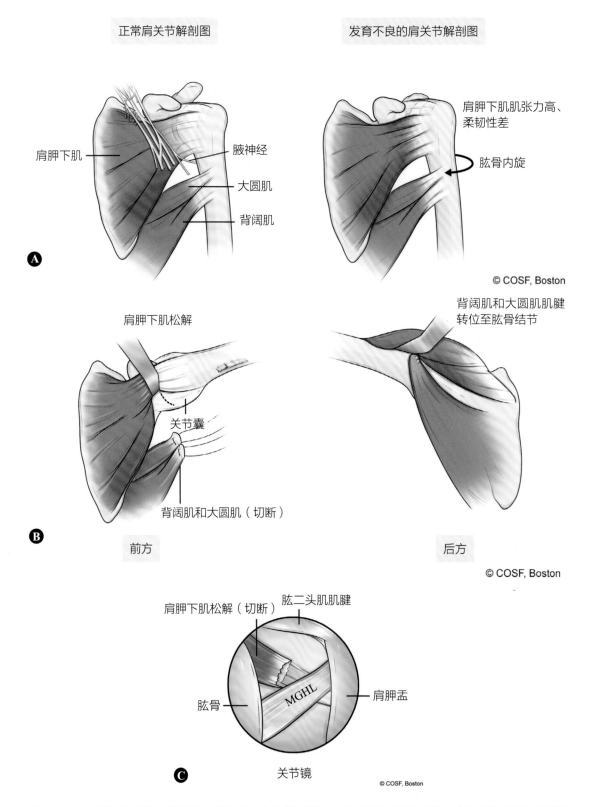

正常肩关节解剖图　　　　发育不良的肩关节解剖图

肩胛下肌

肩胛下肌　　腋神经

大圆肌

背阔肌

肩胛下肌肌张力高、柔韧性差

肱骨内旋

© COSF, Boston

肩胛下肌松解

关节囊

背阔肌和大圆肌（切断）

背阔肌和大圆肌肌腱转位至肱骨结节

前方　　　　后方

© COSF, Boston

肩胛下肌松解（切断）　肱二头肌肌腱

肱骨　　肩胛盂

MGHL

关节镜

© COSF, Boston

▲ 图 10-3　**A.** 正常肩关节与发育不良的肩关节前方解剖图；**B.** 切开肩胛下肌，松解并实施背阔肌和大圆肌肌腱转位；**C.** 关节镜下肩胛下肌松解术

MGHL. 盂肱韧带中部（图片由 Children's Orthopaedic Surgery Foundation 提供）

- 目前肱骨头是可以复位的，但通常不能。

(2) 后路切开背阔肌和大圆肌肌腱转位

- 仔细解剖腋窝以显露背阔肌和大圆肌肌腱抵止点。
  - 保护背阔肌肌腱前方的臂丛神经。
  - 需保护肌腱下方横穿四边孔间隙的腋神经。

- 背阔肌和大圆肌肌腱比肱三头肌肌腱更靠后，但对于不习惯在侧卧位通过抬高并外展手臂显露肩关节手术的外科医生来说，尤其容易混淆。
  - 显露肱三头肌肌腱至肩胛盂下结节。
  - 背阔肌和大圆肌肌腱止于肱骨干且走行于肱三头肌前方。
  - 肱骨的透视定位有助于手术的准确性。

- 从肱骨止点骨膜处松解背阔肌和大圆肌肌腱。
  - 背阔肌和大圆肌在初期常相连，可以一并进行转位。
  - 取转位的肌腱时需要非常靠近骨膜。
    - 保护腋下神经和回旋支血管。
    - 保持足够的肌腱长度以确保可以安全地实施转位。

- 将背阔肌和大圆肌肌腱及肌肉完全转位至椎弓根的内侧。
  - 在保护所有血管和神经的同时，小心地松解邻近的筋膜。
  - 用不可吸收缝合线逐层缝合肌腱。
  - 最大限度地转位背阔肌和大圆肌，包括其上方覆盖的皮肤和筋膜。

- 重新测试被动活动范围及关节稳定性。
  - 如果外展 – 外旋角度＞110°（超出垂直方向20°），内收 – 外旋角度＞40°，表明肩关节复位并且稳定。
    - 充分转位关节外肌腱，还需将下方的三角肌肌腱转位至大结节区域。

- 若内收 – 外旋角度＜20°，表示关节未复位且不稳定。
  - 进行关节囊切开术、复位术和肩胛下肌部分延长术。

(3) 肩胛下肌部分延长和关节囊切开复位

非常重要的是，不要过度延长肩胛下肌或超范围松解关节。

- 这会导致外旋和内旋活动能力的丧失。

- 如果儿童即使用力也无法内旋上臂至中线去做系纽扣、拉拉链等日常活动，这将成为很大的问题。

① 肩胛下肌松解和延长术

- 背阔肌和大圆肌转位后，在保护臂丛神经的同时，仔细解剖肩胛下肌和盂肱关节。

- 仔细辨别穿过盂肱关节前方和下方且抵止于肱骨小结节的肩胛下肌。

- 分离肩关节囊处的肩胛下肌。
  - 这个间隙很难区分。
  - 需要在不进入关节囊的情况下通过牵拉肩胛上肌后进入间隙。

- 包括肌腱联合的肩胛下肌转位。
  - 如果这样做，可以改善内收 – 外旋＞40°，同时获得复位且稳定的关节。
  - 可以进行背阔肌 – 大圆肌肌腱转位术。

- 如果肩胛下肌松解不足以改善被动活动，可进行肩胛下肌肌腱部分延长和关节囊切开术，可以将发育不良的肩胛盂和存在缺陷的肱骨头进行复位。
  - 同样，不要过度松解肩胛下肌。

② 肩关节前下方松解术

- 内收 – 外旋挛缩持续存在并伴肱骨头脱位。

- 分离肩胛下肌并松解关节囊。

- 在评估复位效果和活动范围的同时松解关节囊。
  - 注意不要损伤盂唇或关节软骨。

- 再次注意，不要过度松解关节囊的前下方，这会导致外旋和内旋无力。

- 一旦内收 – 外旋角度＞60°且关节已经复位，则实施肌腱转位术。

③ 背阔肌 – 大圆肌肌腱转位术

- 解剖三角肌下方达大结节的间隙。
  - 将冈上肌、冈下肌肌腱转位于肱骨大结节时，要注意保护腋神经和三角肌。
  - 解剖肩峰下间隙，松解肩关节囊。
- 确定肱骨头在肩胛盂中心。
- 达到背阔肌 – 大圆肌肌腱最大转位时，将冈上肌、冈下肌肌腱转位于肱骨大结节。
  - 肩关节处于外展 0°～20°，外旋＞40°～60°。
  - 因为是反向褥式缝合，所以不会导致肩峰下撞击。
  - 要避免缝线损伤肱骨近端骨骺，因为 80% 的肱骨生长来自肱骨近端。
- 缝合肌腱止点时，应紧缩缝合肩关节后方关节囊。
  - 但不要太紧，以免引起外展受限。
- 评估肩关节活动范围和稳定性。
  - 确保没有因肌腱转位和关节囊紧缩而导致外旋或外展受限。
  - 最终范围。
    - 肩胛角＞140°，肩胛骨稳定。
      - 如果没有，则进行肱三头肌肌腱延长，防止卡压下方的腋神经。
    - 内收 – 外旋＞60°。
    - 外展 – 外旋＞110°（垂直超出 20°）。
    - 肱骨头复位，并且在整个运动过程中保持稳定。

2. 替代方案

关节镜下肩胛下肌松解和关节复位（图 10–3C）。

- 侧方定位如上所述，助手轻轻牵拉受影响的盂肱关节。
- 用 18 号针头定位后入路部位，注入 10ml 生理盐水，评估是否自动回流，以确定是否在关节内。
- 经后入路置入 2.7mm 关节镜。
  - 插入瞄准镜时瞄准喙突。
  - 在发育不良的肩关节中，后入路必须有一个更偏的由内向外的轨迹，这样关节镜才能绕过后脱位的肱骨头。
  - 注意不要让关节镜走行过低，因为腋神经在肩胛盂的下缘。
- 用 18 号针头定位肱二头肌肌腱和肩胛下肌肌腱之间的前入路。
- 根据患儿的年龄大小，可以在前入路使用套筒，也可以不使用。
- 肩胛下肌肌腱的上半部分使用关节镜下电凝或咬合器切开。在松解过程中，手臂轻轻向外旋转，以保持肩胛下肌处于紧张状态。注意不要完全切断该肌腱，这会导致内旋不足。
- 松解时注意保护腋神经。

（六）术后护理

- 据患儿年龄、体型大小和肩关节的稳定性，在手术室选用附有长臂石膏的骨盆支具或超肩石膏外固定。
  - 肩部外展 20°～30°，外旋＞40°。
  - 肘关节屈曲 90°。
  - 前臂旋后。
  - 手腕中立。
  - 填充良好的软垫，防止压疮，特别是在神经损伤导致敏感度降低的部位。
- 石膏外固定 4～6 周，视年龄、体型大小和肩关节的稳定性而决定。
- 康复治疗至少 6 周，以扩大被动活动范围，加强转位肌腱和肌肉的适应性训练。

（七）并发症

- 外展内收及外展外旋力量的下降。

- 这是非常罕见的，特别是联合背阔肌 – 大圆肌肌腱转位的情况下。
- 如果不遵守治疗操作规范，疗效可能会受到影响。
- 外旋体位，内旋无力。
  - 这是由肩胛下肌或关节囊前下方过度延长或松解导致的结果。
  - 这是一个严重的问题，因为儿童进入学龄期后，由于穿衣和自理困难，限制了其独立性。
  - 肱骨内旋截骨术可纠正挛缩。
  - 提高内旋活动范围很难通过肌腱转位来实现。
  - 最好的建议是不要过度松解或延长。
- 关节复位或重建失败。
  - 对于轻度至中度畸形，术后第 1 年预计高达 80%～85% 的病例会发生关节重建。
    - ◆ 1 年后复查 MRI。
  - 在发育不良的肩胛盂中，肱骨头不能居中，增加了再脱位的风险。
    - ◆ 尽管外展 – 外旋角度通常有显著改善，但这经常也会导致外展挛缩和内收 – 外旋困难。

二、肱骨截骨术

（一）手术适应证

- 内旋挛缩伴肩关节发育不良。
- 肩关节外展受限导致手无法到达口部，肩关节外展外旋受限导致手无法触及头的后方甚至前面，肩关节内收外旋无法超越身体中位线。
- 毁损严重而无法重塑的肩关节。
- 肩胛盂截骨术后发育不良。
- 青少年患儿。
- 先前的肌腱转位和关节复位没能重塑肩

关节。
- 要求至少 100° 的肩关节旋转运动，理想的是超过 120°。
  - 矫正不足或过度矫治而导致肱骨旋转 <100° 时会出现不良结果，因此应被视为禁忌证。

（二）设备

- 内固定时所用的钢板和螺钉。
  - 通常采用 AO 半管型钢板，因为它能与肱骨干近端相匹配。
- 电钻和电锯。
- 标准骨科器械和工具盒。
- 在手术室行透视或便携式透视成像。
  - 通常只在术后拍摄最终的正侧位图像。

（三）定位

- 改良的沙滩椅。
  - 降低空气栓塞的风险。
  - 稳定头和颈部。
  - 身体和肩膀与地板、墙壁和天花板成直角。
- 肩胛后方垫软卷以抬高肩部。
- 准备完整的手臂和肩关节透视图。
- 麻醉状态下进行肩关节稳定性的最终检查，确认术前规划的外旋截骨术是否恰当，范围为 40°～90°，但通常为 65°～70°。
  - 如果手术指征是肌腱转位后关节复位丢失或关节重建失败，那么除了内旋挛缩外，外展挛缩也需要矫正，以及在冠状面和矢状面上进行外旋内翻截骨手术。
    - ◆ 钢板和螺钉只能实现内翻 20°～30°，通常也不需要更多，术后需要进行外固定。
- 肱骨截骨术无非是减少肩关节内旋来增加所需外旋的角度：患儿的肩关节活动范围重新

调整至约 120°，从而可轻松地做手放至头后、手对口、手对腹的运动，完成拉裤子拉链和系纽扣等需要肩关节内收的动作。

（四）手术入路

- 肱骨截骨术的位置既可选择肱骨近端，也可选择肱骨远端。
- 当需要多平面矫正（如外旋和内收）时，则需选择肱骨近端进行截骨。
- 当选择肱骨远端部位进行截骨时，具有术中定位更简单、创口愈合更加美观等优势。

（五）技术步骤：肱骨近端

- 肱骨近端横向截骨术切口部位位于三角肌止点正上方。
  - 在该水平横向标记皮肤。
  - 手术入路采取纵向切口。
  - 标记的切口与所需矫正的部位相匹配。
    - ◆ 这样的切口虽然减少了瘢痕形成的风险，但由于目前无法达到减张缝合，因此创口愈合后可能不美观。
- 扩大三角肌胸廓入路。
  - 在此过程中需辨别头静脉，并向一侧牵开给予保护。
- 沿三角肌和胸大肌之间的间隙向肱骨近端实施剥离。
  - 保护桡神经，其在骨膜外向后横穿走行。
- 在神经平面切开并剥离肱肌直至显露骨膜。
- 骨膜下方的显露范围必须便于钢板放置和安全固定，避免在截骨术后出现软组织卡压等情况。

1. 截骨手术

- 截骨部位在三角肌止点上方。
  - 这将改善三角肌功能和提高外旋能力。
- 术中在肱骨截骨平面的骨膜下放置保护性弧形牵开器，即梳式拉钩。

- 应用钢板固定截骨端，通常是 AO 半管型 6 孔钢板，预钻孔并测量深度，在截骨上方的近侧 3 个孔中拧入螺钉。
- 移除截骨上方远侧的 2 枚螺钉并松开最近端螺钉，以便钢板可以旋转到截骨术切口的旁边。
- 在横向截骨标记的上方和下方垂直标记骨骼，以获得术前计划设定的外旋矫正度数。
  - 通常约为 70°，可以与钢板宽度相匹配。
- 横向截骨术。
  - 起初缓慢摆动电锯并冲洗降温，然后使用骨刀完成截骨，以免穿透骨膜后损伤桡神经。
- 横向旋转骨骼以使截骨远端与内侧垂直标记相匹配，并使截骨近端与外侧垂直标记相匹配，从而实现所需的矫正度数。
- 将钢板转回原位，更换近端螺钉，并使用持骨器固定来维持所需的矫正。
- 测量活动范围，使手能够很容易地到达腹股沟、腹部和口部，同时保证肩关节内收 30°～40° 和外展＞90°，这样手就可以轻松地放在头的后方（图 10-4）。
- 避免过度矫正或矫正不足。
- 一旦确认得到了理想的矫正度数，截骨远端立即进行螺钉加压固定。
- 最终检查运动时，应允许肩关节内收 - 外旋 30°～40°、外展 - 外旋＞110°，并且肩关节内收时手能够轻松到达口、腹和腹股沟等部位。
  - 可能会有一定程度的肩胛骨屈曲，但可以实现手抵达胸部的效果。
  - 上述矫正效果在术后随着时间的推移最终都能够实现。
- 如果发现矫正不准确，需要立即翻修。

2. 闭合切口

- 在钢板上方缝合骨膜、三角肌和胸大肌

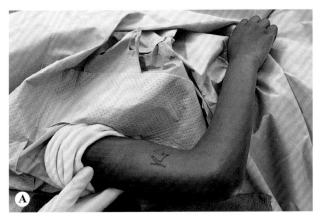
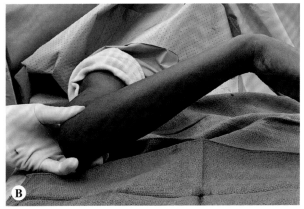
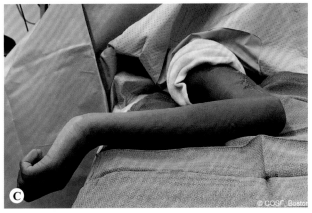

▲ 图 10-4　肱骨截骨术后所需的运动范围

A. 确认手可以到达腹部，手腕处于中立位；B. 外展内旋小于术前；C. 外展外旋至少 90°（图片由 Children's Orthopaedic Surgery Foundation 提供）

止点。

- 将头静脉置于其原有的解剖位置。

- 逐层缝合皮下组织和皮肤。

（六）技术步骤：肱骨远端

- 患儿仰卧位于手术台上。

- 根据患儿的体型大小，使用小型无菌止血带。

- 沿上臂内侧标记行纵向切口。
  - 选取 2.7mm 厚的 7 孔锁定钢板。
  - 钢板末端应刚好位于肱骨远端向内侧延展的上方部位（图 10-5）。

- 向下解剖至内侧肌间隙。
  - 显示前方的正中神经和后方的尺神经并到达骨膜。

  - 肱二头肌和肱肌在前，肱三头肌在后。
  - 剥离骨膜显露肱骨内侧表面。

1. 截骨手术

- 在截骨水平向周围剥离骨膜。

- 将梳式拉钩置于骨膜下，但注意不要卡压前方的正中神经和后方的尺神经。

- 用 3 枚螺钉固定近端钢板。

- 标记钢板位置，规划截骨位置和矫正度数。
  - 至于肱骨近端旋转，通常约为 70°，可以与钢板宽度相匹配。

- 起初缓慢摆动电锯并冲洗降温，然后使用骨刀完成截骨。

- 旋转骨骼以对齐标记并固定钢板。

- 放置 1 枚远端螺钉，并测量肱骨近端截骨术后的活动范围。

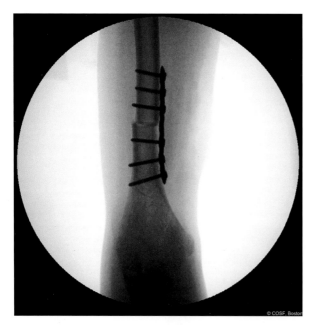

▲ 图 10-5　肱骨远端截骨术中透视

图片由 Children's Orthopaedic Surgery Foundation 提供

- 使用加压技术进行肱骨远端内固定。

  2. 闭合切口

- 使肌肉组织稳定置于钢板上方。
- 逐层缝合。

（七）术后护理（两种技术一致）

- 使用前臂吊带和绷带固定 4 周。
- 再悬吊 2 周。
- 6 周后拍摄 X 线以检查截骨端是否愈合。
- 早期进行手、手腕、前臂、肘部的功能锻炼。
- 在没有内收 – 外旋的情况下，肩部在中立位进行轻柔的活动，并且活动范围超过中立位且达水平位以上，4 周后上抬应超过水平位，并且加大功能锻炼范围。
- 12 周后可以进行体育运动。

（八）并发症

- 增生性瘢痕。
- 过度纠正。

- 过度外旋使前臂无法处于中立位。
- 纠正不足。
  - 因外展角度不足导致术后手不能放置于头部后方且无法到达口部。

不准确的术前评估和术中外旋角度的错误设定，都是导致发生矫正不足和过度矫正的因素。

三、肩胛盂截骨术：后侧切开楔形截骨术

（一）采用背阔肌和大圆肌肌腱移位术的手术指征

- Ⅲ～Ⅳ型肩胛盂发育不良。
- 不稳定的盂肱关节伴肱骨头半脱位限制了肩关节的外旋运动。
- 年龄超过了切开复位重塑肩胛盂的潜力，但肱骨头仍有望重建以匹配肩胛盂的矫正。

（二）设备

- 用于侧卧位的软垫。
- 硅胶垫、腋窝卷、靠垫，用于将头部安全地支撑固定。
- 标准骨科解剖器械和工具包。
- 用于缝合肌腱转位的不可吸收缝线。
- 骨刀和骨锤。
- 层流手术室。
- 如果需要，同种异体移植物（通常使用自体肩胛骨作为移植物）。

（三）定位

- 侧卧位，患侧朝上。
- 注意保护所有骨突和神经血管结构。
  - 腓神经，尤其是下行神经。
  - 未受影响的下臂丛神经。
  - 头垫置于颈神经根无张力位。

- 整个受影响的手臂、腋窝、整个肩胛骨及中立位后方的肩胛带。

（四）手术显露

- 沿肩胛骨至肱骨大结节后方实施斜形切口。
- 切开皮肤及皮下组织向两侧牵开。
- 将三角肌自肩峰后方起点剥离并向外侧牵拉，同时保护腋神经。
  - 用不可吸收缝合线标记三角肌，用于牵拉和后期修复。
  - 用止血钳分离冈下肌肌腱止点。
  - 分离冈下肌止点。
  - 用不可吸收缝线标记冈下肌，用于牵拉和后期修复。
  - 仔细解剖腋窝以显露背阔肌和大圆肌止点。
    - 保护背阔肌肌腱前方的臂丛神经。
    - 保护肌腱下的腋神经，因为它穿过四边孔。
  - 从肱骨附着的骨膜中松解背阔肌和大圆肌肌腱。
    - 背阔肌和大圆肌在初期常相连，一并进行转位。
    - 分离肌腱止点需要非常靠近骨膜。
      - 保护腋下神经和回旋支血管。
      - 保持足够的肌腱长度以确保安全地转位。
    - 充分剥离背阔肌和大圆肌以获得最大长度，同时保护神经血管。
      - 仔细松解相邻筋膜，同时保护所有血管和神经。
      - 用不可吸收缝线行水平倒置的褥式缝合肌腱。
      - 最大限度地提高背阔肌和大圆肌的转位距离，包括松解覆盖区的皮肤和筋膜。

（五）技术步骤

- 肩胛盂截骨术
  - 识别发育不良的肩胛盂后方及其方向。
  - 沿肩胛盂边缘切开后方关节囊进行关节探查。
    - 保护并且不破坏盂唇。
    - 将透视机置于关节盂唇的前方，通过移动肱骨头来获得关节盂的全 3D 视图，以便实施肩胛盂截骨术。
  - 使用弯曲的、适合肩胛盂大小的骨刀（通常为 6~10mm）。
    - 骨刀进入后方皮质，并且瞄准喙突。
    - 动作需轻柔和缓慢，保持骨刀紧贴骨皮质上方，但不能穿过前方皮质。
      - 不能进入关节。
    - 仔细完成整个从上到下的截骨术，抬高后方皮质，为骨移植置入做准备。
  - 检查肱骨头复位情况。
  - 测量与术前 3D 成像模板（CT 或 MRI）相匹配骨移植物的大小（图 10-6）。
  - 切取适当大小的肩胛骨双面皮质骨作为移植物。
    - 在年幼患儿中，通常优于后侧肩峰的骨量。
  - 用骨刀或板状撑开器再次撑开截骨端，调整位置并植入骨移植物。
    - 用骨锥和骨锤轻轻楔入移植物（图 10-7）。
    - 如果前方皮质骨铰链被破坏，移植物可能会不稳定。在这种情况下，可以考虑在肩胛盂后部放置一个微型钢板固定移植物。
    - 检查肱骨头的复位和稳定性。
    - 闭合切口。
    - 重新缝合冈下肌肌腱。

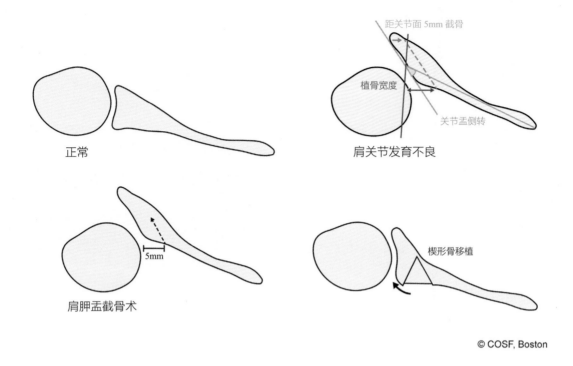

正常

肩关节发育不良

距关节面 5mm 截骨

植骨宽度

关节盂侧转

肩胛盂截骨术

5mm

楔形骨移植

© COSF, Boston

▲ 图 10-6 肩胛盂截骨术前示意图

图片由 Children's Orthopaedic Surgery Foundation 提供

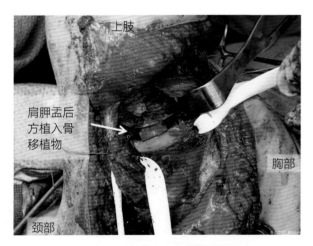

上肢

肩胛盂后
方植入骨
移植物

胸部

颈部

▲ 图 10-7 完成移植的肩胛盂截骨术

图片由 Shriners Hospitals for Children, Northern California 和 Children's Orthopaedic Surgery Foundation 提供

> 通常可以在骨移植物上缝合周围
软组织，以获得更好的稳定性。
- 背阔肌 – 大圆肌肌腱转位。
  – 确定肱骨头在关节盂的中心。

- 随着背阔肌 – 大圆肌肌腱最大转位，
将冈上肌、冈下肌肌腱移植于肱骨大
结节。
  > 将肩部活动范围定位在外展 0°～
  20°，外旋 40°～60°。
  > 行反向褥式缝合，因此不会导致
  肩峰下撞击综合征。
  > 避免缝线进入或锚定在冈上肌或
  冈下肌覆盖的区域及肱骨大结节，
  因为 80% 的肱骨生长来自于近端，
  这可能会损伤肱骨近端骺板的生
  理结构。
- 将三角肌重新缝合到肩峰。
- 闭合切口＋石膏固定。
  – 标准的逐层缝合。
  – 根据患儿年龄、体型大小和肩关节的稳
  定性，在手术室使用骨盆支具或超肩石

膏外固定。

- ◆ 肩部外展角度 20°～30°，外旋角度＞ 40°。
- ◆ 肘部屈曲 90°。
- ◆ 前臂旋后。
- ◆ 手腕部呈中立位。
- ◆ 填充良好的衬垫，防止压疮，特别是 在神经损伤导致敏感度降低的部位。

（六）术后护理

- 考虑在术后即刻进行 CT 扫描以评估矫正和移植物的位置。
- 石膏外固定 6 周。
- 此后进行至少 6 周的康复治疗，以增强转位 肌腱的力量和预防挛缩，尤其是外展和（或） 外旋动作的锻炼。

（七）并发症

- 肩部无法做内旋动作。
- 骨移植物降解导致矫正失效。

第 11 章　剥脱性骨软骨炎
Osteochondritis Dissecans

Donald S. Bae　著

一、概述

- 引起青少年上肢承重或过顶运动时疼痛和功能受限的常见原因是肱骨小头剥脱性骨软骨炎。
- 患者伴有疼痛、肘关节活动度丧失和关节绞锁。
- X 线和先进的成像技术（尤其是 MRI）将有助于确诊和分类。
- 对于稳定的损伤，报道其治愈率为 50%～90%，尽管需要 12～15 个月，建议休息治疗。
- 不稳定的剥脱性骨软骨炎建议手术治疗，目的是保持关节的稳定性，可使软骨下骨恢复正常，同时保持桡骨和腕骨的稳定性。
- 手术治疗方案众多，有以下几种。
  - 在关节镜下去除游离体或完成清理术。
  - 经关节或逆行钻凿剥脱性骨软骨炎病灶以刺激血管生长和软骨下骨愈合。
  - 供区微骨折促进纤维软骨形成。
  - 不稳定剥脱性骨软骨炎经原位内固定达到愈合。
  - 用健康透明软骨和软骨下骨替代剥脱性

骨软骨炎病变区的骨软骨移植。
- 当前的处理方法见图 11-1。

二、手术指征

有不稳定剥脱性骨软骨炎症状或稳定性剥脱性骨软骨炎经过 6 个月保守治疗未愈合者。

三、设备

- 小号关节镜（通常为 2.9mm）和适合关节镜用的咬钳和刨刀。
- 手术肢体的牵引或定位装置。
- 用于微骨折的镐、骨凿或光滑的小直径克氏针。
- 可吸收螺钉（Smartnails, Conmed, Utica, NY）。
- 骨软骨移植器械（Osteochondral Autologous Transfer System, Arthrex, Naples, FL）。

四、体位

- 仰卧位（图 11-2）。

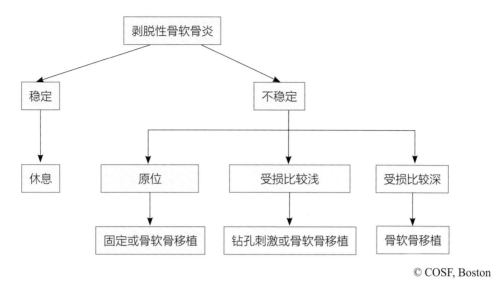

© COSF, Boston

▲ 图 11-1　肱骨小头剥脱性骨软骨炎的治疗流程
图片由 Children's Orthopaedic Surgery Foundation 提供

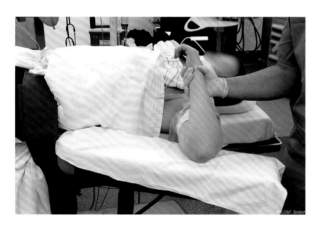

▲ 图 11-2　在关节镜手术时，患者取仰卧位，患侧上肢由侧台支撑，患肢过头牵引同时肘关节极度屈曲
注意准备同侧下肢，为骨软骨移植做好准备（图片由 Children's Orthopaedic Surgery Foundation 提供）

- 用手术侧台支撑患肢。
- 同侧下肢绑扎止血带为骨软骨移植做准备。

五、手术入路

（一）关节镜入路

- 悬吊肢体，肩部外展 90°，肘部弯曲 90°，前臂旋前中立位。
- 通过肘关节后外侧穿刺点向关节内注入

10～20ml 生理盐水。
- 在内侧肌间隙的正前方，距离内上髁 2～3cm，建立前内侧观察口。
- 关节镜检查评估桡骨头、肱骨小头和肱尺关节。
- 用两个入口时，注意并保护尺神经、正中神经和桡神经，因为它们非常接近入口。
- 如果遇到游离体，可以通过前外侧口取出。
- 如果需要，可以通过肱三头肌劈开建立入口，用于观察肘关节后侧间室和游离体取出。

（二）关节切开术

- 患肢从悬吊状态取下，肘关节极度屈曲。
- 经肘肌入路治疗肱骨小头骨软骨炎。
- 根据术中对剥脱性骨软骨炎损伤的评估，再决定用下列哪一种方法处理：微骨折、内固定或骨软骨移植。

（三）骨软骨移植供区

通过外侧髌旁切口进入股骨外侧髁的非承重区（图 11-3）。

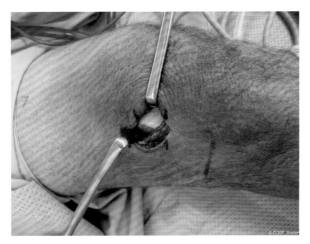

▲ 图 11-3　外侧髌旁入路获取骨软骨供体
图片由 Children's Orthopaedic Surgery Foundation 提供

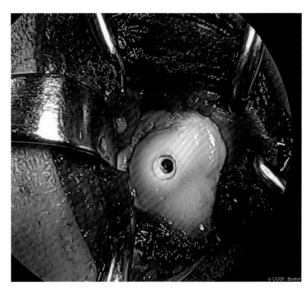

▲ 图 11-4　用可吸收螺钉对不稳定的剥脱性骨软骨炎损伤进行原位内固定手术
图片由 Children's Orthopaedic Surgery Foundation 提供

在关节软骨表面的边缘，股骨骨骺的远端，股骨髁承重区近端、外侧获取移植物。

六、手术步骤

（一）钻孔

- 通过肘肌劈开入路充分显露肱骨小头，使用小直径光滑克氏针 [0.035 英寸（0.889mm）] 向关节内剥脱性骨软骨炎损伤处钻孔，直到从钻孔中看到出血。
- 需要多次钻孔并有足够深度与软骨下骨相通。

（二）微骨折

- 供体软骨放置在正常关节软骨边缘和下方有稳定支撑的软骨下骨表面。
- 随后用镐、锥子或克氏针多次钻孔，为保持结构稳定性，间隔要足够远。

（三）原位固定

- 可吸收螺钉或普通螺钉应垂直于关节面放置（图 11-4）。
- 注意确保植入物的"头部"与关节面齐平或微沉于关节面。

- 根据剥脱性骨软骨炎损伤的大小和稳定性，可以放置多个植入物。

（四）骨软骨移植

- 在确定了剥脱性骨软骨炎病变的边缘之后，用合适的骨凿去除病变的软骨和软骨下骨，一般深度为 10～12mm。
- 确认受体部位适合移植，没有囊性变或需要软骨下骨植骨。
- 通过上述外侧髌旁入路，用骨凿从外侧股骨髁的非承重区获取正常骨和软骨；常规获取供体部位的深度要比受体部位深 2mm，以确保有足够的供体。
- 将供体修剪到合适大小，然后按压在受体部位（图 11-5）。
  关键是要确保骨软骨移植物要与邻近的正常关节软骨表面平整或略有凹陷。

七、术后管理

- 钻孔或微骨折后，将肘部置于柔软的绷带和

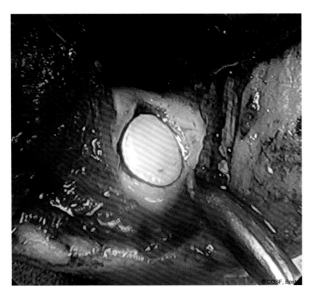

▲ 图 11-5 骨软骨移植物被压入肱骨小头受体部位，提供平滑的关节面

图片由 Children's Orthopaedic Surgery Foundation 提供

吊带中。允许肘关节的轻柔活动，术后第 6 周才能负重或举重。

- 行内固定术后，超肘石膏外固定 3～4 周，然后再开始适度训练。

- 骨软骨移植后，超肘石膏外固定 2 周，然后开始轻度的运动训练。
- 物理治疗要到术后第 6 周后才能开始，重点是肘关节的活动度和肌力训练。
- 术后 6 个月，经放射学检查证实剥脱性骨软骨炎病变或移植软骨已充分愈合，患者才可以恢复上肢负重和运动（图 11-6）。

八、并发症

- 虽罕见，但在关节镜检查中存在神经血管损伤的潜在风险，再次强调正确定位、开口时要小心和无创技术的重要性。
- 由于使用肘肌劈开入路，医源性不稳定或神经血管损伤很少见。
- 主要并发症仍然是不愈合。在微骨折和内固定后，临床和影像学愈合率与恢复正常活动的概率都保持在 60%～75%，而骨软骨移植术保持在 85%～90%。

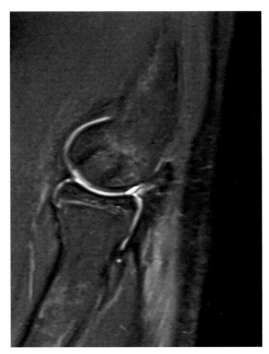
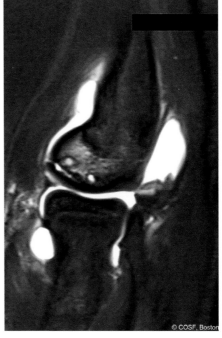

▲ 图 11-6 术前、术后 MRI 扫描显示骨软骨移植后病灶已愈合

图片由 Children's Orthopaedic Surgery Foundation 提供

参考文献

[1] Takahara M, Ogino T, Sasaki I, Kato H, Minami A, Kaneda K. Long term outcome of osteochondritis dissecans of the humeral capitellum. *Clin Orthop Relat Res*. 1999;363:108-115.

[2] Matsuura T, Kashiwaguchi S, Iwase T, Takeda Y, Yasui N. Conservative treatment for osteochondrosis of the humeral capi tellum. *Am J Sports Med*. 2008;36:868-872.

[3] Mihara K, Tsutsui H, Nishinaka N, Yamaguchi K. Nonoperative treatment for osteochondritis dissecans of the capitellum. *Am J Sports Med*. 2009;37:298-304.

[4] Takahara M, Mura N, Sasaki J, Harada M, Ogino T. Classification, treatment, and outcome of osteochondritis dissecans of the humeral capitellum. *J Bone Joint Surg Am*. 2007;89:1205-1214.

[5] Nobuta S, Ogawa K, Sato K, Nakagawa T, Hatori H, Itoi E. Clinical outcome of fragment fixation for osteochondritis dissecans of the elbow. *Ups J Med Sci*. 2008;113:201-208.

[6] Hennrikus WP, Miller PE, Micheli LJ, Waters PM, Bae DS. Internal fixation of unstable in situ osteochondritis dissecans lesions of the capitellum. *J Pediatr Orthop*. 2015;35:467-473.

[7] Lewine EB, Miller PE, Micheli LJ, Waters PM, Bae DS. Early results of drilling and/or microfracture for grade IV osteo chondritis dissecans of the capitellum. *J Pediatr Orthop*. 2016;36:803-809.

[8] Yamamoto Y, Ishibashi Y, Tsuda E, et al. Osteochondral autograft transplantation for osteochondritis dissecans of the elbow in juvenile baseball players: minimum 2-year follow-up. *Am J Sports Med*. 2006;34:714-720.

[9] Iwasaki N, Kato H, Ishikawa J, et al. Autologous osteochondral mosaicplasty for capitellar osteochondritis dissecans in teenaged patients. *Am J Sports Med*. 2006;34:1233-1239.

[10] Kirsch JM, Thomas JR, Khan M, Townsend WA, Lawton JN, Bedi A. Return to play after osteochondral autograft transplantation of the capitellum: a systematic review. *Arthroscopy*. 2017;33:1412-1420.

[11] Takahara M, Mura N, Sasaki J, Harada M, Ogino T. Classification, treatment, and outcome of osteochondritis dissecans of the humeral capitellum. Surgical technique. *J Bone Joint Surg Am*. 2008;90(suppl 2 pt 1):47-62.

[12] Westermann RW, Hancock KJ, Buckwalter JA, Kopp B, Glass N, Wolf BR. Return to sport after operative management of osteochondritis dissecans of the capitellum: a systematic review and meta-analysis. *Orthop J Sports Med*. 2016;4(6):2325967116654651.

[13] Bae DS, Ingall EM, Miller PE, Lewine EB. Early results of single-plug autologous osteochondral grafting for osteochondritis dissecans of the capitellum in adolescents. *J Pediatr Orthop*. 2020;40(2):78-85.

第 12 章　前臂单骨重建
Single-Bone Forearm Reconstruction

Carley Vuillermin　著

一、手术指征

- 桡骨头和下尺桡关节脱位导致前臂功能严重受限（图 12-1）。
  - 最常见的继发于多发性外生骨疣 / 骨软骨瘤病，但也伴有 Ollier 多发性内生软骨瘤病、神经性疾病（如臂丛神经损伤和脑瘫）及先天性脱位。
- 该手术对严重畸形，尤其是年幼的患儿（图 12-2）十分有效，因为它是一种一期重建，再次手术的概率很低。

二、其他治疗方法

- 治疗发展史。
- 在严重骨骼紊乱和关节脱位的类似病例中，对桡腕关节、上桡尺关节和下桡尺关节进行矫正性截骨、骨延长和关节复位。
  - 成长过程中频繁重复手术。

三、设备

- C 臂 X 线透视机。

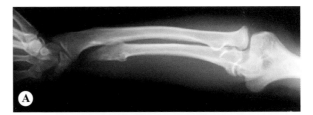
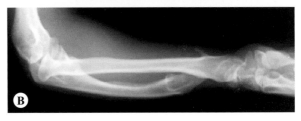

▲ 图 12-1　骨软骨瘤病导致的渐进性前臂畸形的正位（A）和侧位（B）X 线片，肘关节存在桡骨头脱位，腕关节存在下尺桡关节脱位

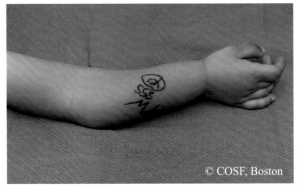

▲ 图 12-2　2 岁患儿早期单骨重建时，桡骨头脱位和前臂畸形的照片
图片由 Children's Orthopaedic Surgery Foundation 提供

- 手术侧台。
- 止血带。
- 电钻。
- 电锯。
- 骨凿。
- 克氏针。
- 标准解剖骨科器械和工具包。
- 前臂大小的标准模块。
- 同种异体骨移植。
- 石膏和石膏锯。

四、体位

- 仰卧位，手、前臂置于手术侧台。

五、手术入路

- 从肘部到手腕的整个前臂充分显露（图 12-3）。
  - 切口近端起于肘肌后外侧缘，向前绕肱桡关节。
  - 切口变直并沿尺骨嵴向远端延伸到下尺桡关节水平。
    - 尺骨骨膜全程切开、剥离，显露尺骨干。
    - 近端 Kocher 入路显露脱位桡骨头。
    - 保护骨间背侧神经。
    - 尺骨远端显露时保护三角纤维软骨复合体。
    - 注意保护尺神经背侧感觉支。

六、技术要点

（一）桡骨头切除

- 用咬骨钳咬除假性桡骨头和增生的滑膜。
- 保护切口内软组织的同时，充分显露脱位的桡骨头。

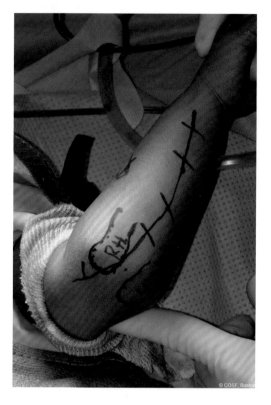

▲ 图 12-3　延长切口用于近端桡骨头切除、骨干复位、植骨和固定、尺骨远端切除
图片由 Children's Orthopaedic Surgery Foundation 提供

- 注意骨间背侧神经的保护。
- 注意保护肱二头肌腱的抵止点。
- 用 C 臂透视机定位切除的水平（图 12-4）。
- 把拉钩置于桡骨颈、切除的桡骨头及肱二头肌腱膜上，以便保护骨间背侧神经。
  - 用慢速摆锯截断大部分骨质，再用骨凿完成截断的剩余部分，以减少骨间背侧神经损伤风险。
- 切除的桡骨头需保留，用于尺桡骨之间的植骨。

（二）尺骨远端切除

- 尺骨远端环形显露，同时注意保护尺骨远端三角纤维软骨复合体的完整。
- 根据远端尺骨畸形程度，确定尺骨远端截骨平面。

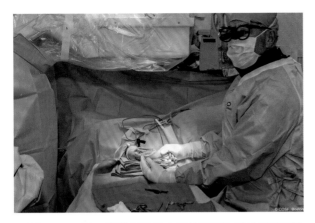

▲ 图 12-4 用 C 臂透视机确定桡骨近端和尺骨远端切除的平面

这能确保在延长和重新排列后，有足够的切除和骨重叠，实现成功的固定和融合（图片由 Children's Orthopaedic Surgery Foundation 提供）

- 骨干变直，但需要有足够的骨量和长度用于桡骨与尺骨的融合。

（三）显露尺桡骨间隙和桡骨干

- 这需要非常仔细解剖，以保护骨间背侧神经和血管，一直解剖到桡骨。
- 从桡骨上仔细分离桡骨骨膜并充分剥离。
- 现在尺、桡骨干的骨皮质区都已全部显露。
  - 用带孔钻的器械打磨骨干皮质部，直到渗血，有利于融合，打磨同时需保护软组织和骨的完整性以便螺钉固定。

（四）前臂置于 0°～20° 旋前位实施尺骨与桡骨的融合

- 体位。
  - 前臂置于 0°～20° 旋前位。
  - 手腕与桡骨对齐。
  - 桡骨头切除术后肘关节减压。
  - 足够的骨骼重叠以获得融合。
- 在开始固定和移植之前，使用 C 臂 X 线透视机评估对位情况，并确保可以获得所需的矫正。

（五）尺桡骨间骨移植物的放置

- 去除尺骨远端和桡骨周围所有的软组织。
- 将移植骨放置在桡骨和尺骨之间，理想的移植效果是一个独立的、有适当间隔、可以恢复前臂的外形。
- 克氏针临时固定（图 12-5）。
- 如果关节和前臂的排列结构符合要求，则使用加压钳（图 12-6）将桡骨、尺骨、骨移植物固定在一起。

（六）拧入加压螺钉

- 如果对线良好，骨骼充分接触后进行加压。
- 然后依次拧入 3 枚加压螺钉。
- 穿过 6 个皮质（尺骨 ×2、骨移植 ×2、桡骨 ×2）的标准钻孔，同时保持延长和重建后的位置。
- 重新检查对位。
- 松开止血带，检查是否有活动性出血。

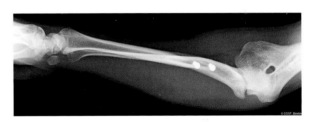

▲ 图 12-5 尺桡骨之间移植物 X 线片

用克氏针临时固定以评估前臂长度及旋转角度（图片由 Children's Orthopaedic Surgery Foundation 提供）

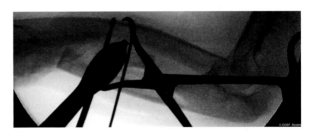

▲ 图 12-6 一旦桡骨延长和对位达到要求，桡骨、移植骨块、尺骨被加压钳一起夹持并加压。克氏针临时固定后检查前臂位置

图片由 Children's Orthopaedic Surgery Foundation 提供

（七）骨移植和切口关闭

- 加压完成后，用剩余的自体骨或同种异体骨填充到缺损部位和骨两端。
- 再次检查骨间背侧神经、血管。
- 闭合从桡骨到尺骨的骨膜，以改善血供，有助于骨愈合。
- 进行预防性前臂掌侧和背侧筋膜减压，以减少骨筋膜室综合征风险（图 12-7）。
- 必要时在骨表面放置引流管。
- 逐层缝合。
- 大敷料覆盖并超肘石膏外固定。

七、术后护理

- 超肘石膏外固定，直到骨骼充分愈合，改为支具固定。
  - 通常时间为 6～8 周。
  - 经常在 2 周内更换石膏，以检查切口并更换妥贴的石膏外固定。
- 手腕和肘部屈伸功能恢复后，开始轻度活动。

八、预期结果

- 骨愈合（图 12-8）。
- 肘、腕屈伸完全恢复。
- 正常活动。
- 没有并发症，不需要再次手术。

九、并发症

（一）骨不连

- 常见于年龄较大患儿，通常是成年人，经常是体力劳动者和吸烟者。
- 如果发生骨不连，重新加压固定并给以植骨可以获得满意结果。

（二）肘关节不稳定

- 术前有肘关节结构排列紊乱和不稳定者，术后并发肘外翻概率较高（图 12-9）。
- 到目前为止，这还不算是一个远期问题（图 12-10）。

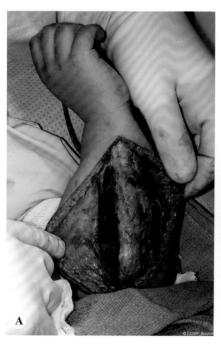
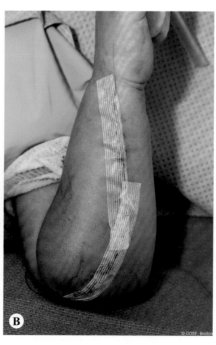

◀ 图 12-7　**A.** 沿尺骨嵴缝合骨膜、皮肤及皮下组织，缝合时注意掌侧和背侧卷曲的筋膜；**B.** 皮肤切口缝合
图片由 Children's Orthopaedic Surgery Foundation 提供

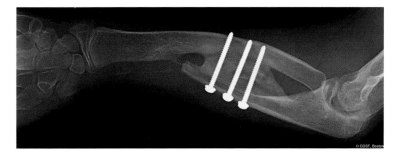

◀ 图 12-8 尺桡骨完全融合后的 X 线片
图片由 Children's Orthopaedic Surgery Foundation 提供

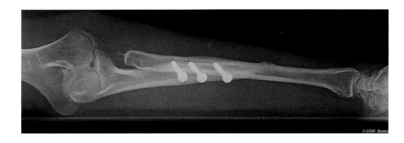

◀ 图 12-9 一名体力劳动者的长期随访 X 线片
图片由 Children's Orthopaedic Surgery Foundation 提供

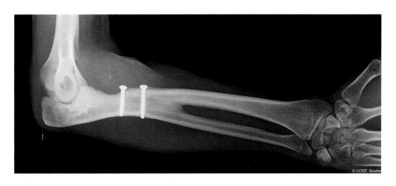

◀ 图 12-10 前臂单骨重建 20 年后的远期 X 线片
患者是一名体力劳动者，没有相关并发症（图片由 Children's Orthopaedic Surgery Foundation 提供）

参考文献

[1] Rodgers WB, Hall JE. One bone forearm as a salvage procedure for recalcitrant forearm deformity in hereditary multiple exostoses. *J Pediatr Orthop*. 1993;13:587-591.

[2] Waters PM. Forearm rebalancing in osteochondromatosis by radioulnar fusion. *Tech Hand Up Extrem Surg*. 2007;11:236-240.

[3] Wang KK, Vuillermin CB, Waters PM. Single bone forearm as a salvage procedure in recalcitrant pediatric forearm procedures. *J Hand Surg*. 2020;45:947-956.

第13章 尺桡关节融合截骨矫形术
Radioulnar Synostosis Derotation Osteotomy

Peter M. Waters 著

一、手术适应证

- 完全性尺桡骨先天性融合（图 13-1）。
- 旋前畸形＞60° 至＞90°，尤其是双侧（图 13-2）。
- 日常活动功能受限。

二、替代疗法

- 自然史。
  - 通过增加肩部外旋使其旋后（图 13-3）。
  - 手掌朝向天花板以握住物体。
  - 通过腕关节代偿性旋转（图 13-4）。
- 外科骨性融合切除术。

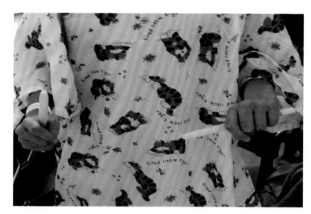

▲ 图 13-2 照片显示单侧尺桡骨骨性融合，患者左前臂旋前＞90°，对侧中立位，如双手手术标记笔位所示
图片由 Children's Orthopaedic Surgery Foundation 提供

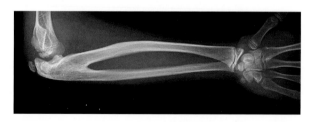

▲ 图 13-1 侧位 X 线片显示尺桡骨完全性融合，并有桡骨头嵌入
图片由 Children's Orthopaedic Surgery Foundation 提供

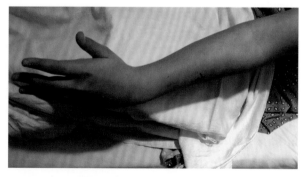

▲ 图 13-3 照片显示患者肩部外旋增加，试图在旋后位时将物体放置在手掌中
图片由 Children's Orthopaedic Surgery Foundation 提供

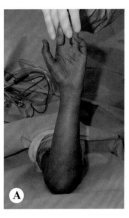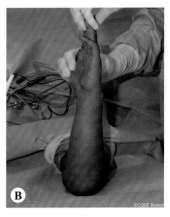

▲ 图 13-4 腕关节旋转，旋前 80° 时尺桡关节完全融合的手术室照片

A. 自然状态；B. 通过腕关节被动旋后（图片由 Children's Orthopaedic Surgery Foundation 提供）

- 去除关节融合和关节成形术（硅胶、脂肪、骨膜、血管化筋膜）。
- 关节再次融合的复发率很高。
- 即使手术成功，没有复发，真正的前臂旋转也只有轻微的改善。

三、器械

- X 线透视机。
- 可透视 X 线的侧桌。
- 止血带。
- 电钻。
- 摆锯。
- 骨刀。
- 光滑的克氏针。
- 光滑的 C 定位针。
- 标准骨科解剖器械。
- 石膏和石膏锯。

四、体位

- 仰卧位，患肢前臂放在可透视 X 线的侧桌上。

五、手术入路（图 13-5）

- 使用侧位透视来识别尺桡关节的近端和远端融合范围及肘关节。
  - 标记皮肤以辅助经皮操作技术。
- 应用透视技术识别尺骨的髓腔。
  - 选择能填满 50%～75% 尺骨髓腔直径的髓内针。
- 确定尺骨鹰嘴入针点（图 13-6）。
- 髓腔通常比预期的要狭窄。
  - 选择较小直径光滑的刚性克氏针以适合尺骨全长。
- 髓腔通常是倾斜的。
  - 切口位置要准确，避免进入肘关节，避免克氏针穿出尺骨鹰嘴后缘皮质，或沿桡侧或尺侧穿出髓腔。

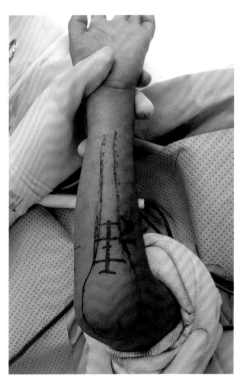

▲ 图 13-5 手术显露尺骨近端的外观照，如切口标记所示，切口长度为横竖交叉的标记处

尺骨轮廓是从尺骨鹰嘴标出并向远端延伸（图片由 Children's Orthopaedic Surgery Foundation 提供）

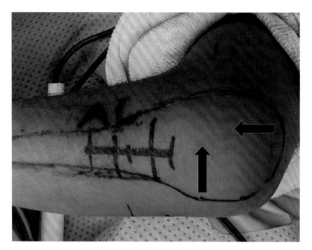

▲ 图 13-6 手术显露近端、远端和中段皮肤标记的外观照

水平箭表示与尺骨近端髓腔相对应的尺骨鹰嘴入针处。垂直箭表示尺骨滑车关节（图片由 Children's Orthopaedic Surgery Foundation 提供）

六、手术步骤

（一）尺骨克氏针置入术

- 尺骨鹰嘴小的横行切口。
- 透视成像引导下使用电钻将克氏针钻入髓腔。
  - 穿过尺骨鹰嘴突的骨皮质进入髓腔。
  - 不要过度用力，因为可能会造成错误的通道，使手术从一开始就变得更加困难。
- 在正位、侧位和斜位图像上确认克氏针位于尺骨髓腔的中心位置。
- 确保以下情况。
  - 可以用粗细合适的克氏针穿过尺桡关节融合处并沿尺骨髓腔向远端延伸（图 13-7）。
  - 不能离开髓腔或进入肘关节（图 13-8）。
- 进入髓腔中心后，在透视辅助下将光滑的克氏针穿过尺桡关节融合处，顺着尺骨髓腔向远端敲击（图 13-9）。

（二）融合处截骨术

- 纵向切开骨性融合区域皮肤，并向下解剖至

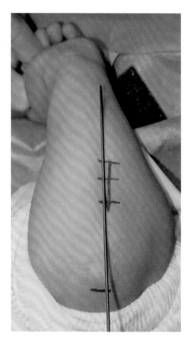

▲ 图 13-7 在透视辅助下确定直径合适的克氏针、进入位置和放置角度

图片由 Children's Orthopaedic Surgery Foundation 提供

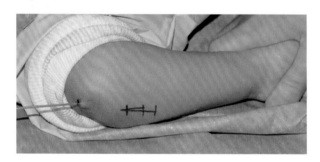

▲ 图 13-8 在透视成像显示下操作，光滑的克氏针以尺骨为中心，穿过尺骨鹰嘴突

图片由 Children's Orthopaedic Surgery Foundation 提供

骨膜并剥离骨膜，此时，克氏针已经置入（图 13-10）。

- 小心的骨膜下操作（图 13-11）。
  - 需要精细操作，剥离尺骨背侧骨皮质的骨膜并探查远近端，确认骨性融合处，然后越过并紧贴融合区域的桡骨表面继续剥离骨膜。
  - 当剥离桡骨骨膜时，一定要注意不要穿透骨膜，以免损伤邻近的骨间背侧神经。

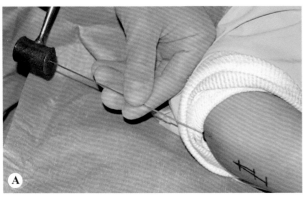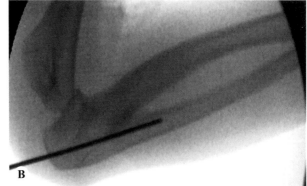

▲ 图 13-9 **A.** 将光滑的克氏针穿入尺骨的髓腔；**B.** 根据需要用透视成像确认入针方向和位置

图片由 Children's Orthopaedic Surgery Foundation 提供

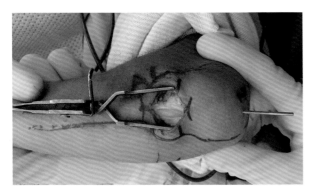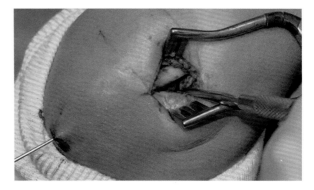

▲ 图 13-10 切开至骨膜并剥离骨膜

图片由 Children's Orthopaedic Surgery Foundation 提供

▲ 图 13-11 小心骨膜剥离的同时梳式拉钩保护

图片由 Children's Orthopaedic Surgery Foundation 提供

– 放置保护性拉钩，使尺桡关节融合完全显露。

• 使用摆锯小心仔细地在骨性融合的中段截断（图 13-12）。

– 截骨前利用透视检查确认尺桡关节融合处位置。

– 注意避免锯到克氏针。

– 降低摆锯频率并且冲洗降温，防止过热。

• 使用骨刀绕开尺骨髓内的克氏针，并完全截断尺桡融合。

– 实施撑开截骨术，确保截骨端完全分离（图 13-13）。

• 截骨端复位时，使前臂旋前 0°～20°（图 13-14），以获得最佳的术后功能。

• 在保持矫正的同时，另外应经皮置入光滑克氏针（2～3 枚，通常直径约 1.57mm）以保持矫正效果（0°～20° 旋前）（图 13-15）。

– 透视确认克氏针位置尤为重要，特别是经尺桡融合处需要敲击克氏针的情况下。

• 在肘关节处于屈曲 90° 位时检查前臂旋转功能（图 13-16）。

（三）预防性行筋膜切开术和缝合术

• 用可吸收缝线缝合截骨端表面的骨膜。

• 松解前臂掌侧和前臂背侧筋膜以降低术后骨筋膜室综合征的风险。

• 仅缝合皮肤。

• 克氏针折弯＞90° 后留于皮外，无菌包扎。

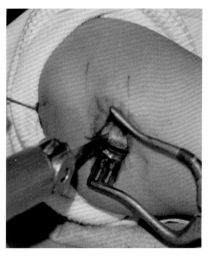

▲ 图 13-12　摆锯在融合的中段开始截骨

图片由 Children's Orthopaedic Surgery Foundation 提供

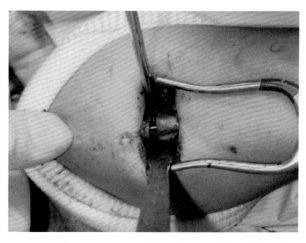

▲ 图 13-13　骨刀撬拨，融合的近侧和远侧截骨端可以自由活动，即可证实截骨已顺利完成

图片由 Children's Orthopaedic Surgery Foundation 提供

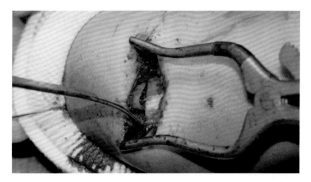

▲ 图 13-14　完全截骨后旋转前臂至旋前 0°～20°

图片由 Children's Orthopaedic Surgery Foundation 提供

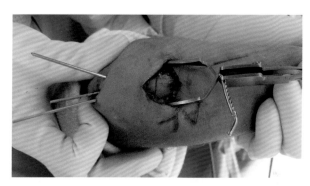

▲ 图 13-15　经皮置入多枚光滑克氏针以保持矫正效果

图片由 Children's Orthopaedic Surgery Foundation 提供

- 应用超肘双壳石膏外固定。

七、术后护理

- 超肘石膏外固定，克氏针留置 4～6 周。
- 在处置室取出克氏针，即使是较长的尺骨克氏针也没有问题。
- 继续保护性超肘石膏或双壳超肘石膏外固定 2 周，直至骨性愈合，以降低截骨部位骨折的风险。
- 儿童很少需要理疗。

八、并发症

- 骨筋膜室综合征。
  - 任何一种筋膜切开术都能降低该并发症的风险。
  - 如果出现，立即去除石膏和经皮置入的克氏针，使其能以尺骨克氏针为轴转回到自然状态；当肿胀消退时，再次纠正使其旋转到术前规划的角度。
  - 大龄患儿建议使用可调节的外固定架固定（图 13-17）。

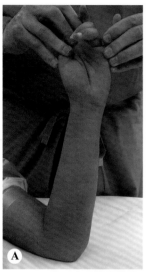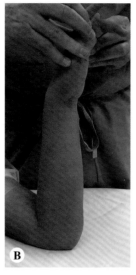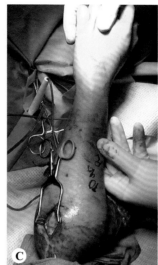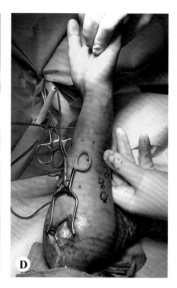

▲ 图 13-16 手术图像

A. 截骨前，前臂处于过度旋前位，经桡腕关节代偿性旋后时仅达旋前 60° 位；B. 截骨前，被动旋前＞110°；C. 截骨后前臂中立位；D. 现在通过桡腕关节的被动旋前仅达 60° （图片由 Children's Orthopaedic Surgery Foundation 提供）

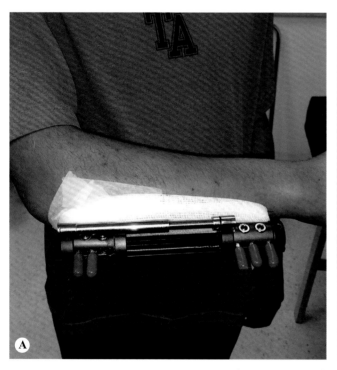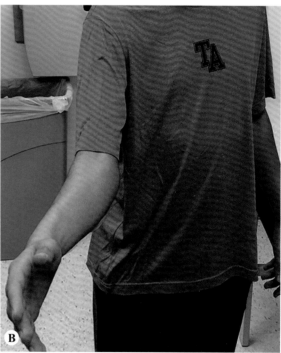

▲ 图 13-17 A. 青少年术后应用外固定架固定；B. 术后前臂轻度旋前照片

图片由 Children's Orthopaedic Surgery Foundation 提供

参考文献

[1] Simcock X, Shah AS, Waters PM, Bae DS. Safety and efficacy of derotational osteotomy for congenital radioulnar synostosis. *J Pediatr Orthop*. 2015;35:838-843.

[2] Simmons BP, Southmayd WW, Riseborough EJ. Congenital radioulnar synostosis. *J Hand Surg Am*. 1983;8:829-838.

第14章　肘内翻畸形截骨矫形术
Cubitus Varus Osteotomy

Peter M. Waters　著

一、手术适应证

- 肱骨远端髁上骨折畸形愈合不良，通常 Baumann 角＞90°（图 14-1）。

二、手术技术选择

- 闭合楔形截骨术（图 14-2）。
- 穹顶截骨术（图 14-3）。
- 阶梯式截骨术。
- 使用光滑克氏针或钢板和螺钉内固定。
- 外固定架矫正术。
- 切勿选择发育调控（图 14-4）。

三、闭合楔形阶梯截骨术
（图 14-5）

（一）器械

- X 线透视设备。
- 可透视 X 线的手术侧台。
- 光滑的克氏针。
- 摆锯。

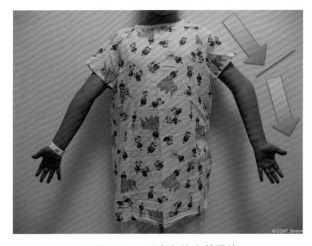

▲ 图 14-1　肘内翻的术前照片
图片由 Children's Orthopaedic Surgery Foundation 提供

- 电钻。
- 骨刀。
- 止血带。

（二）体位

- 仰卧位，透视床上外展患侧上肢。

（三）手术入路

- 肱骨远端外侧入路。
  - 由外髁向近端延伸至骨干。

闭合楔形截骨术

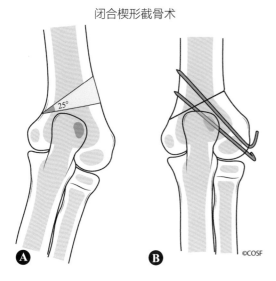

穹顶截骨术

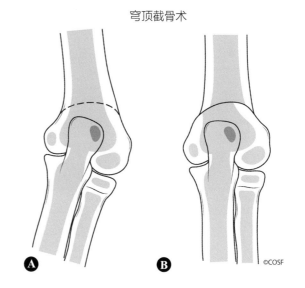

▲ 图 14-2　手术矫正示意图

A. 肘内翻实施闭合楔形截骨术示意图；B. 楔形切除、截骨矫形、钢针固定（图片由 Children's Orthopaedic Surgery Foundation 提供）

▲ 图 14-3　**A.** 穹顶截骨矫正术示意图；**B.** 截骨后矫正

图片由 Children's Orthopaedic Surgery Foundation 提供

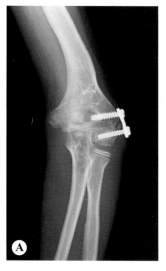
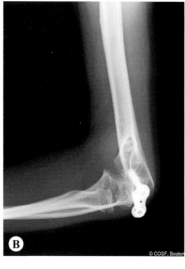

◀ 图 14-4　外院实施发育调控矫正肘内翻失败，最终实施临时阻滞内固定物取出和截骨术

A. 正位 X 线图像；B. 侧位 X 线图像（图片由 Children's Orthopaedic Surgery Foundation 提供）

- 注意保护桡神经。
- 骨膜下显露。
- 骨膜下操作，注意保护前方的正中神经和肱动脉。
  - 尤为重要的是，如果发现有明显的骨性突起畸形，此时神经血管束可能就位于骨性突起的前内侧（正中神经最容易在矫形截骨术中受到医源性损伤）。
- 为防止意外发生，向远端剥离直到完全显露

后方的尺骨鹰嘴窝，以确定截骨线位于其上方。

- 为保护尺神经，整个手术过程中需骨膜下操作。
- 在切口近端前方保护桡神经，较大的 Hohmann 拉钩一端应放置于肱骨远端的前内侧，显露畸形愈合部位并保护肱骨前内侧的动脉和正中神经。神经血管束在骨折畸形愈合时可能会受到卡压，这种保护性骨膜下操

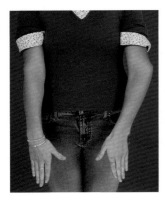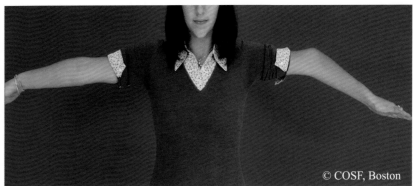

© COSF, Boston

▲ 图 14-5 肘内翻术前外观照

图片由 Children's Orthopaedic Surgery Foundation 提供

作对于外科手术安全非常重要。

- 钻入克氏针和截骨过程中，拉钩可充分显露骨皮质并能防止意外的发生，较大的 Hohmann 拉钩另一端应放置在肱骨远端的后内侧，可以在整个手术过程中保护尺神经。

- 为防止意外发生，在钻入克氏针和截骨过程中需实现尺骨鹰嘴窝的完全可视化。

四、手术步骤

（一）截骨术的规划（图 14-6）

- 术前规划要在进入手术室之前全部完成（图14-7A）。

- 肱骨远端正位和侧位 X 线图像的观察：测量正位 X 线图像上的 Baumann 角，侧位 X 线图像上评估肱骨前缘线是否通过肱骨小头，如有必要，进行 MRI 以评估生长停滞和缺血性坏死。

- 双侧肘关节提携角的测量与对比（图14-7B）。

- 截骨的角度、方向和切除骨量的平面图。

- 侧方楔形截骨的同时，前方亦轻度楔形截骨。

- 恰好在尺骨鹰嘴窝上方，向内上髁延伸，但不穿过内上髁。

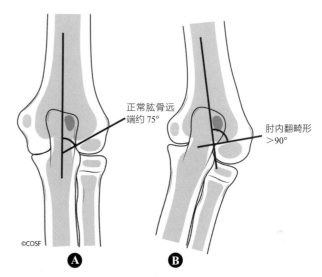

正常肱骨远端约 75°

肘内翻畸形 >90°

©COSF

A　　　**B**

▲ 图 14-6 **A.** 正常肱骨远端的 **Baumann** 角示意图；**B.** 肘内翻畸形的 **Baumann** 角

图片由 Children's Orthopaedic Surgery Foundation 提供

（二）截骨术及克氏针钻入

将第 1 枚矫正引导克氏针从外侧皮质倾斜钻入，刚好在尺骨鹰嘴窝上方，贯穿肱骨远端，以精确地确定所需截骨矫正的角度（图 14-8）。

- 将 2 枚固定用克氏针从肱骨远端外侧髁沿外侧柱向上钻入至远端引导克氏针水平（图14-9）。

- 这有效地控制了截骨术失控的风险。

- 固定用克氏针需要比平时治疗肱骨髁上骨折穿针时更加直立；这样钻入的克氏针可以在

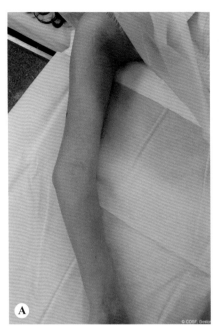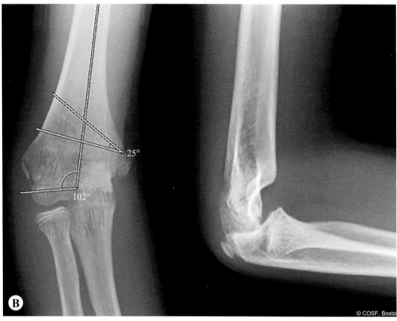

▲ 图 14-7　A. 手术室中拍摄的肘内翻外观照；B. 闭合楔形截骨术矫正 Baumann 角（23°）的正侧位 X 线图像

图片由 Children's Orthopaedic Surgery Foundation 提供

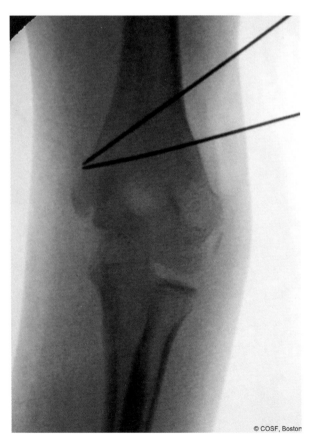

▲ 图 14-8　在尺骨鹰嘴窝上方钻入矫正引导克氏针并勾勒出楔形截骨轮廓

图片由 Children's Orthopaedic Surgery Foundation 提供

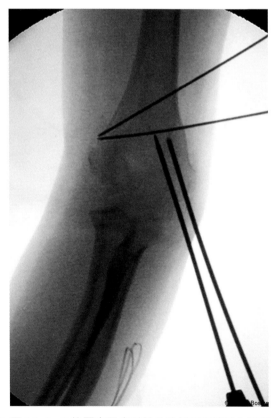

▲ 图 14-9　2 枚固定用克氏针从外侧髁远端钻入至截骨部位，比治疗肱骨髁上骨折时更直立，以确保最终的矫正角度

图片由 Children's Orthopaedic Surgery Foundation 提供

取下楔形截骨块时，将肱骨内侧柱固定得更牢固。

- 斜形截骨可以预防楔形截骨愈合时出现侧方台阶（图 14-10）。

- 矫正引导的克氏针应该刚好在内侧皮质处相接触；克氏针顶点相交可以明确截骨角度，并且此时才是真正的不完全截骨术，有利于矫形的控制。

- 矫正引导克氏针的预置和不完全截骨，可以保护邻近的尺神经。

（三）截骨矫形术

- 摆锯正好在 2 枚矫正引导克氏针中间按照其方向和矫正角度进行操作。

- 摆锯到达内侧骨皮质，但不能完全切断。

- 使用大的咬骨钳取出截骨块（图 14-11）。

- 这就可以在完全可控的情况下完成截骨术。

- 小心剥离干骺端骨质的远端并咬除干骺端突出的部分。

- 接下来的两个步骤需要有组织和有顺序地实施。

闭合楔形截骨术，就像复位儿童肱骨髁上骨折移位时一样操作。

- 外翻截骨端。

- 完全屈肘。

- 前臂旋前。

- 一定要确保外侧柱楔形截骨端骨皮质相互接触。

- 根据固定用克氏针的方向钻入克氏针，并跨过截骨端穿透对侧皮质，应避免克氏针突破过多而损伤尺神经或正中神经。

- 肘关节屈曲状态下透视侧位。

- 透视肱骨远端正位（图 14-12）。

- 如果在 X 线显示对位良好且固定可靠，则伸

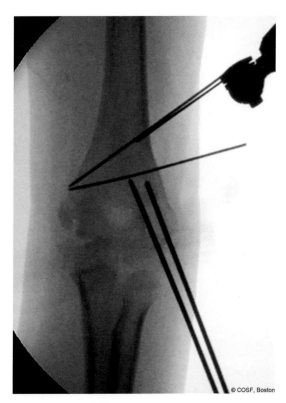

▲ 图 14-10　在矫正引导克氏针范围内操作截骨术
图片由 Children's Orthopaedic Surgery Foundation 提供

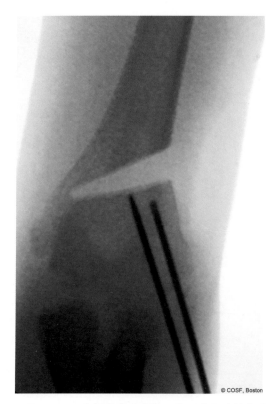

▲ 图 14-11　内侧骨皮质完整，楔形截骨块被移除
图片由 Children's Orthopaedic Surgery Foundation 提供

肘位检查提携角的矫正情况（图 14-13），即先透视正位（图 14-14），然后透视侧位（图 14-15）。

- 如果需要，可以追加一枚或多枚克氏针固定（图 14-16）。

（四）缝合切口和石膏固定

- 取松质骨颗粒放置于侧方截骨处周围，可以加速截骨端愈合。

- 缝合骨膜以增强稳定性。

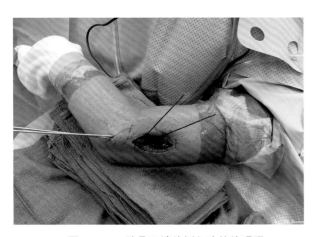

▲ 图 14-12 肱骨远端外侧入路的外观照

在截骨前，固定用和矫正引导克氏针就位（图片由 Children's Orthopaedic Surgery Foundation 提供）

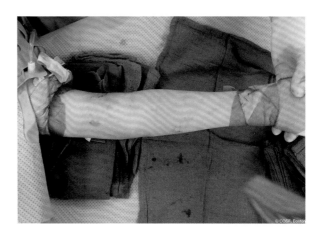

▲ 图 14-13 术中伸肘位下提携角已被矫正

图片由 Children's Orthopaedic Surgery Foundation 提供

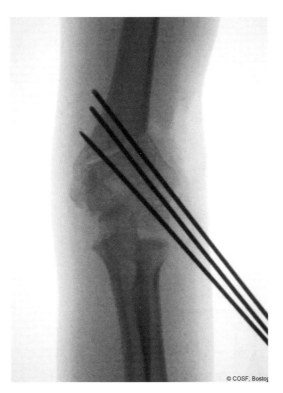

▲ 图 14-14 矫正后采用 3 枚分散克氏针固定的正位 X 线图像

图片由 Children's Orthopaedic Surgery Foundation 提供

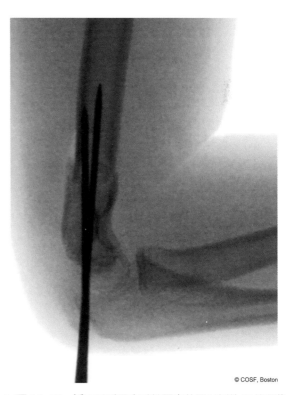

▲ 图 14-15 矫正后采用克氏针固定的屈肘侧位 X 线图像

图片由 Children's Orthopaedic Surgery Foundation 提供

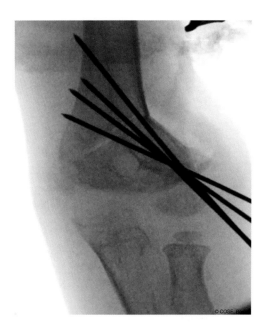

▲ 图 14-16　追加了第 4 枚克氏针以增加其稳定性的正位 X 线图像
图片由 Children's Orthopaedic Surgery Foundation 提供

- 松开止血带，检查并彻底止血。
- 逐层缝合伤口。
- 克氏针折弯留于皮外，以便截骨端愈合后在处置室内取出。
- 大而厚的敷料可以减轻压迫和肿胀。
- 应用像治疗肱骨髁上骨折一样前臂旋前、屈肘 80° 位的石膏外固定。
- 双壳过肘石膏外固定。
- 前臂吊带悬挂。

五、术后护理

- 石膏外固定保护，直至愈合。
- 根据患者的年龄和愈合情况，通常在 4～6 周内拔除克氏针。
- 然后再石膏外固定 2 周，使其达到完全愈合并降低骨折的风险。
- 运动和力量的康复，通常是在家里进行的，注意患儿的行为控制和活动限制，直到完全具备运动能力和力量恢复；有时大龄患儿需要正规的康复治疗。
- 通常在手术后 3 个月恢复完全自主活动。

六、预期结果

- 整齐对称的手臂，全范围运动（图 14-17 和图 14-18）。

七、并发症

- 截骨术失效。
  - 仔细操作每一个手术步骤是至关重要的。
  - 这会降低远期畸形愈合的风险。
- 畸形愈合的风险。
  - 由于手术的目的是矫正畸形愈合，未能做到这一点时对每个人，尤其是对患儿来说，是非常令人失望的。
- 远期畸形愈合的原因。
  - 切开矫形术的失败（最常见的原因）。
  - 克氏针固定不良导致矫正丢失。
  - 克氏针留置和石膏固定时间过短导致的矫正丢失。
  - 神经血管损伤。
  只要附近有神经，就可能有手术中损伤的风险。
- 尺神经损伤。
  - 克氏针过度穿出内侧骨皮质。
  - 摆锯突出内侧骨皮质之外。
  - 拉钩导致的牵拉性损伤。
- 桡神经损伤。
  - 拉钩导致的牵拉性损伤。
- 正中神经损伤。
  - 克氏针过度穿出前方骨皮质。
  - 摆锯突出前内侧骨皮质之外。
  - 在严重的畸形愈合过程中，正中神经被粘连在前内侧骨皮质上，术中未得到持续保护。

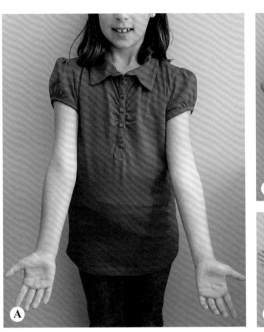
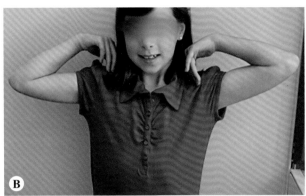
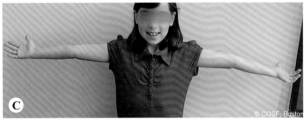

▲ 图 14-17 矫正愈合后双侧肘关节的外观及功能对照

图片由 Children's Orthopaedic Surgery Foundation 提供

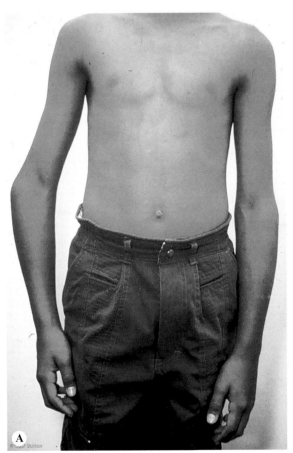
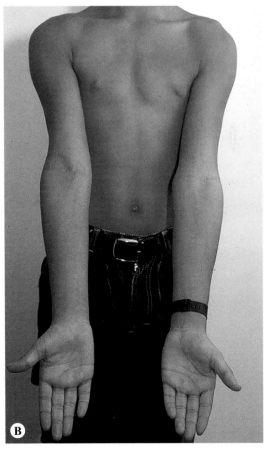

▲ 图 14-18 肘内翻畸形矫正术前和术后的照片

图片由 Children's Orthopaedic Surgery Foundation 提供

第15章 马德隆畸形
Madelung Dome Deformity

Andrea S. Bauer　著

一、桡骨远端矫正穹隆状截骨术

（一）手术指征

- 尺骨掌侧生长停滞继发进行性桡骨远端畸形。
  - 月骨窝畸形（图 15-1）。
  - 腕关节向掌侧和近侧半脱位（图 15-2）。
  - 下尺桡关节不匹配继发于桡骨远端掌侧畸形和尺骨过度生长（图 15-3）。
- 腕关节屈伸和前臂旋前旋后运动功能受限并伴有疼痛。
- 特别注意事项。
  - 早期通过 X 线检查，确定有或无月骨和桡骨远端骺板掌侧 Vickers 韧带之间存在拴系（图 15-4）。

（二）替代疗法

- 自然史。
  - 在没有疼痛和运动功能受限的情况下，仅有畸形并不意味着需要进行手术。
- 月骨和桡骨骺板近端掌侧 Vickers 韧带之间

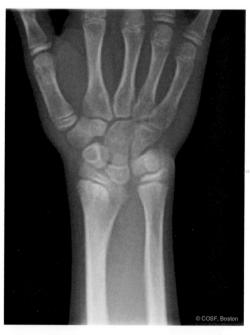

▲ 图 15-1　患有马德隆畸形的儿童腕关节正位 X 线影像，其近端月骨窝畸形继发于桡骨远端掌尺侧生长停滞
图片由 Children's Orthopaedic Surgery Foundation 提供

存在拴系（图 15-5 和图 15-6）。
  - 提示为极早期马德隆畸形。
    - ◆ 在明显的马德隆畸形发生之前，由于外伤或阳性家族史而进行 X 线检查，可确诊为马德隆畸形。
    - ◆ 基于这个原因，对马德隆畸形患儿进

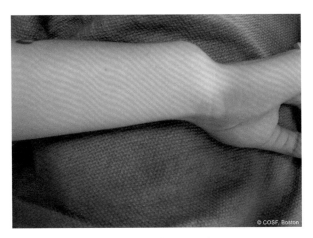

▲ 图 15-2 马德隆畸形外观照

桡骨远端畸形明显，腕掌关节半脱位，与下尺桡关节不匹配（图片由 Children's Orthopaedic Surgery Foundation 提供）

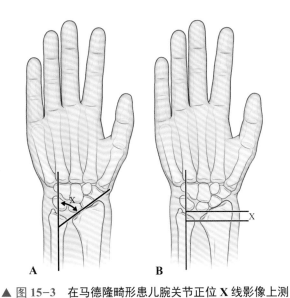

▲ 图 15-3 在马德隆畸形患儿腕关节正位 X 线影像上测量尺骨倾斜（A）和月骨下沉（B）的方法

尺骨长轴作为两次测量的共同参照物（图片由 Children's Orthopaedic Surgery Foundation 提供）

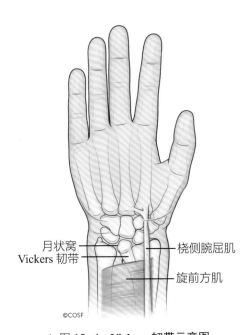

▲ 图 15-4 Vickers 韧带示意图

Vickers 韧带连接月骨掌侧和桡骨远端骺板掌侧 / 尺侧（图片由 Children's Orthopaedic Surgery Foundation 提供）

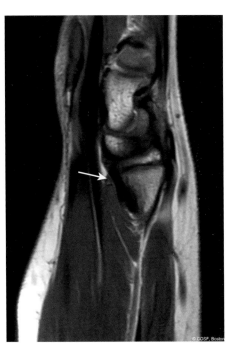

▲ 图 15-5 Vickers 韧带的 MRI 表现

图片由 Children's Orthopaedic Surgery Foundation 提供

行初步评估时，可以询问其兄弟姐妹的情况。

- 合理的术前规划应考虑是否有明显的桡骨远端畸形、腕关节掌侧半脱位、下尺桡关节不匹配和（或）尺骨过度延长等改变。

- 治疗结果不可预测，但是如果成功，桡骨远端掌侧的 Vickers 韧带松解的手术方案会比矫形前臂骨骼简单得多。

◆ 桡骨远端桡侧腕屈肌鞘掌侧入路。

◆ 剥离旋前方肌（评估异常肌腱在腕部的抵止点）。

◆ 透视下应用 25 号针头在缩短变形的月骨窝处定位桡腕关节。

◆ 松解增厚的 Vickers 韧带。

◆ 保留桡腕关节囊和掌侧的桡尺副韧带。

◆ 透视下评估腕关节远端移位情况。

◆ 检查前臂旋前旋后运动。

− 在术前放射学检查中，如果有明显的桡骨远端掌侧骨骺区受到牵拉，考虑松解骺板周围的束缚组织。

◆ 切除异常纤维组织或骨块，直到所有骨面都能看到正常的骨质。

◆ 可以考虑使用 2.7mm 的关节镜来探查骨赘，但是这可能是一个很深的探洞。

• 桡骨背侧闭合楔形或掌侧开口楔形截骨术

（图 15-7）都可以考虑，但只能实现二维矫正，而穹隆状截骨术则能实现三维矫正。

（三）设备

• X 线透视机。

• 可透过 X 线的侧桌。

• 光滑的克氏针（直径通常约为 1.6mm）。

• 骨刀。

• 弧形摆锯（如果有）。

• 层流手术间。

• 同种异体骨移植。

• 止血带。

（四）体位

• 仰卧位，手臂外展置于可透过 X 线的侧桌。

（五）外科手术方法

• 桡骨远端掌侧入路。

− 经桡侧腕屈肌的纵形切口。

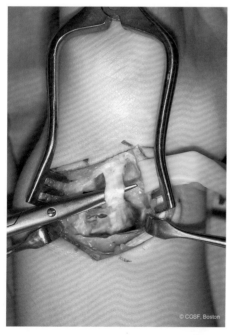

▲ 图 15-6　Vickers 韧带的临床外观照
图片由 Children's Orthopaedic Surgery Foundation 提供

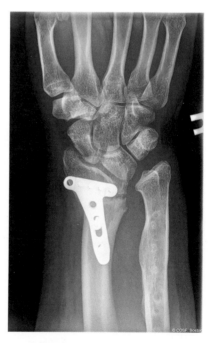

▲ 图 15-7　桡骨背侧闭合楔形截骨联合尺骨缩短截骨术后的正位 X 线影像
图片由 Children's Orthopaedic Surgery Foundation 提供

– 进入桡侧腕屈肌鞘，保护桡侧腕屈肌腱周围的血管束。

– 桡侧腕屈肌鞘内操作可以有效保护桡动脉。

– 显露旋前方肌，向尺侧剥离指屈肌腱和正中神经，向桡侧牵开桡动脉。

– 评估旋前方肌抵止点是否异常。

– 剥离旋前方肌，骨膜下显露桡骨远端。

– 保护桡骨远端骺板，特别是桡侧。

二、术中技术（图 15-8）

（一）Vickers 韧带松解术

• 在透视辅助下，确定桡骨远端骺板的掌尺侧移位方向，以及评估生长停滞的月骨窝。

• 透视下，将 25 号针头置于桡腕关节内。

• 正确识别桡腕关节后，将 Vickers 韧带从其与桡骨的连接处切断，需保留桡腕关节囊和掌侧的桡尺副韧带。

– 保护桡腕关节软骨。

– 确认月骨远端移位至解剖位置。

（二）穹隆状截骨术

• 在透视下确认畸形月骨窝的掌尺侧边缘。

– 采取穹隆状截骨术时，由掌侧到背侧用光滑的克氏针进行系列钻孔，形成 U 形轮廓。孔洞之间存在一定的骨质，便于截骨，所以骨折风险较低。

– 一旦确定截骨位置，在桡骨茎突内垂直钻入 2 枚直径约 1.6mm 克氏针，一旦矫形完成，则穿过截骨端。

◆ 克氏针的位置和方向很重要，但是精确钻入通常十分困难。

➤ 在桡骨茎突处做小切口。

➤ 保护邻近的桡神经感觉支、桡动脉及伸肌腱。

➤ 能够确保不能进入关节面。

➤ 钻入克氏针（直径通常约为 1.6mm）时使用慢速旋转，以防止软组织缠绕。

➤ 因为定位处切口小、桡骨远端关节面矫正复位后骨的接触有限，所以克氏针的方向十分重要。

– 用小的弧形骨刀（2~4mm）或弧形摆锯连接钻孔部位，完成截骨。

◆ 确保截骨端完全游离，但需防止截骨端移位。

– 轻柔地旋转截骨远端骨块，实施重新定位。

◆ 通常是手动完成。

◆ 纠正桡骨远端关节面以准确支撑腕骨，尤其是月骨。

➤ 矫正腕掌侧半脱位和近端移位。

➤ 重新调整下尺桡关节对位。

➤ 延长桡骨以实现中立位或稍高于尺骨（1~2mm）。

▲ 对于明显的畸形，延长可能需要将截骨远端骨块置于截骨近端的侧方并进行平移，以确保桡骨远端关节面恢复解剖位置。

▲ 此时需要进行骨移植和 3 枚克氏针固定。

– 将克氏针从桡骨茎突远端穿越截骨端达对侧皮质。

◆ 熟练的手术技术，以及还得使用椎板撑开器才能获得所需的三维矫正。

➤ 尺掌侧关节面向远端和背侧旋转，以纠正旋前畸形。

➤ 尺掌侧延长，使得桡骨茎突变平。

➤ 在旋转获得关节匹配后，应该会有一个相当大的间隙，特别是需要加大矫正幅度的情况下。

➤ 克氏针必须是双皮质固定。

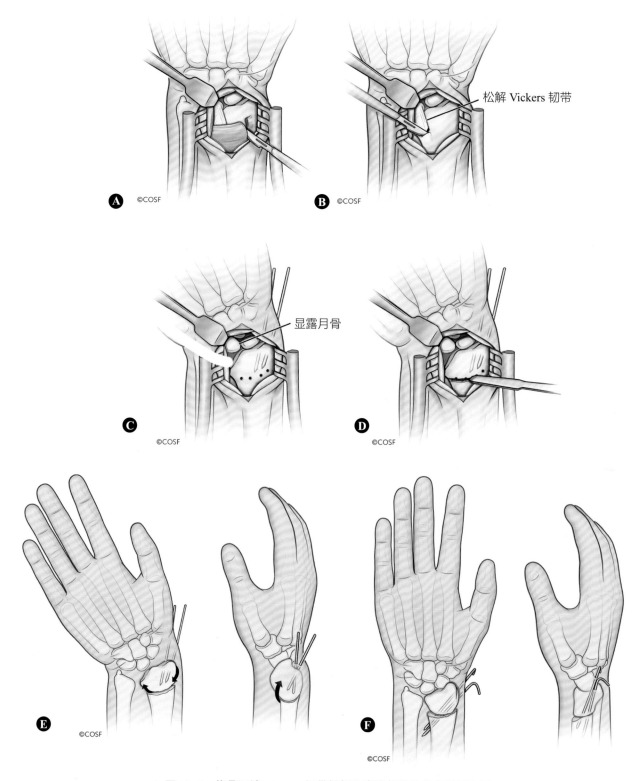

▲ 图 15-8　桡骨远端 Vickers 韧带松解和穹隆状截骨术步骤示意图

A. 桡骨远端采用掌侧入路；B. Vickers 韧带从桡骨远端切断；C. 克氏针被预先钻入桡骨茎突中，钻孔被用来标记穹隆状截骨术的路径；D. 弯曲的骨刀完成截骨；E. 远端骨块侧移并旋转以矫正畸形；F. 克氏针穿越截骨端向前推进达对侧皮质（图片由 Children's Orthopaedic Surgery Foundation 提供）

➤ 透视检查关节匹配度、干骺端矫正和克氏针的位置；如果不正确，重新调整截骨和克氏针的位置和方向。

➤ 桡骨远端重排和延长矫形后，在桡骨远端还需至少钻入 1 枚克氏针穿越截骨端达对侧皮质。

➤ 3 枚克氏针会提供更多的结构支撑以增加截骨端的稳定性。

➤ 折弯针尾并将其留在皮外。

块，其矫治效果较好，截骨端也容易愈合。

• 当需要更大范围的矫正和延长时，可以密集填充同种异体骨。

（二）替代固定

• 钢板和螺钉内固定是可以使用的，但钢板的放置通常十分困难，需防止螺钉固定丢失矫正角度。

• 外固定架可以单独使用，也可以与克氏针内固定联合使用。

三、个案示例（图 15-9）

（一）植骨

• 在桡骨干骺端的截骨端移植皮质骨或松质骨

四、相关外科手术

（一）尺骨外固定

• 联合穹隆状截骨术治疗 10 岁以下儿童。

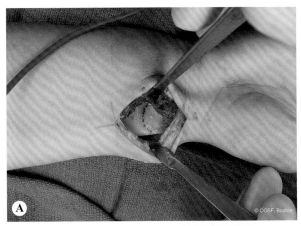
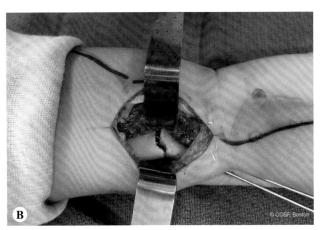
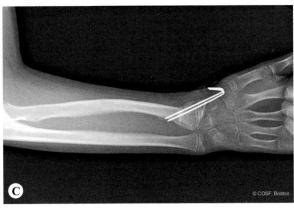

▲ 图 15-9　穹隆状截骨术

A. 密集的钻孔标志着计划截骨术的路径；B. 截骨已完成，2 枚预置的克氏针抵达截骨端，注意克氏针的方向与位置；C. 穹隆状截骨术愈合后的腕关节正位 X 线影像（图片由 Children's Orthopaedic Surgery Foundation 提供）

- 降低畸形复发的风险。
- 尺骨纵行直切口。
- 保护尺神经背侧感觉支。
- 尺骨远端骨膜下显露。
- 如有必要，在透视下应用细克氏针标记尺骨远端骺板。
- 应用钻头破坏尺骨远端骺板。
- 也可以用刮匙清除。
  - 避免钻头或刮匙向近端移动。
  - 钻头容易脱离孔道破坏干骺端，需保留完整的干骺端。

（二）尺骨短缩截骨术

- 可能需要配合穹隆状截骨术与下尺桡关节相匹配，纠正畸形。
- 根据经验，这往往是不必要的，因为完全可以应用穹隆状截骨术矫正畸形。
- 标记计划的斜楔形截骨端（通常为 1～5mm），预留远端固定长度。
- 用垂直线标记骨骼以控制缩短过程中的旋转。
- 钢板（通常为半管形 5 孔）用于截骨端的固定。
- 钢板末端放置在开放的骺板近端。
- 预钻并部分放置远端 2 枚螺钉。
- 临时拆卸钢板和螺钉。
- 使用摆锯实施两个完全平行的斜形截骨。
  - 先锯断近端一侧皮质。
  - 在近端切口中插入一把塑料尺子或自由锯片作为导板。
  - 完成与导板完全平行的远端截骨。
  - 然后再完成近端的完全锯开。
- 重新固定钢板和远端螺钉，保持旋转对齐。
- 截骨处加压紧贴骨面固定钢板。
- 夹紧复位钳并检查尺骨差异校正情况、下尺桡关节匹配度。

- 使用加压技术拧入近端螺钉（图 15-10）。

五、术后护理

- 超肘双壳石膏外固定。
- 包裹并保护桡骨茎突的克氏针，避免受压时邻近皮肤坏死。
- 在 4～6 周内更换短臂石膏外固定，当截骨端愈合充分时，门诊拔除克氏针。
- 骨愈合后 6～8 周拆除石膏外固定。
  - 换成活动支具，开始进行运动和力量训练。
- 3～6 个月后开始体育运动和潜在创伤风险的运动。
  - 密切随访生长情况，直到骨骼成熟。

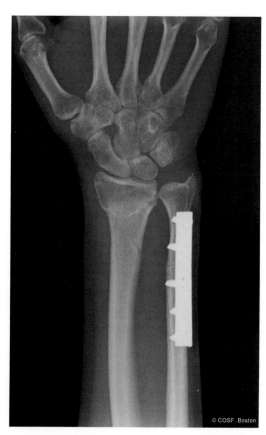

▲ 图 15-10　马德隆畸形患者尺骨缩短截骨术后腕关节正位 X 线影像

图片由 Children's Orthopaedic Surgery Foundation 提供

六、并发症

- 骨不连。
  - 继发于如下情况。
    - 矫形不彻底。
    - 由于固定不充分而导致矫形失败。
    - 随着生长畸形复发。
      - 复发性腕关节半脱位。
  - 尺骨异常。
  - 下尺桡关节不匹配。
  - 处理。
    - 再次进行穹隆状截骨术。
    - 尺骨短缩截骨术。
    - 两者结合在一起。
- 切口瘢痕。
- 慢性关节炎。

参考文献

[1] Farr S, Kalish L, Bae DS, Waters PM. Radiographic criteria for undergoing an ulnar shortening osteotomy in Madelung deformity: a long-term experience from a single institution. *J Pediatr Orthop*. 2015. doi:10.1097/BPO.000000000000434

[2] Farr S, Bae DS. Inter-and intrarater reliability of ulnar variance versus lunate subsidence measurements in Madelung deformity. *J Hand Surg Am*. 2015;40:62el-66el.

[3] Sibbel SE, Bauer AS, McCarroll HR. Madelung deformity. In: Laub D Jr, eds. *Congential Anomalies of the Upper Extremity*. Springer. 2015:317-322.

第 16 章　前臂畸形愈合：矫正截骨术
Forearm Malunions: Corrective Osteotomies

Carley Vuillermin　著

一、手术适应证

症状性畸形愈合，没有重塑的可能（图 16-1）。

- 活动范围受限。
- 疼痛，尤其是对治疗无效的功能性疼痛。
  - 静息痛应该被纳入研究之列，因为这在畸形愈合中并不常见。
- 不稳定性。
  - 在骨干畸形愈合中的下尺桡关节异常。
  - 桡骨远端畸形愈合的腕关节异常。
- 神经压迫。
- 肌腱挛缩或撞击。
- 上述因素的综合。

二、替代疗法

- 自然史。
  - 尚有足够发育空间的小年龄患儿可能会重塑明显的畸形。
    - 特别是在关节远端、靠近骨骺和关节面的情况下。
    - 骨干，特别是前臂近端畸形愈合不太

可能重塑。

- 旋转畸形通常不会重塑（图 16-2）。
  - 轻度的畸形是可以容忍的，所以很少在无症状、无活动受限、不稳定或无活动相关疼痛的情况下进行矫正。

三、矫正截骨术（图 16-3）

（一）器材

- X 线透视机。
- 可透视 X 线的侧桌。
- 止血带。
- 电钻。
- 摆锯。
- 骨刀。
- 梳式拉钩（中小型）。
- 光滑的克氏针。
- 标准骨科解剖器械。
- AO 内固定套件包（或合适尺寸的植入物）。
- 骨移植，可能需要同种异体骨、松质骨或自体髂骨移植。
- 石膏和石膏锯。

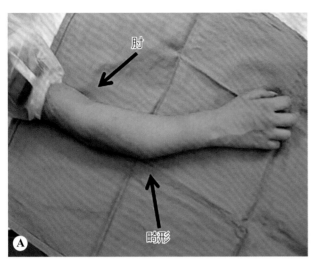

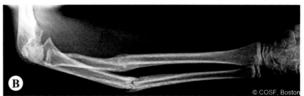

▲ 图 16-1 明显畸形愈合的运动和功能障碍，并伴有疼痛

图片由 Children's Orthopaedic Surgery Foundation 提供

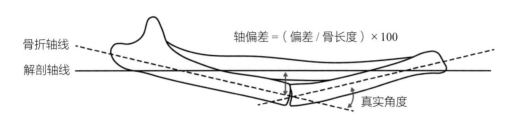

▲ 图 16-2 轴偏差定义了解剖对线（实线）和骨折对线（虚线）之间的差异，以及两者的真实角度

图片由 Children's Orthopaedic Surgery Foundation 提供

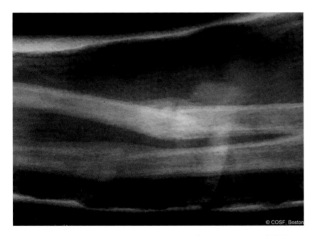

▲ 图 16-3 石膏外固定治疗尺桡骨骨折失败病例

图片由 Children's Orthopaedic Surgery Foundation 提供

（二）定位

• 仰卧位，患肢外展置于可透视 X 线的侧桌上。

四、外科手术方法

• 可延长的切口显露，最常见的是尺骨背侧入路和桡骨掌侧 Henry 入路。

• 偶尔，桡骨后方入路可能是必要的，但并不常用。

（一）术前计划

• 这很重要。

• 充分术前评估，可靠治疗方案和精细手术操作将会改善患儿的问题。

• 确定畸形，特别是畸形的顶点和轴。

  – X 线能充分显示畸形吗？

  – 临床检查与影像学检查结果相符吗？

- 畸形中是否有 X 线上看不到的软组织成分？
  - ◆ 完整的前臂全长 X 线更适合骨干和复杂多平面畸形的术前规划。
  - ◆ 另外，附带关节的 X 线可以更准确地量化关节周围畸形。
- 是单纯的还是复杂的畸形？
  - ◆ 当有以下情况时，畸形可能更复杂。
    - ➢ 多处畸形 / 骨折。
    - ➢ 关节结构紊乱。
    - ➢ 不完全重塑。
    - ➢ 骺板早闭导致二次生长停滞。
- 3D 规划会使复杂畸形的矫治变得更加精确。
  - ◆ 需要标准的放射 3D 扫描和专用软件。
- 使用普通胶片和（或）3D 图像，在"纸上"创建矫治效果的平面图。
  - ◆ 确定校正的位置和范围。
  - ◆ 考虑校正后对下尺桡关节及尺骨形态的影响。
- 计划恰当的内固定物。
  - 儿童和青少年的干骺端畸形大多可以用克氏针实施内固定。
  - 对于较小年龄的患儿来说，2.4mm 和 2.7mm 的钢板和螺钉可以很好地替代 3.5mm 的钢板作为内固定物。
  - 解剖型钢板通常是不合适的。

（二）手术步骤

1. 显露

- 术前规划尺骨和（或）桡骨入路。
- 每次截骨都应该通过一个单独的切口进行，减少交叉愈合的风险。
- 纵向切开骨膜，固定范围要与钢板长度吻合；髓内或经皮克氏针固定只需截骨处骨膜剥离即可。

- 只在截骨部位的骨膜才需要剥离。
- 可能需要更广泛的剥离骨膜才能撬动畸形的骨干。
- 确保骨膜保持完整，以便截骨术完成后缝合骨膜，以利于成骨端加速愈合。
  - 完整的骨膜可以保护邻近肌腱和神经血管结构。

2. 术中显露并实施截骨术

- 使用术前模板，标记截骨端。
  - 常需要克氏针固定和透视检查。

3. 始终要控制截骨术的每一步操作

- 在实施截骨术之前，截骨远端应用钢板和螺钉进行固定或临时固定。
  - 确保截骨位置正确，预先实施截骨端钢板等内固定物的放置和安装，以便在截骨完成后，骨端准确对接，以及内固定物顺利安装。
    - ◆ 这需要双平面的构思和计划。
- 骨干截骨术：因为截骨后很难判断旋转情况，所以在计划截骨部位做纵向标记。
  - 最好在骨干上凿出真正的纵向凹痕，而不能只使用墨水标记。
    - ◆ 要么用骨刀，要么小心使用摆锯。
    - ◆ 综合考虑固定物的位置以及矫正旋转畸形的方向，应保证在矫正完成后仍可以看到这些标记。
      - ➢ 如果使用钢板，通常可以沿钢板的前缘或后缘实施标记。
    - ◆ 术中可将标记墨水画在凹痕内，以保持标记的可视性。
  - 标记的替代方法包括单极透热线或单纯墨水标记，然而这在术中容易被擦掉。
  - 如果有可能，在实施截骨前将内固定物预置在截骨端的一侧。
  - 螺钉部分拧入钢板与骨质当中，如果需要临时取出，待截骨完成后再实施固定将更加容易。

记住，永远不要失去对截骨端的控制。

◆ 最常见的是，在截骨术中预置内固定物在截骨近端的骨干之上，这样更容易实施对截骨远端的对接操作。

◆ 腕关节周围和干骺端远端截骨术则应该预置截骨远端的内固定物。

4. 实施截骨术

- 确定是否需要完全或不完全截骨。
  - 最常见的是，桡骨远端和前臂骨干矫治中均需要完全截骨。
- 摆锯。
  - 边锯边冲洗降温，也可以停下来冷却锯片，并且清洁锯齿。
  - 无论选择哪种方法，保留生物活性和避免骨坏死都是至关重要的。
  - 有时，完成截骨唯一安全方法是使用骨刀。
- 连续钻孔，然后使用骨刀截骨是一种替代的低能量技术。
  - 多用于桡骨远端干骺端的三维畸形（如马德隆畸形）。

5. 完成矫正和固定

- 实施桡骨远端畸形愈合矫正，必须符合桡腕关节固有的解剖角度。
- 纠正骨干畸形愈合，恢复骨干原有解剖力线，并复位近端和（或）远端关节半脱位。
- 恢复解剖对线和对位。
- 实现稳定的内固定（图 16-4）。
- 如果加压固定有间隙或不能完全接触，则进行自体或异体骨移植。

6. 关闭切口

- 缝合骨膜并覆盖内固定物。
  - 增强稳定性和生物愈合能力。
- 在缝合前进行预防性前臂筋膜切开术。
  - 降低骨筋膜室综合征的风险。

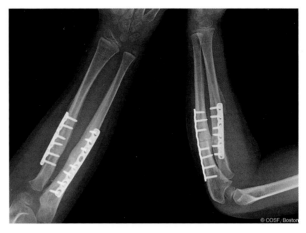

▲ 图 16-4　前臂畸形愈合骨干矫正内固定术后
图片由 Children's Orthopaedic Surgery Foundation 提供

- 只有在骨表面出血时才放置引流管，通常不需要。
- 仅缝合皮下和皮下组织层。
- 厚的敷料覆盖手术切口。
- 中立位超肘石膏外固定。

五、术后护理

- 超肘石膏外固定，直到截骨处充分愈合才能更换短臂支具。
  - 通常 3～4 周的超肘石膏外固定，然后 2～3 周的短臂支具，共 6 周。
  - 佩戴吊带和控制上肢活动。
- 2 周更换石膏时检查伤口，使用更轻便的支具也很常见。
- 腕和肘关节屈伸完全恢复后，小心地进行体育活动。
- 恢复前臂的旋转功能十分重要。

六、个案示例

（一）前臂骨干畸形愈合病例：楔形截骨术

- 一名 7 岁患儿，前臂骨折畸形愈合伴旋转功能障碍（图 16-5）。

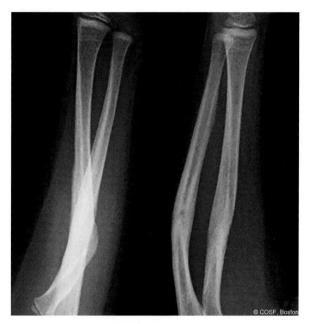

▲ 图 16-5　明显前臂骨折畸形愈合伴旋转畸形的尺桡骨正侧位 X 线片

图片由 Children's Orthopaedic Surgery Foundation 提供

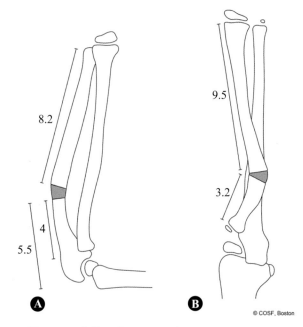

▲ 图 16-6　术前尺骨（A）和桡骨（B）截骨矫正计划平面图

图片由 Children's Orthopaedic Surgery Foundation 提供

- 计划矫正的术前平面图（图 16-6）。
  - 利用桡骨茎突与二头肌粗隆、冠状突与尺骨茎突的关系建立解剖轴。
  - 实施 CT 扫描。
- 先做桡骨截骨术。
  - 垂直于纵轴做桡骨楔形截骨。
  - 闭合楔形截骨端，以纠正旋转和成角。
- 做尺骨闭合楔形截骨。
  - 依照术前平面图设计。
  - 使用透视法评估桡骨茎突至二头肌粗隆、冠状突至尺骨茎突的解剖轴。
- 桡骨和尺骨钢板螺钉内固定。
  - 使用了骨移植（同种异体骨）（图 16-7）。
- 预防性筋膜切开。
- 术后前臂活动范围（图 16-8）。

（二）骨干畸形愈合病例

1. 斜形技术：识别畸形的顶点

- 骨折最初的正侧位 X 线检查。
  - X 线显示旋转畸形（图 16-9）。

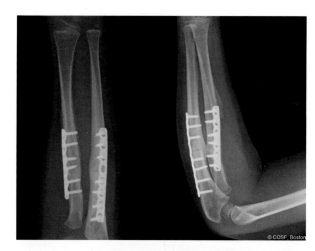

▲ 图 16-7　对尺桡骨骨折畸形愈合实施截骨矫正内固定术后，尺桡骨近端和下桡尺关节重排后的尺桡骨正侧位 X 线片

图片由 Children's Orthopaedic Surgery Foundation 提供

- 未进行复位，夹板固定后情况恶化（图 16-10）。
- 拆除夹板固定后出现明显的畸形愈合。
  - 运动障碍。
  - 明显外观畸形。
- 计划通过畸形顶点对桡骨和尺骨畸形进行斜形截骨（图 16-11）。

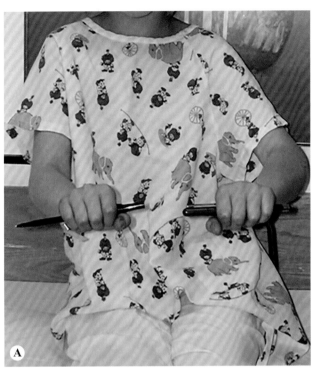
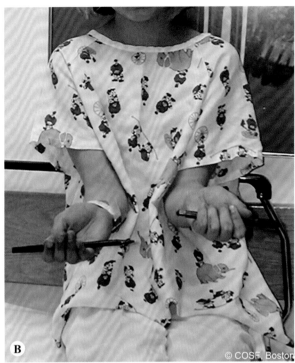

▲ 图 16-8 术后前臂旋转功能恢复，患侧与健侧相比较的旋前（**A**）和旋后（**B**）功能外观照

图片由 Children's Orthopaedic Surgery Foundation 提供

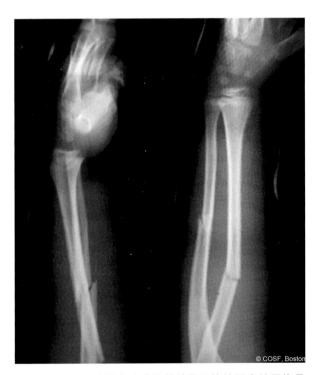
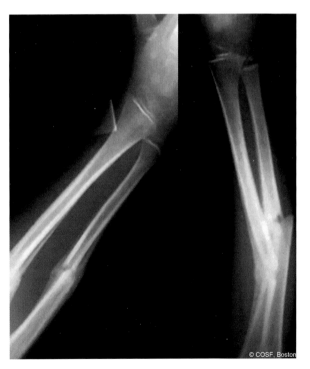

▲ 图 16-9 石膏固定治疗的前臂骨干旋转不良的尺桡骨正侧位 **X** 线片

图片由 Children's Orthopaedic Surgery Foundation 提供

▲ 图 16-10 随着成角畸形的增加，情况恶化

图片由 Children's Orthopaedic Surgery Foundation 提供

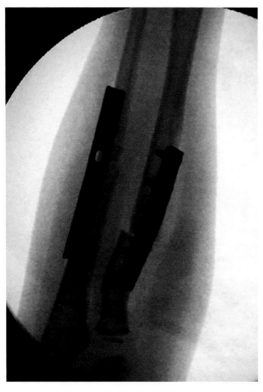
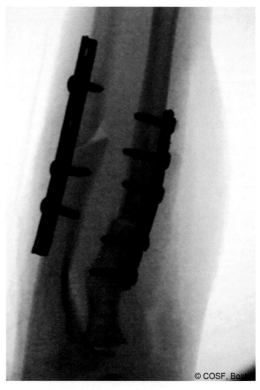

▲ 图 16-11　在术前计划确定的畸形顶点，每一处都做一个斜切口并进行矫正，然后拍摄尺桡骨正侧位 X 线片
图片由 Children's Orthopaedic Surgery Foundation 提供

- 放射学检查证实截骨端愈合，功能接近全范围活动（图 16-12）。

  2. 复杂畸形
- 需要在三个平面上实施矫正。
- 使用计算机建模和 3D 打印进行术前规划。
  - 增加对畸形程度的了解。
  - 为患儿实施截骨和内固定安装制订个体化的模板。
  - 加速术后康复。
  - 降低外科医生的学习曲线。

（三）前臂骨干截骨病例：计算机 3D 模拟规划和个体化模板制作

- 一名 9 岁儿童的系列 X 线片显示前臂畸形愈合和桡骨头脱位（图 16-13）。
- CT 扫描 3D 成像并创建 3D 打印畸形愈合的模型，以了解畸形程度、截骨计划，必要时

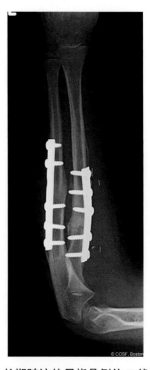

▲ 图 16-12　长期随访的尺桡骨侧位 X 线片，证实患儿截骨端愈合并恢复了完全活动
图片由 Children's Orthopaedic Surgery Foundation 提供

使用模板进行钢板安装和截骨导板的校正（图 16-14）。

- 桡骨和尺骨全长手术显露的外观照见图 16-15。如有必要，采用尺骨切口至桡骨小头的 Kocher 入路进行桡骨头切开复位；显露肘部

到手腕部的桡骨全长（图 16-15）。
- 术中桡骨远端截骨克氏针定位的透视检查（图 16-16）。
- 术中桡骨远端模板的定位（图 16-17）。
- 近端模板和导向器用于第二次桡骨截骨（图

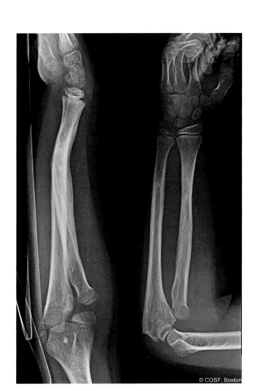

▲ 图 16-13　石膏治疗多处骨折导致复杂畸形的尺桡骨正侧位 X 线片，桡骨头脱位

图片由 Children's Orthopaedic Surgery Foundation 提供

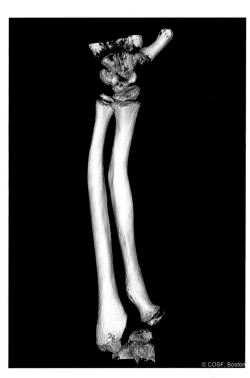

▲ 图 16-14　CT 扫描创建前臂畸形愈合的 3D 打印模型，进行术前规划，为截骨和内固定安装制订个体化模板

图片由 Children's Orthopaedic Surgery Foundation 提供

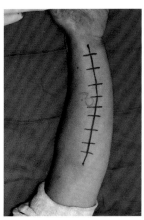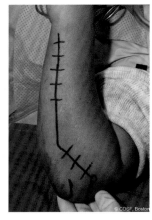

▲ 图 16-15　桡骨和尺骨广泛显露的手术切口，用于多节段截骨和桡骨头复位

图片由 Children's Orthopaedic Surgery Foundation 提供

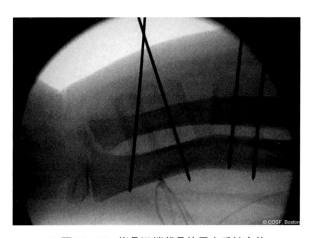

▲ 图 16-16　桡骨远端截骨使用克氏针定位

图片由 Children's Orthopaedic Surgery Foundation 提供

16-18）。

- 克氏针定位和桡骨全长 3D 畸形的评估（图 16-19）。
- 根据 3D 模型和计算机打印的术前计划，使用桡骨远端截骨导向器（图 16-20）。
- 应用近端截骨导向器进行第二次桡骨截骨（图 16-21 和图 16-22）（译者注，原著疑有误，已修改）。
- 尺骨截骨（图 16-23）（译者注，原著疑有误，已修改）。
- 透视检查桡骨两次截骨后的最终矫正位置，尺骨单次截骨后的最终矫正位置，以及桡骨头复位后的最终位置（图 16-24）。

七、预期结果

- 在对位和对线方面有显著改善。
- 改善了运动范围，尽管可能与正常活动范围没有差异。
- 解决了撞击。
- 骨骼畸形导致关节失稳被解决。
- 功能改善，疼痛减轻。

八、并发症

- 截骨端不愈合。

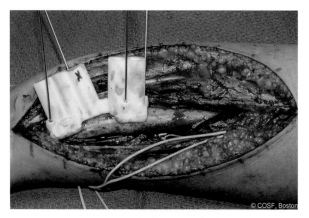

▲ 图 16-17　桡骨远端模板的定位
图片由 Children's Orthopaedic Surgery Foundation 提供

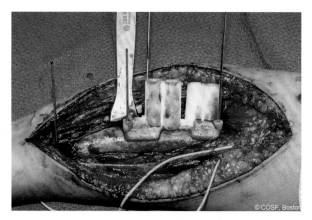

▲ 图 16-18　桡骨近端模板导向器用于截骨
图片由 Children's Orthopaedic Surgery Foundation 提供

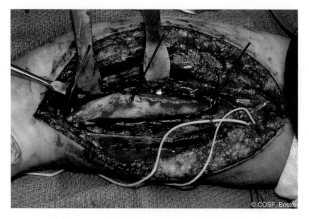

▲ 图 16-19　桡骨截骨近端和远端用克氏针定位
图片由 Children's Orthopaedic Surgery Foundation 提供

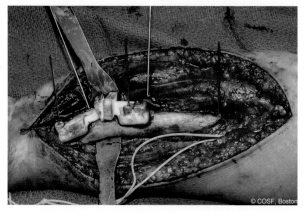

▲ 图 16-20　应用桡骨远端截骨导向器
图片由 Children's Orthopaedic Surgery Foundation 提供

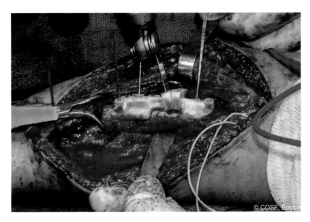

▲ 图 16-21　桡骨远端截骨后，使用桡骨近端截骨导向器，同时使用持骨器临时固定

图片由 Children's Orthopaedic Surgery Foundation 提供

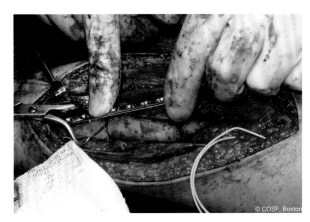

▲ 图 16-22　桡骨近端截骨

图片由 Children's Orthopaedic Surgery Foundation 提供

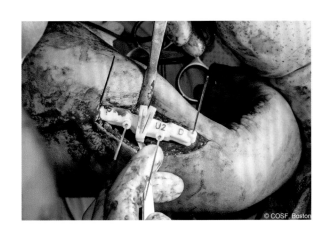

◀ 图 16-23　尺骨截骨导向器在截骨中的应用

图片由 Children's Orthopaedic Surgery Foundation 提供

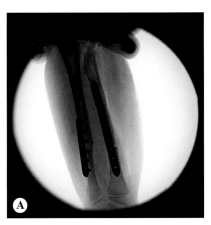

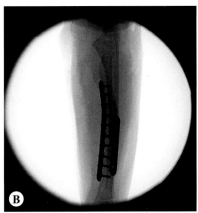

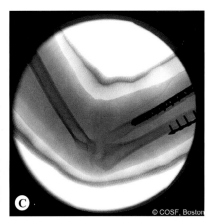

▲ 图 16-24　A. 尺桡骨截骨内固定术后正位 X 线片；B. 术后侧位 X 线片；C. 桡骨两次截骨和尺骨单次截骨的三维矫正术后，桡骨头复位

图片由 Children's Orthopaedic Surgery Foundation 提供

- 罕见，尤其是儿童。
- 通常继发于缺乏骨量或没有应用骨移植。
- 畸形愈合持续存在。
  - 如果严重的三维畸形被忽视，则术后畸形愈合的风险明显增加。
  - 强烈建议使用全长尺桡骨正侧位 X 线、关节成像、3D 成像和打印的 3D 模型实施术前计划。
  - 矫正不足通常是风险因素。

- 骨筋膜室综合征。
  - 这些都是大型手术，存在明显的骨筋膜室综合征的风险。
  - 术中操作管理。
  - 合理使用止血带。
  - 预防性筋膜切开术。
  - 坚强的内固定或外固定。
  - 厚的、非压迫性、非限制性的术后外固定。
  - 术后仔细观察护理。

参考文献

[1] Bauer AS, Storelli DA, Ssibbel SE, McCarroll HR, Lattanza LL. Preoperative computer simulation and patient-specific guides are safe and effective to correct forearm deformity in children. *J Pediatr Orthop*. 2017;37:504-510. doi:10.1097/BPO.0000000000000673

[2] Kataoka T, Oka K, Miyake J, Omori S, Tanaka H, Murase T. 3-Dimensional prebent plate fixation in corrective osteotomy of malunited upper extremity fractures using a real-sized plastic bone model prepared by preoperative computer simulation. *J Hand Surg*. 2013;38(5):909-919. doi:10.1016/j.jhsa.2013.02.024

[3] Miyake J, Oka K, Kataoka T, Moritomo H, Sugamoto K, Murase T. 3-Dimensional deformity analysis of malunited forearm diaphyseal fractures. *J Hand Surg*. 2013;38(7):1356-1365. doi:10.1016/j.jhsa.2013.03.052

[4] Price CT, Knapp DR. Osteotomy for malunited forearm shaft fractures in children. *J Pediatr Orthop*. 2006;26(2):193-196. doi:10.1097/01.bpo.0000194699.29269.76

[5] Van Geenen R, Besselaar PP. Outcome after corrective osteotomy for malunited fractures of the forearm sustained in childhood. *J Bone Joint Surg*. 2007;89-B: 236-239.

第 17 章　先天性高肩胛症
Sprengel Deformity Scapuloplexy

Peter M. Waters　著

一、手术适应证（相对）

- 肩关节外展＜90°。
- 肩椎骨限制肩胛与胸壁之间的运动（图 17–1 和图 17–2）。
- Cavendish 三级或四级畸形（图 17–3）。
- 同时实施先天性脊柱侧弯畸形手术（图 17–4）。

二、设备

- 术前需要进行 CT 断层扫描联合三维重建，以便全面地规划切除肩椎骨、肩胛骨上极内侧缘、肩胛骨跨越脊柱达对侧的部分（图 17–5）。
- 带衬垫和头部支撑的脊柱融合手术台。
- 准备大量硅胶垫用以保护术中骨突和神经血

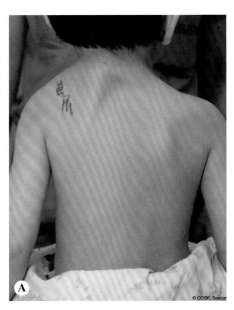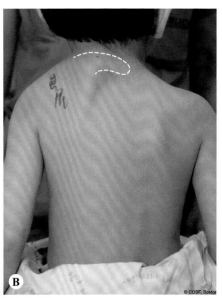

▲ 图 17–1　**A.** 患儿左侧先天性高肩胛畸形术前外观照，可见明显的肩胛骨隆起和肩椎骨；**B.** 虚曲线表示肩胛骨

图片由 Children's Orthopaedic Surgery Foundation 提供

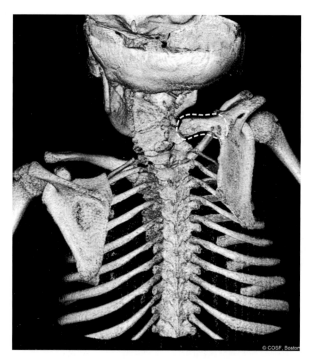

▲ 图 17-2　CT 三维重建显示右侧抬高的肩胛骨和肩椎骨
图片由 Children's Orthopaedic Surgery Foundation 提供

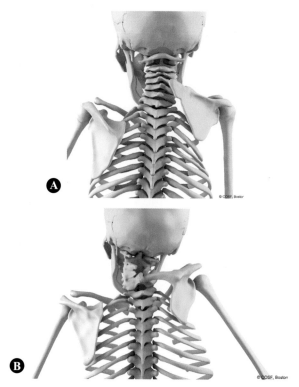

▲ 图 17-3　A. CT 三维重建显示高位先天性高肩胛症；
B. 更为复杂的与颈椎相连的肩椎骨
图片由 Children's Orthopaedic Surgery Foundation 提供

管免受压迫。

- 俯卧位下实施头部支撑和颈部固定。
  - 监测气管导管的内镜。
- 完整的骨科器械包。
- 如果肩椎骨从椎板内延伸到椎管内，术中需进行神经监测（图 17-6）。

三、体位

- 俯卧位，并且头部固定于颈部中立位（图 17-7）。
- 保证患侧手臂在术中活动不受限制（图 17-8）。
- 脊柱融合手术台需配备保护双侧臂丛神经的软垫。
- 硅胶垫应保护所有的骨突和神经血管在术中免受压迫。
- Klippel-Feil 综合征通常表现为颈部缩短和高位肩胛骨畸形，术前需要广泛剃除枕部头发（图 17-9）。

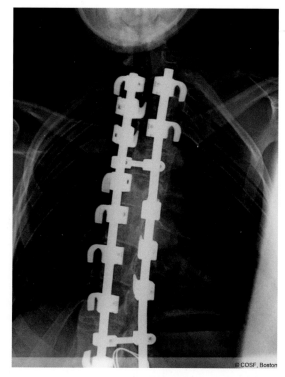

▲ 图 17-4　手术治疗先天性高肩胛症合并脊柱侧弯畸形
图片由 Children's Orthopaedic Surgery Foundation 提供

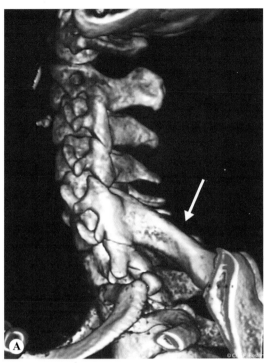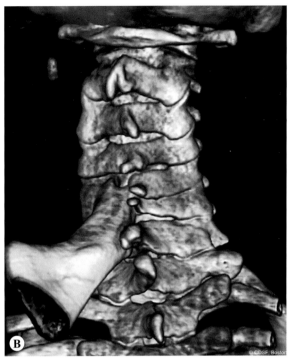

▲ 图 17-5 侧位片（**A**）与正位片（**B**）显示肩椎骨与椎板连接

图片由 Children's Orthopaedic Surgery Foundation 提供

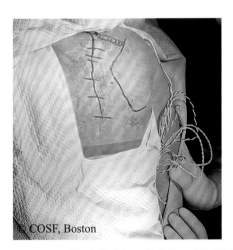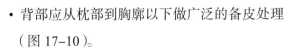

▲ 图 17-6 充分进行术前准备，并将神经监测设备线路连接到术区右侧

图片由 Children's Orthopaedic Surgery Foundation 提供

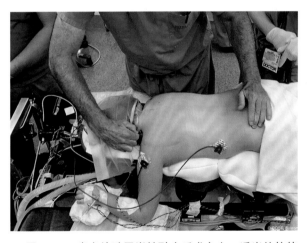

▲ 图 17-7 患者俯卧于脊柱融合手术台上，适当的软垫用于固定头颈部及手臂

图片由 Children's Orthopaedic Surgery Foundation 提供

- 背部应从枕部到胸廓以下做广泛的备皮处理（图 17-10）。
- 观察整个肩胛骨形态，并用标记笔进行勾勒。

四、手术方法

切口和术中显露

- 从枕部到下胸部做后正中纵行切口。

- 广泛的分离患侧的皮肤和皮下组织。
  - 不要剥离脊柱的棘突或骨膜，这可能会导致脊柱融合。
- 识别斜方肌，并将其牵向外侧，牵拉应超越肩胛骨内侧边界（图 17-11）。
  - 用非可吸收线对斜方肌进行标记，以便稍后对其进行修复。
- 显露菱形肌，处理方法同上。
- 骨膜外显露椎间连接。

- 纤维组织（图 17-12A）。
- 骨质与椎板连接（图 17-12B）。
- 骨质突入椎管（图 17-12C）。
- 自肩胛冈近端向肩胛上切迹上方行实施骨膜外显露肩胛骨。
  - 肩胛骨冈上极部分常向前突出，分离时易造成臂丛神经损伤。
  - 肩胛上神经、动脉和静脉越过肩胛上切迹，分离时注意保护。

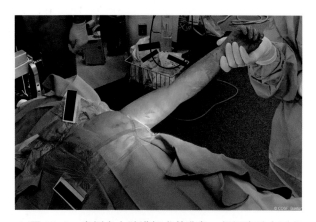

▲ 图 17-8　患侧右上肢进行术前准备，保证患肢在手术过程中可充分悬垂并不受限制，以便术中活动患肢

图片由 Children's Orthopaedic Surgery Foundation 提供

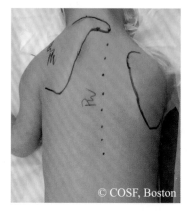

▲ 图 17-9　对图 17-1 中所示的患儿进行术前准确定位，其中备皮范围需超越 Klippel-Feil 线以上

图片由 Children's Orthopaedic Surgery Foundation 提供

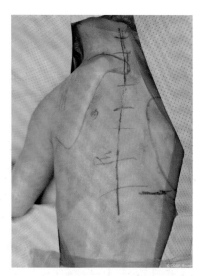

▲ 图 17-10　充分消毒和铺单，以便无张力地显露中线，同时保证术中可以移动患侧手臂，评估肩胛骨重建的位置

图片由 Children's Orthopaedic Surgery Foundation 提供

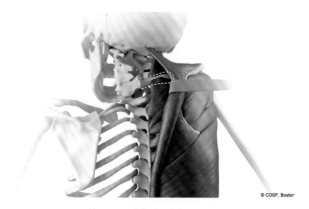

▲ 图 17-11　示意图显示牵开斜方肌，显露和确定脊柱与肩椎骨的连接（圆圈标出）

图片由 Children's Orthopaedic Surgery Foundation 提供

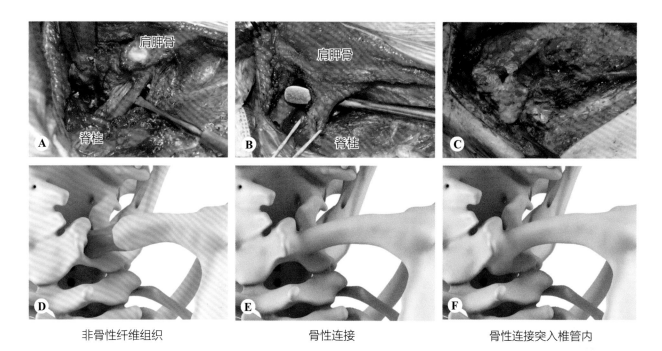

▲ 图 17-12 椎间连接

A 至 C. 术中照片显示椎间连接，剥离器位于其下方；D 至 F. 椎间连接示意图。A 和 D. 肩胛骨上极内侧缘与脊柱之间由非骨性纤维组织连接；B 和 E. 肩椎骨与椎板之间为骨性连接；C 和 F. 肩椎骨与椎板之间的骨性连接突入椎管内

五、技术步骤

（一）松解附着于肩胛骨上方的软组织

- 肩胛提肌起自 $C_{1\sim4}$ 横突，止于肩胛骨上角。
  - 先天性高肩胛手术治疗中会发现患侧肩胛骨较小。
  - 通常会发生纤维化，术中游离困难。
  - 其结构可能是限制肩胛骨运动的肩椎骨部分。
- 松解肩胛提肌和肩胛骨上极内侧缘与颈椎之间的纤维连接。
  - 由于肩胛骨位置下降和重新定位，这些结构就会被清除并不再建立连接。
  - 松解并调整肩胛骨的位置，将肩胛骨原本靠内的关节盂向外侧推移。
- 识别肩胛骨上极内侧缘和肩胛上切迹的近端。
  - 保护前方的臂丛神经、肩胛上切迹的神经血管束。
  - 保持骨膜外操作。

（二）切除肩椎骨或纤维连接（图 17-12 和图 17-13）

- 骨膜外分离肩椎骨。
- 如果椎板完好，可向下解剖至椎板，但不能穿过椎板。
  - 用骨刀将肩胛骨与椎板间的连接切断（图 17-13）。
- 如果肩椎骨延伸到椎管内，处理要相当小心。
  - 骨钳牵引通常有助于保护椎管（图 17-14）。
  - 通常在肩椎骨末端存在一个带着关节软骨的假关节，术中需将其牵出椎管。
  - 在切除过程中应监测神经情况。
- 将肩椎骨从肩胛骨上极切除（图 17-15）。
- 检查肩胛骨的活动度，此时应有相当明显的改善。

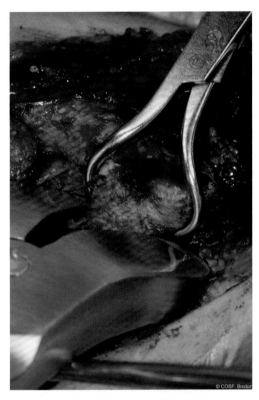

▲ 图 17-13　凿除肩椎骨时应该使用大的骨刀，同时用骨钳夹住肩椎骨上方及后方并向外侧牵拉，使其远离椎管以降低神经损伤风险

图片由 Children's Orthopaedic Surgery Foundation 提供

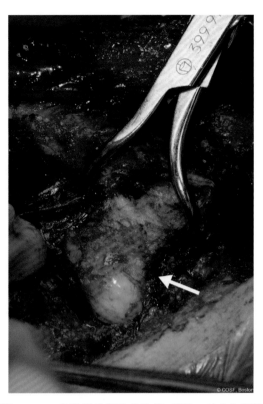

▲ 图 17-14　肩椎骨的假关节连接（箭），其中包括椎板及突入椎管的部分

图片由 Children's Orthopaedic Surgery Foundation 提供

（三）切除肩胛骨上极内侧缘和肩胛骨上方的一部分直至肩胛上切迹

- 自脊柱侧开始，沿肩胛骨内侧至肩胛上切迹，切除畸形的肩胛骨。

- 骨膜外操作，骨膜下显露和切除会增加复发的风险。

- 仔细剥离，保护前方和下方的臂丛神经。
    - 术中进行神经监测。

- 如果没有完全切除肩胛骨前方和下方的异常结构，当肩胛骨重新定位后，会存在臂丛神经损伤的风险。

- 在切除过程中，识别肩胛上切迹的位置。

- 在保护神经支的同时，切断肩胛骨上方肌肉附着点。

- 首先完全切除肩胛骨上极内侧缘，然后再切

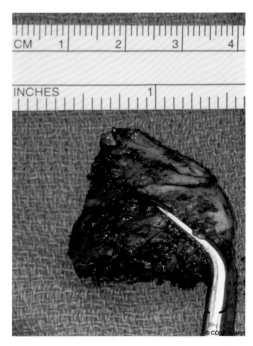

▲ 图 17-15　完全切除包括肩胛骨上极内侧缘的肩椎骨

图片由 Children's Orthopaedic Surgery Foundation 提供

除肩胛骨上方的一部分直至肩胛上切迹。

- 检查肩胛骨的活动度，以及重新定位后关节盂的位置。
- 将肩胛骨上极内侧缘、肩胛骨上方直至肩胛上切迹的部分进行再次微调，如有必要，可以继续切除多余的部分。
- 如果肩胛骨上方实施了彻底切除，通常就不需要再进行锁骨粉碎术，此时肩胛骨重新定位后血管神经丛将不会受到卡压。
- 骨切除处涂抹骨蜡，同时缝合肌肉层（图17-16）。
  - 无张力缝合肌肉层。
  - 如果肩胛提肌妨碍肩胛骨的正确定位，则不必缝合。

（四）重新定位肩胛骨和关节盂

- 重新定位肩胛骨和关节盂是获得最佳结果的关键。
  - 自下而上确定关节盂位置。
  - 外展和内收患侧上肢评估肩胛骨的位置是否正确。
  - 由近端向远端确定肩胛骨的位置是否正确。
- 抬高并外展患侧上肢，以便确定关节盂的合适位置。

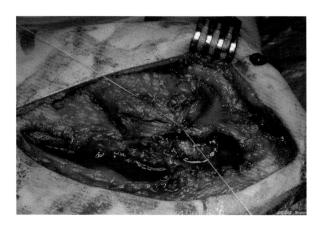

▲ 图 17-16 逐层缝合肌肉

图片由 Children's Orthopaedic Surgery Foundation 提供

- 内收患侧上肢，以评估肩胛骨下降的程度。
- 将肩胛骨下极内侧部分与棘突缝合，以保证关节盂的朝向。
- 修复斜方肌和菱形肌，将其缝合至位置更靠下的棘突处。
  - 非吸收线缝合。
- 将背阔肌覆盖肩胛骨下极，并修复背阔肌。
- 检查肩关节的活动度，使其能够充分外展（图17-17）。
- 逐层缝合（图17-18）。

六、术后护理

- 前臂吊带联合绷带固定3周；再仅行前臂吊带3周，之后即可以进行保护性功能锻炼。
- 6周后完全康复。

七、并发症

- 肩胛骨上极和（或）肩椎骨重新连接。
  - 通常是术中骨膜下切除造成的。
  - 将导致肩关节运动功能丧失，以及高肩胛畸形复发。
- 节段性脊柱融合。
  - 罕见，通常继发于术中显露时，实施了脊柱棘突或骨膜下剥离。
- 运动受限。
  - 可能无法控制，是基于解剖异常的病理现象。
  - 可能继发于肩胛骨前方与肋骨间的纤维瘢痕。
    - 显露操作时要注意软组织分离时的解剖层次。
- 神经血管损伤。
  - 手术中需关注两个结构。
    - 臂丛神经。

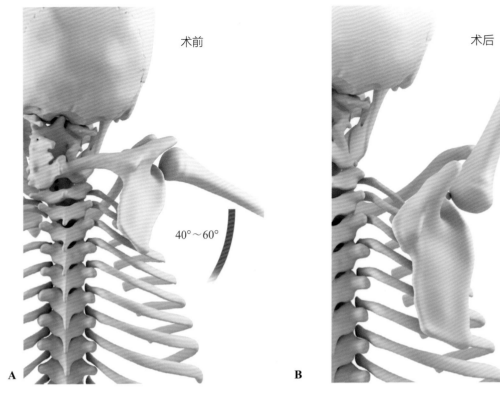

术前

术后

$40° \sim 60°$

$120°$

© COSF, Boston

▲ 图 17-17　从术前（A）到术后（B），肩关节外展情况明显改善

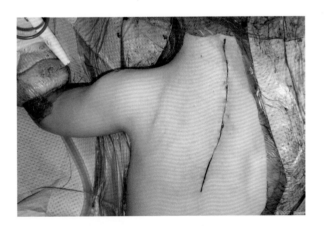

▲ 图 17-18　术后缝合切口

图片由 Children's Orthopaedic Surgery Foundation 提供

◆ 颈椎。
- 如果按照手术步骤中的描述进行操作，这种情况不常见。
 ◆ 避免在肩胛骨重新定位时压迫臂丛神经。
  ➤ 大龄患儿中锁骨粉碎术可以降低其发生风险。
 ◆ 术中神经监测对复杂病例有帮助。

第三篇　髋

Hip

Eduardo N. Novais　著

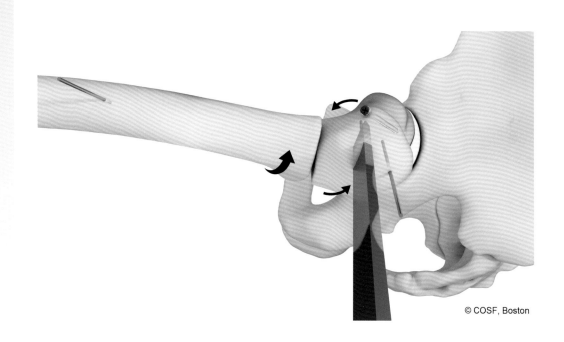

第 18 章 儿童与青少年髋关节疾病的治疗决策

Decision-Making in Pediatric and Adolescent Hip Disorders

Michael B. millis　著

一、概述

发育性髋关节疾病［特别是髋关节发育不良、Legg-Calvé-Perthes 病和股骨骨骺滑脱（slipped capital femoral epiphysis，SCFE）］不仅是导致髋关节短期疼痛和功能障碍的重要原因，也是导致成人后髋关节骨性关节炎（osteoarthritis，OA）最常见的原因。由于青少年患者临床症状不明显，所以治疗指征仍不是很统一，但未经治疗的发育性髋关节疾病的患者，最终 X 线片出现异常的风险很高。

对于发育性髋关节疾病的治疗，儿童骨骺未成熟的发育阶段既是治疗的最佳时期，也是治疗的关键时期，由于初始症状均比较轻微，所以在临床上很难早期诊断部分发育异常，可能随着时间的推移逐渐正常化。例如，在治疗发育性髋关节脱位（developmental dysplasia of the hip，DDH）患者时，建议先观察一段时间，以评估髋关节生长发育的自然进展情况（图 18-1）。然而，在大多数情况下，及时诊断对预后至关重要。发育异常的髋关节在不治疗的情况下力学异常因素很难自行纠正，大部分未经治疗的发育异常的髋关节进行人为干预是有必要的。例如，在骨盆正

位 X 线上通过 Shenton 线是否连续来诊断髋关节半脱位便是干预治疗的指征（图 18-2）。

首先，要掌握髋关节生物力学环境下的解剖成像，在做出最佳决策时，完善的知识体系是至关重要的。其次，外科医生必须能准确判断髋关节是否存在异常、手术治疗、非手术治疗及其预后的相关问题，以便为每个患者制订出最佳治疗方案。该治疗方案还需要患者 / 家属的认同，这就要求医生与患者共同决策为先决条件。需要具备包容、严谨、丰富临床经验的治疗团队做出个体化治疗方案。

二、临床问题分析

（一）病史采集

在治疗过程中，人为因素与物理 / 生物因素一样重要。患者和家属对讲述的内容感兴趣会提供更有价值的疾病信息。建议使用开放式提问的方式，患者及家属有时间进行考虑回答。调查表能确保所有重要的信息都涵盖在内。鼓励患者 / 家属在第一次预约前发送病史小结和想了解的问题，这样得到的病史信息更加可靠有效。

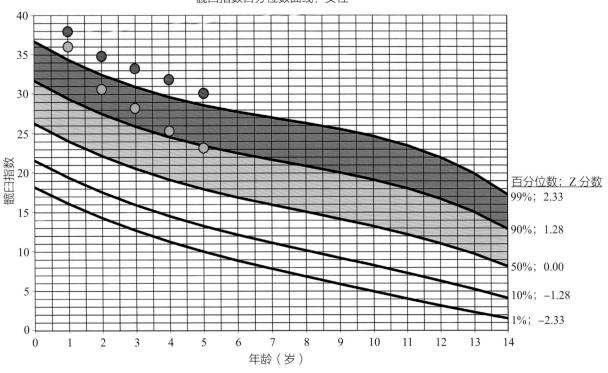

▲ 图 18-1　女性髋臼指数（AI）百分位数曲线

图示各年龄段 90%～99% 异常 AI 的临界值范围。圆点代表髋关节闭合复位时和每年随访时测量的 AI。绿点显示的是完全重塑的髋臼，其测量的 AI 在减小并在之后的几年一直减小，随着时间的推移，在百分位数的差别上也有变化。相比之下，红点显示的是重塑不充分的髋臼。尽管 AI 的绝对数值在减小，但对于每一项测量，数值都处于相同的百分位区域，这代表随着时间的推移，AI 的异常无法纠正（图片由 Children's Orthopaedic Surgery Foundation 提供）

（二）体格检查

体格检查可以对患者的总体情况及髋关节功能进行评估。不同年龄段体格检查的内容也不同。弹进弹出能诱发被遗漏的阳性体征，但可能造成患者的疼痛和不适。先进行体检再进行问诊可以让患者更加放松。在做可能带来患者痛苦的检查时，在做检查前解释检查和操作目的，可以建立患者的信心。必须进行患者姿势与步态的动态评估，并进行详细的测量和记录。

（三）影像学

在没有完整的病史、详细体格检查的情况下，影像学检查是十分必要的，但仅凭影像学检查并不足以做出最佳的治疗决策。应详细收集影像学资料，以进行动态成像评估。软组织在 X 线

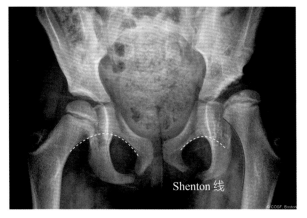

▲ 图 18-2　一名 6 岁女孩的骨盆正位片，该患者在婴儿时期曾因左髋关节脱位接受过切开复位治疗

X 线片显示患者严重的髋臼发育不良，左髋关节的 Shenton 线中段（图片由 Children's Orthopaedic Surgery Foundation 提供）

上不显影。双平面成像是三维成像的有益补充。股骨（蛙式位 /Lauenstein;Dunn）和髋臼（假斜位）侧位图是十分必要的。如果患者负重位髋关

节存在不稳定，外展或屈髋位可以纠正上述不稳定（图 18-3）。

大龄儿童的 CT 成像有助于分析髋关节畸形，扫描应包括整个骨盆以评估髋臼的位置，并通过股骨髁成像来评估前倾角。低剂量 CT 允许在更安全的辐射下进行 3D 重建。最新的软件可以模拟髋臼撞击的情况。

MRI 可以在没有对比剂的情况下很好地显示关节内和关节周围的结构。包括排除炎症、缺血性坏死（avascular necrosis，AVN）和隐匿性肿瘤（如骨样骨瘤）的序列。MRI 也用于评估股骨头血供情况，对于年幼的 DDH 患者或老年的股骨髋臼撞击症（femoroacetabular impingement，FAI）患者非常有用。

动态髋关节超声对评估婴儿髋关节发育不良是有用的。超声可以检测髋关节积液情况。在青少年成熟的髋关节，超声可以显示关节内和关节外是否存在撞击、不稳定。超声还可用于诊断和治疗性注射。

注射对比剂后的增强图像，除了标准的正位和斜位成像外，还可以在多个位置快速成像，对髋关节进行动态评估。在发育接近成熟的髋关节，不需要对比就能获得足够的信息。发育不成熟的髋关节，有较多的软骨性结构，可能需要注射对比剂来优化图像显影。

（四）讨论

制订最佳治疗方案是一系列连续性的过程，而不是一个孤立事件。有些情况十分紧急，如急性 SCFE，则会要求医生尽快做出决策。与患者、家属和所有护理人员的沟通是非常必要的，所有人提供的信息会让我们考虑得更加全面，并使治疗决策更加完善。应该鼓励各方提出自己的想法。建议使用辅助决策的手段，包括教育类的视听节目，患者 / 家属及同事的意见。在共同决策过程中，最终达成共识。治疗完成后需要进行

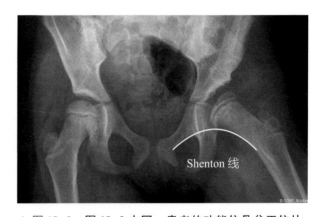

▲ 图 18-3　图 18-2 中同一患者的功能位骨盆正位片，髋关节处于外展和内旋状态（von Rosen 视图）

有时髋关节在外展内旋时股骨头完全复位，Shenton 线连续性恢复（图片由 Children's Orthopaedic Surgery Foundation 提供）

连续的随访。以便获得更多的信息，完善治疗决策。手术方式越多，护理要支持的方面就越多，沟通也就越重要。

三、发育性髋关节疾病共识

（一）髋关节发育不良

- "在治疗结束之前，一切都不会结束！"
- 由于存在复发风险，必须对患有 DDH 的患者进行随访，直至髋关节发育成熟。
- 如果不加以纠正，半脱位是 OA 的高风险因素。
- 切勿在影像学改善的阶段进行手术，因为它可能会持续改善下去。
- 始终以三维方式思考，股骨和髋关节畸形的纠正均很重要。

（二）Legg-Calve-Perthes 病

- 年龄是指导预后的一般指标；年龄越小，预后越好。
- 头部受累百分比是指导预后的一个更好的指标；头部受累越多，不良后果的风险越高。
- 在早期阶段，炎症是主要病理基础。
  - 最主要是限制活动。
  - 滑膜炎症状一旦减轻，建议正常运动。

- 原发畸形为股骨头畸形。
- 治疗的理论依据。
  - 早期：预防畸形。
  - 晚期：矫正畸形。
- 治疗原则。
  - 严谨的力学分析是治疗的基础。
  - 关节内手术对严重的病例可能有一定作用。
  - 外翻与髋臼畸形都需要治疗。

（三）股骨骨骺滑脱

- 即使是轻微 SCFE 导致的畸形，髋关节也会出现 FAI。
- 早期的关节损伤在 SCFE 中很常见，但不一定会发展为有症状的 OA。
- OA 在晚期的患者中很常见，但症状出现的时间不确定。
- 尚无近期关节内手术的长期随访结果。
  - 外科手术风险无统一评估方法。
- 对于稳定性头骺滑脱是否进行切开复位仍无定论。
  - 急性不稳定型头骺滑脱发病一般很急。

- 大部分患者在疾病晚期才能诊断。
- 早期诊断的指征。
  - 高度怀疑。
  - 轻微髋关节疼痛或伴随膝盖疼痛。
  - 内旋过度受限是 SCFE 的早期临床表现。
- 连续 X 线和（或）MRI 可显示轻度 SCFE 或滑膜炎期的病理改变。
- 透亮征可以提供早期骨骺滑脱的证据（图 18-4）。

四、手术策略

（一）基本原则

进行任何外科手术都存在风险，应尽量将短期和长期风险降到最低。所选择的手术治疗方式应该是针对患者、手术治疗团队和具体髋关节情况下的最佳手术方式。

（二）手术规划及准备

一个可靠的"手术计划"是十分重要的。它应该在手术开始前就被设计和确认。正如 20 世

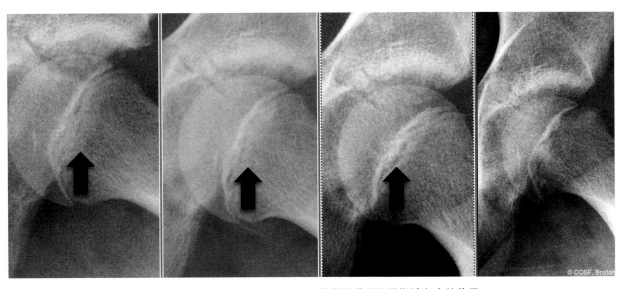

▲ 图 18-4 结节周围透亮征在股骨骨骺滑脱的早期诊断中的作用

连续的股骨近端侧位片，箭指向骨骺，显示相应的干骺端逐渐膨大（结节周围透亮征）（图片由 Children's Orthopaedic Surgery Foundation 提供）

纪末一位伟大的髋关节外科医生 Heinz Wagner 所说："没有计划就是失败的计划。"手术计划不是以医生而是以患者为中心的。它包括对患者治疗的预期、物理治疗、最佳的康复计划。必须准备好手术所需要的设备和影像学资料。确保整个手术团队都清楚手术计划、紧急情况处理措施在内的所有步骤，这是至关重要的。

（三）治疗计划

成功治疗发育性髋关节疾病需要有完善的治疗计划、患者方面的准备、技术熟练的治疗团队和良好的治疗环境。应在手术开始前参考解剖定位以确定手术切口，以及可能影响手术操作的其他问题。商讨术中计划，讨论突发情况下的应对措施。应制订备用计划，并提供手术入路、复位操作和内固定方式及材料。这些在该本矫形外科书的髋关节部分的每一章中都有概述。

五、结论

对于发育性髋关节疾病的治疗，合理的手术决策为恢复功能和改善因发育不良、Perthes 病、SCFE 和其他髋关节生长和发育障碍而受损的髋关节提供了的机会。手术计划是成功治疗不可或缺的一部分。我们需要严格的收集患者信息、仔细分析、共同决策和选择合理的治疗方式。严谨地评估可实现的目标。治疗团队必须以患者为中心。最佳的治疗结果还需要完善的围术期和手术规划。

第 19 章 稳定型股骨头骨骺滑脱

Stable Slipped Capital Femoral Epiphysis

Eduardo N. Novais 著

一、经皮原位固定

（一）手术指征

原位固定是治疗稳定型股骨头骨骺滑脱的主要方法。然而，由于中度和重度稳定型 SCFE 原位固定术后重塑能力较低，并且发生股骨髋臼撞击的风险较高，因此我们倾向于对轻度、稳定型 SCFE 进行原位固定 [1, 2]。经皮原位固定的另一个适应证是预防性治疗单侧 SCFE 患者的对侧髋关节。然而，考虑到相关并发症的潜在风险 [3]，我们认为对侧预防性固定的适应证包括年龄<10 岁的患者、内分泌或代谢紊乱的患者、Y 形软骨未闭合的患者。

（二）替代治疗

- 稳定型 SCFE 需要手术治疗，因为本病的自然病史包括移位加重和与 FAI、软骨损伤和骨关节炎相关的股骨近端严重畸形 [4]。
- 股骨截骨术可在股骨粗隆下水平 [5]，股骨粗隆间水平 [6]，股骨颈基底部 [7, 8]，或使用改良 Dunn 术式到头下水平 [9] 来进行。

（三）器械

- 空心螺钉系统。
  - 虽然可以使用光滑的克氏针和可扩张的螺钉进行原位固定，以允许股骨颈生长，但我们更倾向于使用单枚全螺纹空心螺钉。
- 骨活检针。
  - 经典理论认为，空心螺钉系统中的导丝应徒手从股骨近端干骺端前外侧向骨骺中心推进。然而，我们观察到徒手技术一般操作较困难，因为当我们调整其位置时，导丝会从股骨皮质脱落。我们还发现，当我们试图获得股骨侧位图时，导丝弯曲的风险很高。最后，徒手技术通常会导致多次重新调整穿孔位置，从而增加医源性股骨粗隆下骨折的风险。因此，我们的技术包括应用骨活检针在股骨近端干骺端的前外侧建立螺钉的入钉点。
- 透视手术床（首选）或骨科手术床。
- C 臂透视成像。

（四）手术体位

可使用骨科手术台进行原位固定。然而，我们倾向于在透视手术床上进行手术。患者仰卧于手术台，同侧肩胛骨下衬垫，这有助于在中立内旋位时使下肢伸直。下肢准备好后完全自由下垂。

（五）手术入路

经皮对稳定型轻度 SCFE 进行原位固定。

（六）手术步骤

1. 确定切口位置

• 将 C 臂透视定位在骨盆正位置像（AP），通过将导丝放置在大腿前部，与骨骺中心对齐来标记螺钉的轨迹。

2. 经皮解剖至股骨

• 在大腿的前外侧，按照皮肤标记做一个小切口。

• 我们使用一把长止血钳，通过分离皮下组织和阔筋膜向下解剖到股骨近端的前外侧。

3. 确定螺钉固定装置的入钉点

• 虽然螺钉固定的入钉点可以用导丝来确定，但导丝通常会向前滑动。此外，当股骨近端位于侧位时，存在导丝弯曲的风险。

• 骨活检针是确定入钉点非常有用的工具。我们首先在 AP 视图中入针点（图 19-1）。

• 轻轻扭转和敲击使骨活检针穿透股骨前外侧皮质约 2mm 或 3mm。

• 髋部弯曲，C 臂旋转 45°～60° 至股骨近端侧位相。取得令人满意的股骨外侧成像不需要4 字形位置（屈曲外旋外展）。我们通过只屈曲髋部并旋转 C 臂来实现侧位透视。

• 在 C 臂透视下，可以瞄准侧面投影中的骨骺中心推入骨活检针。通常，我们需要将骨活检针柄朝地面放置，以使针尖稍微向前对准

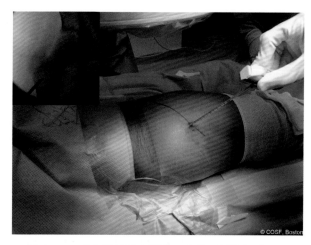

▲ 图 19-1　术中照片显示插入 8 号骨髓活检针（Harvest Terumo BCT，Lakewood Colorado），与先前绘制的皮肤标记一致。左上图显示了相应的术中透视成像
图片由 Children's Orthopaedic Surgery Foundation 提供

骨骺中心（图 19-2）。

• 将 C 臂透视移回 AP 视图，并将髋部固定在伸展位置。通过轻柔扭转和骨锤的敲击使骨活检针进入股骨。

4. 插入导丝、钻孔和放置空心螺钉

• 取下骨活检针套管针，该针可用作软组织引导和对套管系统导丝的保护。使用骨活检针的优势是可以避免在获得侧位片时导丝弯曲。

• 导丝在 AP 位的 C 臂透视下进一步向前推进，然后进行侧位透视（图 19-3）。

• 在正位和侧位视图中，导丝应在骨骺中心穿透生长板。我们通常不建议将导丝置于软骨下骨内，以避免穿透股骨头关节软骨。相反，我们将导丝推进到了骨骺层之外。

• 螺钉的长度是测量的导丝长度加 5mm，因为我们没有将导丝推入软骨下骨。然后使用空心钻。钻孔器在 C 臂透视下小心地钻入骨骺，以避免过度向近端推导丝并刺穿股骨头关节面。

• 取下钻头，通过导丝引入全螺纹空心螺钉。对于 10 岁以下的患者，我们使用 6.5mm 全

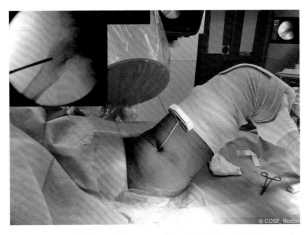

▲ 图 19-2　术中照片显示，当 C 臂投照端旋转 45° 时，髋关节处于中立内旋和弯曲状态，约 45°。左上图显示了侧位图中相应的术中透视成像：骨活检针正确放置，瞄准股骨头中心

图片由 Children's Orthopaedic Surgery Foundation 提供

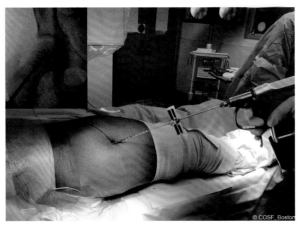

▲ 图 19-3　术中照片显示了通过骨活检针放置套管系统导丝，骨活检针用作软组织保护套管，防止导丝弯曲。在左上图中，相应的透视图显示了穿过活检针的长导丝

图片由 Children's Orthopaedic Surgery Foundation 提供

螺纹空心螺钉。对于 10 岁以上的患者，我们使用 7.3mm 全螺纹空心螺钉（图 19-4）。

- 在伤口闭合之前，必须确保螺钉不会穿透关节面。该入路和取出技术有助于评估螺钉尖端与软骨下骨之间的适当距离。
- 伤口注射局麻药，并用可吸收缝线缝合。

5. 术中注意事项

- 骨骺中应包含有 5 条螺纹。
- 螺钉尖端应距离软骨下骨至少 5mm，以避免螺钉穿透股骨头关节面。值得注意的是，C 臂透视可能低估螺钉尖端到软骨下骨的实际距离。
- 螺钉应置入骨骺中心，避免穿透骨骺边缘。保护骨骺边缘及中心固定可增加螺钉固定的稳定性。相反，螺钉穿透骨骺边缘可能导致螺钉周围透亮，增加螺钉失效和断裂的风险。
- 中度或重度 SCFE 的原位固定需要特别注意避免螺钉穿透关节面。通过注射对比剂（碘氟醇）可以评估螺钉是否穿透关节面。如果关节造影提示螺钉穿透关节面，需要拔出或

更换螺钉。

（七）术后护理

- 对于轻度、稳定型 SCFE，我们建议术后至少 6 周使用拐杖进行无负重行走。然后停止使用拐杖，并计划在术后 3 个月再次进行正位、侧位 X 线检查。完全恢复活动的时间取决于愈合情况；但是，至少 6 个月内不允许参加体育活动，有时长达 1 年。我们常规测量血清维生素 D 水平，因为低水平维生素 D 可能会延迟原位固定后 SCFE 的愈合[10]。
- 由于 FAI 的风险，我们建议患者随访至骨骼成熟。对于单侧 SCFE，我们建议在原位固定后的第 1 年每 3 个月进行一次常规随访，然后在第 2 年每年进行两次随访。
- 进行对侧固定的决定取决于患者的年龄、Y 形软骨愈合情况、相关的疾病，以及未受累股骨的形态[11]。肥胖和年轻患者骨骺后倾增加，骨骺向上延伸减少，其发生 SCFE 的风险更高[12-14]。尽管存在高度争议，我们倾向于监测单侧 SCFE 患者的对侧髋关节，以避

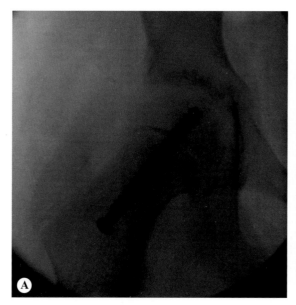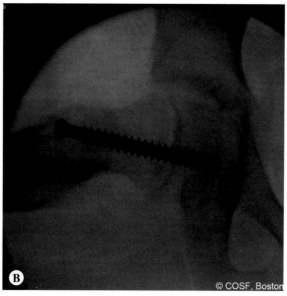

▲ 图 19-4　术中最后一次 C 臂透视显示了螺钉在股骨头中心的最佳位置，其中有 5 条螺纹穿过骨骺
A. 正位图；B. 轴位图（图片由 Children's Orthopaedic Surgery Foundation 提供）

免医源性并发症的发生。

• 随访时需进行正位和侧位 X 线检查。我们特别注意骨骺边缘区域周围的透光性，所谓的结节周围透亮征是对侧髋部 SCFE 的早期放射学征象 [15]。当临床怀疑可能性较高，但放射学检查未显示滑脱迹象时，应进行髋部 MRI 以检查关节周围水肿情况 [16]。

（八）结果

对于轻度畸形的患者，原位固定具有良好的长期效果；然而，随着畸形的增加，继发于 cam-FAI 的髋关节骨性关节炎的风险更高 [17-19]。软骨损伤是由于干骺端撞击髋臼缘造成的。在中度和重度不稳定 SCFE 中，畸形的重塑减少而导致干骺端隆起，使其进入关节并损伤软骨（包括撞击类型）[20]，原位克氏针固定可在短期内稳定干骺端，缓解症状。然而，畸形的严重程度不太可能允许完全重塑，FAI 将长期存在，发生关节软骨损伤和骨关节炎的可能性较高 [18, 19, 21]。因此，治疗中度和重度 SCFE，传统上通常通过单独原位克氏针固定进行，密切监测出现 FAI 症状的患

者，并通过股骨近端截骨术进一步治疗。然而，我们支持对中度和重度 SCFE 畸形进行急诊手术矫正。

（九）并发症

1. 螺钉断裂

螺钉断裂是轻度 SCFE 固定后的罕见并发症。螺钉可能因生长板的延迟愈合和持续不稳定而断裂。建议进行维生素 D 检测，维生素 D 水平低的患者应补充维生素 D，因为髋部有延迟愈合的风险。此外，应避免螺钉穿透骨骺边缘，因为这会降低螺钉固定的稳定性。

2. 螺钉穿透关节面

通过股骨头穿出的螺钉与髋关节软骨溶解有关。因此，患者必须在外科医生确认螺钉不会穿透股骨头关节面进入关节的情况下离开手术室。

3. 股骨头坏死

虽然很少发生，但理论上螺钉尖端周围存在局灶性骨坏死的风险，我们认为这与热坏死有关。为了避免局灶性热坏死，外科医生应在空心

钻穿透生长板之前将其取出，以清除骨碎片，并冲洗钻孔以降低其温度。

4. 原位固定后滑脱进展

轻度 SCFE 固定后滑脱进展很少见，但中度和重度 SCFE 原位固定发生该风险可能性较高。螺钉不应穿过骨骺边缘进而穿透骨骺，因为它可能会降低旋转稳定性[22]。如果生长板广泛移位，中度和重度 SCFE 可行 2 枚螺钉固定。2 枚螺钉固定的原因是骨骺边缘与畸形较严重的干骺端没有接触。我们提出的 SCFE 旋转机制分类系统可以识别有进展风险的Ⅲ期滑脱的潜在不稳定性[23]。

5. 转子下骨折

如果尝试放置螺钉治疗 SCFE 时出现多处穿孔，极有可能发生转子下骨折。为了避免这种并发症，外科医生应尽量避免反复改变螺钉入钉点。此外，螺钉入钉点应靠近小转子，以减少股骨的应力。

6. 螺钉撞击

空心螺钉若放置在股骨颈前表面，过度内侧和近端，会撞击髋臼边缘伴髋臼屈曲，导致髋臼软骨和外侧盂唇损伤。将螺钉放置在股骨粗隆间的远端可以避免螺钉撞击。对于中度和重度 SCFE，操作有些困难，但外科医生应尝试建立一个比前部更外侧的入钉点以避免螺钉撞击。

二、股骨粗隆间截骨术治疗中、重度 SCFE 和滑脱后畸形

（一）手术指征

我们首选的矫正滑脱后畸形的技术是 Imhauser 所描述的用于屈曲和旋转的转子间截骨术[6, 24]。尽管一些作者建议在截骨过程中通过外翻调整进行额外的矫正，但 SCFE 相关的畸形是股骨近端后倾而没有内翻畸形，这可以通过转子

间截骨的屈曲部分进行矫正。

（二）替代治疗

- 股骨转子下截骨术[5]。
- 股骨颈基底截骨术[7, 8]。
- 股骨颈截骨术[25, 26]。
- 改良 Dunn 术式（外科脱位手术的入路）[27]。

（三）术中设备

- 可透视手术台。
- C 臂透视机。
- 成人股骨近端内翻钢板系统。
- 骨科切开复位内固定（open reduction and internal fixation，ORIF）手术包和工具。

（四）体位

对于股骨粗隆间截骨术，患者可以仰卧于靠近手术台边缘的位置，并在骨盆下方放置衬垫以抬高股骨近端（图 19-5）。然而，我更习惯在患者侧卧位进行截骨术，以便于控制截骨端，特别是在肥胖青少年中。对同侧半骨盆和下肢进行预处理，并使其自由下垂。

（五）手术入路

股骨外侧入路，在大转子顶部做纵向切口。切开皮下组织显露阔筋膜。阔筋膜与皮肤切口一并切开，股外侧肌拉向前方。在近端，横向剥离股外侧肌止点至股中间肌水平，使大转子和干骺端连接处充分显露（图 19-6）。外侧股肌向内侧和远端缩回，显露整个股骨近端。在计划截骨的区域纵向切开股骨骨膜（图 19-7）。

（六）手术步骤

1. 确定截骨水平和角钢板插入点

- C 臂透视下，在计划截骨术水平（股骨粗隆间区域，小转子上方）垂直于股骨干长轴钻

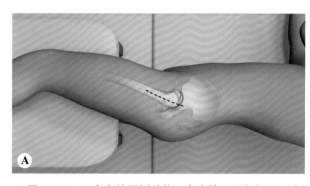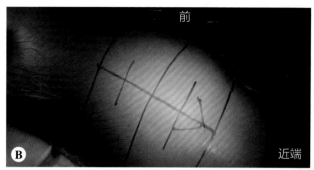

▲ 图 19-5　**A.** 患者处于侧卧位，在大转子顶部标记一个纵向切口，用于股骨粗隆间截骨术治疗中度或重度股骨头骨骺滑脱（黑色虚线）；**B.** 皮肤切口的术中照片

图片由 Children's Orthopaedic Surgery Foundation 提供

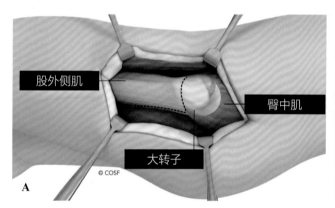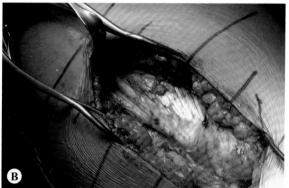

▲ 图 19-6　**A.** 大转子近端的显露和臀大肌、臀中肌和股外侧肌的识别，一条黑色虚线标记了股外侧肌从大转子处剥离，在闭合过程中留下一个用于缝合的残端；**B.** 显示股骨外侧入路深层显露的术中照片

图片由 Children's Orthopaedic Surgery Foundation 提供

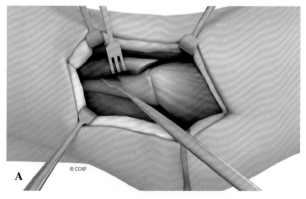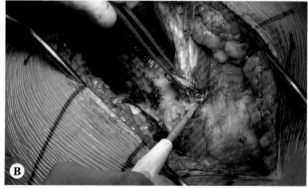

▲ 图 19-7　**A.** 股外侧肌横向分离至股中间肌水平，股外侧肌筋膜纵向切开，股外侧肌拉向前方；**B.** 术中照片显示股外侧肌从止点处切断

图片由 Children's Orthopaedic Surgery Foundation 提供

入克氏针。

- 角钢板导丝穿过大转子的底部，垂直于股骨干的长轴，并平行于第一根导丝。在 AP 视图中，导丝应正好对准股骨距的近端，在侧位图中，导丝应对准股骨颈的中心。角钢板近端从插入点到截骨端的距离约为 2cm 或 2.5cm，具体取决于钢板制造商。

2. 角钢板系统

- 在 C 臂透视引导下，将角钢板近端插入导丝的正下方。使用干骺端套筒确定角度（图 19-8）。如果导套与骨干对齐，则矢状面不能进行矫正。骨凿向前成角：当截骨远端屈曲时，套筒导向和骨凿的前成角使截骨近端对齐，这是 SCFE 畸形矫正的目标。在矢状面上骨凿的角度是由股骨骨骺和股骨颈之间倾斜的严重程度决定的。体格检查有助于确定矫正量，这是通过髋关节中立位旋转时屈曲受限角度来评估的。屈曲畸形的矫正通常在 30°～40°。

- 在 C 臂引导下小心打入骨凿。一个关键技术点是将骨凿打入 30mm，然后在进一步推进之前退出骨凿，以避免骨凿卡住。重新打入骨凿，当骨凿距离股骨距内侧皮质约 5mm 时停止。在打入骨凿后，应测量钢板近端组件的适当长度。此时，建议将骨凿向后拉 10～15mm，以便于截骨术后取出骨凿。

3. 建立旋转校正的参考

- 在进行股骨截骨术之前，为旋转矫正建立参考是至关重要的。我们在股骨远端髁上区域，通过大转子在骨凿插入物附近放置 1 根克氏针，在截骨远端放置 1 根克氏针。另一种监测旋转矫正的方法是用摆锯在前方皮质上画一条线。

- 轴面畸形的矫正（后倾）可通过术前检查和包括髋关节、膝关节在内的轴位成像来估计。术后目标是在髋关节屈曲 90° 的情况下

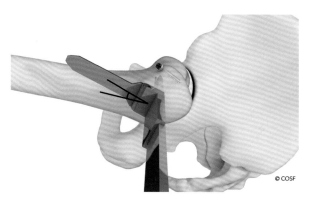

▲ 图 19-8　插入一根垂直于股骨干长轴的导丝。对于非空心的系统，空心骨凿通过导丝插入或略低于导丝插入。由干骺端套筒引导器计算骨凿角度。如果导套与骨干对齐，则矢状面得不到矫正。如图所示（黑线），套筒导向的前成角使截骨近端伸直，而截骨远端屈曲，这是股骨骨骺滑脱矫正的目标。如果在 SCFE 出现时进行了股骨截骨手术，那么应该计划用空心螺钉固定骨骺。螺钉置于股骨颈前方，对准股骨头中心，避免与角钢板冲突

图片由 Children's Orthopaedic Surgery Foundation 提供

获得至少 15° 的内旋。

4. 进行股骨转子间横向截骨术

虽然截骨术可以进行楔形截骨，但我们更倾向于采用横向截骨，因为横向截骨不会缩短下肢，而且在技术上更容易实现（图 19-9）。截骨术垂直于股骨骨干长轴进行，同时在 2 个 Crego 或 Hohmann 牵开器保护股骨骨膜。截骨术应在冲洗下用摆动锯进行，以避免热坏死。

5. 截骨固定术

截骨后，用大持骨钳控制截骨近端，小心取出骨凿。在股骨近端与骨凿隧道相一致的位置插入 90° 角钢板。固定钢板后，将截骨近端维持在伸展状态，截骨远端复位并轻微前移（图 19-10）。根据术前设计将截骨远端内旋。使用加压技术将钢板固定到截骨远端上（图 19-11）。在截骨近端拧入另一枚螺钉，刚好在角钢板近端的远端，以增强固定。C 臂透视成像证实钢板固定确切。

将股外侧肌重新缝合到其止点上，逐层缝合切口。

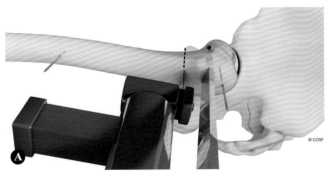
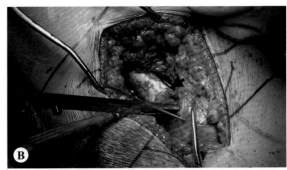

▲ 图 19-9　A. 图示横截骨，垂直于股骨干长轴平行于角钢板近端，用摆锯进行操作。截骨前，重要的是在截骨近端和远端分别打入 1 根克氏针，以监测旋转矫正。另一种监测旋转矫正的方法是用摆锯在股骨前皮质画出一条线。B. 术中照片显示转子间横截骨（黑箭）

图片由 Children's Orthopaedic Surgery Foundation 提供

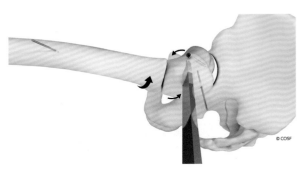

▲ 图 19-10　图示截骨术后，截骨端对齐以获得计划的矫正

截骨近端伸直，将钢板与截骨远端对齐。将截骨远端内旋，而截骨近端外旋（图片由 Children's Orthopaedic Surgery Foundation 提供）

（七）术后护理

术后，建议患者在术后的前 8 周使用拐杖部分负重（图 19-12）。在使用拐杖的情况下，负重会提前 4 周，通常在术后 3 个月左右，有足够的愈合时间，可以在不使用拐杖的情况下继续负重。建议在术后 4 周固定期间使用阿司匹林预防血栓形成。

（八）并发症

股骨粗隆间截骨术的并发症与股骨内固定失效、延迟愈合和股骨头软骨溶解有关。从长期来看，约 60% 接受 Imhauser 截骨术治疗的严重 SCFE 患者没有骨关节炎的症状或影像学征象[28]。

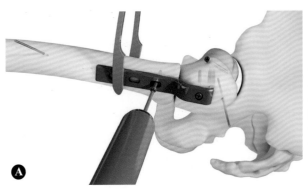
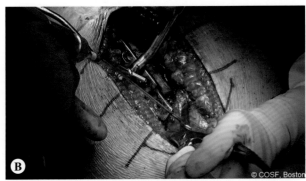

▲ 图 19-11　图示 90° 的角钢板近端板插入股骨近端，与骨刀的隧道一致

可以在股骨近端角钢板的远端插入一颗额外的螺钉，以加强固定。钢板固定于截骨近端后，参照克氏针调整钢板与截骨远端对齐旋转。将钢板固定在截骨远端（图片由 Children's Orthopaedic Surgery Foundation 提供）

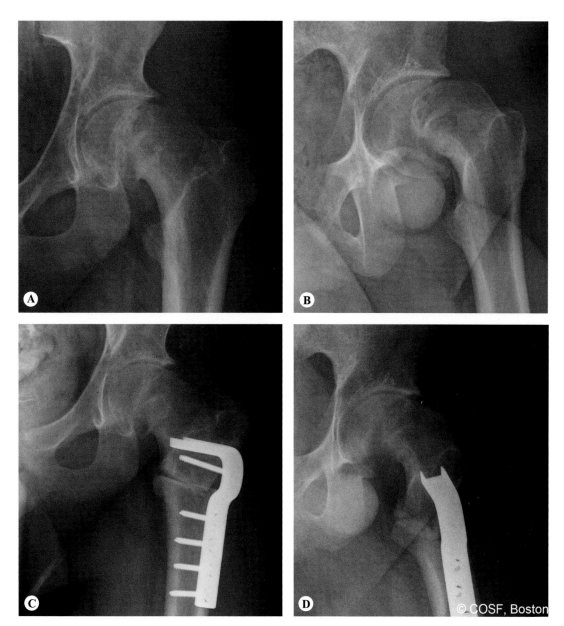

▲ 图 19-12　一名 17 岁男性因严重跛行和慢性髋关节疼痛约 1 年就诊

术前股骨正位（A）和侧位（B）影像显示严重的股骨头骨骺滑脱畸形。由于 SCFE 的严重程度限制了患者弯曲髋关节甚至系鞋带的能力，因此进行了股骨粗隆间截骨术。术后左髋关节的正位（C）和侧位（D）影像显示股骨近端解剖结构有所改善。检查显示髋关节屈曲 90°，内旋 5°～10°（图片由 Children's Orthopaedic Surgery Foundation 提供）

参考文献

[1] Wylie JD, Novais EN. Evolving understanding of and treatment approaches to slipped capital femoral epiphysis. *Curr Rev Musculoskelet Med.* 2019;12(2):213-219.

[2] Millis MB, Novais EN. In situ fixation for slipped femoral epiphysis: perspectives in 2011. *J Bone Joint Surg Am.* 2011;93(suppl 2):46-51.

[3] Sankar WN, Novais EN, Lee C, Al-Omari AA, Choi PD,

Shore BJ. What are the risks of prophylactic pinning to prevent contralateral slipped capital femoral epiphysis? *Clin Orthop Relat Res.* 2013;471(7):2118-2123.

[4] Novais EN Millis MB. Slipped capital femoral epiphysis: prevalence, pathogenesis, and natural history. *Clin Orthop Relat Res.* 2012;470(12):3432-3438.

[5] Southwick WO. Osteotomy through the lesser trochanter

for slipped capital femoral epiphysis. *J Bone Joint Surg Am.* 1967;49(5):807-835.

[6] Imhauser G. Late results of Imhauser's osteotomy for slipped capital femoral epiphysis (author's transl). Article in German. *Z Orthop Ihre Grenzgeb.* 1977;115(5):716-725.

[7] Barmada R, Bruch RF, Gimbel JS, Ray RD. Base of the neck extracapsular osteotomy for correction of deformity in slipped capital femoral epiphysis. *Clin Orthop Relat Res.* 1978;132:98-101.

[8] Kramer WG, Craig WA, Noel S. Compensating osteotomy at the base of the femoral neck for slipped capital femoral epiphysis. *J Bone Joint Surg Am.* 1976;58(6):796-800.

[9] Novais EN, Hill MK, Carry PM, Heare TC, Sink EL. Modified Dunn procedure is superior to in situ pinning for short-term clinical and radiographic improvement in severe stable SCFE. *Clin Orthop Relat Res.* 2015;473(6):2108-2117.

[10] Judd J, Welch R, Clarke A, Reading IC, Clarke NM. Vitamin D deficiency in slipped upper femoral epiphysis: time to physeal fusion. *J Pediatr Orthop.* 2016;36(3):247-252.

[11] Kocher MS, Bishop JA, Hresko MT, Millis MB, Kim YJ, Kasser JR. Prophylactic pinning of the contralateral hip after unilateral slipped capital femoral epiphysis. *J Bone Joint Surg Am.* 2004;86(12):2658-2665.

[12] Morris WZ, Liu RW, Marshall DC, Maranho DA, Novais EN. Capital femoral epiphyseal cupping and extension may Be protective in slipped capital femoral epiphysis: a dual-center matching cohort study. *J Pediatr Orthop.* 2020;40(7):334-339.

[13] Maranho DA, Ferrer MG, Kim YJ, Miller PE, Novais EN. Predicting risk of contralateral slip in unilateral slipped capital femoral epiphysis: posterior epiphyseal tilt increases and superior epiphyseal extension reduces risk. *J Bone Joint Surg Am.* 2019;101(3):209-217.

[14] Nasreddine AY, Heyworth BE, Zurakowski D, Kocher MS. A reduction in body mass index lowers risk for bilateral slipped capital femoral epiphysis. *Clin Orthop Relat Res.* 2013;471(7):2137-2144.

[15] Maranho DA, Miller PE, Novais EN. The peritubercle lucency sign is a common and early radiographic finding in slipped capital femoral epiphysis. *J Pediatr Orthop.* 2018;38(7):e371-e376.

[16] Maranho DA, Bixby SD, Miller PE, et al. What is the accuracy and reliability of the peritubercle lucency sign on radiographs for early diagnosis of slipped capital femoral epiphysis compared with MRI as the gold standard? *Clin*

Orthop Relat Res. 2020;478(5):1049-1059.

[17] Leunig M, Horowitz K, Ganz R. Femoroacetabular impingement after slipped capital femoral epiphysis. Does slip severity predict clinical symptoms? Dodds et al. J Pediatr Orthop. 2009 september; volume 29: number 6. *J Pediatr Orthop.* 2011;31(1):6.

[18] Abraham E, Gonzalez MH, Pratap S, Amirouche F, Atluri P, Simon P. Clinical implications of anatomical wear characteristics in slipped capital femoral epiphysis and primary osteoarthritis. *J Pediatr Orthop.* 2007;27(7):788-795.

[19] Helgesson L, Johansson PK, Aurell Y, Tiderius CJ, Karrholm J, Riad J. Early osteoarthritis after slipped capital femoral epiphysis. *Acta Orthop.* 2018;89(2):222-228.

[20] Rab GT. The geometry of slipped capital femoral epiphysis: implications for movement, impingement, and corrective osteotomy. *J Pediatr Orthop.* 1999;19(4):419-424.

[21] Carney BT, Weinstein SL, Noble J. Long-term follow-up of slipped capital femoral epiphysis. *J Bone Joint Surg Am.* 1991;73(5):667-674.

[22] Morris WZ, Riccio AI, Podeszwa DA, et al. The point of epiphyseal penetration affects rotational stability of screw fixation in slipped capital femoral epiphysis: a biomechanical study. *J Orthop Res.* 2020;38(12):2634-2639.

[23] Maranho DA, Bixby S, Miller PE, Novais EN. A novel classification system for slipped capital femoral epiphysis based on the radiographic relationship of the epiphyseal tubercle and the metaphyseal socket. *JBJS Open Access.* 2019;4(4):e0033.

[24] Diab M, Hresko MT, Millis MB. Intertrochanteric versus subcapital osteotomy in slipped capital femoral epiphysis. *Clin Orthop Relat Res.* 2004;427:204-212.

[25] Dunn DM. The treatment of adolescent slipping of the upper femoral epiphysis. *J Bone Joint Surg Br.* 1964;46:621-629.

[26] Fish JB. Cuneiform osteotomy of the femoral neck in the treatment of slipped capital femoral epiphysis. *J Bone Joint Surg Am.* 1984;66(8):1153-1168.

[27] Leunig M, Slongo T, Kleinschmidt M, Ganz R. Subcapital correction osteotomy in slipped capital femoral epiphysis by means of surgical hip dislocation. *Oper Orthop Traumatol.* 2007;19(4):389-410.

[28] Schai PA, Exner GU, Hansch O. Prevention of secondary coxarthrosis in slipped capital femoral epiphysis: a long-term follow-up study after corrective intertrochanteric osteotomy. *J Pediatr Orthop B.* 1996;5(3):135-143.

第 20 章　婴幼儿及儿童髋关节发育不良

Developmental Dysplasia of the Hip, Infant, Toddler, Child

Travis Matheney　著

一、闭合复位

（一）手术指征

- 18 月龄以下髋关节发育不良或完全脱位的患者，经保守或支具治疗失败的病例。

（二）麻醉方式

- 静脉麻醉 + 神经阻滞。
- 如果行内收肌切断术，可辅助局部麻醉。

（三）所需设备

- 可透视手术床。
- 透视仪器。
- 关节造影工具。
  - 可注射用无菌盐水。
  - 对比剂与可注射无菌盐水以 50 ∶ 50 比例混合。
  - 连接到生理盐水和对比剂的静脉输液装置。
    - 在透视时进行注射和位置检查，同时将手放在图像之外。
- 石膏床。

- 腰麻针。
- 辅助人员。
- 术中超声仪。

（四）麻醉深度检查

- 肌松完全。
- 进行 Ortolani 和 Barlow 征检查。
- 评估"安全区"的角度，髋关节内收及外展至少 25° 时髋关节不出现脱位现象（角度越大越稳定）。

（五）关节造影

- 麻醉状态下进行。
- 腹股沟处进行无菌消毒。
- 扎入腰麻针，方向指向同侧腋窝。
- 在脱位的髋关节中，可从髋臼下方将穿刺针扎入髋臼之内（图 20-1）。
  - 如果穿刺针不在髋关节之内，当注射对比剂时，对比剂将不会在髋臼内理想扩散。
- 在半脱位或髋臼发育不良的患者中，屈髋状态下于股骨颈近端下方进针。
- 石膏固定后，如果怀疑髋关节的位置不佳，

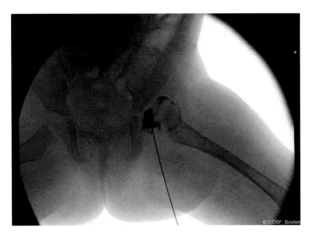

▲ 图 20-1　左髋关节半脱位关节造影图像

图片由 Children's Orthopaedic Surgery Foundation 提供

可将石膏在腹股沟处进行开窗，无菌消毒后，可以在石膏中再次进行关节造影（图 20-2 ）。

（六）术中增强超声检查

- 超声可在术中用于评估髋关节复位及对比剂灌注情况。
- 在石膏固定前及石膏固定后评估髋关节复位情况（图 20-3 至图 20-5 ）。
- 一般采集横截面图像[1]。
- 股骨近端灌注情况可通过静脉造影进行评估。
  - 灌注程度可分为"良好""部分减少"或"明显减少"。
  - 作为复位效果评估一个方法，建议在尝试复位之前和石膏固定之后均进行超声评估（图 20-6 和图 20-7 ）。
- 初步数据表明，灌注减少与股骨近端生长障碍（proximal femoral growth disturbance，PFGD）密切相关。
- 该操作需要事先与放射科进行沟通，并具备合适的超声仪和静脉对比剂。

（七）定位

- 可透视手术床。

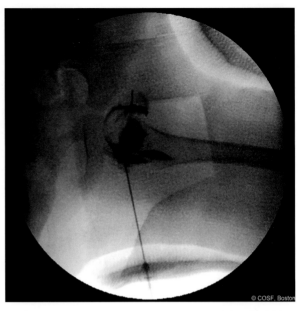

▲ 图 20-2　通过石膏腹股沟处开口进行髋关节造影图像，以确认石膏固定后的股骨头位置

图片由 Children's Orthopaedic Surgery Foundation 提供

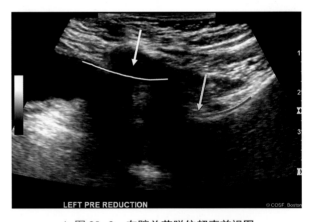

▲ 图 20-3　左髋关节脱位超声前视图

白线 / 白箭表示髋臼前缘，红线 / 黄箭表示股骨颈前缘（图片由 Children's Orthopaedic Surgery Foundation 提供）

- 如果是单侧髋关节脱位，透视机器应在患侧髋关节的对侧。
- 如果石膏床可以透视，可以在复位后立即进行石膏固定，并且随时进行透视检查。

（八）石膏操作步骤

- 缠裹棉衬。
- 髋关节屈曲外展时在大转子后方适当施加压

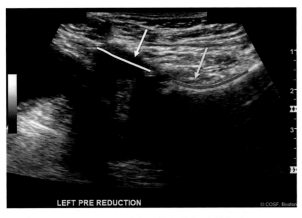

▲ 图 20-4　左髋关节复位超声前视图

白线 / 白箭表示髋臼前缘，红线 / 黄箭表示股骨颈前部（图片由 Children's Orthopaedic Surgery Foundation 提供）

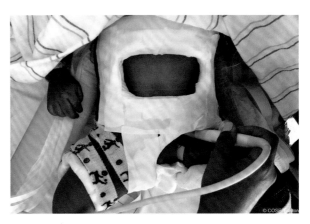

▲ 图 20-5　石膏固定后超声前视图

对石膏进行开窗，可将超声探头置于患儿髋部（图片由 Children's Orthopaedic Surgery Foundation 提供）

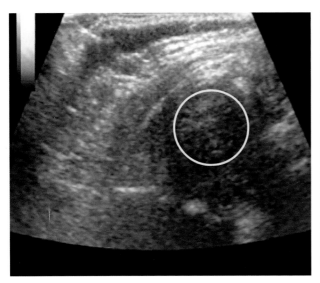

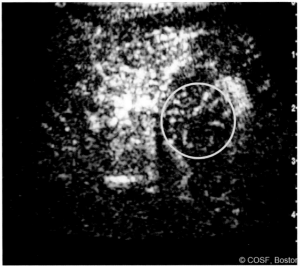

▲ 图 20-6　闭合复位前增强超声图像

左侧为灰度图像，右侧为并行对比度成像。如图中圆圈所示，所有血管组织的对比度都会增强（图片由 Children's Orthopaedic Surgery Foundation 提供）

力可增加髋关节稳定性。

- 评估髋关节稳定时从内收到外展的复位"安全区"，理想情况下安全区大于 25°。

  - 如果安全区很小，内收肌明显紧张，可考虑切断或延长内收长肌，以改善安全区角度。

  - 该操作可以通过使用 15 号或 11 号刀片经皮完成，也可以在内收长肌上方切 1.5cm 横向切口完成。

- 我们首选棉网或玻璃纤维石膏固定，也可选用普通石膏固定。

  - 一个好的石膏铸型是成功的一半。

  - 石膏铸型贴附程度一定要好。

    ◆ 髂嵴。

    ◆ 注意大转子处不要过度受压，因为这可能会导致压力诱导的股骨头缺血坏死。

    ◆ 坐骨结节。

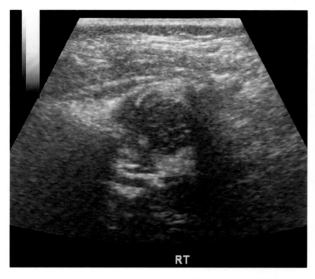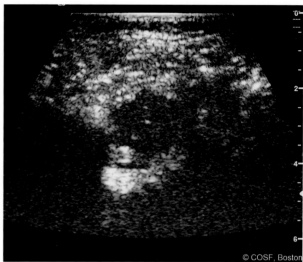

▲ 图 20-7　闭合复位后增强超声图像，灌注明显减少
图片由 Children's Orthopaedic Surgery Foundation 提供

- 术中进行骨盆正位和髂骨斜位（Judet）X 线检查，与术后临床成像进行比较（图 20-8 和图 20-9）。

（九）术后护理

- 培训患者及家属术后康复和管型石膏护理

方法。

- 大转子后方松紧度适宜。
- 术后 10～14 天内进行复查 X 线，判断股骨头在石膏内是否移位。
- 预计石膏固定总时间为 3 个月。
- 4～6 周在手术室更换石膏，3 个月后在门诊

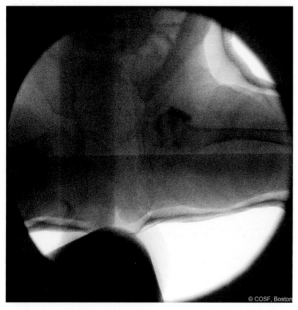

▲ 图 20-8　复位后的骨盆正位 X 线片，关节造影有助于确认复位情况
图片由 Children's Orthopaedic Surgery Foundation 提供

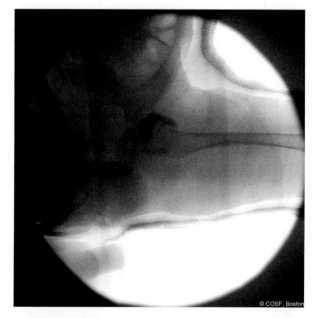

▲ 图 20-9　复位后的髂骨斜位 Judet X 线片，同样有助于确认复位情况
图片由 Children's Orthopaedic Surgery Foundation 提供

去除石膏。

- 拆除石膏后是否佩戴支具由外科医生习惯决定。
  - 如果持续存在髋关节不稳定或髋臼发育不良，建议使用外展支具。

（十）术后影像

- 石膏术后建议即刻行 X 线检查，以确认麻醉苏醒后髋关节复位情况。
- CT 和 MRI 都可被用于确认石膏内的髋关节复位情况。
- 有证据表明，股骨头充盈信号降低或髋关节外展 > 60° 与股骨近端发育不良 PFGD 成正相关 [2]（图 20-10 和图 20-11）。
  - 如果出现全股骨头充盈降低，应重新评估髋关节外展角度、大转子后方塑形压力、维持复位的相关困难因素。
  - 如果存在上述相关因素中的任何一个，应考虑重新更换合适石膏或者行切开复位术。

（十一）并发症

- 再次脱位。
  - 应重视石膏固定前髋关节稳定性的评估和稳定复位后"安全区"的大小。
  - 过硬的石膏铸型技术是保持复位的关键。
    - 应避免通过增加大转子后方压力进行复位或维持复位；如果需要在大转子后方保持很大的压力来维持复位，则建议切开复位，并切除髋臼横韧带及肥大的圆韧带，切除内下方多余关节囊（图 20-12）。
- 与石膏相关的皮肤激惹或卡压。
- PFGD。
  - 发生率在 5%～50%。
  - 与以上并发症相关的风险因素。

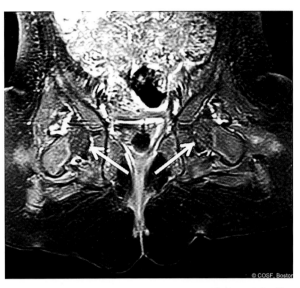

▲ 图 20-10　术后增强 MRI 显示双侧股骨骨骺对称（箭）
图片由 Children's Orthopaedic Surgery Foundation 提供

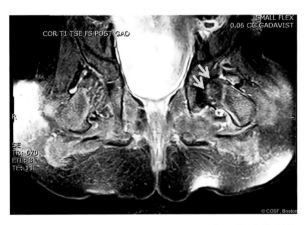

▲ 图 20-11　术后对比增强 MRI 显示左股骨头骨骺整体充盈信号降低（箭），与图 20-7 中的股骨头骨骺信号一致
图片由 Children's Orthopaedic Surgery Foundation 提供

二、切开复位

（一）手术指征

- 闭合复位失败。
- 手术时年龄 > 18 月龄。
- 需要进行截骨术的患者。
  - 高位脱位的患者一般需要进行股骨近端截骨术。
  - 髋臼不匹配的患者需进行骨盆截骨术。

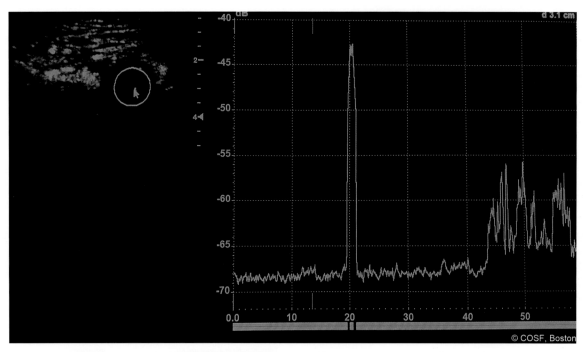

▲ 图 20-12　闭合复位后股骨头骨骺灌注时间 – 强度曲线分析，低灌注在复位后明显改善
图片由 Children's Orthopaedic Surgery Foundation 提供

◆ 尽可能改善股骨头覆盖和包容率。

（二）麻醉

- 骶管麻醉可解决大部分的手术操作。
- 如果需要行截骨术，硬膜外置管可解决术后疼痛问题。

（三）器械

- 头灯。
- 与患者年龄、身高相关的放大镜。
- 截骨器械。
  - 2.7mm 或 3.5mm 的钢板内固定器械。
  - 用于骨盆截骨的薄骨刀或摆锯。
- 术中透视机器。
- 可透视手术床。

（四）麻醉深度检查

- 麻醉下检查并评估将股骨头复位于髋臼内的困难程度。

- 决定是否行单纯内收长肌延长或切断或行股骨缩短来维持髋关节稳定。

（五）关节造影

- 一旦无法实现闭合复位，一般无须行关节造影。
- 在切开复位的患者中，关节造影有助于术者更精准地判断髋关节稳定性，以及是否达到同心圆复位。
- 将少量对比剂注入切开的关节囊中，可以判断复位后髋关节的情况（图 20-13）。

（六）术中超声造影

- 复位前超声造影（contrast-enhanced ultrasound, CEUS）可以提供股骨头骨骺灌注的基本情况。
- 一旦行切开复位，由于关节囊内进入气体而使超声评估髋关节复位和灌注情况的特异性降低。

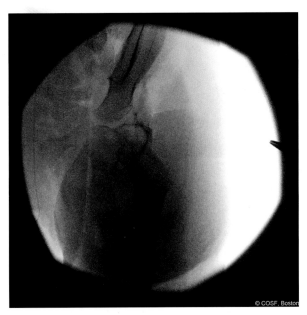

▲ 图 20-13　切开复位并将对比剂注入左侧髋关节的骨盆正位片，以确认复位后髋关节情况
图片由 Children's Orthopaedic Surgery Foundation 提供

- 通过在髋关节切口内注入温生理盐水，并在闭合前排空空气，可以改善超声对髋关节复位的评估。
- 如果髋关节内空气完全排出，超声造影可以进一步评估复位后股骨骨骺的灌注情况。

（七）定位

- 定位方式取决于手术为单侧或双侧、手术方式和采取何种截骨术。
- 手术入路。
  - 内侧入路。
    - 如果是双侧手术，将生殖器上用浸有碘伏的黏性纱布覆盖，与手术区域隔离。
    - 手术切口部位不应被碘伏纱布覆盖。
    - 如果需要进行截骨术，建议行前方手术入路。
  - 前方入路。
    - 单侧手术时，在手术侧下方垫一条小卷毛巾，双侧手术时，横跨两侧髋关

节垫毛巾卷。
- 截骨。
  - 单侧手术，在手术侧的前方放置毛巾垫。
  - 双侧手术，无论是髋部后方垫毛巾垫，还是抬高整个躯干，均可以避免股骨近端在截骨时不受手术床限制。

（八）手术入路

- 内侧入路。
  - 以长收肌为中心，腹股沟皱襞以远 1cm 处取横切口。
  - 切开长收肌腱鞘，在止点处分离并以可吸收线缝合标记，于止点以远切断长收肌。
  - 标记闭孔近端的闭孔神经和闭孔动脉前支。
  - 分离耻骨附近的齿状肌和股动脉之间的间隙，确定旋股内侧动脉（medial femoral circumflex artery，MFCA）位置。
    - 注意：在高度脱位的患者中，MFCA 位置通常比正常位置更靠近近端。
  - 在梨状肌后方，避免损伤梨状肌和短收肌之间的 MFCA。
    - 由于高度脱位和明显的内收肌挛缩，齿状肌也可以从分支的止点处松解。
  - 用小止血钳或直角夹钳仔细分离 MFCA 和内侧关节囊，然后用环形橡胶圈保护 MFCA（图 20-14）。
  - 可以在 MFCA 远端较深处触及少量脂肪组织覆盖的小粗隆。
  - 用小型"花生米"（一种棉质颗粒状剥离物）清除覆盖在髂腰肌腱鞘上的脂肪，快速切开腱鞘，于止点处切断髂腰肌。
  - 事先标记的闭孔神经和闭孔血管有助于确定闭孔的外侧缘，从而确定髋关节的内侧缘。

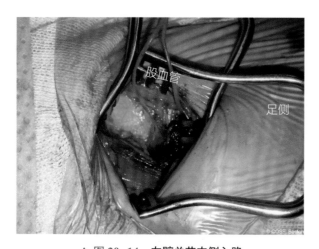

▲ 图 20-14　左髋关节内侧入路

标记后 T 形切开关节囊，环形橡胶圈保护旋股内侧动脉（图片由 Children's Orthopaedic Surgery Foundation 提供）

- 沿股骨颈 T 形切开关节囊，显露髋臼边缘和盂唇。
- 关节囊 T 形切开后，在关节囊内插入一个直角夹钳，以方便向远端延伸切开关节囊，然后沿颈方向延伸切开关节囊。
  - ◆ 关节囊切开延伸至 MFCA 以远。为了安全地继续切开关节囊，从关节上取下止血钳，在 MFCA 下方由远及近置入直角钳，使用止血钳小心分离血管近端，直到直角钳尖端到达已切开关节囊的近端部分，旋转直角钳，使直角钳尖端指向小转子的远端，轻轻打开直角钳；这种情况下可以安全地继续将关节囊切开术延伸至小转子。
  - ◆ 注意：髋关节复位后，如果髋关节仍然感觉不稳定或没有达到你认为可靠的程度，重新检查以上关节囊切开操作，以确保所有步骤均已完成。
- T 形切开关节囊至髋臼边缘，切断髋臼后内侧的髋臼横韧带（transverse acetabular ligament，TAL）和前外侧内翻的盂唇，甚至可切断部分臀小肌。

- 前侧入路。
  - 髂腹股沟切口位于髂嵴远端约 1cm 处，从髂前下棘延伸至髂前上棘近端约 3cm 处。
  - 将腹外斜肌从髂嵴骨膜上剥离。
  - 将阔筋膜张肌（tensor fascia latae，TFL）从髂前上剥离，剥离时尽量偏向外侧，远离中线，尽可能避开股外侧皮神经。
  - 将 TFL 拉向外侧，确定股直肌直头、反折头起止点。
  - 切开髂骨嵴，沿着髂骨外板骨膜下剥离。
  - 标记股直肌反折头，用小的钝头止血钳或小骨膜剥离子沿臀肌下方行髂骨外板骨膜剥离。
  - 在臀小肌下方、股直肌反折头和关节囊上方行髂骨外侧剥离。
  - 使用直角钳挑起股直肌直头及反折头，在起止点切断，显露关节囊前方直至股骨颈底。
  - 在髂骨侧和前内侧关节囊之间进行分离，完整显露关节囊。
  - 屈曲髋关节，于股骨颈前方 T 形切开关节囊。
  - 使用直角钳插入已切开的关节囊，先向股骨颈基底部延伸切开，再向盂唇近端延伸切开，此时可获得一个非常好的术野。
  - T 形切开关节囊后，沿髋臼内缘，在 TAL 内侧，T 形切开方向指向 10 点钟方向（图 20-15）。
    - ◆ 注意：如果股骨头可复位，会简化 T 形切开关节囊的过程。
    - ◆ 注意：如果关节 T 形切开后不能完全覆盖髋关节后方，那么可以实现的关节囊切开范围将受到限制。

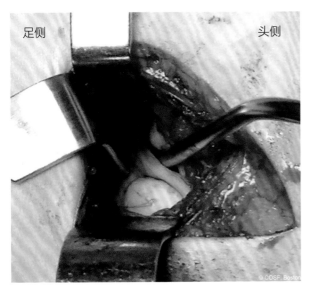

足侧　　　　　　　　　　　　　　头侧

▲ 图 20-15　左侧髋关节前方入路

可见股骨头和宽大的圆韧带，盂唇内翻于髋臼内（图片由 Children's Orthopaedic Surgery Foundation 提供）

（九）手术技巧

- 内侧入路复位。
  - 通过 TAL 找到圆韧带（ligamentum teres，LT），用可吸收线标记后切断。
  - 放射状切断 TAL。
  - 使用大头咬骨钳清除髋臼内的脂肪组织。
  - 将股骨头复位于髋臼之内。
    - ◆ 注意：该步骤可通过常规切牵拉韧带来实现。
  - 一旦复位，即可评估髋关节稳定性及安全区。
  - 术中使用细而尖无菌多普勒超声探头评估 MFCA 的通畅性。
  - 由于切口内和股骨骨骺周围的空气，此时 CEUS 具有一定的挑战性；因此，在进行 CEUS 操作时，必须用温生理盐水填充关节和切口，以排出所有空气。
  - 复位满意后，使用可吸收缝线将 LT 缝合到 TAL 外的骨膜上，然后切除多余的 LT。
  - 为了防止关节囊再次挛缩，关节囊不予

缝合。
  - 长收肌断端置于止点附近，通常不予缝合。
  - 一名外科医生将髋关节维持于复位状态，逐层缝合切口，可吸收线缝合加压包扎。
  - 我们首选棉网或玻璃纤维石膏固定，也可选用普通石膏固定。
  - 石膏铸型贴附程度一定要好。
    - ◆ 髂嵴。
    - ◆ 注意大转子处不要过度受压，因为这可能会导致压力诱导的股骨头缺血坏死。
    - ◆ 坐骨结节。
  - 术中进行骨盆正位和髂骨斜位 X 线检查，与术后临床成像进行比较。
  - 如果担心再次发生半脱位，建议进行关节造影。
  - 可以对石膏进行开窗处理，使超声探头能够在石膏前方接触到髋关节，可以在石膏内进行超声定位、评估和 CEUS。
- 前方入路复位。
  - 找到 LT，从股骨头附着点切断，然后用可吸收缝合线进行标记。
  - 将股骨头脱出于髋臼之外，使用大头咬骨钳清除髋关节内脂肪组织。
  - 根据关节囊内 LT 的位置确定 TAL 的位置。
  - 放射状切开 TAL，并在髋臼止点处切断 LT。
  - 将股骨头复位于髋臼之内，评估髋关节稳定性及安全区角度。
  - 通过内旋髋关节及关节囊切开时的暂时性标记线缝合关节囊。
  - 缝合关节囊后再次评估复位情况。
    - ◆ 注意：关节囊缝合过紧可能导致过度内收和反复性后方不稳定。

- 复位满意后，后方关节囊缝合至盂唇，从前向后缝合关节囊。
  - ◆ 注意：先将所有缝线穿过切开关节囊的两端，然后按顺序打结，这有助于关节囊的缝合。
  - ◆ 注意：如果计划行骨盆截骨术，建议在截骨术后再行关节囊缝合术。
- 前方关节囊可以松弛地缝合于髋臼后缘顶部。
- 如前所述，在切口和关节充满温盐水的情况下，可以再次从前方用 CEUS 评估髋关节灌注情况。
- 髂骨嵴用可吸收缝线间断缝合，一名外科医生将髋关节维持于复位状态，逐层缝合切口，可吸收线缝合加压包扎。
- 我们首选棉网或玻璃纤维石膏固定，也可选用普通石膏固定。
- 石膏铸型贴附程度一定要好。
  - ◆ 髂嵴。
  - ◆ 注意大转子处不要过度受压，因为这可能会导致压力诱导的股骨头缺血坏死。
  - ◆ 坐骨结节。
- 术中进行骨盆正位和髂骨斜位 X 线检查，与术后临床成像进行比较（图 20-8 和图 20-9）。
- 如果担心再次发生半脱位，建议进行关节造影。
- 可以对石膏进行开窗处理，使超声探头能够在石膏前方接触到髋关节，可以在石膏内进行超声定位、评估和 CEUS。

（十）截骨

- 股骨截骨。
  - 股骨近端外侧入路。
  - 分离髂胫束（iliotibial band，ITB）并将股外侧肌从后侧拉向前方，显露股骨骨膜，切开骨膜显露股骨外侧。
  - 计算好角度，将四孔角钢板至于股骨外侧。
    - ◆ 注意：钢板远端必须贴附。
  - 松弛地固定近端螺钉，固定近端后钢板仍可围绕骨干进行旋转。
  - 显露截骨部位，横行截断股骨。
  - 进行二次截骨术，按术前计划行股骨短缩截骨。
    - ◆ 注意：如果计划进行骨盆截骨术，二次截骨所获得的骨块应予以保留。
  - 拧紧近端螺钉，将钢板置于股骨外侧，贴敷良好后复位截骨端，拧紧截骨端远端螺钉。
    - ◆ 注意：如果术前计划减少股骨前倾角，可以通过外旋截骨端远端来实现减少前倾角的目的（外旋角度通过术前测量计算），截骨端远端外旋后复位截骨端固定远端螺钉。旋转角度的大小可以通过股骨上刻痕的位移量来量化。
  - 缩短截骨的同时可联合内翻截骨术。
    - ◆ 在前倾角明显增大和高度脱位的患者中经常需要行内翻截骨（图 20-16）。
  - 可吸收缝线分层缝合髂胫束及阔筋膜张肌、皮下组织和皮肤。
- 骨盆截骨。
  - 手术入路详见上文。
    - ◆ 如果进行 Salter 骨盆截骨术，沿髂骨内外板骨膜下继续剥离至坐骨大切迹。
    - ◆ 如果进行 Dega 骨盆截骨术，沿髂骨外板骨膜下剥离至坐骨大切迹。
  - Salter 骨盆截骨术。
    - ◆ 将钝性软组织保护器分别从髂骨内外

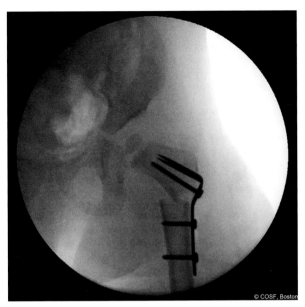

▲ 图 20-16　左侧髋关节的前后位 X 线片

股骨行缩短、内翻截骨（图片由 Children's Orthopaedic Surgery Foundation 提供）

侧放入坐骨大切迹。

◆ 将线锯通过软组织保护器穿过坐骨大切迹入口，进行髂骨截骨术。

◆ 使用巾钳夹持截骨远向外牵拉并进行适当旋转，增加股骨头覆盖率。

    ➤ 有时截骨端会产生侧向移位。

◆ 用摆锯从截骨近端的髂骨前方取大小适宜楔形骨块。

◆ 将楔形骨块置于截骨端，在透视下用 2 枚或 3 枚螺纹克氏针固定。

◆ 在髂骨表面剪断克氏针并折弯针尾，闭合髂骨骨骺，埋于皮下，便于在更换管型石膏时移除（图 20-17）。

◆ 切口闭合步骤详见上文。

− Dega 骨盆截骨术。

◆ 手术入路详见上文。

◆ 沿髂骨外板骨膜下剥离进入坐骨大切迹，将钝性软组织保护器放入坐骨大切迹。

◆ 在透视引导下，使用弧形和特殊直弯薄骨刀，在髂骨外板从髂前下棘开始截骨直至坐骨大切迹后方，完成髂外板截骨术。

    ➤ 对于严重髋臼发育不良的患者，截骨平面必须尽量远离髋臼。

◆ 在骨盆正位片上截骨方向应指向 Y 形软骨外侧。

    ➤ 为截骨端提供更好的铰链作用。

    ➤ 尽量避免截骨时截通髂骨内板。

◆ 将截骨端向下压，减小髋臼容积，改善股骨头同心圆复位。

◆ 截骨端嵌入骨块，可以使用股骨短缩

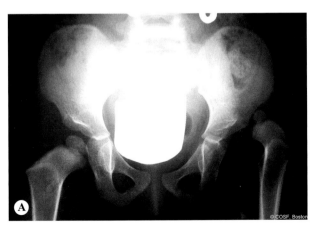
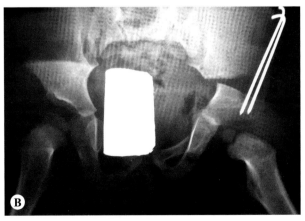

▲ 图 20-17　术前（A）及术后（B）骨盆正位 X 线片，左侧髋关节行切开复位和 Salter 骨盆截骨术

图片由 Children's Orthopaedic Surgery Foundation 提供

时截除的自体骨块，也可使用自体髂骨楔形骨块、同种异体髂骨骨块或自体腓骨骨块。

◆ 伤口闭合详见"前路切开复位术"。

（十一）术后护理

- 教会患者和家属康复锻炼方式和管型石膏护理注意事项。
- 大转子后方松紧度适宜。
- 术后 10～14 天复查 X 线，以确保股骨头在石膏内无脱位。
- 髋人字石膏固定 3 个月。
- 4～6 周在手术室更换石膏，3 个月后在门诊去除石膏。
  - 如果是 Salter 骨盆截骨术的患者，则在更换石膏时移除克氏针。
- 术后是否佩戴支具由外科医生的习惯决定。
  - 如果担心持续不稳定或发育不良，使用外展夹板可能是有益的。

（十二）术后影像

- CT 和 MRI 都可被用于确认石膏内的髋关节复位情况。
  - 如果有金属植入物，建议首选 CT 检查。
- 是否建议使用 MRI 评估切开复位术后股骨头灌注情况仍存在争议。
  - 使用 MRI 评估切开复位术后股骨头灌注情况主要由于髋关节外展＞60° 与 PFGD 存在高度相关性。
- 石膏外固定后，在术中或病房也可以使用超声来评估髋关节复位情况。

（十三）并发症

- 见闭合复位并发症。
- 切口裂开。
  - Salter 骨盆截骨术后克氏针埋入深度要适

宜，露出髂骨骨突即可，埋入太深不便于移除，埋入太浅，可出现皮肤激惹甚至顶破皮肤。

- 神经血管损伤。
  - 内侧入路时注意保护 MFCA。
  - 使用钝性软组织保护器保护坐骨切迹内容物。

三、管型石膏注意事项

- 术者进行主要操作，需 1～2 名熟练石膏操作的助手协助。
  - 所有人分工明确，各司其职。
  - 助手按照指示操作，不要触摸其他任何东西。
- 通过有效固定髂嵴、坐骨结节和大转子来维持髋关节和骨盆的稳定。
  - 这些部位石膏必须贴附良好。
  - 在缠裹石膏之前在躯体上缠裹一层防水棉衬，腹部前方放置大小适宜的棉垫，防止缠裹石膏时胸部和腹部过紧。
- 石膏床。
  - 石膏床的骶骨支撑板不应阻挡腹股沟区石膏缠裹，此处石膏必须覆盖坐骨结节。
  - 如果石膏台的骶骨支撑板太宽，建议修改石膏床，使用可压缩的支撑带（图 20-18）。
- 为了更好地支撑臀部，臀部后方垫衬 4～5 层石膏夹板，无须在两腿之间增加横杆。夹板放置方法如下。
  - 从髂嵴前方斜形穿过腹股沟，跨越坐骨结节上方，止于髂后上棘后方。
    ◆ 对于年龄较小或者髋关节非常不稳定的患者，建议腹股沟夹板从髂嵴前方横跨对侧坐骨结节呈"交叉状"，尽量确保内侧石膏的稳定性（图 20-19）。

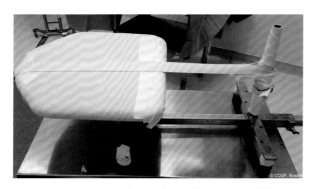

▲ 图 20-18　髋人字石膏床，配有臀部支撑带

骨盆尽量靠下，防止骨盆在缠裹石膏时发生位移（图片由 Children's Orthopaedic Surgery Foundation 提供）

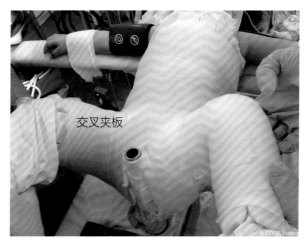

▲ 图 20-19　半腿双髋人字石膏

玻璃纤维夹板在腹股沟处呈交叉状，覆盖右侧腹股沟内侧大部分（图片由 Children's Orthopaedic Surgery Foundation 提供）

    – 石膏在大转子处反复横向加固（图 20-20）。
- 腹股沟处石膏开窗不宜过小。
  - 石膏应该尽量覆盖坐骨结节，以尽量避免患者在石膏中移动臀部和骨盆。
  - 根据情况修剪石膏，但石膏修剪后再进行加强会比较困难。
  - 如果腹股沟及胸部石膏开窗较小，尿液和粪便会流入石膏内部，而不是流出石膏外部。
- 石膏床必须平整（图 20-21）。
  - 石膏完成后，应保证背部区域平坦。避免由于石膏不平坦造成的突起而引起患者的不适，并且还会降低石膏对臀部和骨盆的固定作用。
- 开窗。
  - 腹部开窗，一般建议露出肚脐。
  - 会阴前方及后方开窗（图 20-22）。
    ◆ 可延伸至髋关节前方，便于进行超声检查评估股骨头灌注情况。
    ➤ 由于髂嵴和坐骨结节处连接稳固，所以开窗不会影响髋关节稳定性。

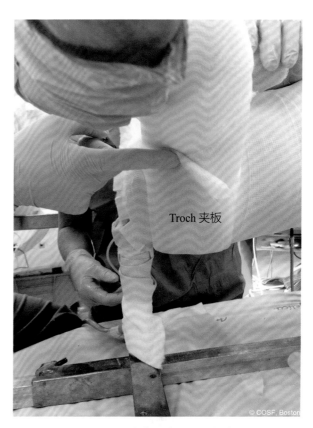

▲ 图 20-20　石膏在大转子处反复横向加固

图片由 Children's Orthopaedic Surgery Foundation 提供

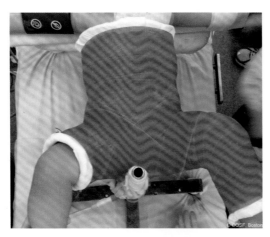

▲ 图 20-21　石膏完成

平整的石膏床有助于石膏缠裹

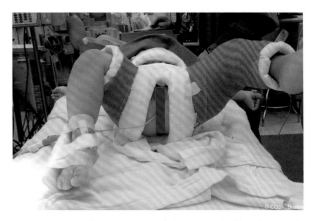

▲ 图 20-22　腹股沟处开口变窄，尽量覆盖（左侧）患侧坐骨结节

图片由 Children's Orthopaedic Surgery Foundation 提供

参考文献

[1] Beek F, Nievelstein RJ, Pruijs H, de Jong PA, Sakkers RJB. Transinguinal sonographic determination of the position of the femoral head after reposition and follow-up in a spica cast. *Pediatr Radiol*. 2010;40:1794-1799.

[2] Tiderius C, Jaramillo D, Connolly S, et al. Post-closed reduction perfusion magnetic resonance imaging as a predictor of avascular necrosis in developmental hip dysplasia. *J Pediatr Orthop*. 2009;29:14-20.

第 21 章　青少年和青年成人髋关节发育不良
Adolescent and Young Adult Hip Dysplasia

Young-Jo Kim　著

一、髋臼周围截骨术

- 保留外展肌的手术入路。
- 保留股直肌的前方入路。
- 坐骨截骨术。
- 耻骨上支截骨术。
- 髂骨后柱截骨。
- 旋转髋臼。
- 术中活动范围评估。
- 前路关节切开及股骨成形术。

（一）手术适应证

- 影响日常生活的严重症状。
- 髋臼发育不良。
  - Wiberg 外侧 CE 角<20°。
  - Tönnis 角>10°。
  - 前侧 CE 角<20°。
- 相对适应证。
  - 韧带松弛、关节囊缺损和股骨过度前倾所致轻度不稳定。
  - 髋臼整体覆盖过度或髋臼后倾所致的髋臼撞击。

（二）手术设备

- 透视手术床。
- C 臂。
- 自体血液回输器。

（三）麻醉下的体格检查

- 患侧髋关节最大屈曲角度。
- 患侧髋关节屈曲 90° 时的髋关节内旋角度。
- 髋臼发育不良矫形术时前、外侧覆盖率增加时患髋的屈曲和内旋将会减少。
- 手术前需要检查髋关节活动范围以确定矫形的程度。

（四）体位

- 患者仰卧，患侧髋部周围铺无菌巾。
- 尽可能减少腰椎前凸。如果存在髋关节屈曲挛缩，在对侧肢体下放置一个毛巾卷，以最大限度地减少骨盆倾斜（图 21-1）。

（五）手术入路

- 髂腹股沟切口皮肤切口做标记：从髂骨下 1cm 开始，至越过髋关节前侧画线以上

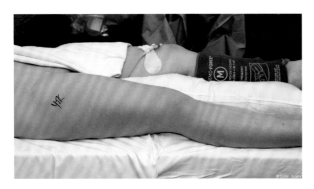

▲ 图 21-1　仰卧时骨盆呈前倾状，通过在对侧臀部下面垫一条毛巾卷来抵消

图片由 Children's Orthopaedic Surgery Foundation 提供

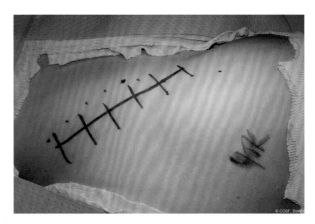

▲ 图 21-2　手术切口从髂嵴下方近端约 1cm 处开始标记

在远端，通过屈髋和触摸阔筋膜张肌 - 缝匠肌间隙来估计髋关节的中心。切口正好位于髋关节中心阔筋膜张肌 - 缝匠肌间隙的内侧（图片由 Children's Orthopaedic Surgery Foundation 提供）

1～2cm（图 21-2）。

- 切开皮肤，并通过腹外斜肌及臀中肌表面筋膜向下快速剥离。
- 沿外侧切开腹外斜肌筋膜，剥离髂骨骨膜上方的肌肉（图 21-3）。
- 从髂前上棘（anterior superior iliac spine，ASIS）向远端和外侧以大约 30° 的角度切开阔筋膜张肌（图 21-4）。
- 通过阔筋膜张肌肌膜向下解剖至股直肌肌腱（图 21-5）。
- 从髂骨骨膜下掀起髂肌。
- 用骨刀剥离髂前上棘（图 21-6）。
- 在内侧的间隙由内侧直接切开股直肌头部，髂前下棘向下剥离至关节囊（图 21-7）。注意保护旋股外侧动脉，不要在旋股外侧血管远端进行操作。
- 于内侧找到髂腰肌腱鞘，然后轻轻分离髂骨关节囊周围肌肉向下延伸至关节囊（图 21-8）。
- 用组织剪在髂腰肌腱和关节囊之间间隙剪开，并将剪刀向下滑移到坐骨（图 21-9）。

二、技术步骤

（一）坐骨截骨术

- 通过长拉钩进入腰大肌间隙，显露坐骨。

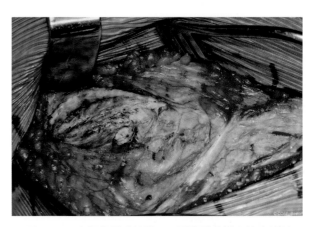

▲ 图 21-3　在保留骨膜的情况下剥离髂骨嵴上的腹外斜肌

图片由 Children's Orthopaedic Surgery Foundation 提供

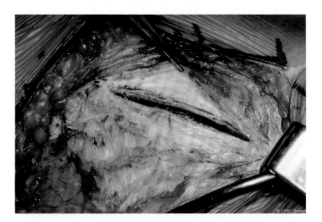

▲ 图 21-4　分离阔筋膜张肌，向下解剖至股直肌筋膜。该入路应注意保护股外侧皮神经

图片由 Children's Orthopaedic Surgery Foundation 提供

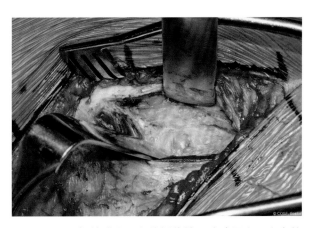

▲ 图 21-5　阔筋膜张肌向外侧收缩，清除股直肌上方的脂肪直至筋膜层

图片由 Children's Orthopaedic Surgery Foundation 提供

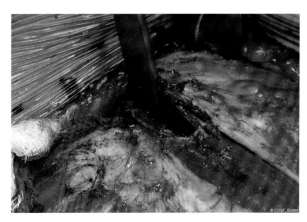

▲ 图 21-6　用骨刀剥离髂前上棘

剥离时保留大约 5mm 厚的骨片，可以让腹股沟韧带和缝匠肌向内侧收缩(图片由 Children's Orthopaedic Surgery Foundation 提供)

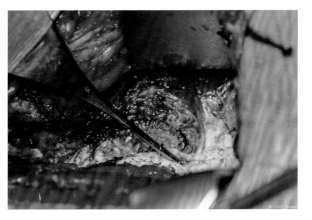

▲ 图 21-7　进行保留股直肌入路时，髂腰肌从股直肌附着点的内侧剥离（用布巾钳子固定）。髂骨关节囊附着在髂前下棘远端。分离该附着点将使髂骨关节囊从髋关节前方回缩

图片由 Children's Orthopaedic Surgery Foundation 提供

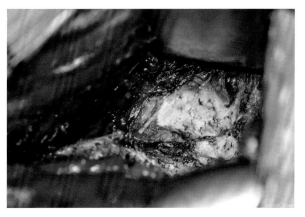

▲ 图 21-8　髂腰肌腱向内侧收缩，可以看到腰大肌与关节囊之间的间隙

图片由 Children's Orthopaedic Surgery Foundation 提供

- 透视骨盆正位，验证拉钩是否在髋臼下方的凹槽中。
- 将拉钩向前提起，将狭窄的 Ganz 骨刀向下滑动到坐骨，然后将骨刀置于坐骨下方。
- 透视检查 Ganz 骨刀在正位片上的位置（图 21-10)。
- 使用 Ganz 截骨术跨越内侧皮质向内侧坐骨截骨，需截断皮质（图 21-11)。
- 将 Ganz 骨刀向外移动，每次移动骨刀宽度的一半，并截断皮质。每次移动骨刀时，都要用透视检查位置。
- 当到达坐骨外侧皮质时，确保用 Ganz 骨刀劈开外侧皮质（图 21-12)。
- 突破外侧皮质，然后将透视转至 45°～50° 倾斜方向透视（图 21-13)。在这个位置，把坐骨分成 1/3～1/2 宽度（图 21-14)。
- 此时可以向内移动 Ganz 骨刀，以验证坐骨截骨端的深度。

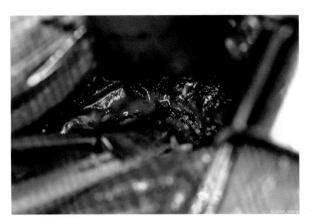

▲ 图 21-9　用组织剪在关节囊和髂腰肌腱之间进行解剖

这个间隙将被用来进行坐骨截骨（图片由 Children's Orthopaedic Surgery Foundation 提供）

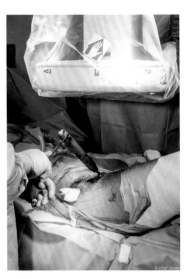

▲ 图 21-10　透视验证 Ganz 骨刀在坐骨上的位置

图片由 Children's Orthopaedic Surgery Foundation 提供

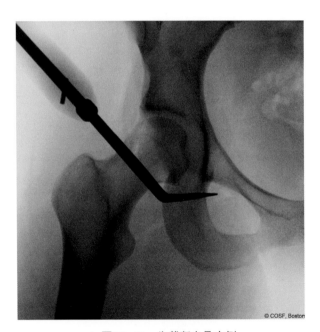

▲ 图 21-11　先截断坐骨内侧

骨刀位于泪滴的远侧，截断坐骨的内侧皮质（图片由 Children's Orthopaedic Surgery Foundation 提供）

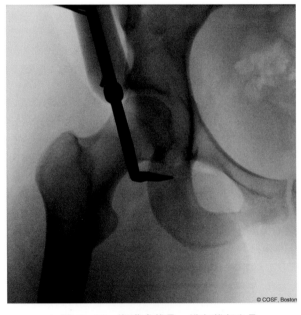

▲ 图 21-12　渐进式截骨，横向截断坐骨

只有一半宽度的骨刀被横向移动，以确保截骨端是连续的（图片由 Children's Orthopaedic Surgery Foundation 提供）

（二）耻骨截骨术

- 屈髋时髂腰肌处于松弛状态，将髂腰肌腱拉向内侧露出耻骨（图 21-15）。
- 剥离骨膜显露髂耻隆突（图 21-16）。
- 用 Lane 剥离子将耻骨前后左右的骨膜分离，显露闭孔。
- 将髂耻骨隆突处骨膜从耻骨由近及远剥离（图 21-17）。
- 用神经保护拉钩将耻骨周围的软组织分离，然后将丝线置于闭孔。
- 丝线可以接触到闭孔内侧拉钩的两端。

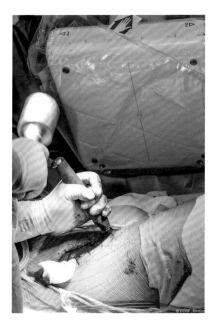

▲ 图 21-13 一旦坐骨截骨端到达外侧皮质，C 臂倾斜 45° 以检查坐骨截骨端的深度

图片由 Children's Orthopaedic Surgery Foundation 提供

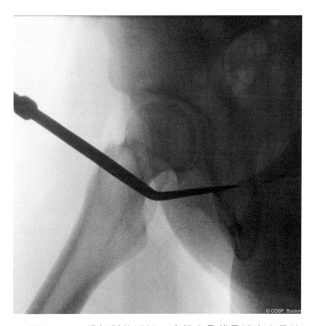

▲ 图 21-14 进行斜位透视，确保坐骨截骨端为坐骨的 1/3 ～ 1/2 宽度

图片由 Children's Orthopaedic Surgery Foundation 提供

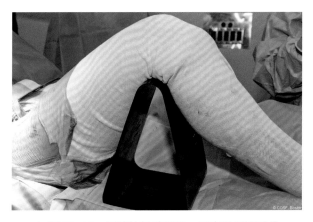

▲ 图 21-15 屈髋放松髂腰肌，更容易显露耻骨

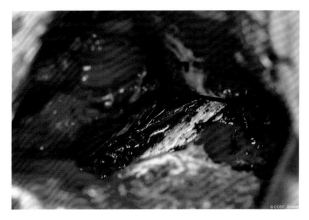

▲ 图 21-16 将髂腰肌拉向内侧，沿耻骨上方边缘剥离骨膜

图片由 Children's Orthopaedic Surgery Foundation 提供

- 将丝线夹持于止血钳上，由近及远从耻骨下方通过（图 21-18）。
- 在确认牵拉丝线时没有刺激闭孔神经后，用丝线将线锯传递绕过耻骨（图 21-19）。
- 将线锯由近及远横跨耻骨（图 21-20）。使线锯截骨时尽可能垂直于耻骨的轴线。

（三）髂骨截骨术

- 在髂前上棘远端的外展肌上方开一小骨窗

（图 21-21）。
- 在骨窗内放置一个狭长的 Hohmann 拉钩，在 50° 斜视面上获得透视图像，以评估髂骨截骨面和髋关节之间骨质厚度（图 21-22）。该厚度至少需要 2～3cm，髂骨截骨方向指向坐骨神经切迹的上端。
- 使用摆锯首先进行髂骨内侧壁截骨，截骨深

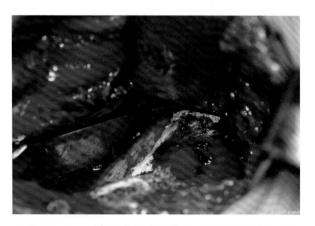

▲ 图 21-17　剥离四方体表面骨质，将剥离子放入闭孔骨质与骨膜之间

一旦显露闭孔内侧，术者就剥离耻骨顶部的骨膜（图片由 Children's Orthopaedic Surgery Foundation 提供）

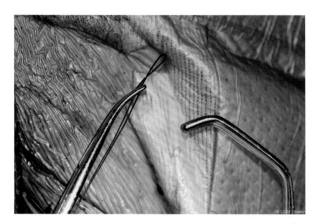

▲ 图 21-18　将丝线夹持于止血钳上，由近及远从耻骨下方通过

图片由 Children's Orthopaedic Surgery Foundation 提供

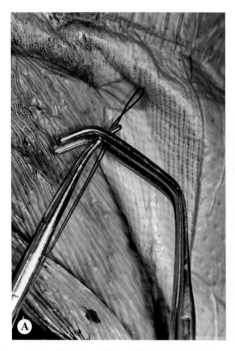

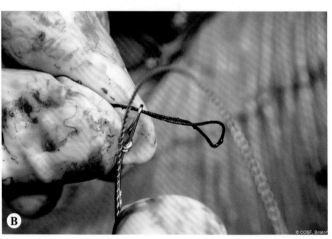

▲ 图 21-19　使用止血钳（A）将丝线绕过耻骨后，牵拉丝线，检查是否有闭孔神经卡压症状。将丝线缠绕于线锯上（B），再将线锯绕过耻骨周围

图片由 Children's Orthopaedic Surgery Foundation 提供

度至髂骨内侧壁 1cm 处。再在使用 Hohmann 拉钩保护外展肌的同时，将髂骨外侧壁截断（图 21-23）。

（四）后柱截骨术

- 使用 3/4 英寸（1.905cm）的直骨刀，从髂骨切口边缘分离显露后柱（图 21-24）。

- 确保在 50° 斜视图中使用透视图像验证后柱截骨方向。建议在透视下实时检测后柱截骨过程。

- 进行后柱截骨时，一定使骨刀远端在骨盆内侧壁内侧。确保骨刀在后柱内侧皮质内进行

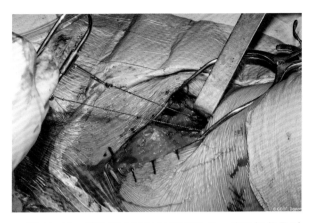

▲ 图 21-20　将线锯由近及远横跨耻骨，使线锯截骨时尽可能垂直于耻骨的轴线

图片由 Children's Orthopaedic Surgery Foundation 提供

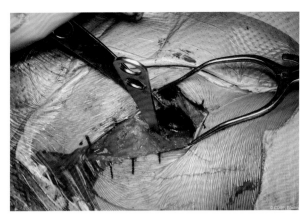

▲ 图 21-21　在髂前上棘的远端，外展肌上做一小切口，部分切开髂骨，放置一个拉钩以保护外展肌

图片由 Children's Orthopaedic Surgery Foundation 提供

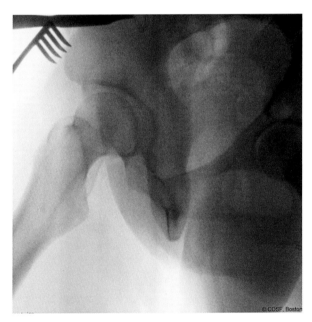

▲ 图 21-22　在 45°～50° 斜视下，用透视评估髂骨截骨水平

截骨方向应该朝向坐骨神经切迹的顶部，髂骨截骨平面和关节面之间应该有足够的骨量（图片由 Children's Orthopaedic Surgery Foundation 提供）

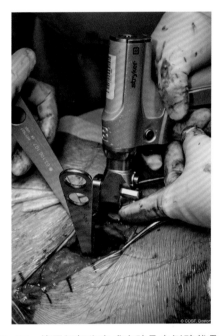

▲ 图 21-23　使用摆锯先完成内髂骨内侧壁截骨，再使用 Hohmann 拉钩保护外展肌，同时将髂骨外侧壁截断

图片由 Children's Orthopaedic Surgery Foundation 提供

截骨操作。

• 使用 Ganz 骨刀从髂骨外侧皮质截骨端沿后柱向远端打入约 2/3 深度，至坐骨切迹上方。此时，会感觉到髂骨截骨端可部分移动。

• 在髂骨截骨端处放置一个撑开器，轻柔地撑开髂骨切口端处。可以轻轻地取出后柱中的

直骨刀。

• 用后柱截骨的直骨刀更换为 Ganz 骨刀，透视下确认 Ganz 骨刀的位置（图 21-25）。

• 确保 Ganz 骨刀的远端在骨盆骨质内，然后继续在关节周围进行后柱截骨，与坐骨截骨处对接。建议骨刀远端方向尽量向后，这

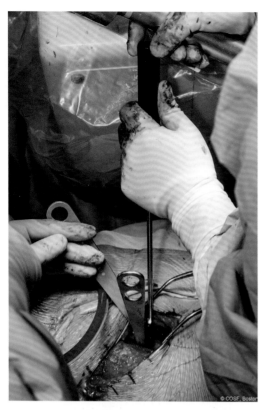

▲ 图 21-24　用长柄上 3/4 英寸的直骨刀从髂骨截骨端末端开始后柱截骨

图片由 Children's Orthopaedic Surgery Foundation 提供

样才能使骨刀向前倾斜，以便与坐骨截骨端对接。

- 有时截骨后，后柱的外板会自行分开。如果没有，可以用椎板撑开器撑开髂骨截骨端，然后用 Ganz 骨刀轻柔地完成后柱外板截骨术。

- 后柱截骨极可能损伤坐骨神经，通过髋关节伸直及外展监测足部是否有收缩活动。

（五）髋臼骨块定位

- 将 Schanz 钉拧入髋臼骨块作为把持。

- 为了方便旋转髋臼截骨块，可以在髂骨 - 后柱交界处使用椎板扩张器来帮助旋转骨块。这将进一步松解坐骨切口处剩余的骨组织或软组织。

- 在典型的髋臼发育不良中，髋臼截骨处在冠状面旋转获得侧方覆盖，在矢状面旋转获得前方覆盖。最后，通过在轴向平面内旋转骨块来调整髋臼的方向。

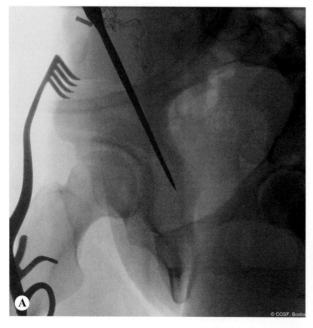

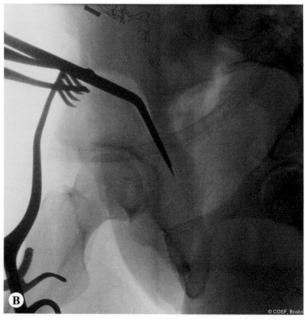

▲ 图 21-25　后柱截骨是在透视引导下进行的

保持后柱最小宽度的一半，截骨方向朝向髋关节方向，确保截骨未侵犯髋关节（A）。将直骨刀更换为 Ganz 骨刀，使截骨围绕髋关节曲度进行，使截骨端朝向坐骨切迹（B）（图片由 Children's Orthopaedic Surgery Foundation 提供）

- 使用 2.5mm 光滑克氏针进行临时固定，进行髋关节正位及假斜位透视，以评估股骨头覆盖情况（图 21-26）。
- 在透视切面上，我们的目标是在正位图像上获得一个曲率正常的眉弓（前壁是后壁和眉弓之间的中点）。
- 矫正完成后，检查髋关节最大屈曲角度，最大屈髋角度应 ≥ 100°（图 21-27）。如果屈曲受限，应检查髂前下棘是否阻挡髋关节屈曲。
- 屈曲 90° 时检查髋关节内旋。一般屈髋时内旋应达到 25°～30°，除非截骨前髋关节活动受限。在屈曲 / 内旋位置透视获得假斜位图像，以检查可能限制髋部运动的凸轮畸形。

（六）前路关节切开及股骨截骨术

- 如果髋关节内旋受限或存在较大的凸轮畸形，可以进行前方关节切开成形术。
- 通过将股直肌和髂骨关节囊从外侧剥离到内侧，显露前外侧关节囊。向外侧分离关节囊。
- 关节囊切开术是沿着髂骨关节囊与臀小肌的连接处进行的。T 形切口是通过切开盂唇部

周围的关节囊来完成的。最后，在大粗隆处切开关节囊的外侧部分可以获得更好的显露效果。

- 股骨截骨术可以使用弧形截骨器和小圆锯来完成。
- 使用 1-0 和 2-0 可吸收缝线缝合关节囊。

（七）截骨端固定和切口闭合

- 截骨端可用 3～4 枚直径 3.5mm 或 4.5mm 的皮质螺钉从髂骨顶端置入进行骨块内固定。
- 如果要将螺钉长期放置，将螺钉尖端放置在距髋臼表面约 1cm 处。这将有助于患者将来进行关节置换术。
- 检查耻骨截骨端移位情况。如果完全移位，在截骨端间进行植骨。
- 如果髂骨截骨端也移位较大，是否在髂骨截骨端进行植骨，仍存在争议。
- 髂前上棘截骨端使用穿过骨骼的 1 号 Ethibond 缝线缝合。
- 髂骨骨膜应该缝合，以最大限度地减少死腔，使用 1 号可吸收缝合线。筋膜层用 2-0 Vicryl 缝线缝合。
- 如果截骨端无明显活动性出血，可用海绵泡

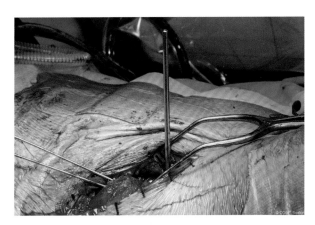

▲ 图 21-26 Schanz 钉用于固定髋臼截骨块以及控制髋臼截骨块的方向

一旦髋臼截骨块旋转完成，使用光滑的克氏针作为临时固定（图片由 Children's Orthopaedic Surgery Foundation 提供）

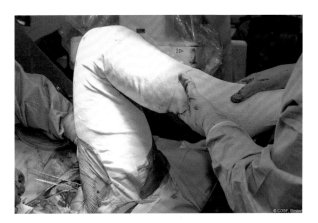

▲ 图 21-27 透视检查髋臼截骨块固定确切后，检查髋关节运动

图片由 Children's Orthopaedic Surgery Foundation 提供

沫来控制截骨端渗血。

三、术后护理

- 腰神经丛阻滞伴腰方肌阻滞使用 2 天。
- 患者在手术后第 1 天被动下床。
- 术后第 1 天拔除留置尿管。
- 静脉滴注酮咯酸 2 天，然后使用萘普生 3~4 周，用于防止异位骨化。使用足底加压靴，直到患者活动为止。阿司匹林 81mg，每天 1 次，连续使用 3~4 周，用于预防深静脉血栓形成（deep vein thrombosis，DVT）。低分子肝素用于既往有深静脉血栓 / 肺栓塞（pulmonary embolism，PE）病史或有明确家族史的病例。
- 患者用双拐部分负重 6~8 周，然后依据截骨端的愈合情况逐渐脱离拐杖。

- 一旦截骨端愈合，加强髋关节锻炼及物理治疗。

四、并发症

- 深部感染比较罕见，但浅表伤口感染并发症可能会发生，并且在体重指数较高的患者中更为常见。
- 股神经和坐骨神经损伤都可能发生，但不常见，通常是一过性的。
- 髂骨截骨端不愈合比较罕见。
- 耻骨截骨端不愈合比较常见的，但通常无临床症状。
- 坐骨骨折一般有临床症状，可能需要手术固定。
- 可能出现迟发性应力性骨折，如果合并坐骨骨折或耻骨骨不连，则是有问题的。

参考文献

[1] Zaltz I, Baca G, Kim Y-J, et al. Complications associated with the periacetabular osteotomy: a prospective multicenter study. *J Bone Joint Surg*. 2014;96(23):1967-1974. doi:10.2106/JBJS.N.00113.

[2] Espinosa N, Strassberg J, Belzile EL, Millis MB, Kim Y-J. Extraarticular fractures after periacetabular osteotomy. *Clin Orthop Relat Res*. 2008;466(7):1645-1651. doi:10.1007/s11999-008-0280-x

[3] Zaltz I, Beaulé P, Clohisy J, et al. Incidence of deep vein thrombosis and pulmonary embolus following periacetabular osteotomy. *J Bone Joint Surg Am*. 2011;93(suppl 2):62-65. doi:10.2106/JBJS.J.01769

[4] Sierra RJ, Beaule P; ANCHOR Group, et al. Prevention of nerve injury after periacetabular osteotomy. *Clin Orthop Relat Res*. 2012;470(8):2209-2219. doi:10.1007/s11999-012-2409-1

第 22 章 早期 Legg-Calve-Perths 病的包容手术

Containment Surgery For Early Legg-Calve-Perthes Disease

Benjamin J. Shore 著

一、髋关节造影，包括内收肌 / 闭孔神经注射肉毒杆菌毒素 / 苯酚和 Petrie 石膏

（一）手术适应证

- 早期 Legg-Calve-Perths（LCP）病，按改良的 Waldenstrom 分类法分类 [硬化、扁平和（或）早期碎裂]，经连续 X 线片和（或）增强磁共振成像证实。
- 早期股骨头半脱位的影像学证据。
- 临床建议减少髋关节活动，如外展和内旋。
- 临床检查见疼痛、跛行。
- 不能限制处于 LCP 早期阶段的儿童的体力活动。
    - 通常为 4—8 岁，但年龄范围可小至 2—4 岁。
    - 男性比女性更容易受到影响。
    - 通常有注意力缺陷及多动障碍的潜在病史。
    - 手术的目的是重塑股骨头形状时股骨头与髋臼匹配，改善股骨头包容。

- 关节造影通常在软组织或骨骼手术操作的同时进行。
- 苯酚 / 肉毒杆菌毒素是软组织松解的首选药物，其复发率远低于软组织延长术。

（二）器材

- 可透视手术床。
- C 形臂。
- 18 号或 20 号腰麻穿刺针（3.5 英寸）。
- 神经刺激仪（仅用于苯酚 / 肉毒杆菌）。
- 对比剂（光学射线）。
- 5% 苯酚。
- 奥那巴铂（通常为 5U/kg）每侧不超过 50U，总共不超过 100U。
- 如果需要管型石膏固定，则需要玻璃纤维石膏和连接杆（1 或 2 个），以及两个 100ml 注射器。

（三）定位

- 患者仰卧于可透视手术床上。
- 如有必要，可以在臀部下放一条折叠毛巾。

- 保护好其他所有骨骼突起。
- 肢体消毒后，将患肢抬起，检查髋关节活动度。

（四）关节造影

- 肢体覆盖无菌巾肢，只显露腹股沟处。
- 关节造影首选内收肌入路。
- 在 C 臂下定位腰麻穿刺针，穿刺针放在内收肌部位的皮肤上以确定髋关节穿刺方向。
- 通常情况下，腰麻针方向朝向患者的同侧乳头，与床或地板的水平方向成 45° 角。
- 针头向前推进，直到图像显示关节囊已被穿透；如果不确定，可先将少量无菌盐水注射到穿刺针内。如果穿刺针在关节腔内，液体会由于负压而进入到关节腔内。
- 我们使用碘氟醇和无菌生理盐水（1∶1）的混合物进行关节造影。
- 在进行关节造影时，最重要的是在关节内注入足够多的碘氟醇（通常为 6～10ml）。
- 造影完成后，在麻醉下进行检查，并密切关注髋关节在屈曲、外展、内收、屈伸时的内、外旋活动范围。
- 仔细观察股骨头与其上方盂唇之间的位置和关系，目的是观察外展时，可以看到股骨头盂唇下滑动，而不是在盂唇上呈"绞索状"。
- 模拟股骨外展和内旋时的位置，用来帮助评估 Petrie 石膏或股骨近端截骨后股骨头的位置。

（五）技术步骤

1. 肉毒杆菌毒素 / 苯酚注入

- 患者体位与上述相同。
- 注入的时机选择可以在关节造影术之前，也可以在关节造影术之后，我们更倾向于关节造影术之前进行。
- 如果使用肉毒杆菌毒素，则先将肉毒杆菌毒素注射到长收肌和短肌神经肌肉接头，然后再注射苯酚。
- 使用神经刺激仪，可以在距内收肌约 1cm 处辨认出前闭孔神经。
- 用尽可能小的电流（通常低于 1mA）识别前闭孔神经前支。
- 闭孔神经前支位于短收肌筋膜和耻骨肌之间。
- 通常将苯酚注射到闭孔神经前支，浓度小于 2ml 并滴定至起效；刺激时的传导缺失即为起效。

2. A 型 Petrie 石膏

- 屈膝 20° 左右，进行双腿长腿石膏固定。
- 我们更倾向于将长腿石膏固定至脚踝以上，将足露出，但建议在脚踝上方做一个横行木杆，以防止石膏滑下来，并造成足跟部压伤。
- 股骨髁上的木杆也可以防止石膏向下移动。
- 所需的外展程度由髋关节影像来确定，该影像可以直观地显示髋关节的包容情况，将 1～2 根木杆切割成相应的长度（图 22-1）。
- 利用一个空注射器，把它缠裹到在长腿石膏的下侧（小腿中部水平）（图 22-2）。
- 注射器的作用是方便移除木杆，方便护理和日常生活活动。

（六）术后护理

- 对于肉毒杆菌毒素和苯酚注射，基本不需要

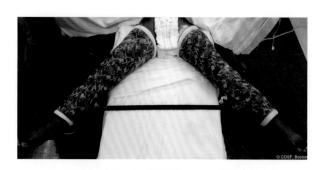

▲ 图 22-1　带杆的 Petrie 铸件
图片由 Children's Orthopaedic Surgery Foundation 提供

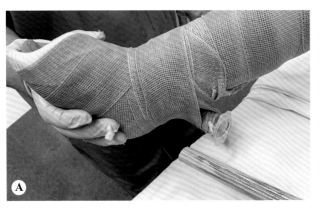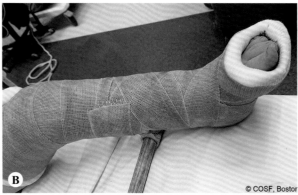

▲ 图 22-2 带注射器的可拆卸杆示例

A. 请注意空的 10ml 注射器，该注射器用于使 A 型框架 Petrie 石膏的木销可拆卸；B. 注意，定位销已就位，人字架稳定。通过从注射器上取下定位销，我们可以进行一些髋关节运动，并方便活动（图片由 Children's Orthopaedic Surgery Foundation 提供）

术后护理。

- 如果患者在关节造影后没有打石膏，会进行一套标准的理疗康复治疗程序（进行髋关节外展、屈曲等）。
- 向父母提供有关 Petrie 石膏的护理信息表。
- 进行类似的活动限制，包括使用轮椅限制负重，不跑步和跳跃。
- 随访通常在关节造影、注射和（或）Petrie 石膏固定后 6 周，进行骨盆和双髋蛙式侧位 X 线复查。
- 石膏固定很少超过 2 个月。
- 通常患者需过渡到 Petrie 矫形器（图 22-3），该矫形器维持类似程度的髋关节外展。
- 根据 Waldenstrom 的放射学分期，外展支具建议佩戴直到患者过渡到碎裂晚期和骨化早期。

（七）并发症

- 注射后可能会出现疼痛，虽然对闭孔神经前支的苯酚注射应该只是运动阻滞，但偶尔苯酚会产生超敏反应，这将随着时间的推移而好转。
- 可能出现与石膏相关的压疮；家长需要随时观察，出现此类情况应该及时向医生反映并

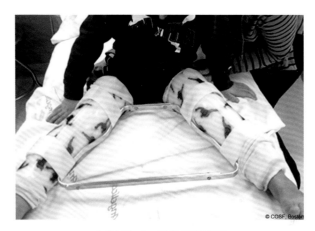

▲ 图 22-3 髋外展矫形器
图片由 Children's Orthopaedic Surgery Foundation 提供

进行进一步处理。

二、内收长肌腱和髂腰肌延长术

（一）手术适应证

- 与上述指征相似；具体来说，这种手术是为处于疾病早期（硬化、扁平化、早期碎裂）的 LCP 患儿设计的。
- 如果前期的注射及石膏不能改善患者的外展受限，则需要进行软组织延长。
- 髋关节外展受限或存在内收肌挛缩，影响生

活质量或影响髋关节的匹配。

- 髂腰肌延长的指征较窄；然而，如果存在髋关节明显屈曲挛缩大于 20° 且早期髋关节半脱位的儿童中，可在小粗隆处进行髂腰肌延长手术。
- 通常是在 8 岁以下的患者实施该手术。但对于需要股骨截骨术且髋关节外展受限的儿童，该术式可以认为是两阶段手术的第一阶段，股骨截骨术是第二阶段。

（二）设备

- 我们机构通常使用专用工具。
- 成套的小型直角牵开器、剥离子和"花生米"有助于组织分离。
- 使用一些较深的足踝牵开器（如 Ragnell 或 Langenbeck）可以更容易地松解髂腰肌。
- Derma bond 防水敷料。

（三）定位

- 同上。
- 仰卧在透光的手术床上。
- 臀部下垫垫。
- 腹股沟使用抗生素护皮膜（IOBAN）保护。
- 双膝以下普通护皮膜保护，使腿部仍能活动。

（四）手术入路

- 在内收肌外侧 1cm 处做 3～4cm 的小切口。
- 我们倾向于以内收长肌腱为中心的垂直切口，但也可以选择横切口。
- 由于深层组织会出血，所以切开皮肤后建议使用电刀进入。
- 切开肌膜，确定长收肌腱和腱鞘。
- 纵向打开肌膜，使用直角钳识别肌腱。
- 内收长肌腱完全切断。
- 如果同时松解髂腰肌腱，在切断长内收肌之前，找到并分离内收长肌和耻骨肌之间的间隙。

- 闭孔神经前支位于内收短肌肌腹中。
- 通过内收长肌和耻骨肌之间的间隙剥离到小转子的水平，此时可触及髂腰肌。
- 通常小转子位于内收长肌和耻骨肌间隙之间切口深处的 10 点钟或 2 点钟位置。
- "花生米"可用于去除小转子上的软组织以方便识别髂腰肌。
- 在直视下使用直角牵开器在切口深处松解髂腰肌。
- 伤口逐层闭合；筋膜不予缝合，缝合切口前彻底止血。

（五）术后护理

- 切口使用 Dermabond 敷料覆盖。
- Petrie 石膏外固定。
- 拍摄骨盆正位片，以确定髋关节的位置和适当的活动范围。
- 限制髋关节活动至少 6 周，内收肌切断不是负重与否的评估指标，负重限制是根据髋关节的 X 线的情况来决定的。
- 如果没有使用 Petrie 石膏，建议使用支具，每天至少使用 7h，持续 3 周。3 周后，改为每晚使用，再使用 3 周。

（六）并发症

- 异位骨化（小粗隆水平）：一般可以通过尽量减少手术创伤和彻底止血来缓解。
- 伤口开裂：考虑使用单芳基化合物以避免皮下组织形成 Vicryl 结节。

三、股骨近端内翻截骨术

（一）手术指征

- 有早期表现 [硬化和（或）碎裂] 的大龄儿童（＞ 8 岁）（图 22-4）。

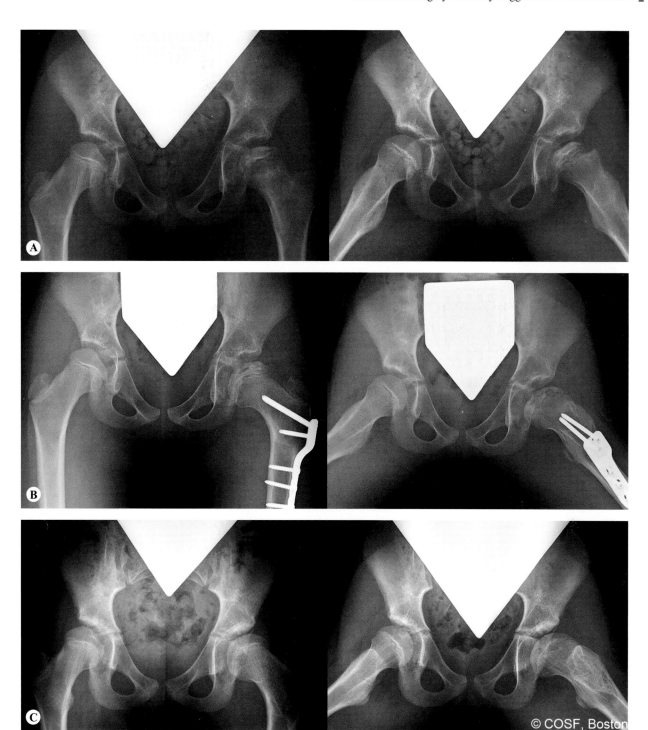

▲ 图 22-4　股骨截骨术的 X 线片

A. 术前正位和侧位片；B. 术后 1 年正位和侧位片；C. 术后 4 年正位和侧位片（图片由 Children's Orthopaedic Surgery Foundation 提供）

- 早期表现中有半脱位迹象的年龄较小（＜ 8 岁）的儿童。
- 经石膏、支具和软组织延长术治疗失败的病例。

- 如果儿童处于 LCP 的晚期（晚期碎裂和早期硬化），则不能使用内翻截骨术"包容"股骨头。
- 通常联合上述术式一起进行。

- 避免过多的内翻，通常最大内翻需要 10°～15°。

（二）器材

- 使用豆袋坐垫或床单协助患者摆放体位。
- 凝胶垫、腋下卷、枕头、头部支撑，便于安全定位。
- 可透视手术床和术中透视机器。
- 使用角钢板或锁定钢板结果类似。
- 通常校正角度为 100° 或 110°。
- 摆锯和骨凿。
- 持骨钳。
- 测量旋转的克氏针。

（三）手术体位

- 半侧卧位或侧卧位，患侧朝上。
- 使用豆袋坐垫或床单来帮助患者摆放体位。
- 自由悬垂患肢，使用防水绷带缠绕，将膝关节置于切口内侧以利于旋转。
- 小心保护所有骨突起和神经血管结构。
  - 腓神经，尤其是下段。
  - 未受累的下肢神经。
  - 头垫高位使颈神经根无张力。

（四）手术步骤

- 股骨近端的标准外侧入路。
- 以股骨近端 1/3 为中心，切口近端延伸至股骨嵴，长度通常为 8cm。
- 沿切口切开髂胫束，并在矢状面上稍向后纵向切开。
- 确定股外侧肌，沿筋膜向后分离，将股神经向前抬高，在切口远端寻找出血点。
- 在大粗隆水平处作 L 形或不对称 T 形全厚骨膜 / 肌骨瓣切口，以便于股骨骨膜下剥离。
- 股骨颈前部通常有一条血管需要进行结扎止血。

- 在股骨颈正中矢状面的股骨嵴下方钻入一枚克氏针。将第二根克氏针放置在术区远端与胫骨长轴垂直的膝关节水平处。这 2 根克氏针代表截骨术前股骨的形态。
- 矫正度数为 10°～15°；这可以用患肢的外展角度来估计，矫正效果通过患肢外展是否可将股骨头容纳在髋臼内来衡量。
- 截骨位置取决于使用的植入物；角钢板截骨面通常在小转子的近端，而锁定钢板截骨面则在小转子的远端。
- 根据植入物的不同，截骨的方向应与近端股骨的刀片或螺钉的方向平行。
- 通常不需要纠正旋转畸形，股骨远端内旋通常受限，但也需要避免其出现外旋。
- 股骨截骨处近端轻度水平内移，确保截骨处近端和远端节段之间有充分骨接触。
- 使用可吸收缝线逐层缝合切口。
- 防水敷料覆盖。

（五）术后护理

- 患肢术后应固定于外展位。
- 如果外展受限或担心患者依从性差，可以使用 Petrie 石膏固定。
- 此后至少 6 周的规范功能锻炼，以增加关节活动度。
- 有限的负重与股骨头骨化的出现有关，而不是截骨术的愈合，但通常需要制动 3 个月。

（六）并发症

- 内旋受限。
  - 大多数 LCP 术后的儿童患肢内旋会一定程度受限，因此在截骨术期间应。

    注意不要过度向外旋转截骨远端。
- 外展和内收肌挛缩症。
  - LCP 可限制髋关节外展功能；因此要提高警惕，确保股骨近端截骨术后有足够的髋关节外展活动度，以防内翻截骨术后髋关节外展丧失。

· 进一步的半脱位 / 铰链外展。

– 尽管采取了上述干预措施，LCP 的进展仍会继续；晚期 LCP 伴半脱位和铰链外展的处理将在别处讨论。

参考文献

[1] Hyman JE, Trupia EP, Wright ML, et al. Interobserver and intraobserver reliability of the modified Waldenström classification system for staging of Legg-Calvé-Perthes disease. *J Bone Joint Surg Am*. 2015;97(8):643-650. doi:10.2106/JBJS.N.00887

[2] Price CT, Thompson GH, Wenger DR. Containment methods for treatment of Legg-Calvé-Perthes disease. *Orthop Clin North Am*. 2011;42(3):329-340. doi:10.1016/j.ocl.2011.04.008

[3] Rich MM, Schoenecker PL. Management of Legg-Calvé-Perthes disease using an A-frame orthosis and hip range of motion: a 25-year experience. *J Pediatr Orthop*. 2013;33(2):112-119. doi:10.1097/BPO.0b013e318281ab44

[4] Joseph B, Price CT. Principles of containment treatment aimed at preventing femoral head deformation in Perthes disease. *Orthop Clin North Am*. 2011;42(3):317-327. doi:10.1016/j.ocl.2011.04.001

[5] Joseph B, Nair NS, Narasimha Rao K, Mulpuri K, Varghese G. Optimal timing for containment surgery for Perthes disease. *J Pediatr Orthop*. 2003;23(5):601 - 606. doi:10.1097/00004694-200309000-00006

第四篇 下肢与足
Lower Extremity and Foot

Susan T. Mahan 著

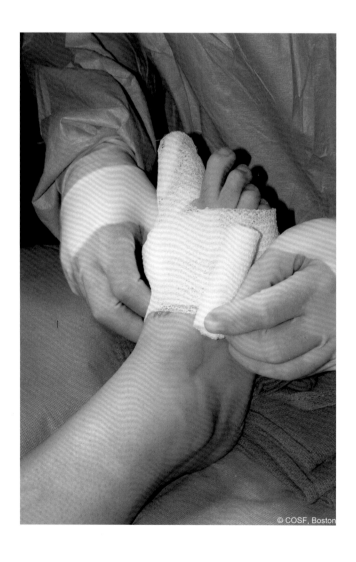

© COSF, Boston

193

第 23 章　下肢畸形与重建的手术决策
Surgical Decision-Making in Lower Extremity Deformity and Reconstruction

James R. Kasser　著

下肢畸形作为一个概念可囊括各种问题，包括肢体长度差异、角度畸形、关节位置和功能异常，以及肢体或足趾的周径异常等。有一系列令人眼花缭乱的情况可能导致这些问题发生，此时，有一个可以广泛应用的概念，并考虑到患者近远期的功能发展阶段及预期是很有帮助的。下肢畸形通常复杂，治疗跨越整个童年，因此与患者家庭联合制订"终身计划"，确保恰当的干预时机，明确非手术和手术治疗的程度是至关重要的。接下来将介绍儿童下肢畸形评估和治疗原则，并特别提到一些情况，这些情况将在之后的内容中进一步讨论。

一、一般方法

下肢畸形的决定因素如下。
- 关节异常，包括不稳定、挛缩或排列不齐。
- 肌肉功能障碍，包括无力、肥大或痉挛。
- 结缔组织疾病，包括松弛或僵硬。
- 骨骼畸形，包括成角畸形、旋转不良、发育不良或生长过度。

上述因素在下肢不同部位的任意组合都可能导致异常步态、疼痛和（或）残疾。在评估下肢畸形的患者时，体格检查与影像学检查要相结合，并且必须评估肢体力量、运动、稳定性、成角及长度畸形等多方面，以便做出准确诊断，制订出可解决或改善问题的治疗方案。这在一个常见例子，即对 O 形腿儿童的管理时表现得很明显。临床因素，如年龄、畸形严重程度、对称性、步态异常等可表明畸形是否是生理性的，并决定是否需要腿部影像学成像。长腿 X 线上腿部的影像学表现有助于治疗决策，在某些情况下可能需要支具或手术干预。儿童下肢畸形问题通常表现为关节异常、活动受限或过度、成角畸形、无力、长度不对称和功能障碍。这些问题很少是由于单独的骨骼畸形所造成。只有适当关节对齐使肢体轴线中立且稳定、步态正常且没有双下肢不等长、功能恢复且无痛，问题方可解决。

二、病因学

考虑下肢异常的病因，应包括两大类：先天

性和后天性。

1. 先天性异常或子宫内获得性疾病

– 关节脱位：髋关节、膝关节或髌骨脱位。

– 畸形：先天性股骨短缩、股骨近端局灶性缺损（proximal femoral focal deficiency，PFFD）、腓侧半肢或胫侧半肢畸形、跗骨联合、马蹄足及垂直距骨。

– 结缔组织异常：关节挛缩、Ehler-Danlos综合征（先天性结缔组织发育不全综合征）、马方综合征和成骨不全。

– 肌肉异常：肌营养不良、脊髓性肌肉萎缩症、外周神经病变，如进行性神经性腓骨肌萎缩症（Charcot-Marie-Tooth，CMT），以及由脊髓或上运动神经元病变引起的痉挛。

– 发育不全或过度：偏身肥大症、Beckwith-Wiedermann综合征（脐疝 – 巨舌 – 巨体综合征）、脉管性疾病等。

对于许多导致肢体畸形的"先天性"原因而言，问题并不局限于单个关节、肢体或部位。通常涉及多个器官系统，在治疗疾病的肌肉骨骼表现时，必须将儿童作为一个整体来考虑。即使只考虑下肢，成角畸形或长度差异可能表现得最明显时，通常也会有关节异常，合并不同程度的僵硬和（或）肌无力，必须同时解决。

2. 后天性异常

– 创伤性：影响儿童下肢最常见的异常情况是涉及长骨、生长板的创伤后骨折和关节内损伤。由于参与运动增多，儿童和青少年的韧带损伤现在也越来越频繁。

– 炎症性：畸形可能由细菌感染的后遗症（如骨髓炎或化脓性关节炎）或风湿病（如幼年炎性关节炎）引起。炎症状态可能导致生长刺激出现成角畸形，或生长停滞出现长度短缩或成角畸形。所有这些情况都可能导致继发于炎症或关节不

协调的关节僵硬。

– 代谢性：代谢紊乱和内分泌病可能会影响生长板上软骨细胞成熟或矿化所必需的调节信号或基质成分，从而导致生长异常和肢体畸形。佝偻病、肾性骨营养不良和一些内分泌失调可以影响下肢骨骼的生长或机械强度。

三、评估

- 在评估下肢异常时，需要依靠长时间的观察、连续的体格检查和影像学检查。对于婴儿，先天性下肢缺陷可能具有长度和角度畸形、肌肉和关节挛缩、潜在的解剖畸形。在大多数情况下，可以通过体格检查来做出诊断，也需要 X 线、超声，以及有时甚至需要 CT 或 MRI 来对关节挛缩和长度、角度异常进行补充和确认。对于年龄较大的儿童，必须结合体格检查，包括步态、腿长度测量、活动度、肌力异常、角度偏差等特征来正确评估下肢畸形并考虑手术矫正。必须在矢状面和冠状面评估角度畸形，以充分确定。

- 此外，认识未来生长对潜在下肢畸形的影响是至关重要的。有些时候，成角畸形是正常发育的一部分，如婴儿时胫骨内翻畸形或 3—4 岁时的膝外翻畸形。对下肢畸形进行追踪随访可描绘出其自然发展进程，并根据预测的成熟期角度畸形程度来制订治疗计划。

四、治疗

- 一般来说，所有下肢重建的目标是：全关节运动、良好的力量、解剖关系对齐、双腿等长、步态正常无跛行或疼痛。必须认识到，

尽管手术通常是必要的治疗手段，但肌肉强化治疗、支具、序列石膏等形式的非手术治疗和（或）物理治疗也是手术的关键辅助手段，并且在某些情况下可能是主要的治疗策略。在过去的 40～50 年间，先天性马蹄内翻足的治疗发展就是一个深刻的教训。在此期间，治疗方法发生了根本性转变，从以前认为需要手术到现在几乎完全用序列石膏、支具和有限的经皮干预治疗。俗话说：你不能给患者"什么也不做"，但只有当手术结果预计比自然病史或非手术治疗结果更好时，才应进行下肢重建。

- 对于许多儿童来说，肢体畸形的治疗可能单次干预并不够，而需要在其整个童年时期穿插一系列干预措施（图 23-1）。对于这些复杂的情况，应尽早与家属和儿童共同设定治疗的目标和预期，建立融洽的关系以对治疗方案进行公开讨论，这是关键的第一步。

- 鉴于涉及的先天或后天畸形的多样性，自然病史的多变性，以及疾病的严重程度、发病年龄、柔韧性 / 僵硬程度、治疗年龄、前期治疗、生长发育对畸形的影响程度，管理并没有标准化的方法。但是，以下原则可在考虑治疗策略时提供一个框架。

  - 关节脱位的早期解剖复位和畸形关节的手术修复可促进发育并降低长期风险。

  - 骨性长度和角度的差异可以通过截骨术、延长术或生长调控来重建。根据畸形的程度和特征，可进行肢体延长、短缩、成角纠正和（或）生长调控等适当计划来作为干预进程的一部分。

  - 理想情况下，肌无力在术前即通过治疗得到改善，但有时直到手术矫正后才能康复。

  - 若有必要，肌肉重排和韧带不稳定必须进行处理，无论是作为单阶段还是作为多阶段重建的一部分。

  - 在下肢畸形，尤其足部畸形中，结构畸形和肌力不平衡常同时发生。如果两者都存在，必须都予以纠正，因为单独纠正畸形肌力不会恢复平衡，同样，仅仅平衡肌力也无法使畸形纠正。

  - 软组织无法纠正成长中儿童的骨骼和关节的畸形，但成长中儿童的肌肉失衡却可导致骨骼和关节的畸形。

  - 必须观察和关注肢体的整体生长情况，以便在发育成熟时达到最佳的冠状面、矢状面排列，以及长度的对称性。

- 治疗肢体畸形和长度差异的选择是多种多样的，取决于上述考虑。肢体延长和畸形矫正的技术和装置，如磁力延长棒和多平面外固定器，大大改善了治疗结果，并降低了这些复杂手术的风险。根据畸形的大小、儿童的年龄和身高、家庭的风险承受能力，通过生长调控、延长或短缩的组合应用来实现长骨长度的平衡。尽可能地纠正角度畸形，最大限度地提高肌肉力量和恢复关节完整性同样至关重要。骨延长，尤其需同时进行角度纠正和关节重排时，是一项非常复杂的工作，不仅需要把握手术细节，也需要注意广泛的围术期护理和康复。

- 我们将回顾一些旨在解决儿童和青少年常见畸形的外科技术。对复杂畸形儿童的管理必须基于对上述原则的透彻理解，如果应用得当，这些技术应该能够改善儿童时期及以后的肢体功能和生活质量。

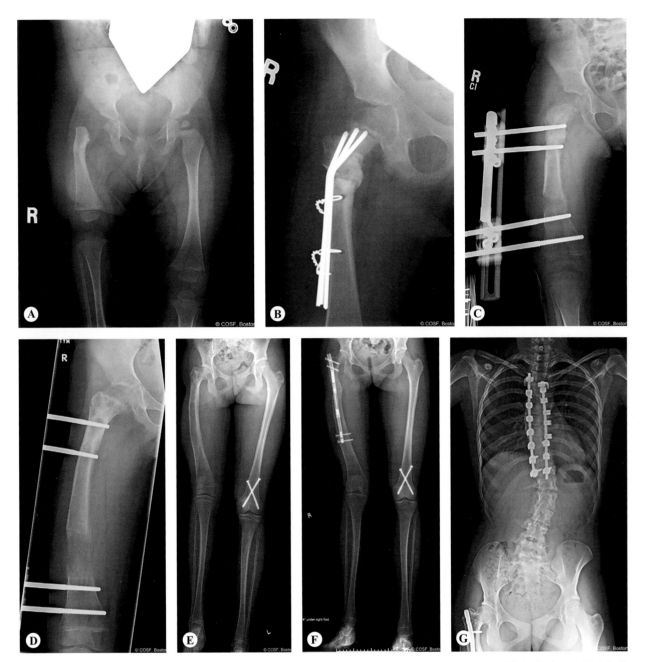

▲ 图 23-1 对于复杂畸形，为有序治疗而制订"生命计划"是至关重要的。对于这名右股骨缺损的女孩，从婴儿期就开始讨论如何进行管理，以及计划怎样有序地在儿童期进行多种手术干预

A. 8 月龄时的长腿正位 X 线片；B. 5 岁时股骨近端外翻截骨术后髋关节正位 X 线片；C. 6 岁时用单边外固定架进行肢体延长时的股骨正位 X 线片；D. 8 岁时使用单边固定架二次延长术后的股骨正位 X 线片；E. 12 岁时对侧股骨远端骨骺阻滞术后的下肢全长正位 X 线片；F. 14 岁时用磁力髓内延长棒三次延长术后的股骨正位 X 线片；G. 16 岁时脊柱侧弯矫正术后的脊柱正位 X 线片（注意站立位片上骨盆水平）（图片由 Children's Orthopaedic Surgery Foundation 提供）

第 24 章　跗骨骨桥切除术
Tarsal Coalition Bar Resection

Susan T. Mahan　著

一、手术指征

存在跗骨骨桥，对于儿童最常见的是距跟骨桥（talocalcaneal coalition，TC）与跟舟骨桥（calcaneonavicular，CN），活动时足或踝关节疼痛，并且保守治疗无效。

二、距跟骨桥

- 设备/器械：高速孔钻、拉钩、小咬骨钳和刮匙、小或中型撑开器、骨蜡（另外要进行术前足部 CT 扫描）。
- 体位：仰卧、足外旋位，如果腿自然放置无法使足外旋，则将对侧臀部垫高。
- 手术入路：后足内侧，距下关节中间关节面正上方切口。

（一）手术步骤

- 切口前端自舟状骨内侧开始，经距下关节的中间关节面，继续轻度弧形向后，弓朝近端，使其恰好位于跟骨脂肪垫的正上方，到跟腱前方停止。
- 向下显露，切开趾长屈肌（flexor digitorum

longus，FDL）腱鞘，直视下将腱鞘切口向远近端延伸（图 24-1）。
- 将趾长屈肌腱向足底侧牵拉。
- 找到并保护神经血管束，可通过切开趾长屈肌的深层，用钝性拉钩（如 S 形拉钩）将其腱鞘连同神经血管束提起并牵拉到足底一侧，以确保在接下来手术操作中的安全（图 24-2）。
- 识别载距突下方的跗长屈肌腱（flexor hallucis longus，FHL），可将其与神经血管束和趾长屈肌一起牵拉保护或根据需要留在载距突下方（图 24-3）。
- 确定神经血管束、跗长屈肌和趾长屈肌腱后，显露切口远近端，显露舟状骨、距下关节前关节面和后关节面。根据患者骨桥的位置（术前 CT 确定）来决定远近端显露的程度（图 24-4）。
- 使用小薄骨刀（如 4mm 骨刀）从趾长屈肌底部的中间关节面区域切取一骨及骨膜小薄片。此时是否能看到一条狭窄白线取决于患者骨桥纤维连接相对于骨性连接的程度，若是纤维骨桥，狭窄白线可见，若是坚实的骨性骨桥（通常可通过术前 CT 确定），白色纤维线不可见（图 24-5）。

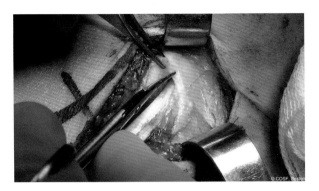

▲ 图 24-1 找到趾长屈肌腱，顺肌腱解剖远近端，以便显露和牵拉保护

图片由 Children's Orthopaedic Surgery Foundation 提供

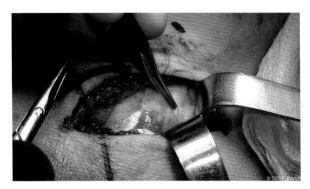

▲ 图 24-2 将趾长屈肌腱向足底侧牵拉，识别神经血管束的位置（镊子所指），以便显露和保护

图片由 Children's Orthopaedic Surgery Foundation 提供

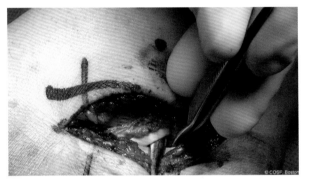

▲ 图 24-3 向足底侧牵拉趾长屈肌腱和神经血管束，识别载距突下方的跚长屈肌腱（Freer 剥离子所指处）

图片由 Children's Orthopaedic Surgery Foundation 提供

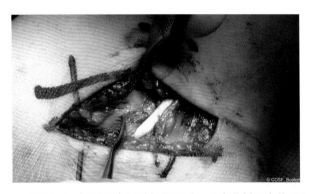

▲ 图 24-4 识别足底侧趾长屈肌腱，此为骨桥所在位置（Freer 剥离子所指处）

图片由 Children's Orthopaedic Surgery Foundation 提供

- 如果骨桥中有一条细白色纤维线，那么在仔细保护神经血管束的同时，用高速孔钻（始终两手握持！）沿此线钻一凹槽（图 24-6 和图 24-7）。

- 如果预计没有或未发现白线，则先将前关节面和后关节面都找到，并从这些已知关节面向远侧或向近侧开槽使其与之相连。当中间关节面完全骨性结合时，找到合适的切除位置是很困难的。

- 当骨桥切除后（使用钻、刮匙和咬骨钳），可在凹槽深处发现正常的后关节面（图 24-8 和图 24-9）。关节面显露后，使用撑开器轻轻撑开，以便彻底清除骨桥的剩余骨片。小心保护载距突，切勿使其骨折（图 24-10）。

- 确保切除骨桥的所有骨性和纤维性连接，同时尽可能多地保留正常的距下关节软骨（图 24-11）。此时应该可以看到距下关节存在活动度（图 24-12）。

- 在保护好神经血管束的情况下，取一些跟骨后脂肪（1~2cm^3）（取之前，可松开拉钩让神经血管束复位）（图 24-13）。

- 一些外科医生会再行一臀部切口来获取臀部脂肪并移植，而非跟骨后脂肪。

- 冲洗切口，骨面充分止血并涂抹骨蜡（图 24-14），填充脂肪（图 24-15）。将趾长屈肌回位到已切除骨桥的顶端（图 24-16）。确认距下活动度满意。

- 缝合皮肤。

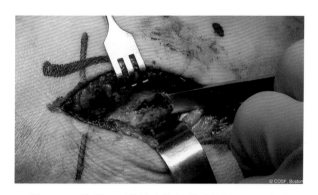

▲ 图 24-5　使用 S 形拉钩牵拉保护趾长屈肌、踇长屈肌和神经血管束。用小薄骨刀从骨桥上方区域切取出一数毫米的骨片。通常会显示出骨内软骨白线，用于识别骨桥

图片由 Children's Orthopaedic Surgery Foundation 提供

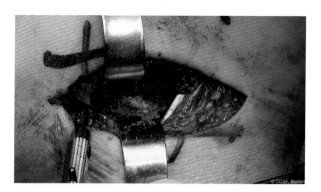

▲ 图 24-6　S 形拉钩继续保护重要结构，同时将 Freer 剥离子置于后关节面，使用高速孔钻沿软骨白线钻一凹槽，注意保护载距突

图片由 Children's Orthopaedic Surgery Foundation 提供

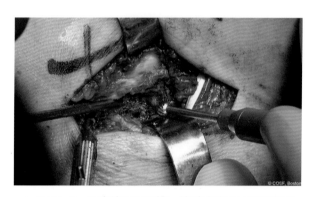

▲ 图 24-7　用磨钻加深凹槽，钻时冲洗和抽吸很重要

图片由 Children's Orthopaedic Surgery Foundation 提供

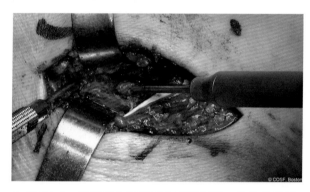

▲ 图 24-8　沿骨桥向远端或向近端开槽，使关节显露，此时骨桥近端开始可看到脂肪组织

图片由 Children's Orthopaedic Surgery Foundation 提供

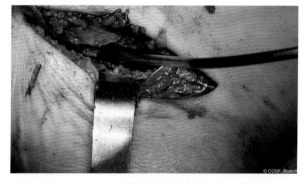

▲ 图 24-9　此时可以看到在凹槽底部，两条白线之间为关节黑线，表明骨桥已被切除到底。一定要向远端和近端充分扩大切除

图片由 Children's Orthopaedic Surgery Foundation 提供

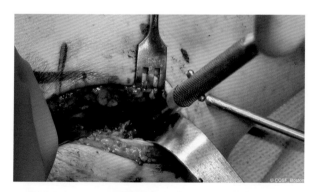

▲ 图 24-10　关节面显露后，使用撑开器轻轻撑开，确定骨桥处是否存在关节活动度；若否，则需要继续切除残余骨桥

图片由 Children's Orthopaedic Surgery Foundation 提供

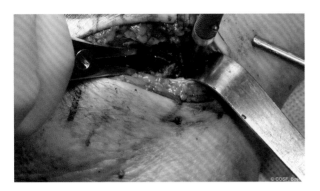

▲ 图 24-11　将 Freer 剥离子置于后关节面，用撑开器撑开关节后，可看识别并切除前方骨桥

图片由 Children's Orthopaedic Surgery Foundation 提供

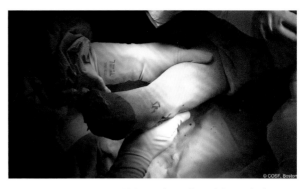

▲ 图 24-12　一旦骨桥被彻底切除，确保已存在距下运动

图片由 Children's Orthopaedic Surgery Foundation 提供

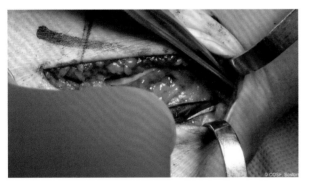

▲ 图 24-13　取一些跟骨后脂肪（1～2cm³）

图片由 Children's Orthopaedic Surgery Foundation 提供

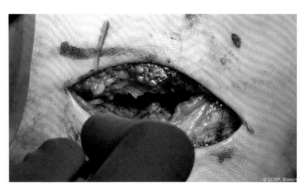

▲ 图 24-14　冲洗切口，骨面充分止血并涂抹骨蜡

图片由 Children's Orthopaedic Surgery Foundation 提供

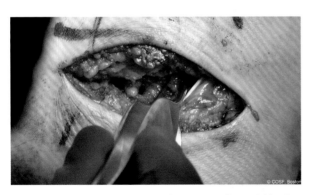

▲ 图 24-15　将跟骨后脂肪填充于已切除的骨桥间隙

图片由 Children's Orthopaedic Surgery Foundation 提供

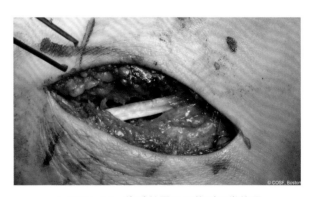

▲ 图 24-16　将趾长屈肌回位到正常位置

图片由 Children's Orthopaedic Surgery Foundation 提供

- 干性无菌敷料覆盖，双壳短腿石膏固定。

（二）术后护理

- 术后 6 周严格限制负重。

- 术后 2 周口服萘普生（每天 2 次）或美林（每天 3 次）。
- 术后 10～14 天，拆除石膏开始进行活动范围（range of motion，ROM）练习，尤其是距下运动。强调每天坚持功能锻炼的必要性。外出时佩戴充气石膏靴，在家里进行 ROM 活动、睡觉或洗澡时可拆除。继续严格限制负重。

- 术后 6 周。患者可在佩戴石膏靴的情况下部分负重。接下来的 1 个月里，随着力量和平衡能力的提高，可不再卧床，开始物理治疗。

- 患肢通过跳跃和平衡测试后，回归体育运动，通常在术后 3 个月。

（三）并发症

- 感染，建议术前使用抗生素。

- 胫神经、胫动脉、胫静脉经过术区，在整个手术过程中都需要进行保护，尤其在使用高速孔钻时。

- 未能切除整个骨桥，通常骨桥约深 2cm，并且需要完全切除。完全切除后应该能看到跟骨和距骨的独立运动（即完整的距下运动）。如果没看到，说明仍有骨桥未切除，应继续寻找。

- 骨桥复发不常见，通过早期主动活动和限制负重来维持获得的距下运动。

三、跟舟骨桥

- 设备：拉钩、骨刀（小型，宽 3～10mm）、小型骨咬钳、刮匙、Kerrison 咬骨钳（即髓核钳，一大一小，建议 2 号和 4 号）、Keith 针、骨蜡（以及术前足部 CT 扫描），佩戴头灯能更好地显示切除深度，术前 X 线能显示跟舟骨桥（图 24-17）。

- 体位：仰卧位，足轻度内旋，如果腿自然放置无法使足轻度内旋，则将同侧臀部垫高。

- 手术入路：足前外侧改良 Ollier 切口，直接切至跟舟骨桥。

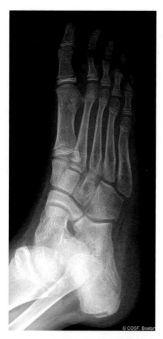

▲ 图 24-17　术前足内斜位片可显示跟舟骨桥
图片由 Children's Orthopaedic Surgery Foundation 提供

（一）手术步骤

- 采用 Ollier 切口的更内侧部分，由距舟关节外侧开始向跟骨前部切开（图 24-18）。

- 注意腓浅神经足背中间皮神经的分支，约 30% 的患者位于皮下，支配足前外侧感觉（图 24-19）。

- 沿切口打开筋膜，将趾长伸肌腱向内侧牵拉，显露趾短伸肌及其上覆筋膜（图 24-20）。

- 切开跗骨窦上方筋膜，显露趾短伸肌起点，将远端皮瓣尽可能牵拉远离跗骨窦以抬高趾短伸肌起点（使用电刀最合适，可将电刀尖稍微弯曲，以方便进入跗骨窦）（图 24-21）。随着趾短伸肌从骨面上抬离，骨桥显露。将趾短伸肌内外侧纤维组织部分切开，形成 1.5～2 英寸（3.81～5.08cm）宽的趾短伸肌软组织瓣，并将其向远端牵拉（图 24-22）。通常可将自动牵开器安置在切口，牵开皮肤和趾短伸肌，显露骨桥。

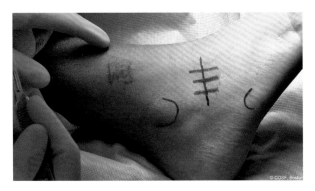

▲ 图 24-18　最佳切口：改良 Ollier 入路内侧，在跟舟骨桥正上方
图片由 Children's Orthopaedic Surgery Foundation 提供

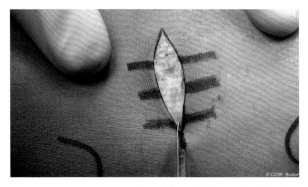

▲ 图 24-19　切开皮肤时，注意腓浅神经足背中间皮神经的分支，约 30% 的患者位于皮下，支配足前外侧感觉。此例特殊，看不到神经分支
图片由 Children's Orthopaedic Surgery Foundation 提供

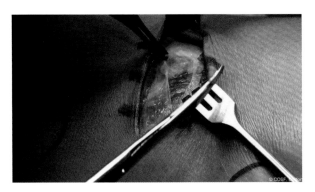

▲ 图 24-20　沿切口打开筋膜，切口内侧可见趾长伸肌腱，将趾长伸肌腱向内侧牵拉，显露趾短伸肌及其上覆筋膜
图片由 Children's Orthopaedic Surgery Foundation 提供

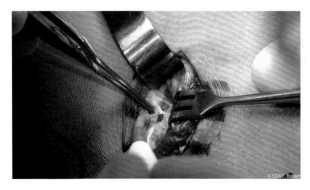

▲ 图 24-21　切开跗骨窦上方筋膜，显露趾短伸肌起点。将电刀尖弯曲，以方便进入跗骨窦，将趾短伸肌起点从骨面抬离
图片由 Children's Orthopaedic Surgery Foundation 提供

- 识别骨桥及其周围骨组织，一些病例可通过透视来帮助解决。确定计划切除的范围（图24-23）。
- 识别并可直视距舟关节和跟骰关节。切除骨桥时要保护上述关节软骨。在关节周围操作时，可在其内放置 Freer 剥离子来予以保护。
- 通常，开始切除时最好使用 6～8mm 宽的直骨刀，骨刀头对准骨桥，并向足底内侧倾斜，切除时保护邻近关节。可直接检查切除情况，若有必要，也可进行透视（图24-24）。
- 继续使用骨刀和小咬骨钳切除骨桥。要切除

骨的形状是一个梯形棱柱体，跟骨和舟骨背外侧面之间大约有 1cm 的间隙（图 24-25 和图 24-26）。总深度通常为 1 英寸（2.54cm）（但可以在术前 CT 中测量）。一旦达到足够的深度，可在切除部位的底部看到足底脂肪（图 24-27）。

- 使用髓核钳咬除底部所有残余的骨及骨膜，在切除部位的四个角各放置一把 Freer 剥离子来确认切除是否满意。若任意角中仍有残留，可将一把小咬骨钳小心垂直地放置进去来进行清除（图 24-28）。
- 检查距下运动，一旦切除彻底，距下运动应

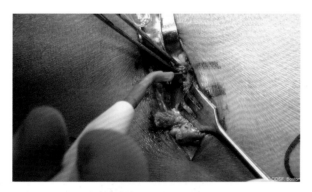

▲ 图 24-22　将趾短伸肌内外侧纤维组织部分切开，形成 1.5~2 英寸宽的趾短伸肌软组织瓣，并将趾短伸肌向远端牵拉

图片由 Children's Orthopaedic Surgery Foundation 提供

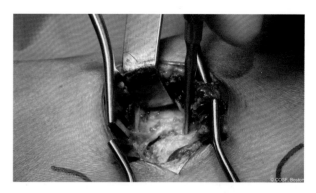

▲ 图 24-23　向远端牵拉趾短伸肌，显露骨与骨桥。可通过透视来确定计划切除的范围（电刀烧灼标记）。使用 Freer 剥离子识别并保护跟骰关节

图片由 Children's Orthopaedic Surgery Foundation 提供

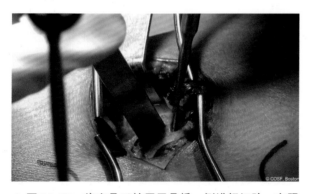

▲ 图 24-24　将直骨刀放置于骨桥一侧进行切除。在跟骨侧，放置 Freer 剥离子来保护跟骰关节

图片由 Children's Orthopaedic Surgery Foundation 提供

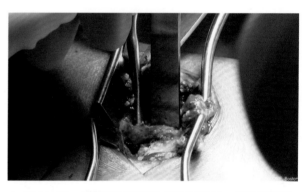

▲ 图 24-25　然后将直骨刀放在骨桥的另一侧进行切除，将 Freer 剥离子放置于舟骨侧，来保护距舟关节。要切除骨的形状是一个梯形棱柱体（而不是三角形骨）

图片由 Children's Orthopaedic Surgery Foundation 提供

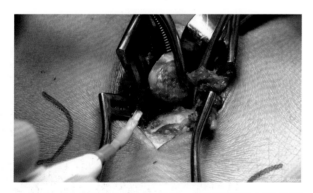

▲ 图 24-26　完成上述两处切除，则可松解软组织并移除梯形骨

图片由 Children's Orthopaedic Surgery Foundation 提供

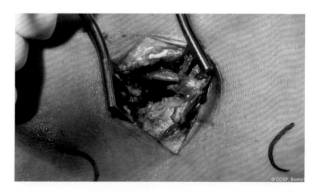

▲ 图 24-27　骨桥切除后，应该可在切口底部看到足底脂肪，一旦脂肪显露，使用髓核钳咬除底部所有残余的骨及骨膜

图片由 Children's Orthopaedic Surgery Foundation 提供

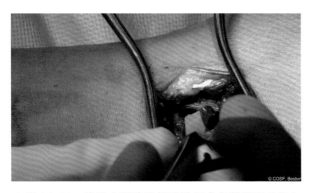

▲ 图 24-28 使用小型咬骨钳清除每个角落残留的骨与骨膜
图片由 Children's Orthopaedic Surgery Foundation 提供

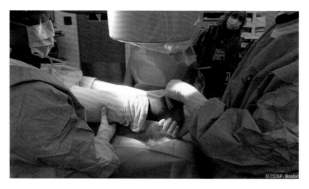

▲ 图 24-29 检查距下运动是否存在
图片由 Children's Orthopaedic Surgery Foundation 提供

较术前明显改善（图 24-29）。通过透视确认切除是否充分。

- 拍摄足内斜位片，可满意地显示出切除的范围，以及是否残留尚需切除的骨片（图 24-30）。

- 骨桥完全切除后，切口彻底冲洗，骨面充分止血并涂抹骨蜡，尤其注意深层（图 24-31）（译者注：原著疑有误，已修改）。

- 使用 0 号可吸收线，采用改良 Kessler 缝合法缝合趾短伸肌（图 24-32），将缝线两端分别穿到 1 枚 Keith 针上，2 枚 Keith 针向下穿过切除的骨桥部位，并从足底内侧穿出（图 24-33），调整 Keith 针使两个穿出点之间形成一个 2～3mm 的皮桥，将针尖穿出皮肤（先别把针拉出来），用 15 号刀小心切开足底两针间的皮桥（图 24-34）。然后同时拉动针和缝线尾部（图 24-35）。看到趾短伸肌上的线结很好地进入到骨桥切除区。

- 缝线在足底腱膜上打结，结塞到皮下（条件允许可使用关节镜推结器）（图 24-36）。剪线，通常会在皮肤上留下酒窝样的小凹，可以使用 Jake 钳松开，然后轻轻提起该区域的皮肤以松解酒窝样小凹（注意不要弄断缝线！）（图 24-37）。

- 缝合皮肤，足底部切口一般粘贴简单的无菌

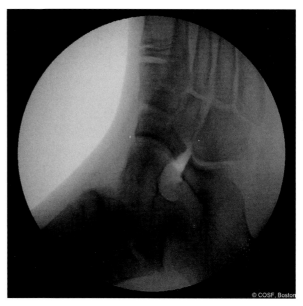

▲ 图 24-30 术中足内斜位片可满意地显示跟舟骨桥的切除程度
图片由 Children's Orthopaedic Surgery Foundation 提供

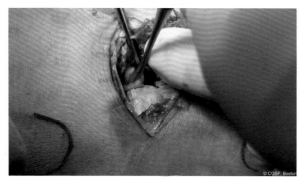

▲ 图 24-31 骨面充分止血并涂抹骨蜡，尤其注意深层
图片由 Children's Orthopaedic Surgery Foundation 提供

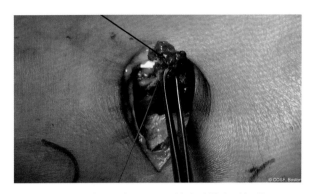

▲ 图 24-32　采用改良 Kessler 缝合法缝合趾短伸肌
图片由 Children's Orthopaedic Surgery Foundation 提供

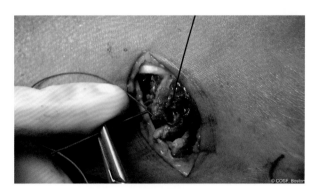

▲ 图 24-33　将缝线两端分别穿到 1 枚 Keith 针上，2 枚 Keith 针向下穿过切除的骨桥部位，并从足底内侧穿出，调整 Keith 针使两出针点之间形成一个 2～3mm 的皮桥，将针尖穿出皮肤（先勿将针抽出）
图片由 Children's Orthopaedic Surgery Foundation 提供

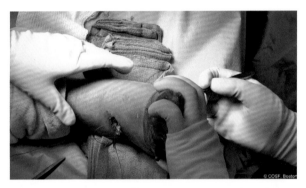

▲ 图 24-34　切开足底两针间 2～3mm 的皮桥，同时拉动针和缝线尾部，然后将针和线全部抽出
图片由 Children's Orthopaedic Surgery Foundation 提供

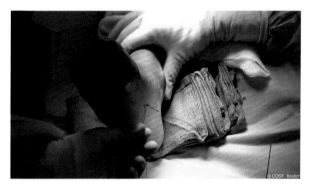

▲ 图 24-35　皮桥切开后，依次将两针的剩余部分全部抽出
图片由 Children's Orthopaedic Surgery Foundation 提供

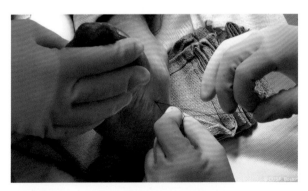

▲ 图 24-36　当趾短伸肌穿过已切除的骨桥间隙后，将缝线线结系于足底软组织，以确保愈合过程中趾短伸肌保持原位
图片由 Children's Orthopaedic Surgery Foundation 提供

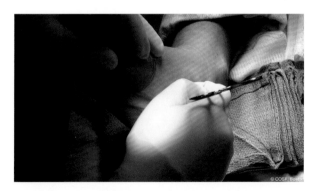

▲ 图 24-37　使用 Jake 钳松解皮肤上的酒窝样小凹
图片由 Children's Orthopaedic Surgery Foundation 提供

贴就足够了。

- 干性无菌敷料覆盖，双壳短腿石膏固定。
- 一些外科医生会另行一臀部切口来获取脂肪并进行移植，如果是这样，可在将趾短伸肌穿过之前进行脂肪填塞，或直接取而代之。

（二）术后护理

- 术后 6 周严格限制负重。
- 如果耐受，术后 2 周口服萘普生（每天 2 次）或美林（每天 3 次）。
- 术后 10～14 天，拆除石膏开始进行活动范围练习，尤其是距下运动。强调每天坚持功能锻炼的必要性。外出时佩戴充气石膏靴，在家里 ROM 活动、睡觉或洗澡时可拆除。继续严格限制负重。
- 术后 6 周，患者可在佩戴石膏靴的情况下部分负重。接下来的 1 个月里，随着力量和平衡能力的提高，可不再卧床，开始物理治疗。
- 患肢通过跳跃和平衡测试后，回归体育运动，通常在术后 3 个月。

（三）并发症

- 感染，建议术前使用抗生素。
- 手术过程中，足背中间皮神经可能会因牵拉而导致断裂或损伤。如果只是损伤，通常会在 6 个月内恢复。
- 未能切除整个骨桥，通常跟舟骨桥深 2～2.4cm，并且需要完全切除。完全切除后应该能看到或感觉到跟骨和舟骨的独立运动（即完整的距下运动）。如果没有，说明仍有骨桥未切除，应继续寻找。
- 骨桥复发不常见，通过早期主动活动和限制负重来维持所获得的距下运动。

参考文献

[1] Gantsoudes GD, Roocroft JH, Mubarak SJ. Treatment of talocalcaneal coalitions. *J Pediatr Orthop*. 2012;32(3):301-307. doi:10.1097/bpo.0b013e318247c76e

[2] Gonzalez P, Kumar SJ. Calcaneonavicular coalition treated by resection and interposition of the extensor digitorum brevis muscle. *J Bone Joint Surg Am*. 1990;72(1):71-77.

[3] Khoshbin A, Bouchard M, Wasserstein D, et al. Reoperations after tarsal coalition resection: a population-based study. *J Foot Ankle Surg*. 2015;54(3):306-310. doi:10.1053/j.jfas.2014.04.027

[4] Khoshbin A, Law PW, Caspi L, Wright JG. Long-term functional outcomes of resected tarsal coalitions. *Foot Ankle Int*. 2013;34(10):1370-1375. doi:10.1177/1071100713489122

[5] Mahan ST, Prete VI, Spencer SA, Kasser JR, Bixby SD. Subtalar coalitions: does the morphology of the subtalar joint involve-ment influence outcomes after coalition excision? *J Foot Ankle Surg*. 2017;56(4):797-801. doi:10.1053/j.jfas.2017.04.011

[6] Mahan ST, Spencer SA, Vezeridis PS, Kasser JR. Patient-reported outcomes of tarsal coalitions treated with surgical excision. *J Pediatr Orthop*. 2015;35(6):583-588. doi:10.1097/bpo.0000000000000334

[7] Mubarak SJ, Patel PN, Upasani VV, Moor MA, Wenger DR. Calcaneonavicular coalition: treatment by excision and fat graft. *J Pediatr Orthop*. 2009;29(5):418-426. doi:10.1097/bpo.0b013e3181aa24c0

[8] Murphy JS, Mubarak SJ. Talocalcaneal coalitions. *Foot Ankle Clin*. 2015;20(4):681-691. doi:10.1016/j.fcl.2015.07.009

[9] Swensen SJ, Otsuka NY. Tarsal coalitions - Calcaneonavicular coalitions. *Foot Ankle Clin*. 2015;20(4):669-679. doi:10.1016/j.fcl.2015.08.001

第 25 章　多平面外固定架进行胫骨延长和畸形纠正

Tibia Lengthening and Deformity Correction With a Multiplanar External Fixator

Collin J. May　著

一、手术适应证

使用多平面外固定架进行牵张成骨是解决儿科患者肢体畸形和肢体长度差异的有力工具。

二、术前计划 / 一般注意事项

- 肢体畸形矫正手术的目标是使受累骨骼及整个肢体的机械轴正常，并且关节线平行于地面，肢体长度相等。
- 确定截骨水平、矫正程度、矫正时间及比率，以及避免对重要结构造成损伤，都是术前计划的关键方面。
- 外固定架稳定性原则在牵张成骨中至关重要。固定钉直径更大、截骨两端分布更广、数量更多、在更多个平面定，那么稳定性就更好。分布细针时应尽可能在解剖学上接近 90°，最好不少于 60°。
- 正确的置针技术对于术后感染风险降至最低至关重要。这包括半钉在皮下骨缘处的放置（如果可能），适当的入针皮肤切口，使用锋利的钻头（使用之间应清洁钻头凹槽）和冲洗防止热性坏死，钻孔时使用软组织保护器以防止软组织损伤等。
- 钉 / 针应与膝关节保持 15mm、与踝关节保持 10mm 的距离，避免囊内放置。
- 下肢首选直径为 5mm 或 6mm 的半钉（但不应超过骨骼直径的 1/3）。带有羟基磷灰石（hydroxyapatite，HA）涂层的螺钉能更好地贴附在骨上，可能会减少松动和螺钉部位感染的概率。

（一）畸形分析

- 髌骨朝前的站立位下肢全长（髋到踝）X 线是评估冠状面畸形和肢体长度的主要图像。膝关节最大伸展位时的下肢全长侧位图像有助于评估矢状面畸形。
- 通过 X 线可评估机械轴、关节角度（机械或解剖）、畸形或长度差异程度，定位畸形顶点，以及使得任何所计划的矫正可视化（图25-1）。

（二）设备

- 多平面外固定架设备可从多家制造商获得，通常可从实现稳定固定和精确矫正能力两方面进行比较。尽管还存在单边和混合的固定方式，在本章中，我们只讨论环形固定器。
- 电钻。
- 骨刀。
- 摆锯。
- 4.5mm 空心螺钉装置。

（三）检查

- 应进行全面的体格检查，包括神经系统评估、步态评估，以及站立、仰卧和俯卧位时的肢体检查，以确定肢体旋转、角度畸形、肢体长度差异。应注意关节挛缩存在与否，因为这将影响肢体长度差异的影像学评估。

（四）定位

- 仰卧位。
- 同侧髋关节下方垫高，防止下肢外旋。
- 患肢用折叠好的床单或毯子垫高数厘米，高于对侧，方便患肢内侧操作。
- 大腿绑非无菌止血带（截骨时使用，但在钻孔前降低压力，以避免热坏死）。
- C 臂和显示器应放置在患肢对侧（外科医生需要从外向内放置初始细针）。

三、手术入路

胫骨截骨切口位于胫骨干骺端嵴上方的中线，纵向，长 4～5cm。腓骨截骨切口通常位于腓骨远端 1/3，胫腓联合上方至少 8～10cm 处，

外侧，纵向，长 2～3cm。

四、手术步骤

手术在全身麻醉下进行。考虑到术后骨筋膜室综合征的潜在风险，以及术中放置细针时需要监测神经刺激，区域麻醉应慎重。同样，在膝关节周围穿针监测腓总神经时，应避免使用麻醉药物，或者麻醉药物已代谢完。

（一）选环

- 根据下肢正位和侧位 X 线上的软组织影，术前即可以确定环的大小（图 25-2）。
- 术中放置前应确保环大小合适，不会撞击全腿任何部位的软组织（由于术后肿胀的存在，环应与皮肤表面至少保持 2cm 的距离）。
- 通常在胫骨近端选择 2/3 环，以允许膝关节屈曲超过 90°（决定于后方开口大小），在胫骨干和胫骨远端使用全环。
- 远近端环的大小可以不同。

（二）腓骨截骨

- 胫骨要想得到适当的延长和畸形矫正，腓骨截骨是必要的。对于大多数胫骨近端截骨，腓骨截骨位于胫骨截骨的远端，在腓骨远端 1/3。应在下胫腓联合上方 8～10cm 进行截骨。
- 应斜行截骨。当计划纠正旋转或成角畸形时，截骨平面的方向很重要。当纠正胫骨外旋时，腓骨截骨的平面方向应从近端的前方到远端的后方。纠正内旋时，应为近端后方到远端前方（图 25-3）。

步骤

- 做腓骨走行正上方 2～3cm 长的纵行切口。
- 钝性分离外侧间室，密切注意避免损伤腓浅神经或腓肠神经（分别取决于切口相对偏前

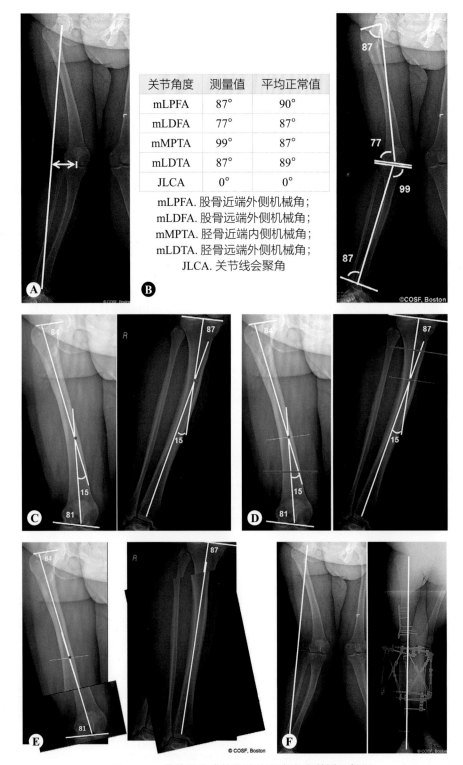

关节角度	测量值	平均正常值
mLPFA	87°	90°
mLDFA	77°	87°
mMPTA	99°	87°
mLDTA	87°	89°
JLCA	0°	0°

mLPFA. 股骨近端外侧机械角；
mLDFA. 股骨远端外侧机械角；
mMPTA. 胫骨近端内侧机械角；
mLDTA. 胫骨远端外侧机械角；
JLCA. 关节线会聚角

▲ 图 25-1 骨骼发育成熟的膝外翻患者术前矫正规划

A. 机械轴（股骨头中心到踝关节中心的连线）偏至中线外侧，表明肢体外翻畸形。机械轴到中线的距离来表示机械轴偏移（MAD，双头箭所示）。B. 患者关节机械角度的正位面测量。注意膝外翻畸形是股骨远端和胫骨近端的角度共同造成的。C. 股骨和胫骨各自的正常解剖关节角，用以确定畸形顶点。D. 确定截骨水平（红线）以及顶点的钝角平分线（虚线）。注意，远离畸形顶点截骨时必须作骨骼的平移，以确保机械轴对齐。矫正铰点应沿着矫正平分线。E. 按照虚线和红点指示，在计划截骨水平模拟截骨矫正轴线。注意：远离畸形顶点截骨时要作截骨端的平移。F. 术前、术后 X 线片对比显示畸形矫正后机械轴恢复正常（图片由 Children's Orthopaedic Surgery Foundation 提供）

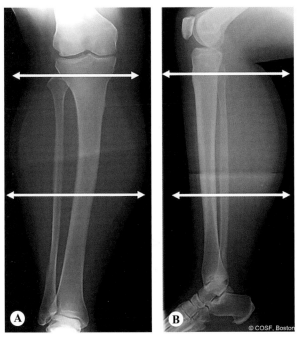

▲ 图 25-2　在术前正侧位 X 线片上测量软组织阴影，确定胫骨外固定环的大小，如双头箭所示

图片由 Children's Orthopaedic Surgery Foundation 提供

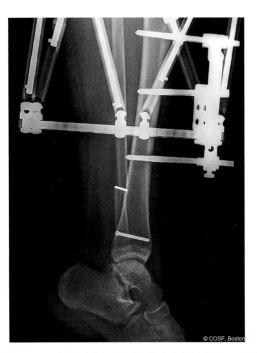

▲ 图 25-3　术后侧位片显示腓骨截骨倾斜程度（白线）

图片由 Children's Orthopaedic Surgery Foundation 提供

或偏后的位置）。

- 打开筋膜，肌肉组织向前牵拉。显露腓骨骨膜并纵向切开。掀起骨膜，骨膜下前后放置小型钝性 Hohmann 拉钩（充分保护软组织至关重要；如果损伤，骨间静或动脉可能会发生严重出血）。

- 使用 2.5mm 的钻头从外侧向后、向前、向内钻一系列孔，钻孔在适当平面扇形分布。

- 骨刀将腓骨完全截断。

- 必须在透视下看到平移来确认远近截骨端的活动性（图 25-4）。

- 切口冲洗、缝合。

（三）联合螺钉

- 在矫正肢体延长或明显肢体畸形的情况下，固定腓骨远、近端是必要的。可用细针穿过腓骨头并连接到近端环上来固定腓骨近端。采用联合螺钉来固定腓骨远端。

- 对于大多数青少年和成人患者，我们更倾向

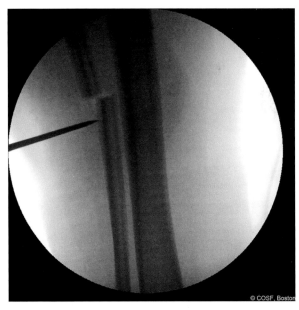

▲ 图 25-4　术中正位透视图像显示腓骨截骨端出现移位，确保腓骨完全截断

图片由 Children's Orthopaedic Surgery Foundation 提供

于使用一枚 4.5mm 的空心螺钉穿过三层皮质固定（对于儿童，可以使用较细的空心螺钉或连接到远端环的细针）。

步骤

- 将配套导针在踝关节上方 2～5cm 胫腓联合水平平行于关节线从外向内置入（图 25-5）。
- 导丝向前倾斜约 15°，从外向内穿入，穿过腓骨和胫骨外侧皮质，到达（但不穿过）内侧皮质。
- 导针周围做一小切口，钝性分离至腓骨骨质。
- 深度计测量导针。
- 3.2mm 空心钻顺导针穿入腓骨到胫骨皮质附近以扩大针道。
- 顺导针拧入全螺纹钉（图 25-6）。
- 拔出导针，切口冲洗缝合。

（四）近端环安置

- 对于大多数应用，胫骨近端环被指定为参照环，因此安置时必须在冠状面和矢状面上均与胫骨截骨近端垂直。

步骤

- 透视引导下，从外向内、正位上平行于胫骨

关节面穿入一枚初始横向细针（与环架配套），穿过腓骨头。如上所述，该针应与关节线保持 15mm 的距离，避免囊内放置（图 25-7）。

- 膝关节应保持伸直状态，这样邻近腘绳肌腱的针内侧部分不会束缚关节屈曲。
- 将近端环定位合适（前突片朝前）并连接到针上，此时钢针将环在冠状面和横切面上固定，但允许其绕针旋转，将其在矢状面上调整合适。
- 侧位透视，确认环与胫骨干垂直。穿入第二枚横针或一枚半钉以固定方向（图 25-8）。
- 根据需要加针/钉，以增加稳定性。
- 固定半钉时，做小切口并钝性分离。将套管顺环架顶到骨质，选择适当粗细的钻头穿透双层皮质，确定长度并手动拧入螺钉。螺钉通过连接配件固定到环上。
- 注意：了解胫骨各层面穿针/钉的解剖学"安全区"至关重要。相关信息可从解剖学教材和图谱中获得[1]。

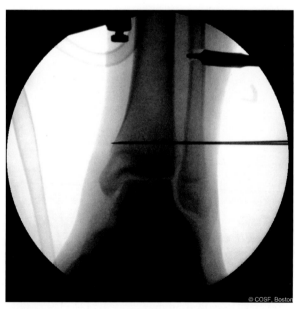

▲ 图 25-5 术中正位透视图像显示用克氏针来确定联合螺钉的位置
图片由 Children's Orthopaedic Surgery Foundation 提供

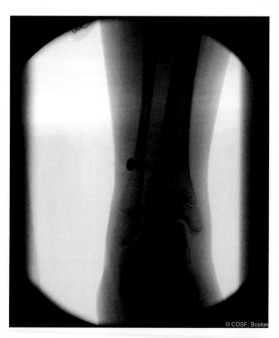

▲ 图 25-6 术中正位透视图像显示联合螺钉穿过三层皮质
图片由 Children's Orthopaedic Surgery Foundation 提供

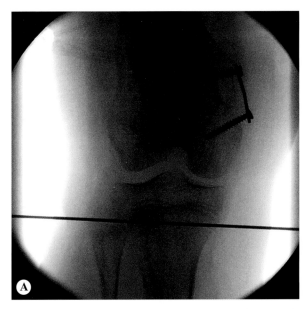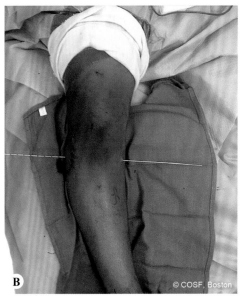

▲ 图 25-7 初始细针穿过腓骨头并平行于胫骨关节面穿入

A. 术中正位图像；B. 外观照（图片由 Children's Orthopaedic Surgery Foundation 提供）

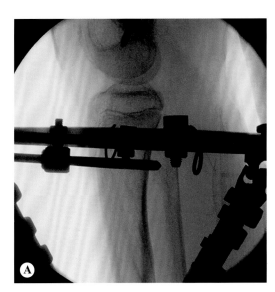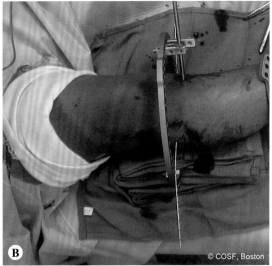

▲ 图 25-8 打入半钉固定近端环方向

A. 术中侧位图像；B. 外观照（图片由 Children's Orthopaedic Surgery Foundation 提供）

（五）远端环固定

• 远端环非参照环，其方向不需要在冠状面或矢状面上与骨骼完全正交。

• 在规划远端环的位置时，重要的考虑因素包括：①确保环之间有足够的空间使得远端环固定稳定（最大稳定性通过增加环近端和远端的半钉间距来提供）；②远近端固定针之间有足够的空间来进行胫骨截骨；③构建合适的环架高度，使得矫正阶段支杆的变化最小化。

• 两环之间固定半钉或钢针时必须考虑斜支杆的位置，斜支杆无论在初始状态还是在延长或矫正畸形期间移动时都与环架相连接。

步骤

- 将原尺寸的远端环从脚套至小腿所期水平。

- 穿针、拧入半钉，方法同上。

- 有 HA 涂层的远近端半钉之间要保持最大间距（理想情况下在横断面上要有一定的扩散）。通常情况下，2 枚半钉与胫骨前内侧面正交，1 枚半钉则更靠前些（图 25-9）。

- 当所计划的肢体延长较长，尤其对于先天性短肢或存在踝关节畸形时，应考虑将足纳入外架结构，避免马蹄挛缩或踝关节畸形发生（图 25-10）。

（六）伸缩支杆安装

- 按照产品说明，将六个伸缩支杆固定到远、近端环上。

- 如果有支杆撞击固定点（半钉或针），必须改变钉的位置或选择将支杆连接到环上的另一个位置。而鉴于此，许多现代的环固定器系统在支杆固定在环上的位置选择上更具灵活性。

- 支杆应锁定到位，并记录所有支杆长度，以便胫骨截骨术后在同一位置重新连接。

（七）胫骨截骨

- 术前应仔细评估 X 线和高级成像，以确定畸形的顶点和程度。

- 理想情况下，截骨应位于畸形的顶点。当不在畸形顶点时需要平移以恢复肢体的正常机械轴（图 25-11）。

- 为了获得满意的固定，避免髌骨轨迹改变，胫骨近端截骨要限制在胫骨结节下方。其他考虑因素包括软组织覆盖和其下骨骼的质量。

- 保留骨膜的低能量胫骨截骨术可以通过多种技术实现。这里描述的是多钻孔和骨刀技术 [2]，不过使用 Gigli 线锯也是一种合理选择 [3, 4]。

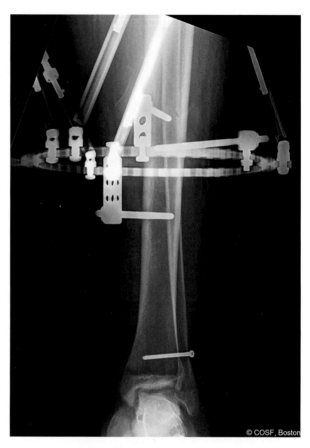

▲ 图 25-9　正位 X 线片显示多平面半钉将胫骨远端环固定，广泛分布以增加稳定性
图片由 Children's Orthopaedic Surgery Foundation 提供

步骤

- 为方便靠近胫骨前方，松开并拆除最前面的两个支杆。

- 在计划截骨水平，胫骨嵴外侧 5mm，做一长 4～5cm 纵向正中切口。

- 钝性分离至骨膜。将骨膜纵行切开 2～3cm，远近端横行切开少许，形成水平 H 形骨膜切口，抬高内外侧骨膜至胫骨后角。

- 胫骨内、外侧放置钝性 Hohman 拉钩。

- 使用锋利的 3.2mm 钻头沿胫骨内、外侧面钻多个钻孔，并扇形穿过后方皮质（图 25-12）。

- 使用 5～10mm 宽的锋利骨刀沿胫骨内外侧面将钻孔凿通，直至后内、外侧缘。

- 可通过反向旋转环架手动完成截骨，或者一

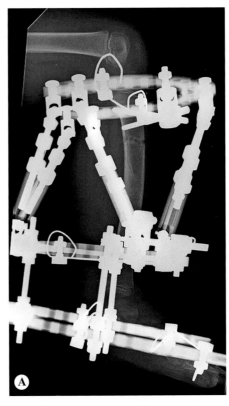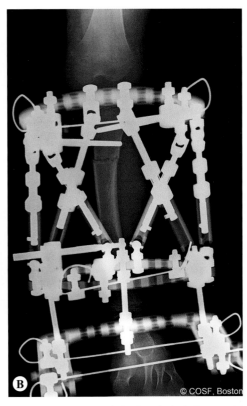

▲ 图 25-10　患有腓骨缺损及肢体不等长的 **4 岁儿童**，矫正所用胫骨外固定架将足包含在内，以避免在延长过程中出现马蹄或其他足踝畸形

A. 侧位 X 线片；B. 正位 X 线片（图片由 Children's Orthopaedic Surgery Foundation 提供）

只手放在截骨部位将应力集中于此，施加内翻或外翻的力，将其折断。后方的钻孔应足以削弱骨骼强度使其可控式断裂（图 25-13）。

- 确保截骨远、近端能够相对位移，然后将支杆重新连接到环架上（确认支杆设定与截骨前并无差别）。透视确认截骨端无移位。
- 冲洗切口，逐层缝合，包括骨膜。皮肤可吸收线缝合。

（八）环架参数录入

- 离开手术室之前，要记录好环的尺寸、支杆的类型及长度设定，这很重要。
- 术中透视图像可用于确定环架的安装参数（应使用校准标记）。要拍摄参照环（近端环）完美正交的正位片，以及包含畸形顶点的侧位片。

- 为了获得完美的正位和侧位图像，可将标记物，rancho 块（孔柱）和螺纹杆等精确地固定在参照环的前部和后部以及内侧和外侧，辅助 X 线束对齐。
- 旋转移位由临床确定。
- 将术中环架和安装参数、术前确定的畸形参数输入软件程序，来确定矫正所需的环架调节值。
- 临床医生必须确定存在风险的主要结构相对于参照环的位置。此处所期望的延长速率决定了环架结构的整体延长速度。

五、术后护理

- 使用外固定架进行肢体延长和畸形矫正需要患者及其家属的良好依从和外科手术团队的

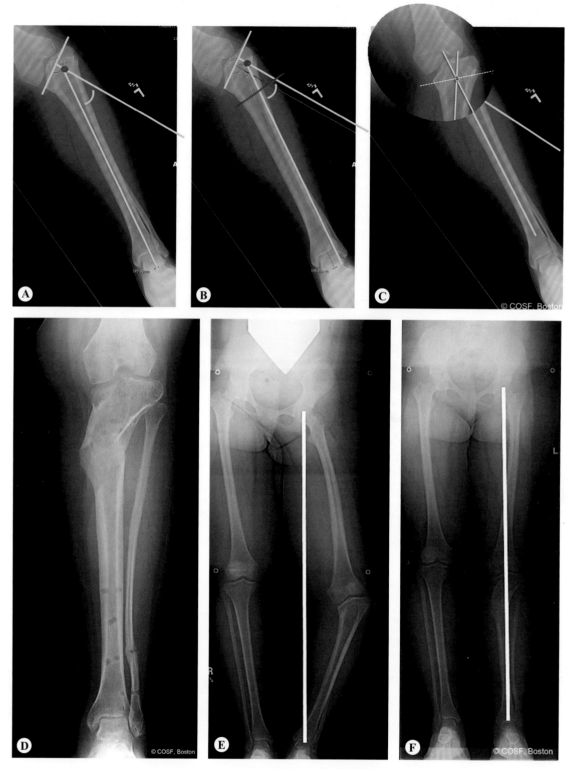

▲ 图 25-11　一名 16 岁女性因 Blount 病所致膝内翻畸形

A. 胫骨正位片，显示胫骨近端关节角及骨干轴线解剖正常，畸形顶点位置标记（红点）。B. 与图 A 相同，但标记了计划截骨的位置（红线）。注意，在这种情况下，由于畸形顶点接近膝关节，并且希望在伸膝装置以远进行截骨，因此不能在畸形顶点进行。C. 为矫正畸形和对齐机械轴，远离畸形顶点进行截骨时必须如虚线所示进行平移。D. 术后 6 个月拆除外固定架后的胫骨正位 X 线片，显示截骨端对线、对位明显得到改善。E 和 F. 术前和术后站立位下肢全长 X 线片显示机械轴矫至正常，垂线显示术前（E）的畸形在术后（F）得到矫正（图片由 Children's Orthopaedic Surgery Foundation 提供）

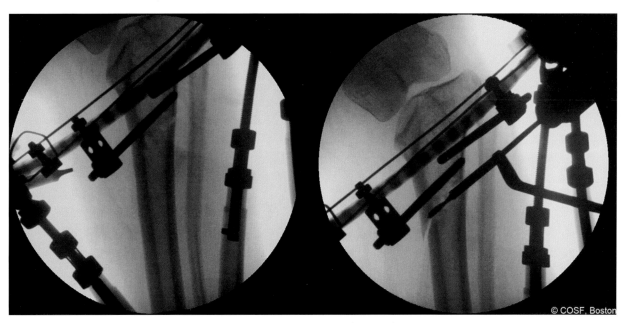

▲ 图 25-12 术中正位 X 线片显示钻孔在胫骨计划截骨方向上呈扇形分布

图片由 Children's Orthopaedic Surgery Foundation 提供

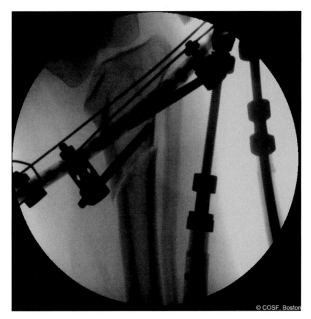

▲ 图 25-13 图 25-12 同一患者的术中正位 X 线片，显示通过钻孔完成胫骨截骨

图片由 Children's Orthopaedic Surgery Foundation 提供

密切关注。安装外架和截骨仅仅只是治疗旅程的开始。

- 有必要进行密切随访和重复成像来检测和处理矫正过程中几乎无处不在的并发症 [5]。

- 大多数患者术后即可挂拐开始保护性负重，术后第 2～3 天便可出院。

- 物理治疗从住院就开始进行，每周持续几次，使关节活动度得以保持并逐渐增强。

- 在整个牵张阶段，每周都应复查，但在巩固阶段没有并发症的情况下，间隔时间可长些。

- 再生骨的质量由多个因素决定，包括位置、环架结构的稳定性、潜伏期、牵张速度和节律，以及保留骨膜低能量截骨术的执行情况（图 25-14）。

- 拆除外架取决于再生骨的愈合程度。愈合到什么程度可拆除，尚无统一建议，但评估正侧位片上三侧皮质实变程度和计算再生骨的像素值比（pixel-value ratio，PVR）是两种常用的方法 [6, 7]。

六、并发症

通过牵张成骨进行肢体延长和畸形矫正是一

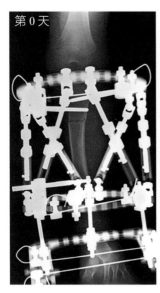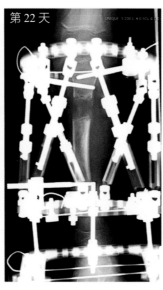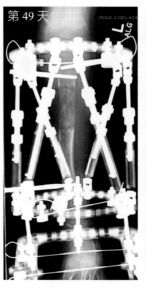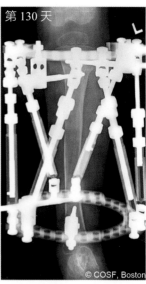

▲ 图 25-14　一名接受胫骨延长手术儿童的序列 X 线片，显示牵张间隙和早期再生骨随着时间的推移逐渐实变

图片由 Children's Orthopaedic Surgery Foundation 提供

个充满潜在并发症的过程。与截骨术相关的一般风险包括感染、神经损伤、骨延迟愈合或骨不连，以及麻醉风险。渐进性畸形矫正的特定风险包括针道刺激/感染、关节挛缩或半脱位（图 25-15）、拆除外架后骨折和畸形复发，以及长期的矫正、巩固和恢复过程对患者及家属造成的心理/情感伤害。

- 针道感染应尽早处理，以避免深部感染和针/钉松动。通常增加针道护理频率和口服抗生素足可避免问题进一步加重。

- 当肢体延长超过 2.5cm 时，将腓骨联合固定是避免其移位的必要条件。在大龄儿童和青少年中使用 4.5mm 螺钉可避免螺钉断裂。

- 延长胫骨时，可将足纳入外架以防止马蹄发生，避免术后再行跟腱延长或腓肠肌松解。

- 在矫正膝外翻时，矫正速率必须根据腓骨颈的延长情况来确定，避免腓总神经过快拉伸。在严重外翻的情况下，有必要将腓总神经进行预防性松解。

- 术后静脉血栓栓塞在儿童中是一种少见的并发症，但在青少年或成人中常见。强烈建议

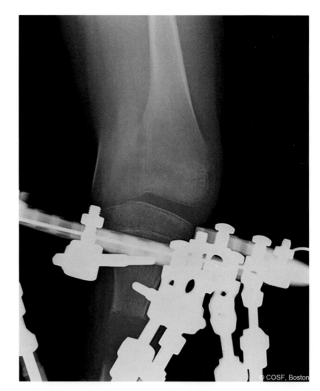

▲ 图 25-15　一名接受胫骨延长（注意牵张间隙）的腓骨缺损儿童的膝关节正位片，由于软组织过紧已经开始出现膝关节侧向半脱位

图片由 Children's Orthopaedic Surgery Foundation 提供

进行机械和（或）药理学预防，尤其是大龄患者。

参考文献

[1] Catagni MA. *Atlas for the Insertion of Transosseous Wires and Half-Pins. Ilizarov Method*. 2nd ed. Medi Surgical Video; 2003.

[2] De Bastiani G, Aldegheri R, Renzi-Brivio L, Trivella G. Limb lengthening by callus distraction (callotasis). *J Pediatr Orthop*. 1987;7:129-134.

[3] Paktiss AS, Gross RH. Afghan percutaneous osteotomy. *J Pediatr Orthop*. 1993;13:531-533.

[4] Paley D, Tetsworth K. Percutaneous osteotomies. Osteotome and Gigli saw techniques. *Orthop Clin North Am*. 1991; 22:613-624.

[5] Paley D. Problems, obstacles, and complications of limb lengthening by the Ilizarov technique. *Clin Orthop Relat Res*. 1990;(250):81-104.

[6] Fischgrund J, Paley D, Suter C. Variables affecting time to bone healing during limb lengthening. *Clin Orthop Relat Res*. 1994;(301):31-37.

[7] Song SH, Agashe M, Kim TY, et al. Serial bone mineral density ratio measurement for fixator removal in tibia distraction osteogenesis and need of a supportive method using the pixel value ratio. *J Pediatr Orthop B*. 2012;21: 137-145.

第 26 章 半骺和全骺阻滞
Hemiepiphysiodesis and Epiphysiodesis

Susan T. Mahan　Samantha A. Spencer　著

一、8 字钢板半骺阻滞治疗膝关节成角畸形

（一）手术适应证

- 下肢排列异常，机械轴偏移超过 1cm 或超过内外侧间室的中线（内翻或外翻）。进一步的适应证包括 X 形腿（膝外翻）或 O 形腿（膝内翻）步态，伴有疼痛或行动笨拙，存在内外侧挤压，以及下肢排列异常合并存在髌骨半脱位。手术成功确实需要足够的剩余生长来实现骺板矫正，通常至少需要 1 年的生长潜力。如果双侧发现膝内、外翻，并且均需手术，可同时进行。

（二）器材

- 可透视床（对不太高的儿童能透视到足部）、8 字板套件、一般器械及止血带。

（三）体位

- 仰卧位，将患肢抬高，便于手术操作和获得良好的侧位图像（图 26-1）。对于双侧，可通过旋转大转子和抬高下肢来切换体位。透视 C 臂放在对侧。对于膝外翻，患肢抬高，主刀医生站于对侧。

（四）手术入路

- 透视下定位、标记骺板。
- 在阻滞侧骺板正上方行 2～3cm 的中轴切口。
- 显露至骺板但不破坏骨膜。
- 临时放置钢板并透视确认。
- 放置导针并透视确认。
- 拧入 2 枚螺钉并透视。

（五）手术步骤

- 驱血，止血带充气（图 26-2）。
- 透视定位股骨远端或胫骨近端骨骺的内侧（膝外翻）或外侧（膝内翻）（图 26-3）。
- 沿中轴做一 2～3cm 的皮肤切口（图 26-4）。
  - 股骨远端内侧 / 膝外翻。
    - 注意后方的隐神经及大隐静脉。
    - 切开深筋膜，尽可能少地干扰远端股内侧肌。
    - 识别股骨远端骺内侧动脉。
    - 将钢板置于股骨远端骺内侧动脉正前方，远端到其骨骺分支。

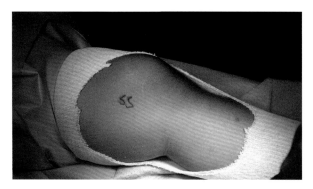

▲ 图 26-1 患肢摆放合适，髌骨朝前，便于股骨远端内侧操作

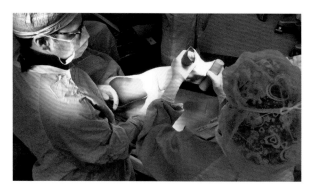

▲ 图 26-2 安装止血带以获得最佳术野

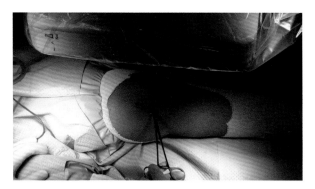

▲ 图 26-3 透视定位骺板，以规划切口

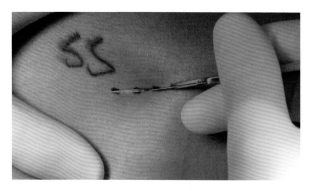

▲ 图 26-4 在骺板正内侧做一 2~3cm 的切口，来矫正膝外翻（译者注：原著疑有误，已修改）

– 胫骨近端内侧 / 膝外翻。
  ◆ 触及鹅足，在其近端偏后做一切口。
  ◆ 将鹅足和隐神经髌下支向后牵拉保护。
– 股骨远端外侧 / 膝内翻。
  ◆ 髂胫束前切口，切开深筋膜。
– 胫骨近端外侧 / 膝内翻，如 Blount 病（胫骨内翻）。
  ◆ 切口位于腓骨头近端及前方，注意切口后方的腓总神经。
  ◆ 通常必须将胫骨前缘抬高些。
• 分离至骨膜（能用镊子夹起的组织层都要分离）（图 26-5 和图 26-6）。
• 预置钢板区域周围放置剥离子，确保上覆筋膜 / 肌层不会卡压。

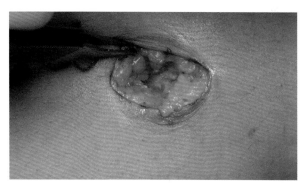

▲ 图 26-5 钝性剥离和电刀切割相结合分离组织至骨膜

• 徒手将导针或克氏针扎入 8 字钢板中心孔（图 26-7），检查透视图像并根据需要进行调整（图 26-8）。直视下或用剥离子确认钢板下无软组织卡压。
• 评估钢板的矢状位之前，将膝关节摆放到标准的侧位至关重要。不要使用 4 字体位拍摄

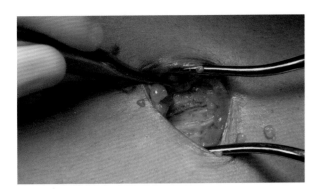

▲ 图 26-6　清晰显露骨膜

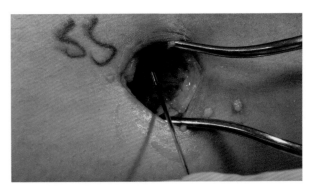

▲ 图 26-7　放置 8 字钢板并在中心孔扎入导针或克氏针

侧位，而要通过摆动 C 臂来获得真实的侧位图像。

- 钢板位置合适，钻或锤入中心导针或克氏针。
- 使用球头导向器，将远、近端导针放置在钉孔中心并稍分散钻入（图 26-9 和图 26-10）。避免导针偏心或过度分散，因为这会影响螺钉的正确置入。
- 透视检查正位（图 26-11 和图 26-12）和真实的侧位，确认钢板处于最佳位置（图 26-13）。
- 测量螺钉。

- 将靠外的单侧皮质扩大钻孔，可使用导向器进行方向瞄准（图 26-14）。如果听到刺耳的高摩擦音，或钻前进时遭到阻碍，那么是由于钻头不在钉孔中心，撞击钉孔边缘所引起。如果遇到这种情况，需要重新定位导针或放弃导向器，直视下将钻头直接顶在钉孔中的骨膜上操作。
- 将螺钉同时拧入（图 26-15），一半一半地交替拧入防止钢板翻转（图 26-16）。
- 拧紧螺钉后，剥离子检查钢板是否与骨膜齐平（图 26-17）。因为螺钉外露会引发疼痛和螺钉断裂。只有肥胖儿童才会用到实心螺钉。
- 拔除导针，拍摄最终的正位和侧面图像（图 26-18 和图 26-19）；也可检查斜位。
- 如果双侧半骺阻滞，可在第一侧关口的同时将透视机位置切换。

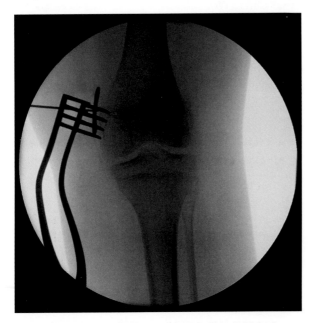

▲ 图 26-8　透视显示 8 字钢板和导针位置合适

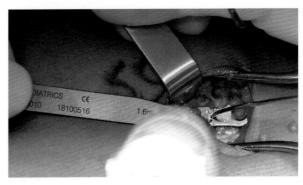

▲ 图 26-9　一旦确认钢板和中心导针的位置合适，使用球头导向器钻入远、近端导针

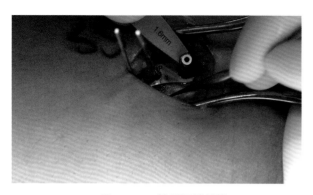

▲ 图 26-10 放置远端导针

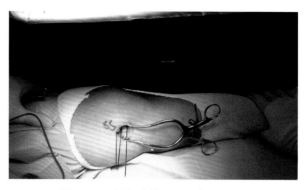

▲ 图 26-11 透视确认远、近端导针的位置

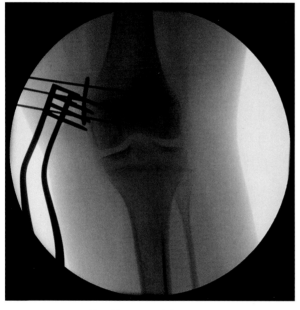

▲ 图 26-12 正位图像显示 8 字钢板和导针位置均合适

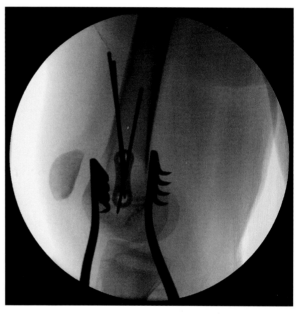

▲ 图 26-13 侧位图像显示 8 字钢板和导针位置均合适

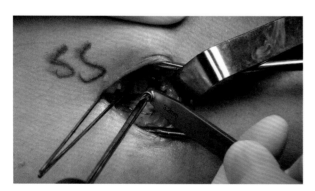

▲ 图 26-14 钢板和导针位置确定后，顺导针扩孔，深度刚好穿透表层皮质

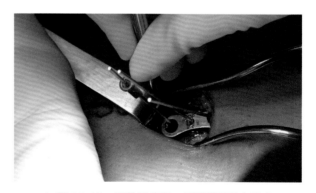

▲ 图 26-15 顺导针将远、近端螺钉拧入孔中

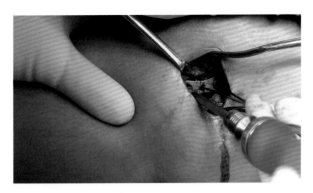

▲ 图 26-16 交替拧紧螺钉，确保钢板不会翻转

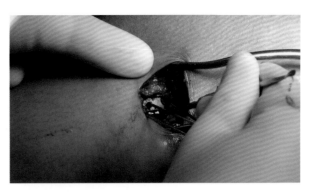

▲ 图 26-17 螺钉拧紧后，用 Freer 剥离子检查，以确保钢板贴到骨质

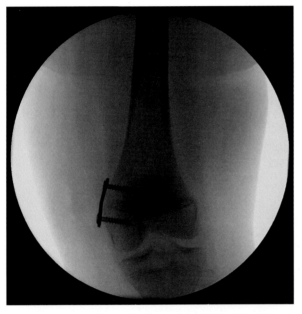

▲ 图 26-18 透视正位图像显示钢板和螺钉最终位置

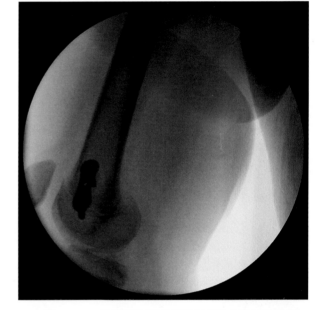

▲ 图 26-19 透视侧位图像显示钢板和螺钉最终位置

- 逐层关口，肌层、筋膜层用粗可吸收线缝合，皮下用细可吸收线缝合，皮肤皮内缝合。局部麻醉，软敷料覆盖。
  - 当胫骨近端外侧放置 8 字板时，不要修复保持胫骨前缘抬高的深筋膜，避免腓骨支紧张。
- 松止血带，通常每侧止血带时间 30~40min。将抬高垫推到对侧，进行对侧肢体手术。

（六）术后护理

- 根据需要拄拐负重（通常约 1 周）。

- 如果切口敷料防水，术后即可淋浴。
- 2 周后随访（可线上）：去除外部敷料；如果切口干燥，可游泳或泡澡。
- 术后 2 周时，膝关节运动范围应接近 90°。术后 2~3 周应独立行走，4~6 周进行全膝关节活动。当活动度和肌力正常时，恢复体育活动（时间不确定，大多数为 6 周）。通常没有必要进行正式的物理治疗，但也有一些会有效。
- 每 3~4 个月检查下肢排列并拍摄站立位下肢全长正位片。大多数需要 1~2 年才能完全矫正。

- 如果完全矫正（机械轴和查体中立或轻微过度矫正）后骨骼尚未成熟，或者虽骨骼成熟但钢板有困扰，则取出钢板。

（七）并发症

- 切口问题，轻微。
- 钢板/螺钉故障，很少见。
- 失随访导致过度矫正：必须强调随访的重要性，保留正在接受矫正的患儿名单避免发生遗漏。
- 矫正不完全，需进一步干预。
- 许多患者合并旋转畸形，但这种技术无法予以纠正。
- 适当的咨询，不适随诊至关重要。

二、股骨远端和（或）胫骨骨骺钻刮阻滞术

（一）手术适应证

双下肢不等长，通常在 2～5cm，未发育成熟的儿童。骨骺阻滞的时机需要仔细规划，使得较长一侧腿股骨远端和（或）胫骨的生长潜力与下肢长度差异相匹配。骨骺阻滞可以采用不同的技术，包括骨骺 U 形钉固定术、张力带钢板法、钻刮术，以及经皮螺钉骨骺阻滞术（percutaneous epiphysiodesis using transepiphyseal screws, PETS）（操作技术见本章）。与其他技术相比，钻刮术的优势在于无须植入，考虑到内置物取出，通常这种技术最具成本效益。许多人认为，钻刮术是胫骨近端骨骺阻滞的最佳方式。与 PETS 技术相比，术后恢复时间通常有所延长。

（二）器材

可透视床、钻和刮匙、透视机。最好有 C 臂

套，使得在透视臂正侧位摆动时保持无菌。

（三）体位

仰卧位，患肢抬高，髌骨朝上。

（四）手术入路

- 直接在股骨远端或胫骨近端骺板内外侧做 1～2cm 的切口。

（五）手术步骤

- 驱血，止血带充气，患肢抬高。
- 透视辅助下，标记股骨远端（或胫骨近端）骺板内、外侧皮肤（图 26-20）。
- 做 1～2cm 的纵向外侧皮肤切口，显露至骨质。骺板略微向近端翘而非直线，因此应进入骺板大部分是直线的地方（而不是上翘的部位）。将钻头置于骺板的外侧面（图 26-

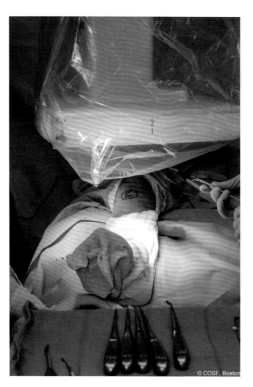

▲ 图 26-20 在做骺板内外侧小切口之前，先透视确认骺板位置
图片由 Children's Orthopaedic Surgery Foundation 提供

21），并通过透视确认位置（图 26-22）。钻头平行于地面钻入（保持髌骨朝上），穿至股骨远端骺板约 2/3。骺板较软，应该容易与硬质骨区分开来。将钻头大部分撤回，手降低 20° 后再次钻入，频繁透视检查位置。此外，每次钻孔时，分别多向骺板远近端扩大 5° 钻入，以确保钻到骺板的生长区。继续以 20° 的变化调整钻头角度，不断钻进钻出，直到手不能再降低为止。当碰到前皮质时，每次钻入时间会缩短些，千万不要穿透。

- 收回钻头，水平位置重新定位，每次手抬高 20°，继续如上方法钻孔，多透视，不要刺穿后方皮质！

- 移走钻头，引入刮匙，清除骺板的残留孔道间隔（图 26-23 和图 26-24），以及外侧骺板（外侧上翘的部分）。

- 以类似方式做内侧皮肤切口，钻头放置在骺板内侧，与骺板最直部分成一条直线。如同外侧，在透视引导下进行扇形钻孔（图 26-25）。确保内外侧孔道在中心交汇。移走钻头。

- 将刮匙引入骨内侧（图 26-26），清除孔道间的残留骺板，破坏骺板最内侧的上翘部分。

- 用角刮匙检查骺板的中 1/3 是否破坏（图 26-27），并且在透视下用刮匙清扫到骺板的远近端。

- 透视检查确认骨骺阻滞完全（图 26-28）。

- 逐层关口（图 26-29），局部麻醉，软敷料覆盖，膝关节制动。膝关节可能会明显肿胀，可佩戴冷疗护套。

（六）术后护理

- 通常患者术后需继续住院训练拄拐和控制疼痛。出院前更换切口敷料。在拄拐并佩戴支具的情况下可部分负重。2 个月内避免体育运动和高跌倒风险的活动。常需要物理

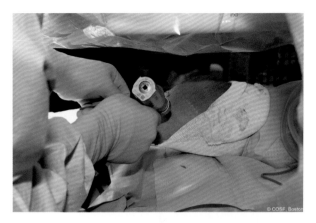

▲ 图 26-21　将钻头放入切口并用透视确认位置
图片由 Children's Orthopaedic Surgery Foundation 提供

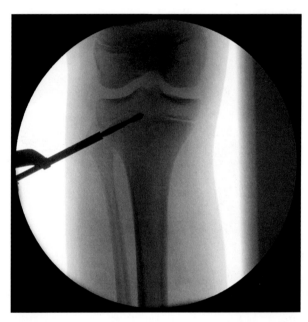

▲ 图 26-22　钻头从切口钻入，并实时透视确认在骺板的位置

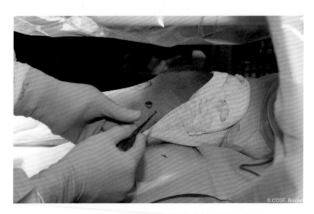

▲ 图 26-23　刮匙刮除残余的孔道间隔

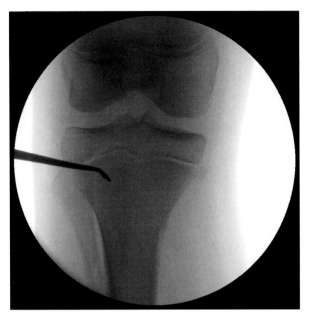

▲ 图 26-24　刮除残余间隔的透视图像

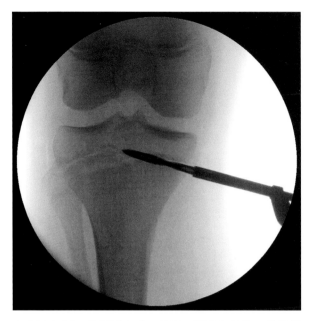

▲ 图 26-25　以相同方式，从另一侧引入钻头，并透视确认钻头在骺板内

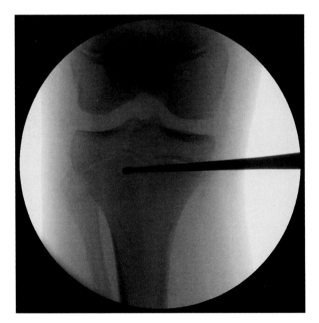

▲ 图 26-26　然后用刮匙刮除

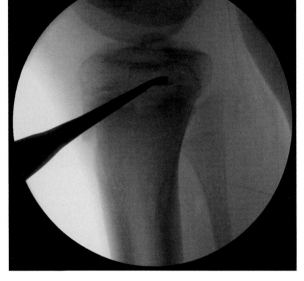

▲ 图 26-27　使用角刮匙，确保骺板中 1/3 能够被刮除

治疗。

• 需要定期随访进行临床和影像学评估，通常半年 1 次，直到骨骼成熟。

（七）并发症

• 术后可能出现肿胀和血肿。

• 钻头没有使用软组织保护器，导致皮肤灼伤。

• 骨骺阻滞矫正不足或矫正过度，此技术不可逆。

• 阻滞不对称或技术不当导致生长畸形。

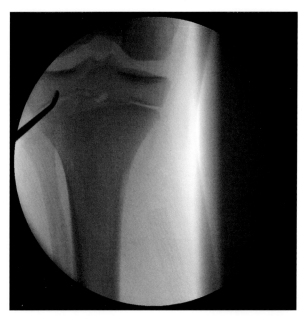

▲ 图 26-28　透视正位图像确认骨骺阻滞满意（译者注：原著疑有误，已修改）

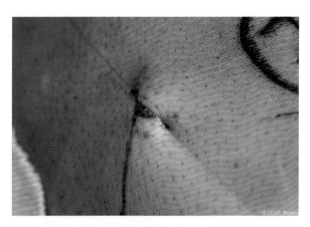

▲ 图 26-29　逐层缝合

图片由 Children's Orthopaedic Surgery Foundation 提供

三、应用经皮螺钉骨骺阻滞术进行股骨远端骨骺阻滞

（一）手术适应证

　　双下肢不等长，通常为 2～5cm，未发育成熟的儿童。骨骺阻滞的时机需要仔细规划，使得较长一侧腿股骨远端的生长潜力与下肢长度差异相匹配。骨骺阻滞可以采用不同的技术，包括骨骺 U 形钉固定术、张力带钢板法、钻刮术，以及

经皮螺钉骨骺阻滞术。与钻刮术相比，PETS 的优势在于它被认为是可逆的；螺钉取出后，生长恢复。此外，PETS 技术被认为能更快地回归体育活动。

（二）器材

　　可透视床，全螺纹不锈钢空心螺钉，通常直径为 6.5～7.0mm，透视机。最好有 C 臂套，使得在透视臂正侧位摆动时保持无菌。

（三）体位

　　仰卧位，患肢髌骨朝上。

（四）手术入路

- 透视辅助下确定每枚螺钉轨迹合适并在皮肤上标记。
- 放置外侧导针。
- 放置内侧导针。
- 透视确认两枚导针位置均合适，测量长度、扩孔、拧入螺钉。
- 对螺钉仔细透视评估，确保位置合适。

（五）手术步骤

- 切开前，利用导针和透视在皮肤表面标记每枚导针的最佳轨迹。注意，由于软组织问题，皮肤切口可能比所标记的更远。也可用脊椎穿刺针来确定轨迹和正确的皮肤切口。
- 股骨远端骨骺的内侧上翘，使得内侧螺钉轨迹更易实现。因此建议先置入外侧导针。根据之前放置好的皮肤标记，在大腿外侧做一个 1～1.5cm 长的小切口（再次强调，向皮肤标记稍远切，而非稍近）。直接向下显露至骨质。
- 透视实时监测并保护好软组织的情况下，将导针从股骨远端的外侧皮质斜穿过股骨远端内侧骺板的中部。确保导针在矢状面上位于

股骨的中 1/3（图 26-30）。有一点很重要，就是在评估导针位置之前，要获得高质量的股骨远端侧位对齐图像，即内外髁完全重叠。

- 在拧入螺钉前，先放置内侧导针。根据之前放置好的皮肤标记，在大腿内侧做一1～1.5cm 长的小切口（同样，向皮肤标记稍远切，而非稍近）。从内侧进入骨质，其远近水平与外侧相错开，直接向下显露至骨质。

- 透视实时监测并保护好软组织的情况下，将导针从股骨远端的内侧皮质斜穿过股骨远端外侧骺板的中部（图 26-31）。在矢状面上一定要位于股骨的中 1/3。

- 避免两针在骨头中间"交叉"是很重要的，因此，需要调整导针以避免接触。还要确保针距足够，使接下来拧入的螺钉也不会相互接触（图 26-32）。

- 最佳螺钉位置：在正位上，每枚螺钉都应位于骺板的侧 1/3，并且至少有 4 条螺纹穿过骺板；在侧位上，两枚螺钉都应位于矢状面的中 1/3。螺钉入针点应稍微错开。

- 对两枚导针位置满意，测量螺钉长度，扩孔至刚好穿透骺板（穿过骺板远层时会感觉到一个小的阻力，类似于薄皮质），依次拧入螺钉（图 26-33 和图 26-34）。

- 多个视图（包括斜位）透视确认两枚螺钉的位置。确保钉尖在骨质内，并且至少有 4 条螺纹穿过骺板（图 26-35 和图 26-36）。

- 逐层关口，局部麻醉，软敷料覆盖。

（六）术后护理

- 患者术后即可负重，通常术后前几天患肢负重少些。1 个月内避免体育运动和高跌倒风险的活动。

- 需要定期随访进行临床和影像学评估，通常半年 1 次，直到骨骼成熟。

（七）并发症

- 仔细选择螺钉类型，避免内置物相关的并发症。

　　- 确保螺钉的螺纹足够深，不会在骺板生

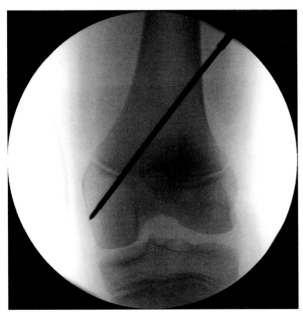

▲ 图 26-30　透视正位图像显示从外侧进入的初始导针穿到内侧骺板的位置合适，即穿到股骨远端骨骺内侧 1/3 的中心

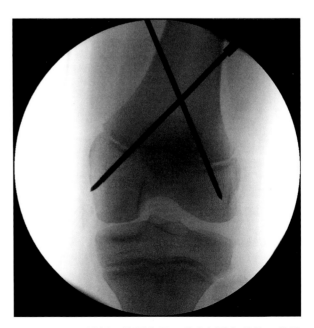

▲ 图 26-31　透视正位图像显示从内侧进入的第二枚导针穿到外侧骺板的位置合适

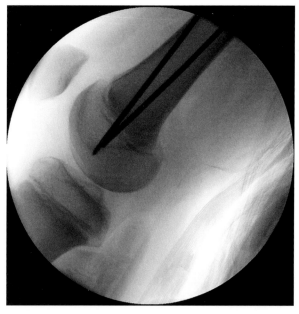

▲ 图 26-32　透视侧位图像显示两枚导针位置，使得它们穿过骺板的中间区域。通过一枚导针偏前些、另一枚导针偏后些插入，来避免两导针在髓腔内交叉。还要注意侧位图像的质量，使得内外侧髁重叠

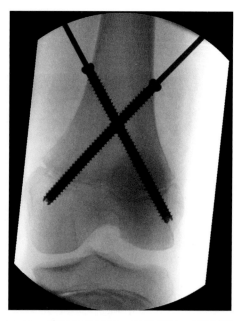

▲ 图 26-33　透视正位图像。导针扩孔、测量螺钉长度后，拧入螺钉。确保至少穿过骺板 4～5 条螺纹

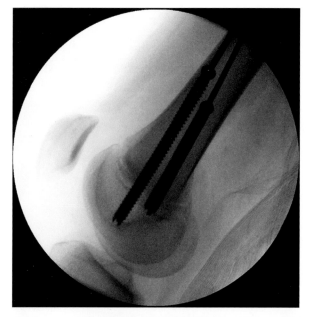

▲ 图 26-34　透视侧位图显示螺钉已到位。注意，此侧视图方位与图 26-32 略有不同，使得螺钉位置看起来有所差别

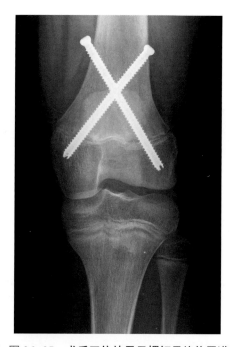

▲ 图 26-35　术后正位片显示螺钉最终位置满意

长期间从骨骺中退出。
- 最好使用大的螺帽，便于取出。
- 最好使用全螺纹螺钉。

- 不选择钛质螺钉。
- 确保至少有 4 条螺纹拧入骨骺。
- 如果螺钉放置不对称，可能会出现成角畸形。

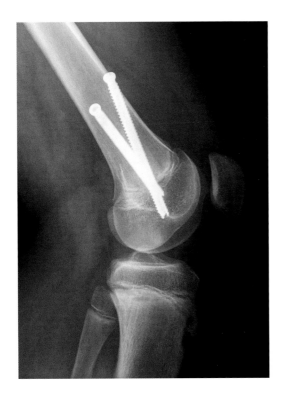

◀ 图 26-36　术后侧位片显示螺钉最终位置满意

参考文献

[1] Kumar S, Sonanis SV. Growth modulation for coronal deformity correction by using Eight Plates—Systematic review. *J Orthop*. 2018;15(1):168-172. doi:10.1016/j.jor. 2018. 01.022.

[2] Yilmaz G, Oto M, Thabet AM, et al. Correction of lower extremity angular deformities in skeletal dysplasia with hemiepiphysiodesis. *J Pediatr Orthop*. 2014;34(3):336-345. doi:10.1097/bpo.0000000000000089.

[3] Burghardt RD, Herzenberg JE, Standard SC, Paley D. Temporary hemiepiphyseal arrest using a screw and plate device to treat knee and ankle deformities in children: a preliminary report. *J Child Orthop*. 2008;2(3):187-197. doi:10.1007/s11832-008-0096-y.

[4] Song MH, Choi ES, Park MS, et al. Percutaneous epiphysiodesis using transphyseal screws in the management of leg length discrepancy: optimal operation timing and techniques to avoid complications. *J Pediatr Orthop*. 2015;35:89-93.

[5] Troy M, Shore B, Miller P, et al. A comparison of screw versus drill and curettage epiphysiodesis to correct leg-length discrepancy. *J Child Orthop*. 2018;12:509-514.

[6] Métaizeau JP, Wong-Chung J, Bertrand H, Pasquier P. Percutaneous epiphysiodesis using transphyseal screws (PETS). *J Pediatr Orthop*. 1998;18:363-369.

[7] Ilharreborde B, Gaumetou E, Souchet P, et al. Efficacy and late complications of percutaneous epiphysiodesis with transphyseal screws. *J Bone Joint Surg Br*. 2012;94:270-275.

[8] Horton GA, Olney BW. Epiphysiodesis of the lower extremity: results of the percutaneous technique. *J Pediatr Orthop*. 1996;16:180-182.

[9] Ghanem I, Karam JA, Widmann RF. Surgical epiphysiodesis indications and techniques: update. *Curr Opin Pediatr*. 2011;23:53-59.

[10] Makarov MR, Dunn SH, Singer DE, et al. Complications associated with epiphysiodesis for management of leg length discrepancy. *J Pediatr Orthop*. 2018;38:370-374.

第27章 马蹄内翻足石膏疗法与跟腱延长
Clubfoot Casting and Heel Cord Lengthening

James R. Kasser 著

Ponseti 法治疗马蹄内翻足

1998 年，我有幸与 Ponseti 博士共度过一段时间，让我对马蹄内翻足治疗的认识发生了重大改变。从他第一次向我展示这项石膏矫正技术起，我几乎照搬了他的方法。他很和蔼可亲，首先寄给我他的马蹄内翻足治疗专业书籍，随后对我们机构进行了为期 1 周的访问。他很快就让我确信他的治疗方法的价值所在（图 27-1）。之后，我又跟他待了一段时间深化对技术的理解，并且正如许多人那样，开始相信这项技术已经彻底改变了马蹄内翻足的治疗方式，并将作为标准的治疗方法继续使用下去。

在现代，大多数马蹄内翻足可在妊娠 18～24 周时通过超声做出诊断（图 27-2）。在马萨诸塞州，产前超声可诊断出超过 90% 的马蹄内翻足。在许多情况下，一旦做出产前诊断，父母会立即询问未出生宝宝马蹄内翻足治疗及潜在的相关问题。矫形外科医生需要及时做出回答，制订好治疗计划，并告知预期的结果。这样会减轻父母的焦虑并为其提供有价值的信息。可以让父母加入线上或线下支持小组，与其他患有马蹄内翻足的家庭进行交流，也可以让他们看看正在接受马蹄内翻足治疗的患者及一些长期随访病例的结果。如果没有这些信息，准父母可能会错误地认为患有马蹄内翻足等同于终身残疾。

在分娩后第一次评估时，要对产前马蹄内翻足的诊断进行确认并分类。在妊娠 18～24 周时基于超声诊断马蹄内翻足的假阳性率在 10% 的范围内。应使用分类系统将马蹄内翻足进行分级。Dimeglio 系统或 Pirani 系统皆是对足部畸形严重程度进行分类的基础评分系统。在这里我们选择 Dimeglio 系统（图 27-3）。

马蹄内翻足的畸形是以下几种情况的结合（图 27-4）。

- 高弓足伴跖屈，尤其第一跖列，非典型马蹄足除外。
- 跟舟韧带短缩，舟骨向内侧及跖侧移位。
- 跟骨在距骨下向内侧移位，表现为内翻畸形。
- 马蹄伴跟腱短缩、后关节囊及后跟腓韧带紧张。

马蹄内翻足的治疗采用手法复位和阶段石膏矫正，即"Ponseti 治疗法"，所需材料包括：衬垫或棉衬、弹力袜或类似材料（防止石膏顶端刺

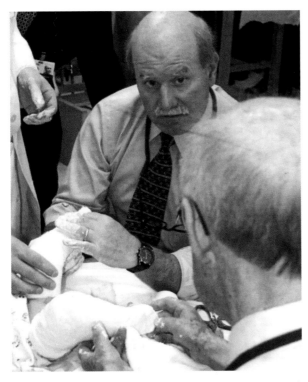

▲ 图 27-1　**Ponseti** 博士（最显眼位置）正在指导马蹄内翻足矫形技术，**1998** 年我们改用 **Ponseti** 法作为治疗马蹄内翻足的主要方法

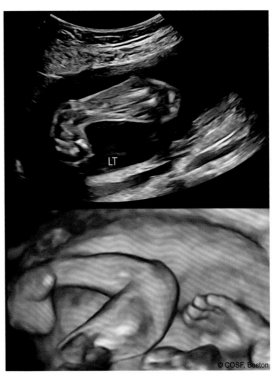

▲ 图 27-2　几乎所有的马蹄内翻足都需要通过产前超声检查诊断

特征性外观包括：旋后固定畸形，第一跖列与胫骨长轴之间的角度小于 90°（图片由 Children's Orthopaedic Surgery Foundation 提供）

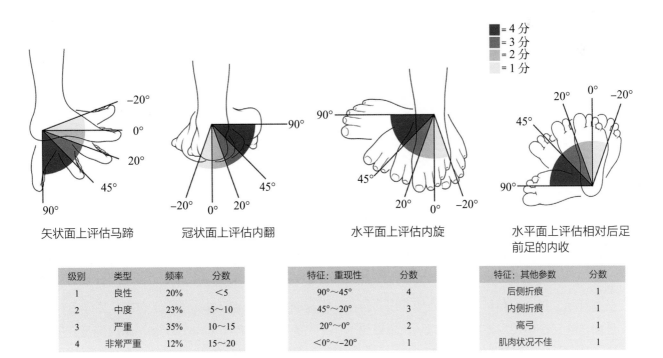

矢状面上评估马蹄　　冠状面上评估内翻　　水平面上评估内旋　　水平面上评估相对后足前足的内收

级别	类型	频率	分数
1	良性	20%	<5
2	中度	23%	5～10
3	严重	35%	10～15
4	非常严重	12%	15～20

特征：重现性	分数
90°～45°	4
45°～20°	3
20°～0°	2
<0°～-20°	1

特征：其他参数	分数
后侧折痕	1
内侧折痕	1
高弓	1
肌肉状况不佳	1

▲ 图 27-3　我们使用 **Dimeglio** 分类法对马蹄内翻足进行分级

这是一个 0～20 的分级数字系统，如上图所示，等级越高，畸形越严重

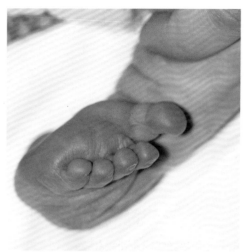
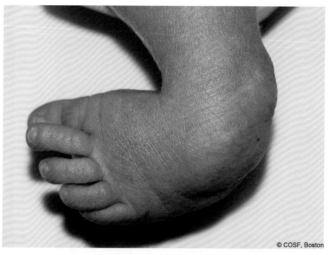

© COSF, Boston

▲ 图 27-4　马蹄内翻足以固定的马蹄内翻畸形为特征，伴有较深内侧折痕、高弓足和足后方深度折痕。在足的前外侧可见距骨头突出。**Dimeglio** 评分系统可评估足畸形的严重程度，包括高弓足、内侧偏斜、马蹄及软组织挛缩

图片由 Children's Orthopaedic Surgery Foundation 提供

激大腿）、石膏或软质玻璃纤维卷。序列石膏和手法矫正是标准的治疗方法，要想矫正马蹄内翻足畸形，必须始终使用长腿石膏（图 27-5）。

- 第一次打石膏要在马蹄内翻足的马蹄畸形维持现状，将足矫正至完全旋后的情况下进行。需要两个人方可正确操作：其中一人一手握住大腿，另一手握住前足，另一人缠裹内衬、石膏并塑形。内衬先缠裹两层，石膏两端可以套一层薄的弹力袜。从踝上开始缠裹，这样接下来缠裹足时内衬不会松，然后将内衬绕着足擦动，期间要保持足在矫正的位置。足跟及膝盖较薄区域可用衬垫或棉衬加强。石膏顶端部位要加缠，以免刺激大腿。如果两位外科医生经验丰富，可以直接打长腿石膏，而不用先打短腿，再补充大腿的部分。因此，我选用软质玻璃纤维材料的石膏（简单撕开即可轻松拆除），从踝关节上方开始，滚动到足趾，足趾处绕 5 层，将足固定在完全旋后的位置。保持足在矫正位置，屈膝 90°，继续向上缠裹石膏至大腿。在助手对大腿部位的石膏前后塑形的同时，外科医生在第一跖骨头下方用背屈的拇指对

足轻微加压，在距骨头上进行反向加压，足后跟也要轻柔加压塑形。这是马蹄内翻足系列石膏的第一个位置，旨在纠正高弓，使中后足保持一致，同时开始拉伸跟舟韧带。石膏固定和塑形期间，如果婴儿烦躁，可以喂点糖水。轻柔的音乐和昏暗的房间有助于安抚患儿，使矫正更容易且更有效。

- 5～10d 内，通常为 1 周，家属返回进行第二次石膏，固定前，拆除上一次的石膏。如果是普通石膏，可浸湿后拆除；软质玻璃纤维石膏可直接解开。然后检查足舟骨相对于距骨头的位置、通过第一跖骨的跖屈评估高弓畸形及后足的内翻畸形。每次就诊医生都应该描述马蹄内翻足的矫正情况，包括距骨头的覆盖范围、后足位置、足旋转位置和马蹄足的状况。第二次就诊时，牵拉内侧韧带来矫正足，要确定牵拉的程度，使得舟状骨进入到覆盖距骨头的校正位置。对于有持续高弓和距骨头突出的严重马蹄内翻足，第二次石膏可在相似的完全旋后的位置进行；然而，如果舟状骨覆盖距骨头，高弓足和后足内翻就会减轻，继续序列石膏时，足的旋后

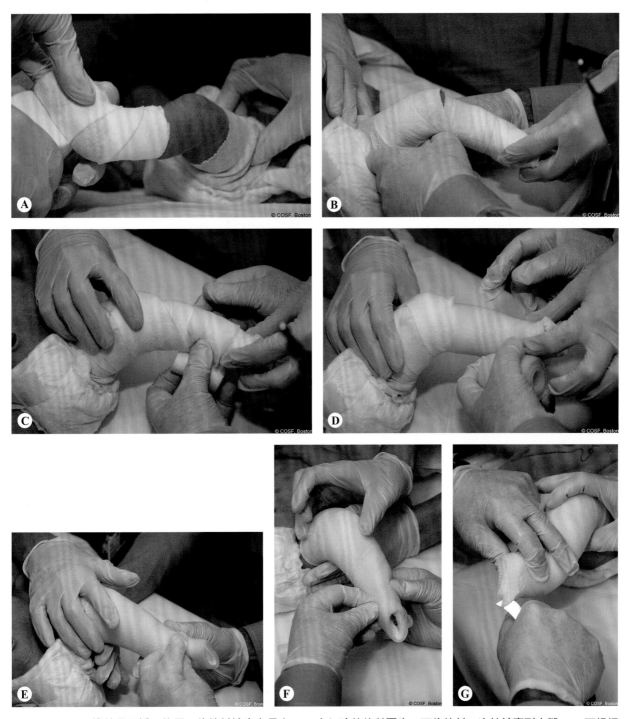

▲ 图 27-5 **A.** 维持足于矫正位置，将棉衬缠裹在足上；**B.** 有经验的外科医生，可将棉衬一次性缠裹到大腿；**C.** 可根据需要来加缠棉衬以保护皮肤，尤其是足跟、膝盖和石膏近端等部位，也可使用软质石膏；**D.** 石膏从踝关节上方开始缠裹，待起始端固定后，向远端进行缠裹，这样可防止棉衬滑脱；**E.** 首次石膏用于纠正高弓足，将前足旋后使其与内翻的后足对齐，在第一跖骨头跖侧和距骨头背外侧施加压力；**F.** 在主治医生对足部石膏进行塑形的同时，助手对石膏近端进行前后塑形，防止石膏向远端滑脱；**G.** 修剪石膏远端，露出足趾，以便于家属观察石膏是否松动；若有松动，足趾会滑入石膏，导致矫正失败，此时应立即取下石膏并重新塑形

图片由 Children's Orthopaedic Surgery Foundation 提供

要逐渐减小，第一跖骨的压力要更偏向内侧，矫正重点从高弓转移到前足和舟骨相对于距骨长轴的内移上。

每次更换石膏时，都要对足进行手法复位，检查距骨与舟骨的关系，并记录后足的位置。进一步将足矫正至外展外旋位，并充分矫正前足和中足的畸形。足纵弓将减小。几乎在所有情况下马蹄畸形都会持续存在，应避免在不切断跟腱的情况下尝试矫正，因为这样会通过中足得到错误的矫正。石膏总是固定在轻度旋后位，而且必须避免第一跖列的旋前，因为这与高弓畸形无异。

- 矫正马蹄内翻足畸形通常需要 4～8 次石膏，马蹄通常会持续存在，我们的病例中有 93% 需要在石膏结束时行跟腱切断术，跟腱切断之前，应该确认以下几点。
    - 高弓畸形完全纠正。
    - 舟骨完全覆盖距骨头。
    - 足可外旋或外展至 60°～70°。
    - 后足无内翻，但马蹄持续存在（空足跟垫）。

- 经皮跟腱切断术可在手术室或其他无菌环境局部麻醉下进行。拆除最后一次石膏并确认患儿具备跟腱切断指征后，清洗皮肤并在跟腱处涂抹 4% 的利多卡因软膏，并用 Tegaderm 敷料覆盖。约半小时，麻醉起效后，即可开始手术（图 27-6）。

足部消毒，铺无菌手术单，用无菌手术标记笔标记跟腱，因为注射局麻后，跟腱不再容易被触摸到。将足保持在背屈状态，此时跟腱紧张更容易被切断。注射少量局麻药后，使用 67 号 Beaver 刀片由内向外切断跟腱。当跟腱被横断时，通常会感觉明显"砰"的一声，此时足背屈超过中立位 20°。如果没有这种感觉，则继续将足背屈，感觉跟腱仍连接的部分并切断。将足固定在背屈 20°、外旋 60° 的位置。仍采用屈膝 90° 的长腿石膏固定，3 周后拆除石膏开始全天佩戴（23/24h）Mitchell 支具，3 个月后改为夜间佩戴至 4 岁。

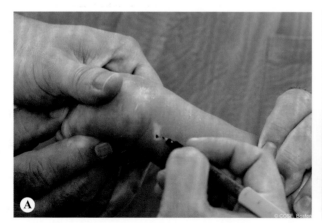
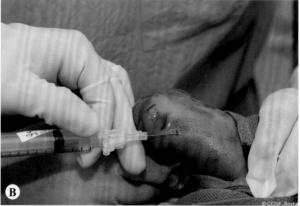

▲ 图 27-6 经皮跟腱切除术

A. 在术前准备和铺单前，直接在跟腱内侧做一标记（小点），以便引导刀进入并切断跟腱。注射局麻药后，跟腱不再容易被触及。B. 在标记处注射不超过 0.5ml 的布比卡因、利多卡因和肾上腺素组成的局麻药，用于跟腱切断

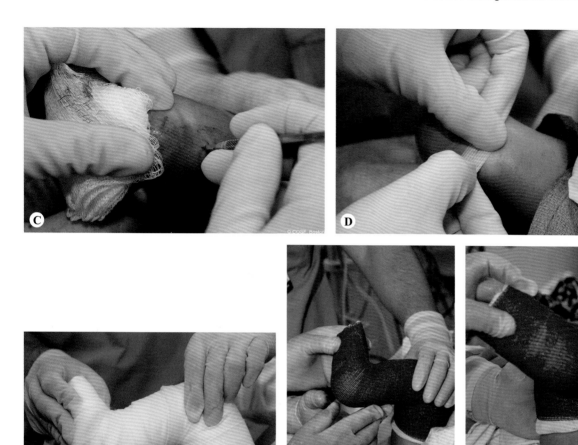

▲ 图 27-6（续）　经皮跟腱切除术

C. 用无菌海绵将足保持在最大背屈状态，使用 67 号 Beaver 刀片在皮肤标记处从内向外切断跟腱。术者会感觉明显砰的一声，一旦跟腱被切断，足可十分自由地背屈。D. 按压切口避免出血，在切口处放置无菌敷料，跟腱切断术之后，足背屈应超过 20°。E. 保持足轻度外旋、背屈 20°，缠裹棉衬。缠裹棉衬后不能再背屈足，以免造成皮肤损伤。F 和 G. 术后使用软质玻璃纤维固定，将足固定在背屈 20°、外旋 40°～60° 的矫正位置，屈膝 90°，大腿部位石膏前后塑形，防止滑动。足趾外露，万一术后石膏滑落可及时识别。家属遵照指示拍下足趾在石膏中的位置照片，便于比较，如术后出现任何滑动，家属可及时联系，以便更换石膏（图片由 Children's Orthopaedic Surgery Foundation 提供）

参考文献

[1] Ponseti IV. *Congenital Clubfoot: Fundamentals of Treatment*. Oxford University Press; 1996.

第 28 章 微创技术矫正足部畸形

Minimally Invasive Techniques for Foot Deformity Correction

Susan T. Mahan　Collin J. May　著

一、距下关节外螺钉关节制动术治疗儿童柔韧性扁平足

（一）手术适应证

行走儿童患有症状性柔韧扁平足及踝关节内旋，并且保守治疗无效（图 28-1）。

- 要求踝关节背屈角度至少超过中立位 0°（理想情况下，当足旋后，并且膝关节伸直时，背屈 >20°）。
  - 术前通过白天牵拉训练、夜间佩戴背屈靴促使患儿获得足够的背屈。
  - 如果仍达不到，则应同时做跟腱延长（通常做腓肠肌 V 字延长，即 Vulpius 手术）。
- 对于正常儿童，手术时间通常在 9—17 岁。
  - 最常见年龄为 12 岁。
  - 对于活动性神经肌肉性疾病儿童所患的非常严重的扁平足，可在 6 岁接受治疗（几乎都需要同时行 Vulpius 手术）。

（二）设备

Synthes 6.5mm 空心不全螺纹钉 [约 90% 的患者使用的螺钉长度通常为 30mm；对于年幼儿（<10 岁，或足非常小），可以使用 4.5mm 的空心螺钉系统]，光滑克氏针（6.5mm 空心螺钉配套使用 2.38mm 粗细），剪刀或止血钳、透视机。

（三）体位

仰卧位，臀部垫高，腿自然伸直，髌骨朝前。患肢上止血带。腓肠神经阻滞。

（四）手术入路

距下关节外螺钉关节制动术（subtalar extra-articular screw arthroereisis，SESA）的螺钉通过足前外侧跗骨窦上方 <1cm 的小切口进入。SESA 螺钉垂直进入跟骨，远端至跟骨沟；如果放置得当，它会阻挡距骨外突和距骨外侧，防止距骨过度内旋。

（五）手术步骤

- 如果需要做 Vulpius 术或其他类型的跟腱延长，那么应该先做。
- 插入时患肢体位。
  - 非常重要！
  - 足背伸中立、最大旋后位（图 28-2）。
  - 保持髌骨向前，很重要（图 28-3）。
  - 足踝部垫高。

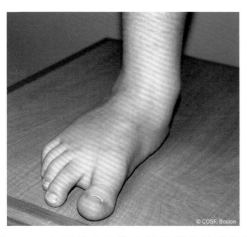

▲ 图 28-1　有严重症状的扁平足患者的术前临床
照片
注意患者内侧突出的距骨头（图片由 Children's Orthopaedic Surgery
Foundation 提供 ）

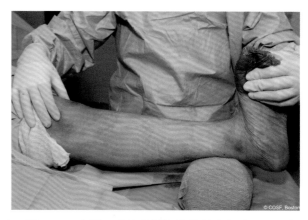

▲ 图 28-2　在距下关节外螺钉关节制动术（**SESA**）螺
钉插入之前，足应最大程度旋后，并且需要至少背伸至
中立位。最好是在术前进行拉伸。如果不能通过非手术
实现，则需要进行跟腱延长术
图片由 Children's Orthopaedic Surgery Foundation 提供

- 手术切口。
  - 沿皮纹在跗骨窦上方做 5～8mm 的足外
    侧切口（图 28-4）。
  - 止血钳或剪刀插入切口并撑开至跗骨窦
    （图 28-5）。如果位置正确，可插入 1 英
    寸深（图 28-6）。
- 螺钉插入。
  - 先置入大号克氏针（2.38mm 直径适合引
    导 6.5mm 的螺钉）（图 28-7）。
  - 入针点。
    ◆ 跟骰关节内侧 1/3，约在跟骨外侧缘
      偏内 1cm。
    ◆ 远端恰好到跟骨沟。
  - 轨迹。
    ◆ 克氏针压住腓骨。
    ◆ 方向向前 15°～20°，并轻度偏内。如
      果达不到完美，此角度可适当放宽。
    ◆ 透视检查确认导针位置（图 28-8 和
      图 28-9）。
  - 扩孔（只扩近侧皮质）通常用 6.5mm 系
    统的空心钻头（图 28-10）。
  - 插入螺钉（图 28-11）。

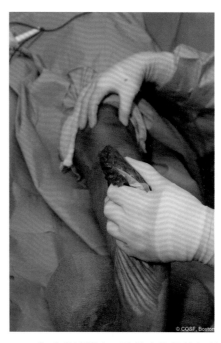

▲ 图 28-3　在手术过程中，髌骨直接保持朝前，足处
于最大旋后和背屈状态，这一点很重要。注意足跟下方
垫高
图片由 Children's Orthopaedic Surgery Foundation 提供

- ◆ 通常，采用 Synthes 6.5mm 空心不全
    螺纹钉。
  ◆ 长度 3.0cm（绝大多数足，90%～
    95%）。

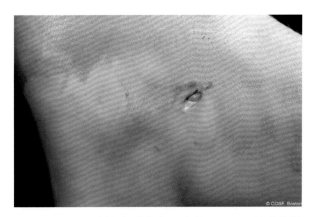

▲ 图 28-4　沿皮纹在跗骨窦上方做 5～8mm 的足外侧切口

图片由 Children's Orthopaedic Surgery Foundation 提供

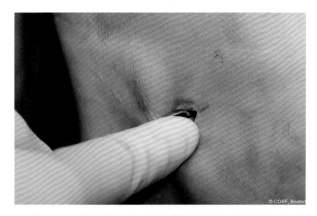

▲ 图 28-5　钝性分离后，止血钳应能插入到跗骨窦，如果可轻松插入 1 英寸深，说明位置正确

图片由 Children's Orthopaedic Surgery Foundation 提供

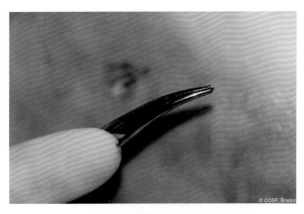

▲ 图 28-6　显示切口中止血钳的插入深度（1 英寸）

图片由 Children's Orthopaedic Surgery Foundation 提供

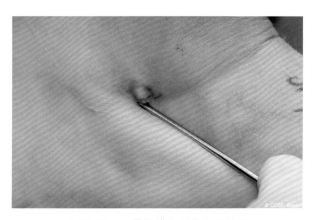

▲ 图 28-7　导针进入跟骨合适位置

图片由 Children's Orthopaedic Surgery Foundation 提供

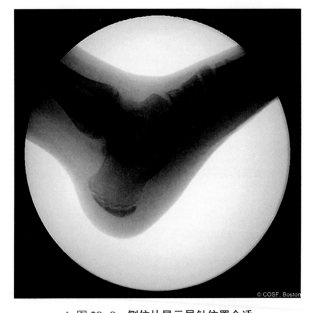

▲ 图 28-8　侧位片显示导针位置合适

图片由 Children's Orthopaedic Surgery Foundation 提供

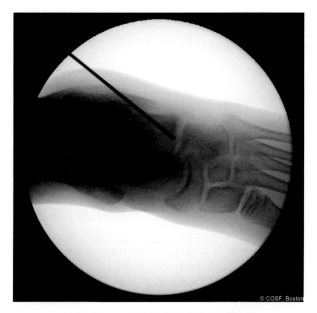

▲ 图 28-9　正位片显示导针位置合适

图片由 Children's Orthopaedic Surgery Foundation 提供

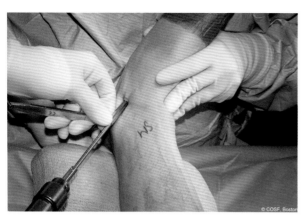

▲ 图 28-10 仅在近侧皮质扩孔，取钻时尽量保持导针在位，注意勿损伤皮肤
图片由 Children's Orthopaedic Surgery Foundation 提供

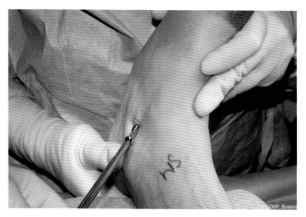

▲ 图 28-11 然后将螺钉顺导针拧入
图片由 Children's Orthopaedic Surgery Foundation 提供

> 更大的足，3.5cm。
> 更小的足，2.5cm。
- ◆ 透视确认螺钉位置：正位和侧位（图 28-12 和图 28-13）。
- ◆ 临床确认（图 28-14）。
  > 整个操作过程最薄弱的环节是螺钉的插入深度。
  > 太浅无法矫正，需要塞到距骨下。
  > 太深也无法矫正。
  > 如果放置得当，可以看到螺钉帽正好就在皮下。
  > 阻挡距骨外侧突（虽不能直接看到）。
- • 关口。
  - 缝合深层。
  - 皮肤。
  - 如果不做跟腱延长，软敷料包扎。
  - 如果做了 Vulpius 手术，则用坚实的短腿石膏固定，患肢可在石膏固定下负重，直至随访时拆除。

（六）术后护理

- • 如果没做跟腱延长，软敷料覆盖。
  - 3d 内不负重。
  - 术后第 1 天，指导患足进行背屈外翻练

习 100 次。
  - 术后 3～5d 检查切口。
- • 开始功能锻炼。
  > 进行滑雪训练，双足分开，重心从一只脚转移到另一只脚，必须有足底侧倾的姿势（图 28-15）。
  > 训练 300 次后方可负重。
  - 密切随访，确保无旋后挛缩。
  - 术后 1 个月避免体育活动。
- • 如果做了跟腱延长并短腿石膏固定，可在耐受下佩戴石膏进行负重。
  - 术后 1 个月复查，拆除石膏，更换为可负重充气石膏靴，并逐步完全负重。可以考虑物理治疗。
  - 患肢能满意地单腿跳后，开始体育活动，通常至少术后 2 个月。
  - 随访临床检查并记录扁平外翻足的矫正情况（图 28-16）。
- • 所有 SESA 螺钉都应该取出。
  - 正常儿童：术后 3 年。
    - ◆ 如有必要，双足可同时取出。
  - 极度柔韧儿童（唐氏综合征、Ehlers-Danlos 综合征等），可保留 6～8 年。
  - 螺钉初始通过机械阻挡来防止过度内旋，

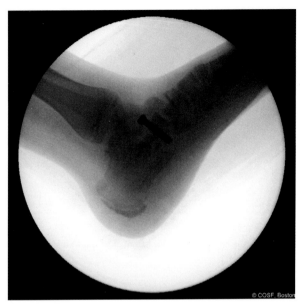

▲ 图 28-12　侧位片显示螺钉位置合适
图片由 Children's Orthopaedic Surgery Foundation 提供

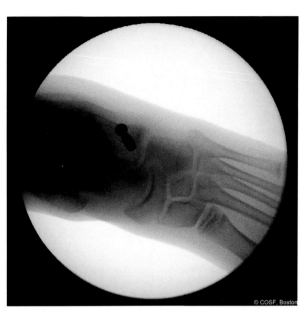

▲ 图 28-13　正位片显示螺钉位置合适
图片由 Children's Orthopaedic Surgery Foundation 提供

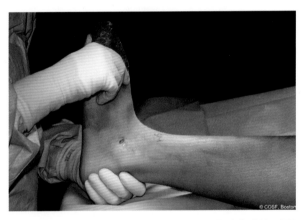

▲ 图 28-14　临床检查确认螺钉位置：通过感觉拧到跟骨的螺钉能阻挡足过度外翻来判断
图片由 Children's Orthopaedic Surgery Foundation 提供

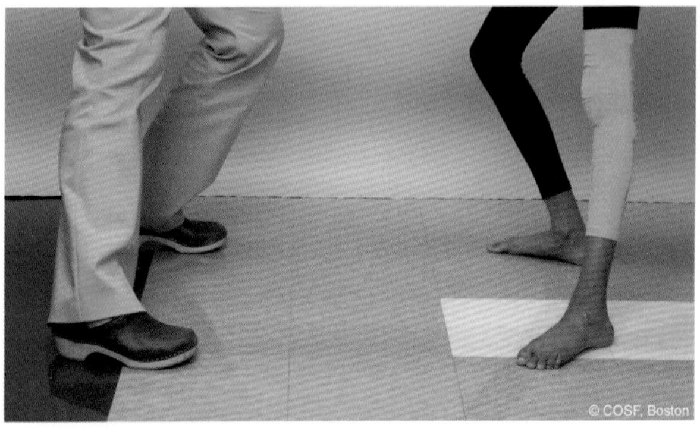

▲ 图 28-15　术后"滑雪者"练习演示
握住患者的手，让患者随医生一起摆动，一侧膝盖弯曲（负重足），同时保持另一个膝盖伸直（非负重足）。左右来回交替，使得患足学会正常负重。注意手术切口及对侧严重的扁平足（图片由 Children's Orthopaedic Surgery Foundation 提供）

但随着时间的推移，则通过本体感觉来矫正，因此即使取出螺钉后矫正效果也会维持。

（七）并发症

• 螺钉阻挡无效导致旋后挛缩。
　– 首先尝试 1～2 个月的物理治疗，重点是腓侧肌群。

　– 如果失败，螺钉头注射 1ml 泼尼松龙。
　– 有 1% 的患者因疼痛或持续旋后步态需取出螺钉。
• 自我刺激型神经肌肉性疾病或孤独症患者可过度刺激螺钉并使其松动。应避免使用这种手术。
• 感染非常少见，但术前应给予抗生素预防。
• 可能发生矫正不足或矫正过度。

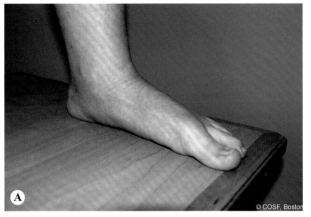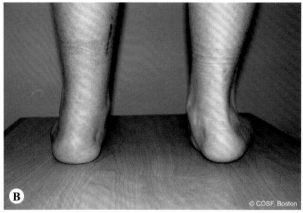

▲ 图 28-16　**A.** 与图 28-1（右足）为同一患者，左足术后照片。注意距骨头不再向内侧突出，且出现足弓。**B.** 患者术后 3 个月时双足并排站立的外观照，显示了双侧基线对齐情况，其中右足尚未手术，左足行跟腱延长术（可见手术切口）和距下关节外螺钉关节制动术

图片由 Children's Orthopaedic Surgery Foundation 提供

二、跚外翻微创矫正术

（一）手术适应证

轻至中度跚外翻畸形 [跚外翻角（hallux valgus angle，HVA）＜40°，跖间角（intermetatarsal angle，IMA）＜20°] 并伴疼痛，并且保守治疗无效。

（二）跚外翻的定义

跚外翻是指跚趾在跖趾关节水平向外侧偏斜，在内侧形成突起，导致穿鞋困难和疼痛。畸形的原因包括内在因素（遗传易感性、第一跖骨内翻或过长）和外在因素（窄趾鞋即尖头鞋）。女性似乎更容易受到影响，但遗传力未知，可能是多因素的。大多数患有跚外翻的儿童和青少年没有症状，或穿着窄趾鞋可能有轻微的刺激症状。如果出现疼痛，通常发生在第一跖骨头内侧突，或由跚趾叠压住（或被压住）第二趾所引起。出现症状初步治疗选择保守，并就鞋子合适宽度的问题进行专业咨询。佩戴扁平足矫正鞋垫有助于降低其所合并的跚外翻的跚趾外侧压力。

负重足正侧位片是评估畸形严重程度和相关足部状况的必要手段。侧位片上评估距骨第一跖骨角和跟骨倾斜角，正位片评估距舟覆盖角作为存在与之相关的扁平足的证据（图 28-17）。评估跚外翻畸形特征及其严重程度基于测量（图 28-18）HVA（即第一跖骨干与近节趾骨纵轴之间的夹角，正常应＜15°）、IMA（测量跖骨内翻程度，正常应＜9°）、DMAA（测量第一跖骨远端关节面相对于其长轴的方向，通常＜10°），还应评估第一跖趾关节的匹配度。由于跖骨内翻，大多数少儿和青少年跚外翻患者 IMA、DMAA 增加，跖趾关节（metatarsophalangeal，MTP）匹配。

（三）术前计划

进行术前计划，确定截骨面的倾斜度（跖骨是否需要平移短缩或延长），跖骨远端的平移程度，以及跖骨远端关节面外翻角的矫正量（图 28-19）。

（四）设备

• 可透视床，理想情况下患者足部可伸至床尾，这样医生可在三面进行手术操作。

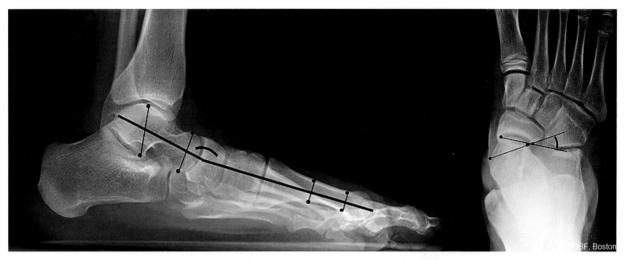

▲ 图 28-17　侧位片上距骨第一跖骨角（Meary 角）和正位片上跟骨倾斜角（pitch 角）的测量

图片由 Children's Orthopaedic Surgery Foundation 提供

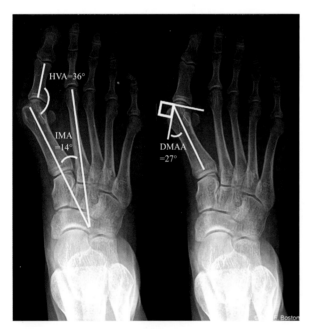

▲ 图 28-18　X 线片显示 HVA、IMA 和 DMAA 的测量

DMAA. 跖骨远端关节面外翻角；HVA. 跗外翻角；IMA. 跖间角
（图片由 Children's Orthopaedic Surgery Foundation 提供）

- 足踝配套器械。
- 止血带。
- 小型摆锯。
- 小型骨刀。
- 光滑克氏针。

（五）体格检查

- 应在术前评估跗趾的柔韧性，包括跗趾关节的屈伸活动弧。跗趾僵硬的跗外翻不适合微创手术矫正。术前进行神经血管检查确认远端感觉。

（六）体位

- 仰卧位。
- 使用膝关节木楔、可透视三角架或大衬垫，来保持膝关节屈曲 90°，足在手术台上为跖行体位（图 28-20）。
- C 臂和显示器均应放置在患肢同侧（医生需要在床尾和足内侧之间移动）。

（七）手术入路

- 跖骨颈水平足内侧正中纵行切口，长 1～2cm。

（八）手术步骤

采取全身麻醉，对于能配合的青少年或青年，可进行踝关节阻滞和轻度镇静复合麻醉。

- 外侧软组织拉伸。

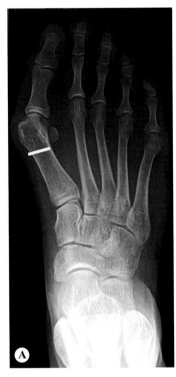
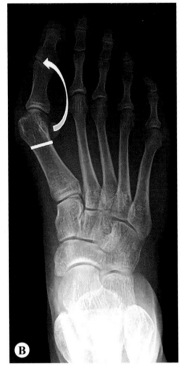
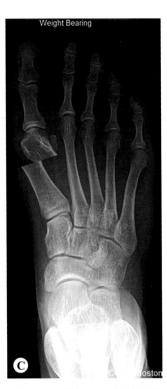

▲ 图 28-19　术前拍摄足正位片以计划跖骨截骨位置（A，白线）、矫正方式（B，弯箭）和预期结果（C）
图片由 Children's Orthopaedic Surgery Foundation 提供

- 手术一开始进行蹞趾拉伸是手术的关键部分，不应忽视。由于外侧松解不作为手术的一部分，因此拉伸外侧结构（蹞收肌、跖趾关节囊外侧）使得蹞趾呈现内翻姿势，对于急性矫正和力线的长期维持至关重要。

- 一只手稳定足，另一只手牢牢抓住蹞趾。将蹞趾拉到内翻位置（图 28-21）。

• 皮肤切口。

- 透视确定截骨位置，应位于跖骨颈水平内侧突起的近端（图 28-22）。

- 内侧正中切口，长 1cm（图 28-23）。

• 显露。

- 使用组织剪锐性分离至骨膜（保持矢状面正中操作以避开神经血管结构，很重要）。纵行切开骨膜，并用 Freer 剥离子将其两侧抬高。放置小拉钩保护软组织。

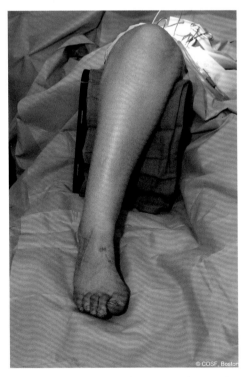

▲ 图 28-20　术中体位，腘窝处透光三角架支撑，维持足跖行位
图片由 Children's Orthopaedic Surgery Foundation 提供

245

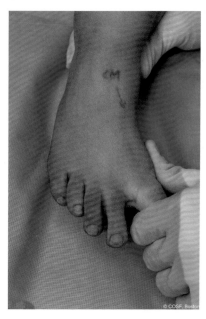

▲ 图 28-21　蹬趾保持内翻，以拉伸外侧软组织
图片由 Children's Orthopaedic Surgery Foundation 提供

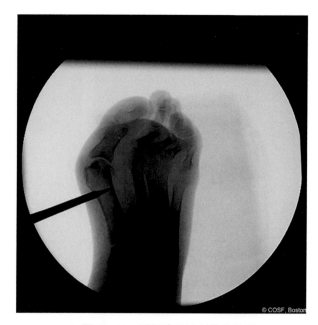

▲ 图 28-22　透视确认计划截骨位置
图片由 Children's Orthopaedic Surgery Foundation 提供

- 截骨。
  - 采用小型摆锯或骨锯截骨。截骨线在矢状面上垂直于跖骨干或稍倾斜（＜15°）（图 28-24）。
  - 根据是否需要跖骨延长、短缩或保持长度不变，来调整截骨线在横切面上的倾斜程度（图 28-25）。若要保持跖骨长度不变，截骨线应垂直于第二跖骨（足轴）（图 28-24A）。如果想要对跖趾关节进行减压，如存在轻度的跖趾关节炎时，可从远到近轻度斜行截骨，将跖骨稍微短缩。相反，如果想要跖骨延长，截骨方向应从近到远。
  - 检查截骨端确认跖骨头可移动。
- 穿针。
  - 自切口的矢状面正中入针，将 1 枚直径为 2mm 的克氏针插入皮下贴近骨质的软组织中（图 28-26）。
  - 如果跖骨头需要向跖侧或背侧平移，可调整入针点在矢状面的位置。

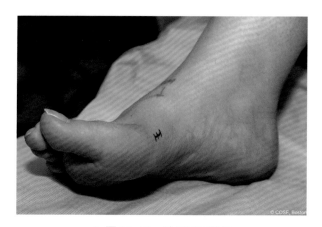

▲ 图 28-23　计划切口位置
图片由 Children's Orthopaedic Surgery Foundation 提供

  - 克氏针在骨膜外向趾尖穿行，从甲襞近端内侧穿出（图 28-27）（注意：若出针点较远，即在趾尖穿出，克氏针固定期间会引起蜕皮）。克氏针摆动前进，并将蹬趾轻度内翻，使得针从所要的位置穿出。
  - 克氏针不应穿入骨质，而应保持在骨膜外水平穿行（图 28-28）。
- 矫正和克氏针推进。

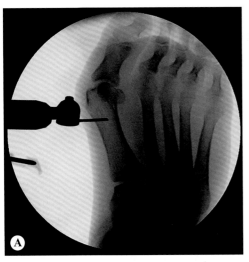
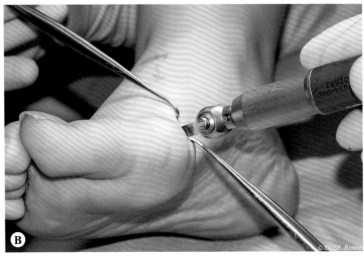

▲ 图 28-24　用摆锯进行跖骨截骨的透视图（**A**）和外观照（**B**）
注意截骨线应与第二跖骨的轴线垂直（图片由 Children's Orthopaedic Surgery Foundation 提供）

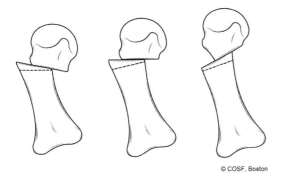

▲ 图 28-25　图示截骨线方向及其对跖骨长度的影响
截骨由远向近会缩短跖骨，垂直第二跖骨将保持长度不变，由近向远会延长跖骨（图片由 Children's Orthopaedic Surgery Foundation 提供）

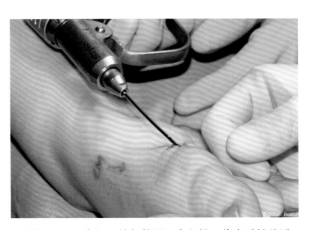

▲ 图 28-26　自切口的矢状面正中入针，将克氏针从近向远穿入
图片由 Children's Orthopaedic Surgery Foundation 提供

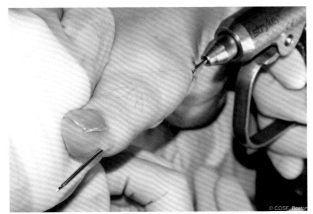
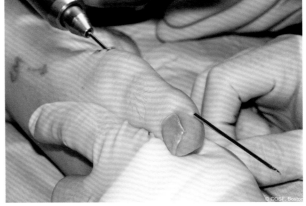

▲ 图 28-27　克氏针应刚好从甲襞近端内侧穿出
图片由 Children's Orthopaedic Surgery Foundation 提供

– 可用手直接在侧方按压将跖骨头平移，也有一些机构建议使用特殊设计的沟槽器械。根据我们的经验，可以使用带槽套管或其他能够塑造成合适形状的小型开槽器械来达到这一目的。利用器械向外侧推挤跖骨头，至矫正位置，再通过沟槽将克氏针引导进跖骨髓腔内（图28-29）。克氏针向前推进时保持蹈趾内翻有利于矫正的进行。

– 透视检查确认 HVA、IMA 和 DMAA 已纠正，将克氏针从远端顺髓腔钻入或锤至第一跖骨基底。对于骨骼未成熟的患者也可以穿过骺板。

– 还应拍摄侧位图像，确保跖骨头在矢状面上位置合适。如果跖骨头已向跖侧或背侧做平移，则需调整克氏针在截骨处的位置，确保位于中线。

– 如果跖骨干近端内侧骨性突起明显，可

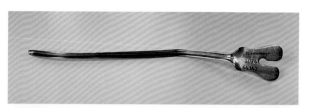

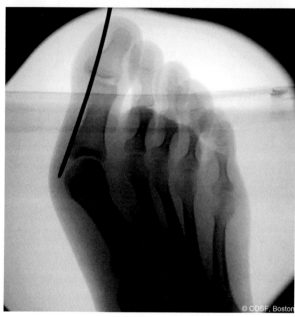

▲ 图 28-29　用于撬动截骨端和引导克氏针进入髓腔的沟槽器械（改良舌系带探针）

图片由 Children's Orthopaedic Surgery Foundation 提供

用摆锯斜行切除。

• 穿入第二枚针。

– 另取一枚 2mm 克氏针斜行穿过截骨端来控制旋转，并防止术后跖骨头向背侧移位。克氏针从跖骨干近端到远端，从内向外穿入（图 28-30）。

• 缝合和包扎。

– 如果切口软组织束缚，则予以松解。

– 切口冲洗、可吸收线缝合。

– 将克氏针剪断、折弯。

– 保持蹈趾内翻位，加压包扎。

– 第一跖骨头加足底垫，以减轻术后初期截骨端的负重（图 28-31）。

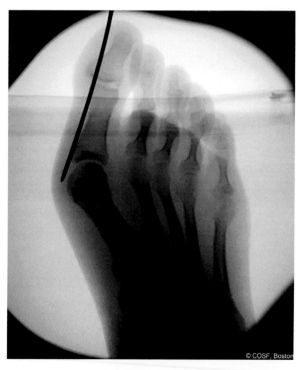

▲ 图 28-28　针在蹈趾骨外软组织中的位置透视图像

图片由 Children's Orthopaedic Surgery Foundation 提供

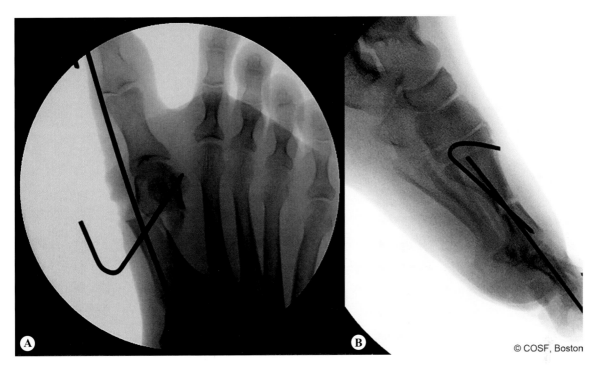

▲ 图 28-30 最后透视图像显示第二枚斜行克氏针用来控制旋转和跖 / 背侧移位（A）。侧位图像显示截骨端对位良好（B）

图片由 Children's Orthopaedic Surgery Foundation 提供

（九）术后护理

- 患肢行短腿可行走石膏外固定，将足跟部加强以提升负重。可拄拐辅助支撑。

- 术后 4 周复查 X 线，拔除斜穿的克氏针。改穿硬底鞋，可在耐受下负重，但仍应避免活动。根据患者的预期依从性，可以考虑在此次就诊时佩戴充气石膏靴。

- 术后 6 周，拔除纵向克氏针。改穿普通鞋。开始物理治疗，重点包括蹬趾活动度和步态训练（图 28-32）。

（十）并发症

- 感染。
- 缺血性坏死。
- 延迟愈合 / 不愈合。
- 神经损伤。
- 僵硬。
- 矫正不足 / 复发。

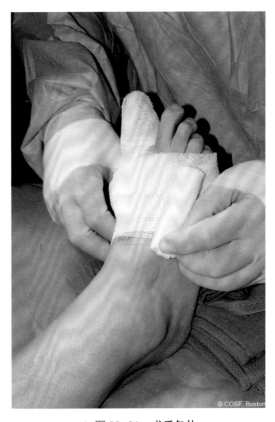

▲ 图 28-31 术后包扎

图片由 Children's Orthopaedic Surgery Foundation 提供

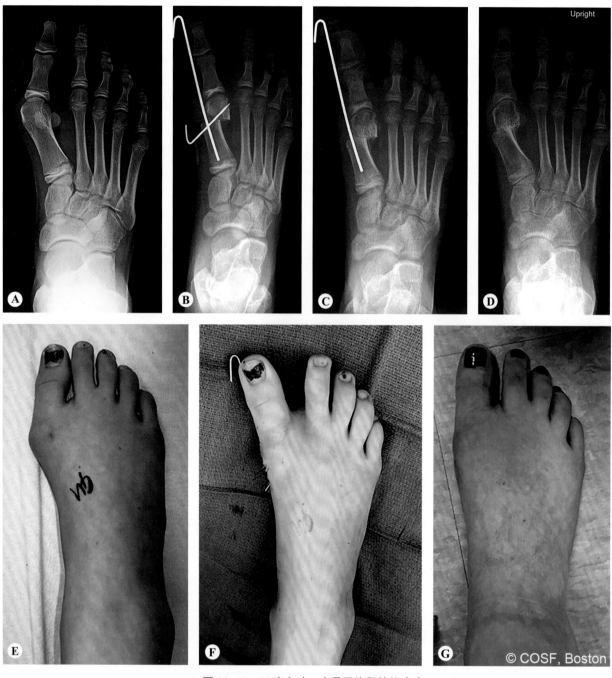

▲ 图 28-32　12 岁女孩，右足踇外翻并伴疼痛

A. 术前站立正位片；B. 术后即刻 X 线片；C. 术后 4 周取出斜行克氏针后的 X 线片；D. 术后 4 个月时 X 线片显示截骨端愈合，矫正良好；E 至 G. 同一足分别在术前、术中和术后 4 个月的外观照（图片由 Children's Orthopaedic Surgery Foundation 提供）

参考文献

[1] Pellegrin MD, Moharamzadeh D, Strobl WM, Biedermann R, Tschauner C, Wirth T. Subtalar extra-articular screw arthroereisis (SESA) for the treatment of flexible flatfoot in children. *J Child Orthop*. 2014;8:479-487.

[2] Pavone V, Vescio A, Di Silvestri CA, Andreacchio A, Sessa G, Testa G. Outcomes of the calcaneo-stop procedure for

the treatment of juvenile flatfoot in young athletes. *J Child Orthop*. 2018;12:582-589.

[3] Pavone V, Vescio A, Canavese F, Costa D, Sessa G, Testa G. Effects of body weight on the clinical and radiological outcomes of children with flexible flatfeet managed with the 'calcaneo-stop' procedure. *J Pediatric Orthop B*. 2019;28:228-234.

[4] Coughlin MJ, Saltzman CL, Nunley JA II. Angular measurements in the evaluation of hallux valgus deformities: a report of the ad hoc committee of the American Orthopaedic Foot & Ankle Society on angular measurements. *Foot Ankle Int*. 2002;23(1):68-74.

[5] Kaiser P, Livingston K, Miller PE, May C, Mahan S. Radiographic evaluation of first metatarsal and medial cuneiform morphology in juvenile hallux valgus. *Foot Ankle Int*. 2018;39(10):1223-1228.

[6] Kotlarsky P, Gannot G, Katsman A, Eidelman M. Treatment of adolescent hallux valgus with percutaneous distal metatarsal osteotomy. *Foot Ankle Spec*. 2020: 1938640020913182.

[7] Giannini S, Faldini C, Nanni M, Di Martino A, Luciani D, Vannini F. A minimally invasive technique for surgical treatment of hallux valgus: simple, effective, rapid, inexpensive (SERI). *Int Orthop*. 2013;37(9):1805-1813.

第 29 章　成骨不全的治疗
Osteogenesis Imperfecta Treatment

Samantha A. Spencer　著

一、手术适应证

成骨不全伴明显弓形和（或）伴有移位骨折。

二、设备 / 器械

Fassier-Duval 可延长钉及配套器械、T 形手柄、Midas Rex 金刚磨轮、配套实心钻头、骨刀、克氏针（如果矫正髋内翻，则使用 18 号 Luque 环扎钢丝）、切开复位内固定（ORIF）器械（含小持骨钳）、C 臂（含 C 臂无菌保护套）。

三、体位

若是双侧股骨 / 胫骨，则仰卧于透视床。若为单侧股骨或肱骨，采取侧卧位，并铺 U 形或开叉手术单，胫骨则全覆盖（图 29-1）。

四、手术入路

进入最大弯曲的顶点或骨折断端，总位于前外侧。若在股骨干中段，可采用股四头肌入路，而非更具延展性的股四头肌下外侧入路。对于髋内翻或近端 1/3 的弯曲，可采用标准外侧入路。对于肱骨前外侧，首先找到桡神经并分离至桡神经沟，予以松解。

五、手术步骤

- 进入弯曲部位或骨折端。远近端分别用持骨钳夹持（图 29-2 和图 29-3）。
- 尽可能少地剥离骨膜（通常 3～5cm），并确保在夹持前，骨膜下插入小 Bennetts 或大的钝性 Hohmanns 拉钩予以保护。
- 用钻头或骨刀闭合楔形截骨并保留骨块。若有必要，截骨端用咬骨钳修整（图 29-4）。
- 远近端钻孔，通常用 2.5 或 3.2 的钻头（图 29-5）。
- 将 1.6mm 的导针从合适位置逆行穿出。
  - 股骨在屈髋内收位下，从粗隆中心和内侧面之间穿出。
  - 胫骨在膝关节过度屈曲下，从膝横韧带前方胫骨近端前方骨骺穿出。
  - 肱骨在肱骨头前外侧，即裸区穿出，穿针时保持肩关节后伸或前屈位以避开肩

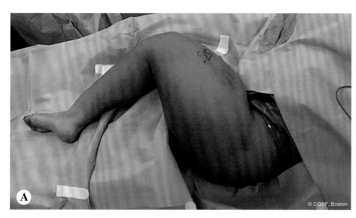
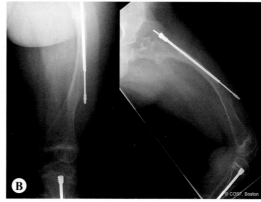

▲ 图 29-1　**A.** 固定股骨时的侧卧位；**B.** 术前股骨内斜位和侧位 **X** 线片
图片由 Children's Orthopaedic Surgery Foundation 提供

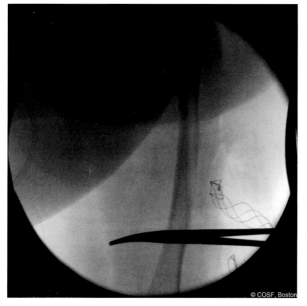

▲ 图 29-2　定位畸形弯曲部位
图片由 Children's Orthopaedic Surgery Foundation 提供

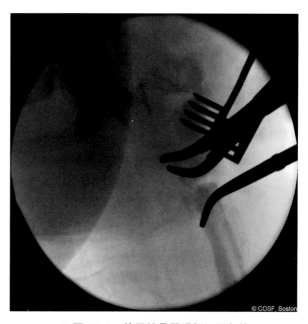

▲ 图 29-3　使用持骨器进行切开复位
图片由 Children's Orthopaedic Surgery Foundation 提供

峰（视畸形而定）。

- 行 1 英寸的出针切口：胫骨取内侧髌旁入路（图 29-6）。

- 用 3.2mm 扩髓钻在导针顶端扩孔，然后将导针拔出，针尖翻转。

- 导针再穿入并通过截骨端，上扩髓钻。

- 继续向远端扩髓。

- 若有必要二次截骨（导针应位于胫骨 / 股骨骺板的中心，或肱骨小头的外侧柱）（图 29-7）。

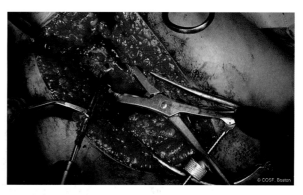

▲ 图 29-4　使用钻头 / 骨刀进行截骨
图片由 Children's Orthopaedic Surgery Foundation 提供

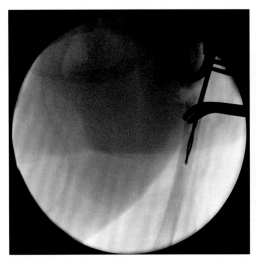
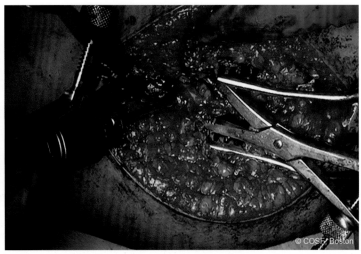

▲ 图 29-5　钻孔扩髓

图片由 Children's Orthopaedic Surgery Foundation 提供

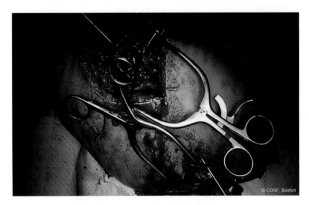

▲ 图 29-6　将导针逆行穿出

图片由 Children's Orthopaedic Surgery Foundation 提供

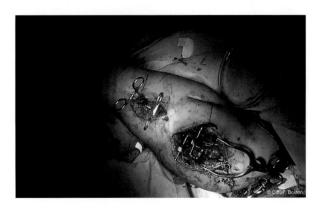

▲ 图 29-7　股骨二次截骨扩髓

图片由 Children's Orthopaedic Surgery Foundation 提供

- 手动扩髓至合适尺寸。
- 测量母钉长度，方法：另取一枚导针将其与入针点齐平放置，在针上标记远端骺板的位置。
- 选择合适子母钉。
- 在后台用金刚磨轮切断母钉，修整切缘，使子钉可在其内可顺畅伸缩。
- 拔出导针，拧入子钉。
  - 如果直接入钉困难，可将子钉先从截骨端逆行穿入近端，并从近端切口穿出。
  - 钉尾安装手柄，锁定。
  - 用持骨器直接将截骨端再次复位，然后将子钉向远端拧入。

- 确保在子钉穿过骺板前，正侧位上都位于骺板中心（图 29-8）。
- 见子钉埋在骨骺中的位置满意，松开手柄，在顶杆轻轻推顶下将手柄退出，避免子钉从骨骺中带出。
- 安装母钉手柄，将母钉拧入近端骨骺。
- 后台组装子钉切断器。必须保证有至少 1 英寸的通道，使得切断器能顶到骨质，手把能张开并将子钉切断。检查针尾无阻碍。
- 透视检查。
- 根据需要植入保留的骨块；尽可能缝合骨膜。
- 缝合肌肉筋膜层，皮肤皮内缝合并用皮肤黏合剂、胶带对合，敷料覆盖。

六、术后护理

- 石膏固定 3～4 周，直至骨痂形成（图 29-9）。

肱骨长臂双壳状石膏或后夹板固定。股骨髋人字石膏固定，胫骨长腿管型石膏固定。

- 确保长腿 / 臂石膏较轻，以避免产生应力。髋人字石膏近端至腰部（肚脐下方，使得胸壁可正常移动）。

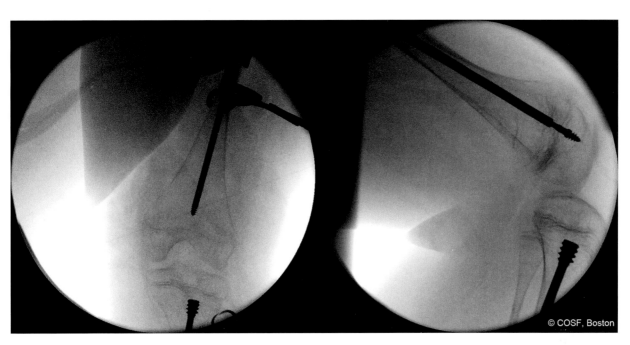

▲ 图 29-8 正侧位片上均位于骨骺 / 骺板中心
图片由 Children's Orthopaedic Surgery Foundation 提供

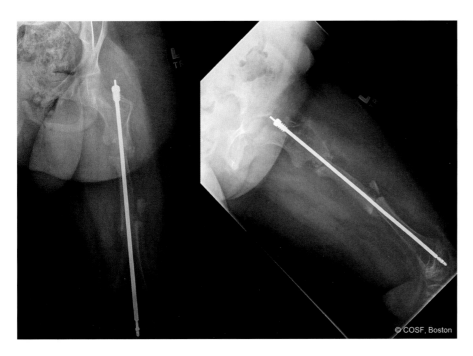

◀ 图 29-9 术后第一次就诊时出现早期骨痂
图片由 Children's Orthopaedic Surgery Foundation 提供

- 骨痂形成即可拆除石膏，此时子母钉旋转已稳定（通常 3～4 周）。
- 逐渐负重；如果一些胫骨手术的患者踝关节松弛，则需要可行走支具，后续踝足矫形器（ankle-foot orthosis，AFO）保护。

七、并发症

- 在儿童中，切口问题和愈合问题很少见。

- 避免较重石膏过久地固定，因为它会对所固定的骨头形成力臂并发生应力性骨折。
- 后期子母钉需要调整在预料之中。但如果子母钉初始放置和固定合适，石膏拆除后有充足的骨痂保证截骨端的稳定性，可避免早期对其调整。

参考文献

[1] Azzam KA, Rush ET, Burke BR, Nabower AM, Esposito PW. Mid-term results of femoral and tibial osteotomies and Fassier-Duval nailing in children with osteogenesis imperfecta. *J Pediatr Orthop*. 2018;38(6):331-336. doi:10.1097/BPO.0000000000000824. PMID: 27379783.

[2] Spahn KM, Mickel T, Carry PM, et al. Fassier-Duval rods are associated with superior probability of survival compared with static implants in a cohort of children with osteogenesis imperfecta deformities. *J Pediatr Orthop*. 2019;39(5):e392-e396. doi:10.1097/BPO.0000000000001324. PMID: 30589679.

[3] Fassier A. Telescopic rodding in children: technical progression from Dubow-Bailey to Fassier-Duval™. *Orthop Traumatol Surg Res*. 2021;107:102759. doi:10.1016/j.otsr.2020.102759. PMID: 33316440 Review.

第五篇　运动医学

Sports

Mininder S. Kocher　著

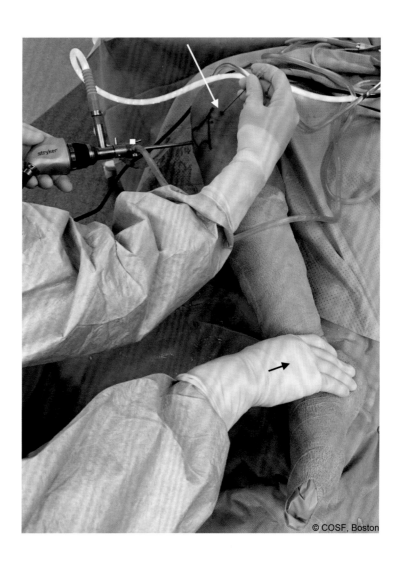

第30章 儿童运动医学：历史回顾、争议问题与治疗
Pediatric Sports Medicine: Historic Perspectives, Ongoing Controversies, and Management

Lyle J. Micheli 著

一、历史回顾

儿童运动医学是医学领域的最新分支之一。它涉及儿童运动员发生的损伤、儿童特殊的病理生理学、儿童运动损伤疾病的早期发现和预防。在北美，它已成为小儿骨科中一个特别令人感兴趣的领域。

小儿骨科的起源最早可以追溯到将骨科作为一个独立的医学领域。"小儿骨科"一词源于希腊语，意为"儿童畸形矫正"，最早是由 Nicholas Andre(y) 在 1746 年出版的 *Orthopedie* 一书中首次提出[1]。他在书中描述了使用锻炼、手法和夹板治疗儿童畸形的方法，包括马蹄内翻足、佝偻病和脊柱畸形（图 30-1）。

在接下来的两个世纪里，随着医生对正骨、手术及外科技术和对肌肉骨骼疾病日益广泛的经验积累，逐渐发展成为当今系统的儿童骨科。运动医学是一个相对较新的医学领域，起源于对参与运动活动损伤的成人的治疗和护理。第一批运动医学教科书涉及体育训练、运动员的营养及运

动损伤的治疗和预防[2]。

小儿运动医学这一新领域的发展可以追溯到第二次世界大战后，与有组织的儿童运动增加并行。儿童棒球联盟是第一个有组织的儿童运动，并在第二次世界大战后规模和范围不断扩大；随后其他有组织的儿童体育运动也相继出现，现在美国有超过 17 种不同的儿童体育运动。儿童参加体育运动的人数增加。在最初成立时，美国儿童队中大约 10% 的足球运动员是女孩；现在美国 50% 以上的青年足球运动员是女性[3]。

第一个以儿童运动员为重点的运动医学科室于 1974 年在 Boston 儿童医院成立。该医院当年收治的患者不到 100 例。Boston 儿童医院运动医学科目前由 24 名医生、14 名高级执业医生、营养师、心理学家和理疗师组成，可为患者提供治疗。在美国和全世界都出现了积极参与儿童体育运动相关问题的专业技术人员数量的增长。基于可用于解决运动损伤相关问题的技术快速进步，这为该领域提供了前所未有的发展机遇。

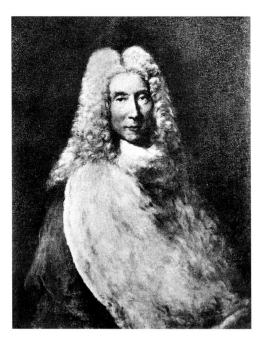

▲ 图 30-1　**Nicholas Andre (y) 的肖像（1658—1742 年）**
引自 https://wellcomeimages.org/indexplus/obf_images/75/b6/522f9cf63c
6d066cac5310f9e045.jpg.

二、技术发展

关节镜、MRI、复杂的内镜手术设备及日益系统化的"硬件"使得肌肉骨骼疾病和损伤的治疗更加精良，同时也更具挑战性，增加了手术干预的范围。手术干预范围的扩大使得治疗决策更具挑战性。我们都必须意识到，这些新工具增加了对这些疾病进行手术治疗而非保守治疗的潜在趋势。

三、当前治疗

在第 31 章中，Mininder Kocher 介绍了目前儿童前交叉韧带（anterior cruciate ligament，ACL）损伤的手术治疗方法。与本文中所述的许多急性或过度使用性损伤一样，ACL 损伤儿童的数量不断增加，与儿童有组织运动的发展同步 [4]。

1971 年，George Lloyd Roberts 发表了里程碑式的文章 Orthopedics in Infancy and Childhood。他在文中指出，膝关节不稳定在儿童中是一种非常罕见的症状，半月板撕裂和前交叉韧带撕脱也非常罕见 [5]。几年后，Turek[6] 于 1976 年编著的 Turek's Orthopedics:Principles and their Application 一书中指出，"青少年期的前交叉韧带是坚固的，很少断裂，而不是常见的止点撕脱骨折"。综上所述，很明显该年龄组发生前交叉韧带撕裂被认为非常罕见。

我们自己解决这一棘手问题的方法始于 3 名先天性 ACL 缺失和膝关节不稳定的儿童，年龄为 3—6 岁。我们的理念是，这些非常年幼的儿童的膝关节需要额外的稳定。我们使用髂胫束设计了一个关节外和关节内联合腱，并进行缝合固定；我们将其称之为改良 MacIntosh 修复术 [7]。这一术式稳定了膝关节，并没有影响膝关节的生长发育。随后我们开始使用该方法治疗外伤性 ACL 损伤，效果良好。正如 Kocher 所指出，要解决这种可怕的损伤，还需要做更多的工作。

在第 32 章中，Milewski 讨论了儿童髌股不稳定的挑战性问题。在某些情况下，这种不稳定性是急性创伤性损伤导致的，需要仔细评估采用非手术治疗还是手术治疗。相关解剖风险因素的存在与否（包括高位髌骨、髌骨股骨发育不良、原发性关节松弛或整个下肢的解剖畸形）在此决定中起一定作用。这些危险因素的存在与否也可能影响手术计划，即是否在近端、远端或同时在近端和远端重建伸肌结构。

在这个具有挑战性的问题中，值得关注的是，我们是否能够筛查出发生髌股发育不良的青春期前风险因素，并采取措施预防这些解剖学和个体风险因素，这些因素通常在青少年生长加速期发病。如同处理儿童髋关节发育不良经常面临同样的困境一样，我们正在探索早期干预的替代方法。Michael Millis 在他最近的一篇文章 Pre-

Arthritic Hip Disease:Important Issues 中很好地总结讨论了这一现状 [8]。

在第 33 章中，Yen 讨论了股骨髋臼撞击综合征的问题及其外科治疗。再次强调，这是一个相对较新的髋关节疼痛诊断，在运动和锻炼较多的儿童和青少年中发生率较高，具有公认的发育或体质风险因素的前因。1975 年，Davis Stahlberg 和他的同事认为，未被识别的发生在较活跃儿童的青春期髋关节畸形，可能是成人髋关节骨性关节炎的病因之一 [9]。此外，对青春期处于危险因素中的儿童进行筛查可能有助于预防这些畸形的发生和髋关节的退变。

在第 34 章中，Dennis Kramer 等论述了膝关节和踝关节剥脱性骨软骨炎。这种疾病在运动活跃或体力活动量大的儿童中有较高的发病率。虽然在某些情况下可能有遗传倾向，但大多数似乎都与伴有增加的体力活动相关，特别是一些重复性活动，例如跑步或投掷运动是该病的主要病因。这些疾病的治疗尤其得益于诊断和治疗学技术的进步。磁共振成像使我们能够准确区分病变

阶段，并确定干预治疗是否成功 [10]。关节镜及其相关工具极大地促进了这些疾病的治疗发展。将来通过生物制剂可能会帮助治愈这些病变，进一步改善这些疾病的治疗方案。

Benton Heyworth 在第 35 章中介绍了膝关节镜检查和盘状半月板的处理。关节镜技术和半月板修复技术的最新进展再次促进了对儿童这类关节内疾病的治疗。在我的记忆中，用 Watanabe 关节镜试图观察一个 6 岁儿童的膝外侧间室依然存在一些挑战。幸运的是，我们看到了半月板修复设备的显著改进。此外，围术期同时使用富含血浆的蛋白质生物制剂似乎可提高半月板成功愈合的成功率，并且该技术的应用未来可期 [11, 12]。

四、结论

总之，我们已经看到诊断和治疗工具在解决儿童和青少年运动损伤方面的快速发展，这些快速发展的技术预示着儿童和青少年运动损伤领域的美好未来。

参考文献

[1] Andre N. *Orthopedia*. Paris; 1746.

[2] Thorndike A. Athletic injuries. Prevention, diagnosis and treatment. *Acad Med*. 1962;37(7):717.

[3] Metzl JD, Micheli LJ. Youth soccer: an epidemiology perspective. *Clin Sports Med*. 1998;17(4):663-673.

[4] Kocher MS, Garg S, Micheli LJ. Physeal sparing reconstruction of the anterior cruciate ligament in skeletally immature prepubescent children and adolescents. *J Bone Joint Surg Am*. 2005;87(11):2371-2379.

[5] Hall JE. *Orthopaedics in Infancy and Childhood (Postgraduate Pediatrics Series, Under the General Editorship of John Apley, CBE, MD, BS, FRCP, JP), by GC Lloyd-Roberts, M. Chir. (Cantab.)*, FRCS New York: Appleton-Century-Crofts, 1971, 337. American Academy of Pediatrics; 1973.

[6] Turek SL. *Orthopaedics: Principles and Their Application*. Lippincott; 1984:xviii-1756.

[7] Micheli LJ, Rask B, Gerberg L. Anterior cruciate ligament reconstruction in patients who are prepubescent. *Clin Orthop Relat Res*. 1999;364:40-47.

[8] Millis MB. Prearthritic hip disease: important issues. *J Bone Joint Surg*. 2020;102(suppl 2):3-7.

[9] Stulberg SD. Unrecognized childhood hip disease: a major cause of idiopathic osteoarthritis of the hip. In: *The Hip: Proceedings of the Third Open Scientific Meeting of the Hip Society*. CV Mosby; 1975.

[10] Singleton MC. *The Hip: Proceedings of the First Open Scientific Meeting of the Hip Society*, 1973. CV Mostby; 1975.

[11] Kramer DE, Yen YM, Simoni MK, et al. Surgical management of osteochondritis dissecans lesions of the patella and trochlea in the pediatric and adolescent population. *Am J Sports Med*. 2015;43(3):654-662.

[12] Chahla J, Kennedy MI, Aman ZS, LaPrade RF. Ortho-biologics for ligament repair and reconstruction. *Clin Sports Med*, 2019;38(1):97-107.

第 31 章　骨骺未闭与骨骺闭合的前交叉韧带重建技术

Anterior Cruciate Ligament Reconstruction With Open Physis and Closed Physis

Mininder S. Kocher　著

一、使用髂胫束的关节内外联合骨骺保护重建技术

（一）手术适应证

- 前交叉韧带重建适用于基底全层断裂患者，无论其骨骺是否闭合。
  - 对骨骺未闭的患者最好进行 ACL 重建，而不是等待骨骼成熟后进行重建，因为延迟重建曾经被认为与较高的半月板和软骨损伤率有关。
- ACL 重建也适用于因复发性不稳定或存在其他关节内损伤（如半月板撕裂或软骨损伤）而导致 ACL 损伤保守治疗失败的患者。
- 以下描述的关节外和关节内 ACL 联合重建适用于 Tanner1 期或 2 期、骨龄 ≤ 11 岁（女性）或 ≤ 12 岁（男性）的患者（图 31-1）。
  - 经骺板、全骺或联合重建技术在大龄患者中是可接受的。

（二）设备

- 膝关节镜检查设备。

- 对于特别小的患者，可能需要小型关节镜及配套设备。
- Cobb 剥离器。
- 半月刀（左、右和末端开槽）。
- 长弯钳。
- "鼠尾"挫。
- 骨膜剥离器。

（三）麻醉下检查

- 屈伸运动范围。
- Lachman 试验。
- 轴移试验。
- 内翻 / 外翻应力、后抽屉和胫骨外旋试验，以排除其他损伤。

（四）定位

- 患者仰卧于手术台上，所有骨性突起部位均需保护好。
- 将非无菌止血带放置在大腿尽可能高的位置，以便有足够的空间获得 15cm 的髂胫束（ITB）移植物。

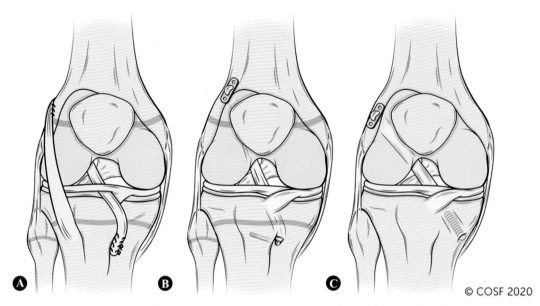

▲ 图 31-1　插图描述了保护骺板（**A**）、经骺板（**B**）和成人型前交叉韧带重建技术（**C**）

图片由 Children's Orthopaedic Surgery Foundation 提供

- 基于外科医生的习惯，可以使用关节镜支架或侧柱来帮助进入内侧间隙。

（五）技术

1. ITB 移植物的获取

- 从外侧关节线至 ITB 前缘斜切开 6cm（图 31-2）。
- 使用 Cobb 剥离器将 ITB 与浅表软组织分开。
- 于 ITB 纤维前缘后方的几毫米处切开 ITB。
- 在 ITB 的纤维后缘前方几毫米处重复这个过程。
- 沿着 ITB 两侧使用半月板刀向近端延伸 15cm。
  - 确保切口与 ITB 纤维保持平行，以免移植物过早被横向切断。
- 使用弯头半月板刀，尽可能向近端松解移植物。
  - 如果移植物足够小，则可以使用肌腱剥离器。
  - 也可以在近侧开一个反向切口以在直视下获取移植物。

- 在远端，使用剪刀将 ITB 的前后切口延伸至 Gerdy 结节（图 31-3）。
- 用粗的不可吸收缝线将移植物的近端管状编织缝合。
- 在进行手术的关节内部分操作时，将移植物置于皮肤下以防止干燥。

2. 膝关节镜诊断性检查

- 建立标准前外侧和前内侧入口。
  - 前内侧入口有助于移植物的通过，可以在典型位置的稍远端和内侧创建，以提供一个更好的轨迹，使弯钳能绕过"过顶"位置。
- 应进行完整的诊断性关节镜检查。
- 任何关节内损伤，如半月板或软骨损伤，都应在此时进行处理。

3. 移植物股骨通道

- 将标长弯钳的尖端插入前内侧入口。
- 弯钳的尖端在"过顶"位置通过 ACL 根部的后侧和头侧至股外侧髁（图 31-4）。
  - 应保留 ACL 股骨区域的部分软组织作为吊带，以防止移植物下方半脱位。

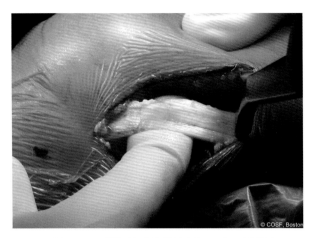

▲ 图 31-2 斜行的膝关节外侧切口获取髂胫束

图片由 Children's Orthopaedic Surgery Foundation 提供

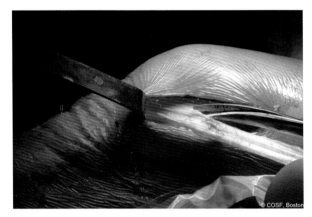

▲ 图 31-3 髂胫束移植物在近端分离，在远端保持其附着，并从外侧髌骨支持带分离

图片由 Children's Orthopaedic Surgery Foundation 提供

- 通过 ITB 前后边缘的外侧切口找出钳尖（图 31-5）。
- 然后用弯钳将 ITB 移植物拉回膝关节（图 31-6）。

4. 胫骨床准备

- 在胫骨近端胫骨结节内侧和胫骨近端骨骺远端做 3～4cm 的切口。
- 向下剥离至骨膜层，沿着切口方向切开骨膜。
- 使用骨膜剥离器在骨膜切口的内侧和外侧形成骨膜瓣。
    - 注意不要伤及胫骨结节骨骺的外侧。
- 可用锉刀剥除部分胫骨近端骨皮质，以促进腱与骨的愈合。

5. 胫骨移植物通道

- 通过胫骨切口，将弯钳插入半月板横韧带下方进入膝关节（图 31-7）。
    - 在胫骨切口处，正确的轨迹通常对准关节镜前内侧入口。
- 确认弯钳处于关节内和半月板韧带下方后，展开弯钳尖端，为移植物创建一条通路。
- 取出弯钳，并用鼠尾锉刀沿同一轨迹进行替换（图 31-8）。

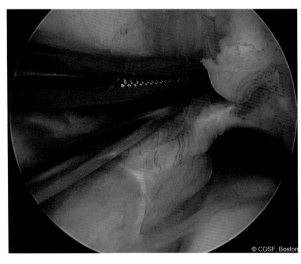

▲ 图 31-4 弯钳的尖端在"过顶"位置绕外侧股骨髁通过

图片由 Children's Orthopaedic Surgery Foundation 提供

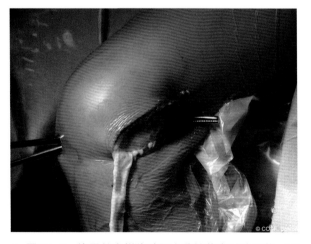

▲ 图 31-5 使用长弯钳将髂胫束移植物穿过膝关节，弯夹钳从前内侧入口进入，通过"过顶"位置进入外侧切口

图片由 Children's Orthopaedic Surgery Foundation 提供

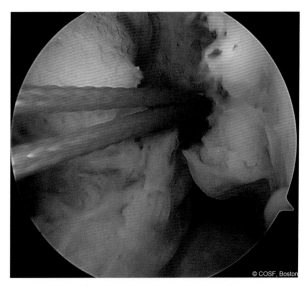

▲ 图 31-6　移植物的缝线通过"过顶"位置进入膝关节
图片由 Children's Orthopaedic Surgery Foundation 提供

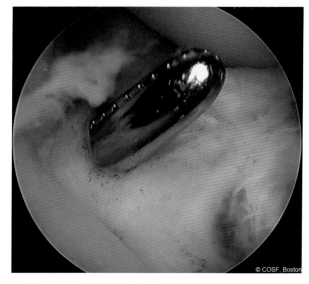

▲ 图 31-7　从胫骨切口处，将弯钳穿入膝关节半月板横韧带下方
图片由 Children's Orthopaedic Surgery Foundation 提供

－再次确保锉刀位于半月板韧带下方。

• 使用锉刀在骨骺上形成一个凹槽，使移植物更靠后，更接近胫骨正常 ACL 的轨迹。

• 取出锉刀，将弯钳放回切口中，取出 ITB 移植物上的缝线（图 31-9）。

• 将移植物的游离端通过胫骨槽拉出胫骨切口

（图 31-10 至图 31-13 ）。

6. 股骨固定

• 使膝关节弯曲 90°，同时脚处于中立位。

－中立位可将防止外侧间室过紧。

• 拉紧移植物胫骨侧，以防止移植物外侧松弛。

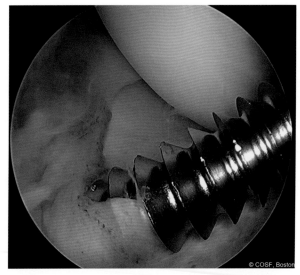

▲ 图 31-8　将鼠尾锉刀穿过半月板韧带下的组织隧道放置以在胫骨骨骺中形成凹槽
图片由 Children's Orthopaedic Surgery Foundation 提供

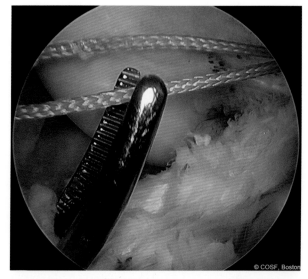

▲ 图 31-9　将移植物的缝线拉入并从半月板韧带下的胫骨切口穿出
图片由 Children's Orthopaedic Surgery Foundation 提供

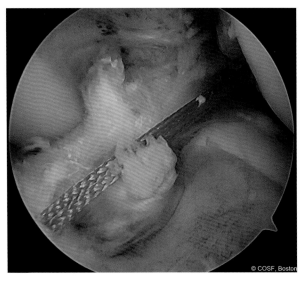

▲ 图 31-10　在"过顶"位置将移植物穿过膝关节
图片由 Children's Orthopaedic Surgery Foundation 提供

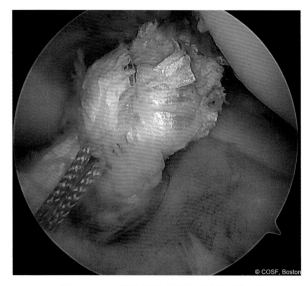

▲ 图 31-11　移植物被带到半月板韧带下方
图片由 Children's Orthopaedic Surgery Foundation 提供

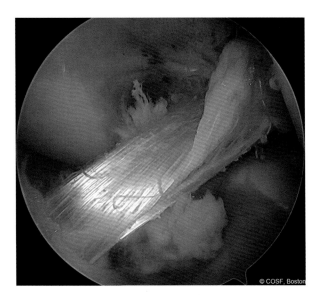

▲ 图 31-12　关节内移植物的最终位置
图片由 Children's Orthopaedic Surgery Foundation 提供

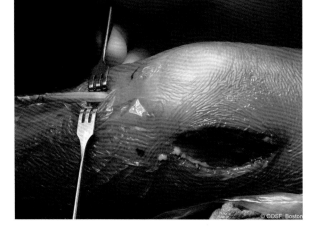

▲ 图 31-13　通过胫骨近端内侧切口取出移植物
图片由 Children's Orthopaedic Surgery Foundation 提供

- 用 2 根缝线将移植物的股骨侧 8 字形固定到股骨骨膜上，并用不可吸收的粗缝线固定到肌间隔上。

7. 胫骨固定

- 将膝关节伸直进行胫骨侧固定。
- 拉紧移植物，使其与预先准备好的胫骨床保持方向一致。
- 用不可吸收的粗缝线将移植物缝合到预先准

备好的骨膜瓣上。
　- 如果固定不确切，可使用螺钉或带线锚钉进行额外固定。

8. 关闭切口

- 确认膝关节稳定性恢复后，用生理盐水冲洗所有伤口。
- 根据外科医生的习惯，分层闭合伤口。
- 用柔软的敷料加压包扎伤口，然后使用铰接式可调节支具固定。

（六）术后护理

- 术后前 2 周佩戴铰链支具在 0°～30° 范围内活动。
- 术后 6 周可部分负重。
- 循序渐进功能锻炼。
- 术后 6～9 个月可参加正常活动和运动。

（七）并发症

- 关节纤维化。
  - 与所有 ACL 重建技术一样，关节僵硬和关节纤维化是急性康复期的关注要点。
  - Kocher 等在 2018 年报道了 ITB 重建技术中关节纤维化粘连松解再手术率为 2.2%。
- 移植物再损伤。
  - 这种令人担忧的并发症在年轻的运动人群中很常见。
  - 对于上述技术，翻修 ACL 重建率为 4.5%～14%。
- 大腿外侧外观不对称。
  - 这种并发症是 ITB 移植特有的。
  - 在高达 48% 的患者中，观察到股外侧肌通过 ITB 缺损膨出，但这很少引起疼痛或功能障碍。

二、闭合骨骺的 ACL 重建——腘绳肌自体移植的经骺板 ACL 重建

（一）手术适应证

- ACL 重建适用于全层基底内破裂，与骨骺是否闭合的状态无关。
  - 最好对骨骺未闭的患者进行 ACL 重建，而不是等待骨骼发育成熟，因为延迟重

建与不可接受的较高半月板和软骨损伤率有关。

- ACL 重建也适用于因复发性不稳定或存在其他关节内损伤（如半月板撕裂或软骨损伤）而导致 ACL 损伤保守治疗失败的患者。
- 在骨骺接近闭合的患者中，通过限制骨骺损伤的横截面积、使用软组织移植物、避免骨块或固定装置穿过骨骺来减少生长障碍。
- Tanner ≥ 3 期、骨龄 ≥ 12 岁的女性患者和 ≥ 13 岁的男性患者可采用软组织移植的经骺 ACL 重建技术（图 31-1）。
  - 低龄的患者应进行如上所述的保留骨骺的 ACL 重建。
  - 根据外科医生的习惯，骨骺闭合的患者可接受成人式 ACL 重建治疗。

（二）设备

- 膝关节镜检查设备。
- 封闭式肌腱剥离器。
- 移植物制备板。
- ACL 钻孔导针和适当的开髓器。
- 用于股骨固定的皮质纽扣。
- 用于胫骨固定的生物可吸收挤压螺钉。

（三）麻醉检查

- 屈伸运动范围。
- Lachman 试验。
- 轴移试验。
- 内翻/外翻应力、后抽屉和胫骨外旋试验，以排除其他损伤。

（四）定位

- 患者仰卧位在手术台上，所有骨突出部位均保护好。
- 大腿捆绑非无菌止血带。
- 基于外科医生的习惯，可以使用关节镜支架

或侧柱来帮助进入内侧间隙。

（五）技术步骤

1. 腘绳肌移植物分步获取技术

- 通过一个 3cm 的切口获得腘绳肌腱，胫骨结节内侧 3cm，可触及腘绳肌腱的远端。
- 根据外科医生的喜好，单独分离股薄肌和半腱肌肌腱，并用肌腱剥离器获取。
- 将肌腱在移植物制备板上编织，末端固定在环形皮质纽扣上。

2. 诊断性膝关节镜检查

- 当准备移植物时，外科医生或助手可以进行诊断性关节镜检查。
- 创建标准前外侧和前内侧入路。
- 应完成完整的诊断性关节镜检查。
- 任何关节内损伤，如半月板或软骨损伤，都应在此时进行处理。

3. 股骨隧道钻孔

- 在关节镜下，以刨刀去除多余的 ACL 组织，以识别原 ACL 股骨和胫骨侧附着点。
- 仅在需要观察前交叉韧带股骨附着点和后壁

部位进行有限的髁间窝成形术（图 31-14）。
  - 过度的髁间窝成形可能有损伤远端股骨骨骺或软骨膜环的风险。
- 用微型骨刀或凿子标记 ACL 股骨附着点的中心，以计划解剖隧道位置。
  - 将镜头切换到内侧入口将提供更好的视野，以确认预期的股骨隧道位于适当的位置（图 31-15）。
- 根据移植物大小和外科医生的选择，使用合适的铰刀钻出 ACL 股骨隧道（图 31-16）。
  - 根据外科医生的偏好，可以通过多种技术（弯曲扩髓钻、辅助内侧入口、回扩器或经胫骨方法）钻出股骨隧道。
  - 注意确保隧道尽可能垂直于身体，这将减小骨骺损伤的横截面积并降低生长停滞的风险。
  - 确保保留股骨外侧皮质，以支持皮质纽扣的固定。
- 使用合适的扩髓钻在外侧皮质上钻一个孔，其大小刚好足够皮质按钮通过，以便用于股骨固定。

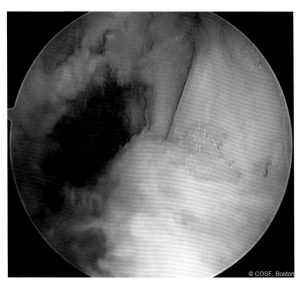

▲ 图 31-14　已从股骨外侧髁清除了软组织，并进行了最小髁间窝成形术

图片由 Children's Orthopaedic Surgery Foundation 提供

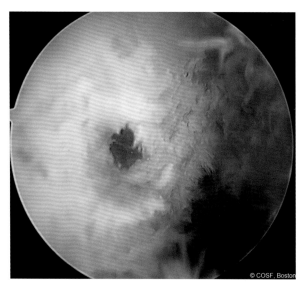

▲ 图 31-15　用关节镜在前内侧入路，可以检查解剖股骨隧道的预期位置

图片由 Children's Orthopaedic Surgery Foundation 提供

- 将镜头切换至内侧入口，以检查股骨隧道。
  - 骨骺被视为股骨外侧髁骨内的软组织环，隧道越垂直于身体，软组织环就越圆（图 31-17）。
    - 将环状缝线穿过隧道，以备以后移植物通过。

4. 胫骨隧道钻孔

- 将关节镜返回外侧入口，并确定 ACL 胫骨附着点。
- 将相应 ACL 胫骨导向器置于 ACL 胫骨附着点中心的正后方。
  - 将导向器的角度设置为大于成年患者使用的角度，以使隧道更垂直。同样，这将减少胫骨骨骺损伤的横截面积。
  - 稍微靠后的胫骨隧道将位于近端胫骨骨骺的更中心部分，因此减小了内外翻畸形的风险。
- 将导针穿过先前创建的腘绳肌获取切口，进入膝关节的 ACL 胫骨隧道部位（图 31-18）。
- 根据移植物的大小，用合适的开髓钻在导针上扩孔。

- 扩孔后，可用刨刀清理孔径，以便于移植物通过通道。

5. 移植通道与股骨固定

- 关节镜下将缝线抓钳插入胫骨隧道，将先前放置的缝线向下拉动穿过胫骨隧道（图 31-19）。
- 将移植物的引导缝线穿过缝线环，并将移植物拉入膝关节（图 31-20）。
  - 可能需要探钩或其他器械来帮助移植物从胫骨隧道进入股骨隧道。
- 将皮质纽扣从外侧皮质拉出，并拨动缝线以翻转纽扣。
  - 将移植物拉回，以确保实现适当的固定。
  - 如果位置不清，可以透视成像以确认纽扣位置。

6. 胫骨固定

- 拉紧移植物的胫骨侧，并旋转膝关节，以解决移植物的位移问题。
- 膝关节下方放置"垫枕"，创造 30° 的屈曲角度。
- 显露胫骨隧道孔并确保正确视野。

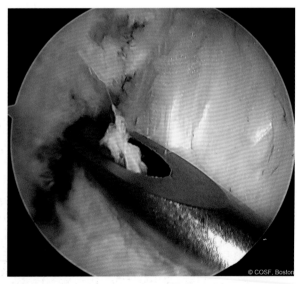

▲ 图 31-16 柔软的扩孔器系统的导针插入股骨前交叉韧带附着点
图片由 Children's Orthopaedic Surgery Foundation 提供

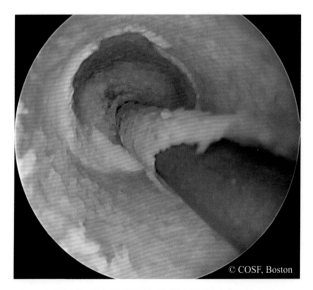

▲ 图 31-17 骨骺被视为股骨隧道内软组织环
图片由 Children's Orthopaedic Surgery Foundation 提供

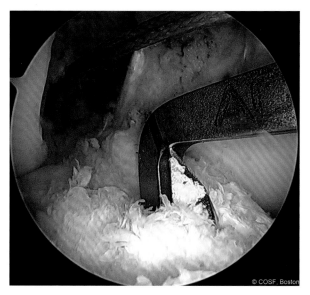

▲ 图 31-18 使用胫骨前交叉韧带导向器将引导针钻入胫骨 ACL 足印
图片由 Children's Orthopaedic Surgery Foundation 提供

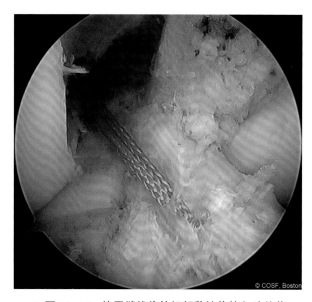

▲ 图 31-19 使用缝线将软组织移植物拉入膝关节
图片由 Children's Orthopaedic Surgery Foundation 提供

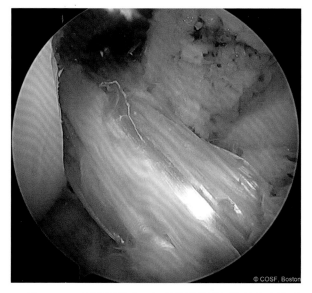

▲ 图 31-20 腘绳肌前交叉韧带移植物的最终关节内外观
图片由 Children's Orthopaedic Surgery Foundation 提供

- 在保持移植物张力的同时,轻敲然后放置适当大小的生物可吸收挤压螺钉。
  - 我们倾向于使用比隧道宽度宽 1mm、长度为 20～25mm 的螺钉,以便尽可能接近胫骨骨骺。或者可以在胫骨上使用垫圈(或固定钉)。

7. 关闭切口
- 确认膝关节稳定恢复后,用生理盐水冲洗所有伤口。
- 根据外科医生的喜好,以分层方式闭合所有伤口。
- 用柔软的敷料加压包扎伤口,然后使用铰接式可调节支具固定。

(六)术后护理

- 术后即可以将铰接式可调节支具范围调整为 0°～90°,除非有其他损伤。
- 落地负重 2 周,然后按规定负重。
- 渐进式物理治疗方案。
- 术后 6～9 个月可参加正常活动和运动。

(七)并发症

- 生长障碍。
  - 有生长潜力的患者值得关注;通过钻垂直于骨骺的隧道,使用软组织移植物,避免在骨骺上放置骨块和固定装置,可以降低风险（图 31-21）。

- 关节纤维化。
  - 与 ITB 技术一样，应监测患者的运动丧失和关节纤维化，如果保守治疗未能改善运动，则应考虑粘连松解术。

- 移植物再损伤。
  - 在恢复高风险活动之前，患者应完成 6～9 个月的康复治疗，并通过恢复运动测试，以降低再次受伤的风险。

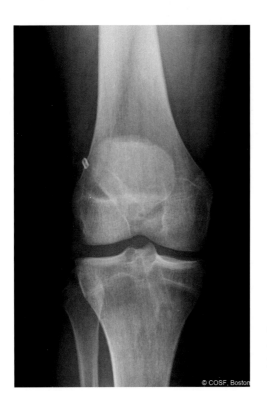

◀ 图 31-21　经骨骺前交叉韧带重建 1 年后拍摄的 X 线片
请注意，使用软组织移植物、干骺端固定和钻孔隧道垂直于骨骺，没有发生生长阻滞（图片由 Children's Orthopaedic Surgery Foundation 提供）

参考文献

[1] Defrancesco CJ, Storey EP, Shea KG, Kocher MS, Ganley TJ. Challenges in the management of anterior cruciate ligament ruptures in skeletally immature patients. *J Am Acad Orthop Surg*. 2018;26(3):e50-e61. doi:10.5435/JAAOS-D-17-00294

[2] Fabricant PD, Kocher MS. Management of ACL injuries in children and adolescents. *J Bone Joint Surg Am*. 2017;99(7):600-612. doi:10.2106/JBJS.16.00953

[3] Kocher MS, Heyworth BE, Fabricant PD, Tepolt FA, Micheli LJ. Outcomes of physeal-sparing ACL reconstruction with iliotibial band autograft in skeletally immature prepubescent children. *J Bone Joint Surg Am Vol*. 2018;100(13):1087-1094.

doi:10.2106/JBJS.17.01327

[4] Kocher MS, Garg S, Micheli LJ. Physeal sparing reconstruction of the anterior cruciate ligament in skeletally immature prepubescent children and adolescents. Surgical technique. *J Bone Joint Surg Am*. 2006;88(suppl 1):283-293. doi:10.2106/JBJS.F.00441

[5] Kocher MS, Smith JT, Zoric BJ, Lee B, Micheli LJ. Transphyseal anterior cruciate ligament reconstruction in skeletally immature pubescent adolescents. *J Bone Joint Surg Am*. 2007;89(12):2632-2639. doi:10.2106/JBJS.F.01560

第 32 章　髋股关节不稳定的重建
Patellofemoral Instability Reconstructions

Matthew D. Milewski　著

一、手术方式

- 膝关节镜。
- 外侧松解术。
- 内侧髋股韧带修复 / 内侧折叠术 / 鳞状重叠术。
- 内侧髋股韧带重建术。
- 胫骨结节截骨术（tibial tubercle osteotomy，TTO）。
- Roux-Goldthwaits/ 髋腱转位术。

二、髋骨不稳定手术的一般原则

（一）初次急性髋骨不稳的手术适应证

- 游离体或骨软骨骨折。
- 初次脱位后保守治疗失败。
- 其他合并伤需要手术治疗（例如，骨软骨治疗）。
- 复发性对侧髋骨不稳定病史（相对适应证）。

（二）复发 / 慢性髋骨不稳定的手术指征

- 保守治疗失败，包括休息、减少活动、髋骨护具和物理治疗。
- 持续性不稳定 ± 髋股关节疼痛。
- 游离体或骨软骨骨折。
- 软骨损伤需要手术治疗 / 保守治疗失败。

（三）病史

- 在对急性或慢性髋骨不稳的患者进行检查时，重要的考虑因素应包括对侧膝关节问题，特别是髋骨不稳定的情况。
- 家族史是复发性或对侧髋骨不稳定的主要预测因素。
- 过度松弛或其他关节不稳定 / 松弛。
- 髋骨脱位或半脱位。
- 髋骨复位所需要的复位操作或急诊科治疗。
- 以前的保守治疗包括减少活动、髋骨固定护具和物理治疗。了解治疗的类型和持续时间很重要。此外，了解使用的支具类型和物理治疗方式也很重要。

（四）体格检查

- 年龄。
- 骨龄。

- 过度松弛（Beighton-Horan 量表）的 9 分量表最初设计用于评估 Ehlers-Danlos 综合征。可用于评估所有疑似过度松弛的患者。一般来说，>4 分被认为是过度松弛的表现。
- 旋转力线的评估。
  - 股骨旋转：股骨前倾常见于髌骨不稳。
    - 髋关节运动范围的俯卧位检查。
    - 大转子的突出部位可用于测量股骨前倾的位置。
  - 胫骨旋转：胫骨外旋常见于髌骨不稳。
    - 股－足角的俯卧位检查。
  - 足行进角度可以评估下肢的整体旋转力线。
  - 还应评估双脚向前时的髌骨位置，因为在髌骨不稳定 / 髌骨综合征患者中，双脚向前时，髌骨通常会朝内（"蚱蜢眼"）。
- 冠状面力线的评估。
  - 膝内翻与膝外翻：膝外翻在髌骨不稳定中很常见。
  - 可以通过 Q 角或双膝并拢时在内侧脚踝之间的手指指幅来评估。
    - Q 角可能是不可靠的，因为在完全伸展时髌骨半脱位或 Q 角随膝关节屈曲角度的变化而变化。
- 关节积液。
- 高位髌骨。
- Q 征：在最后 30° 的伸直过程中，髌骨向外侧平移（或相反，在最初 30° 的屈曲过程中，髌骨向内侧平移）。
- 外侧支持带的松紧度：通过比较髌骨内外侧向倾斜的程度来评估。
- 髌骨恐惧试验：一般在膝关节屈曲约 30° 时进行，髌骨外推引起患者疼痛、焦虑 / 恐惧或有即将发生半脱位 / 脱位的感觉。
- 内侧支持带 /MPFL 复合体压痛，有助于定位 MPFL 损伤部位（髌骨、股骨或中间部位）。

（五）成像考虑因素

- 前后位、侧位、切线位和日出位是患有急性 / 慢性膝关节损伤/疼痛的年轻患者的标准图像。
  - 游离体的存在 / 骨软骨骨折：必须区分游离体，关节内骨折与 MPFL 撕脱骨折。通常需要 MRI 来区分这几种情况。
  - 髌骨高度－髌骨不稳定常为高位，可以在骨骼未成熟和成熟患者中使用 Caton-Deschamps 指数进行评估。对于胫骨结节未完全骨化的骨骼未成熟患者，Insall-Salvati 比值不太可靠。
  - 髌骨倾斜 / 半脱位，最佳评估位置是日出位，需要拍摄膝关节"日出位"关的，因为膝关节过度屈曲不能显示半脱位或滑车发育不良。
  - 滑车发育不良：依据 Dejour 等的 Dejour A～D 分型。
    - 膝关节侧位片上的交叉征、滑车棘和双轮廓征。
  - 骨骼成熟度－骨龄可能都有意义。
  - 从髋部到足踝，髌骨向前的站立位可用于评估膝外翻 / 腿长度差异。
- MRI 可以显示和评估初次 / 急性骨软骨损伤 / 骨软骨骨折等多数髌骨不稳定的病理情况（特别是存在积液的情况下）。
  - 软骨损伤 / 骨软骨骨折：通常是髌骨内侧小面和股骨外侧髁靠外侧部分。
  - 髌骨内侧韧带复合体损伤的位置：股骨、髌骨或韧带本体撕裂。与成人相比，青少年的髌骨侧损伤更常见。可以伴有髌骨内侧韧带撕脱骨折（髌骨内侧面骨折）。
  - 股骨滑车发育不良。
    - 滑车沟角度 >145°。
    - 轴向 MRI 序列上的滑车深度 ≤ 3mm。
    - 腹侧滑车突出 ≥ 7mm，在正中矢状位

MRI 上呈阶梯状过渡。

◆ 正中矢状位 MRI 上股滑车前部 / 近端部分的前突。

- TTTG 距离可以在 MRI 或 CT 成像上测量。测量胫骨止点处髌腱中心与经过滑车沟最深点的连线之间的距离，该连线与穿过股骨髁后部的连线相切。

◆ 一般来说，>20mm 是骨骼成熟的慢性髌骨不稳定患者潜在 TTO 矫正的指征。

◆ 可能受膝关节屈曲的影响。

◆ 也可使用胫骨结节 – 后交叉韧带距离。

三、膝关节镜

（一）适应证

- 一般推荐用于大多数髌骨不稳定手术。

- 关节镜可以作为评估关节内病变的一种检查。髌骨不稳定病例特别涉及对髌骨软骨和股骨外侧髁的评估时，其中骨软骨损伤最常见。

- 关节镜检查可以评估髌骨位置（特别是倾斜和半脱位）。

- 关节镜可以与其他关节镜下松解术及关节镜和开放性手术相配合。

（二）器材

- 标准的 30° 3.5mm 关节镜适用于绝大多数情况。

- 如果在后内侧或后外侧寻找游离体，70° 3.5mm 关节镜可以扩大视野。

- 较小的膝关节（通常在 5 岁或 6 岁以下的患者中）可能需要较小的 2.7mm 尺寸的关节镜。

- 用于取出游离体的关节镜器械。

- 如果需要清理软骨面，刮匙（特别是锋利的环形刮匙）很有用。如果需要，也可用于软骨活检，以进行基质诱导的自体软骨细胞植入。

- 有适合的骨块 / 骨软骨骨折固定器械很重要。

  - 这些可以包括小的螺钉（Linvatec）或生物性可吸收无头加压螺钉。

  - 金属螺钉固定也可用于骨软骨骨折固定，包括无头加压螺钉系列（Acutrak 螺钉或 2.4/3.0mm Synthes 无头加压螺钉）或小头螺钉（Synthes、Minifragment 螺钉）。但需要将螺钉头放置在关节软骨表面下方）。

- 射频消融装置或关节镜电凝器是常用的关节镜下外侧松解的两种方式。

（三）定位（图 32-1）

- 仰卧于标准手术床上。如果需要广泛固定，可以使用能够透过涉嫌的可透延伸装置。然而，我们发现使用一张标准的床，将患者放置在手术床的尾端，可便于在床下进行 C 臂透视检查。

- 可以使用关节镜侧边柱或关节镜环形腿支架。这些对髌骨手术不太重要，因为在这些

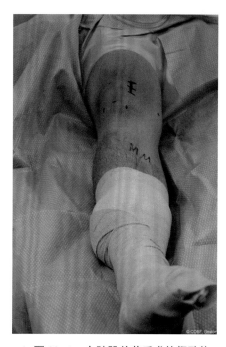

▲ 图 32-1 右髌股关节手术的仰卧位

标记标准的膝关节镜入路和内侧髌骨切口，用于内侧髌骨韧带重建（图片由 Children's Orthopaedic Surgery Foundation 提供）

情况下通常不需要太大的外翻压力（除非有时需要进行内侧半月板修复）。

- 止血带尽可能地放在大腿近端。止血带充气后可能抑制或改变髌骨的正常轨迹。因此，在使用止血带之前，在麻醉下进行检查（examination under anesthesia，EUA）是有必要的。在止血带充气过程中，膝关节过度弯曲（＞120°）也可有利于避免压迫股四头肌。这些操作有助手术矫正过程中获得更良好的髌骨轨迹。

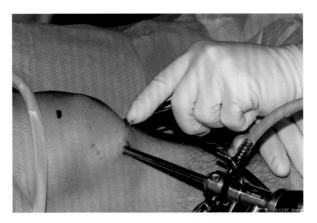

▲ 图 32-2　右侧膝关节镜入路视图
标准的 30° 关节镜插入外侧入口，刨削刀位于前内侧入口（图片由 Children's Orthopaedic Surgery Foundation 提供）

（四）麻醉下查体

- 最好在全身麻醉诱导后进行，通常在区域阻滞麻醉完成后进行。如上所述，这也最好是在放置止血带和充气之前进行。
- 麻醉下的体格检查应包括评估膝关节炎、膝关节弹响、外翻 / 内翻稳定性、前交叉韧带 / 后交叉韧带的完整性（前抽屉试验、Lachman 测试、后抽屉试验）、髌骨运动轨迹（J 征）和髌骨平移（0° 和 30° 屈曲时内侧和外侧平移的距离）。
  - 如果髌骨不能还原到股骨滑车上，或在检查或影像学上有明显的倾斜，则可进行外侧松解。

（五）手术方法（图 32-2）

- 标准的前内侧和前外侧关节镜入路。上外侧入路可以很好地观察髌骨关节面和股骨滑车的匹配程度（无论是在诊断方面，还是在关节镜下评估髌骨轨道方面）。

（六）手术技术

- 标准的诊断性关节镜检查适用于评估所有的三个膝关节间室，包括后内侧和后外侧（尤其是在可能的骨折游离体 / 骨软骨骨折的情况下）。

- 外侧间室中的游离体可以隐藏在半月板后外侧、外侧半月板后角下方和外侧半月板体部下方。与内侧半月板相比，外侧半月板下方有更多的凹陷。
- 应评估髌股关节是否有游离体、髌骨内侧小面软骨损伤、滑车发育不良、滑车软骨损伤等异常的情况存在（图 32-3）。
- 滑车发育不良应参考术前影像学检查。滑车上骨棘的存在更加说明滑车高度的发育不良，并且表明在特定情况下需要进行滑车矫形术（滑车成形术）。
- 髌骨轨迹的评估可以通过关节镜来完成，方法是轻柔的全膝范围内屈伸活动（通常在上外侧入路进入关节镜）。通常使膝关节从完全伸直位到大约屈曲 60°，可以评估从伸直位到滑车止点的髌骨活动轨迹。要清楚一点是，关节镜检查时的灌注液体和止血带会改变髌骨的轨迹。
- 髌骨倾斜和移位程度不仅可以在麻醉下膝关节体格检查进行评估，还可以在关节镜检查期间进行评估。膝关节外侧松解通常在其他术式之前完成。一般来说，适当的倾斜应该包括能够被动地纠正或轻轻地推压可使髌骨的外侧边缘吻合。如果不能将髌骨外翻或矫

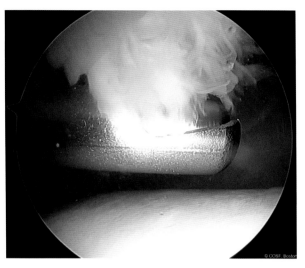

▲ 图 32-3　关节镜下显示慢性髌骨不稳定引起的内侧髌骨面高度软骨损伤
图片由 Children's Orthopaedic Surgery Foundation 提供

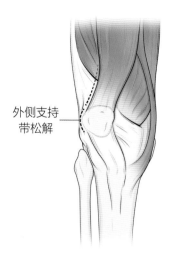
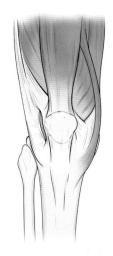

外侧支持带松解

© COSF, Boston

▲ 图 32-4　外侧松解示意图
图片由 Children's Orthopaedic Surgery Foundation 提供

正到中立位置，则表明需要进行外侧松解。

• 关节镜外侧松解术可用于髌骨外侧挤压综合征或作为髌骨不稳定的矫正／重建过程的一部分。一般来说，它已不再作为髌骨不稳定的单独手术。当与先天性或习惯性的髌骨脱位者有关时，可以做更广泛的开放性外侧松解或支持带延长手术，因为髌骨是固定在侧方的。在这些更广泛的重建中，或与远端部位手术（如胫骨结节截骨术或 Roux-Goldthwait 手术）相结合时，开放的外侧松解术可能是更合适的（图 32-4）。

- 关节镜下的外侧松解应包括从与股外侧肌交界处向近端松解外侧支持带和关节囊开始，向远端松解到前外侧入口的位置（外侧前脂肪垫内）。

- 在关节镜下，可以用射频消融器或关节镜下电凝电刀来完成，也可以用剪刀穿过前外侧入口松解，松解后需要止血（图 32-5 和图 32-6）。

- 在近端，松解应从髌骨上缘和股外侧肌交界处附近开始。

- 从技术上讲，松解时不要太浅表，因为

在较瘦患者的膝关节中，皮下组织可能非常接近髌骨支持带，过度的松解会使皮肤／皮下组织留下瘢痕。

- 对于更广泛的松解，特别是对于先天性或习惯性的屈曲下脱位者，可以进行开放性外侧松解。对于这些松解，需要一个较大的侧方切口（或从前中线向侧切口延伸）。可以使用 Cobb 骨膜剥离器在近端松解股外侧肌，在年轻患者中适合采用骨膜下松解以促进止血。这种开放的外侧松解通常会遗留留出较大的空缺，但在某些情况下可以进行部分关闭或支持带延长来弥补。

（七）术后护理

• 关节镜手术的术后护理通常由其他手术方式决定，这些手术通常包括骨软骨固定、髌骨内侧韧带重建、内侧折叠、胫骨结节截骨等。

• 最初往往需要避免负重，特别是在完成软骨修复手术（如骨软骨骨折固定或微骨折）后。传统上，这些软骨手术的负重被限制在 4～6 周。在这段时间内可以做膝关节术后关节活

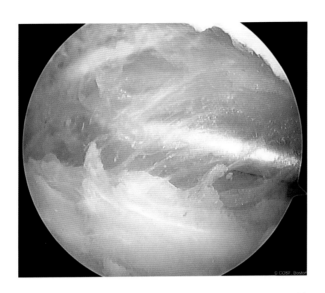

▲ 图 32-5 关节镜下外侧松解的左膝关节视图显示用射频消融器松解部分关节囊

图片由 Children's Orthopaedic Surgery Foundation 提供

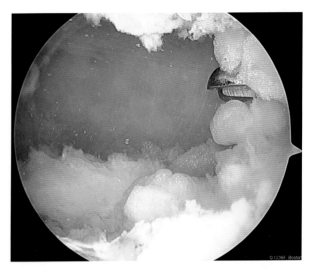

▲ 图 32-6 关节镜下外侧松解的左膝关节视图显示可以用弧形的 Mayo 剪刀来完成松解

图片由 Children's Orthopaedic Surgery Foundation 提供

动度的训练，但可能会因为相关的手术，如软组织或骨质重建而受到一定限制。

（八）并发症

- 关节镜检查可因持续的渗出或血肿而变得复杂（尤其是在完成关节镜下的外侧松解时）。良好的关节内止血可以减轻一部分这种风险。术后加压包扎和（或）支具固定也可有助于止血。

四、髌骨内侧韧带修复术 / 内侧折叠术

（一）适应证

- 在过去的几十年里，髌骨内侧韧带修复或内侧折叠术已经发展起来。它是维持髌骨稳定的主要软组织手术。在一些适应证中，髌骨内侧韧带重建技术已经取代修复技术。
- 目前，笔者对髌骨内侧韧带修复的适应证是在首次完全脱位伴有游离体，需要手术治疗时作为软骨手术治疗的辅助手段。这中重建

技术在髌骨内侧急性撕脱的情况下尤其重要。

- 髌骨内侧韧带的修复最好在受伤部位进行。髌骨内侧韧带复合体可以从股骨、髌骨或中间部位损伤或撕脱。在儿童和青少年患者中，它常常是在髌骨侧受伤。这一点最好在术前影像学上确认。
- 当用于稳定髌骨时，髌骨内侧韧带修复或重建通常与胫骨结节截骨同时进行。

（二）器械

- 如上所述的标准器械。
- 内侧折叠或髌骨内侧韧带修复可以通过侧方修复或折叠缝合来完成。可以使用可吸收的 1 号 Vicryl 缝合线或 2 号不可吸收的超高分子量聚乙烯（UHMWPE）缝合线来完成。
- 对于肌腱损伤或髌骨侧撕脱伤，作者更倾向于在髌骨内侧使用缝合锚钉内固定。这些锚钉可以是生物复合体、金属或全缝合锚。目前，作者更倾向于在髌骨内使用全缝合锚固定 [该锚缝合的尺寸较小，即 1.8mm 的 Q-Fix 锚（Smith & Nephew, Andover, MA ）]。

- 股骨内侧韧带撕脱伤可以用缝合线或缝合锚固定。

（三）定位

- 如膝关节镜检查所需的标准仰卧位。
- 正确的使用透视定位对手术很重要。透视可以确定髌骨或股骨固定器的定位。

（四）麻醉下的体格检查

- 最好在全身麻醉诱导后进行，通常在区域阻滞麻醉完成后进行。如上所述，最好是在放置止血带和充气之前进行。
- 麻醉下的体格检查应包括评估膝关节术后关节活动度、弹响、外翻/内翻稳定性、前后交叉韧带完整性（前抽屉、Lachman 测试、后抽屉）、髌骨活动轨迹（评估 J 征）和髌骨移位（0° 和 30° 屈曲时内侧和外侧平移的程度）。
  - 如果髌骨不能还原到滑车上，或者检查时成像有明显倾斜，则可能需要外侧松解术。

（五）手术入路

- 首先进行膝关节镜检查，以评估软骨/松脱体的诊断/治疗，同时评估跟踪情况。
- 髌旁内侧纵向切口是髌骨侧撕脱/MPFL 修复的标准入路。从美容角度来看，如果切口向内侧移动（向前移动较少），则切口拉伸较少。如果需要开放的外侧松解，切口可能需要在正前方。
- 如果需要在股骨外侧固定 MPFL，则可以在股骨内侧上髁上行经皮切口。

（六）外科技术

- 有多种内侧折叠/内侧髌骨韧带修复技术可供选择。这些技术根据损伤的类型和同时需要进行的手术而有所不同（图 32-7）。
- 总的来说，这些技术可分为单纯缝合技术和基于缝合锚的技术。修复或折叠的位置可分为股骨侧、中间部或髌骨侧。
  - 对于基于缝合锚的髌骨侧缝合，作者将利用位于髌骨中上 2/3 交界处的两个锚。尽量减少髌骨内的固定物的使用可以帮助减少髌骨断裂的风险。
  - 可以将锚钉线水平穿过内侧支持韧带，以减少撕脱部分和（或）支持带的松的部分。
  - 缝合线的张力应在膝关节处于 45° 左右的屈曲状态下进行评估。在最后的缝线打结之前评估髌骨的复位情况。
  - 有一些证据表明，内侧骨髌骨韧带对股四头肌肌腱本身有重要的附着或延伸（内侧股四头肌肌腱股骨韧带）。缝合线穿过近端可以补充更远端的髌骨固定。
  - 对于基于缝合的技术，可以对股骨侧、髌骨侧和中段损伤类型进行处理。折叠

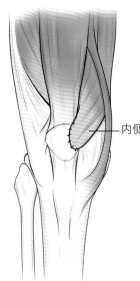

内侧肌固定在髌骨上

© COSF, Boston

▲ 图 32-7　内侧折叠技术

图片由 Children's Orthopaedic Surgery Foundation 提供

缝合技术可以处理中段损伤，使用 1 号 Vicryl 或 2 号不可吸收的 UHMWPE 水平褥式缝合。

- 可以椭圆形切除部分内侧支持带，以重叠紧缩和减少瘢痕组织的突出。内侧支持带椭圆形切除部分一般为纵向 2～2.5cm、水平 1～1.5cm 大小，内侧支持带切除的多少取决于需要多大程度的折叠加固。

（七）术后护理

- 髌骨内侧韧带修复 / 内侧折叠术后的康复对于该手术的成功至关重要。

（八）并发症

- 内侧折叠 / 内侧髌骨韧带修复的主要并发症是复发性髌骨不稳定。近期研究表明，与内侧髌骨韧带修复 / 内侧折叠相比，内侧髌骨韧带重建可以减少复发性髌骨不稳的风险。
- 在髌骨内放置内固定物时都有可能发生髌骨骨折风险。

五、内侧髌骨韧带重建术

（一）适应证

- 内侧髌骨韧带重建已成为髌骨不稳定手术治疗中的软组织手术的重要手术方式。目前内侧髌骨韧带重建术适用于治疗慢性髌骨不稳定。
- 在骨骼发育成熟的患者中，有明显的骨性对线不良风险因素（TTTG 值＞20mm），需要联合胫骨结节截骨术。
- 单独的内侧髌骨韧带重建适用于骨骼成熟和骨骼不成熟患者的慢性髌骨不稳定，没有明显的骨性对线不良风险因素。

（二）器械

- 自体移植和异体移植的肌腱移植物均可以用于内侧髌骨韧带重建。通常情况下，使用股薄肌或半腱肌自体肌腱。自体移植的优点是自体组织的组织相容性好，但也有供体部位形态不良和术后腘绳肌无力的缺点。根据重建技术，特别是需要穿过髌骨或股四头肌肌腱的手术方式时，肌腱足够长是一个关键的考虑因素（一般至少需要 200mm，但也可能更多，取决于手术操作技术和膝关节的大小）。
- X 线透视用于内侧髌骨韧带重建的股骨固定点定位。
- 标准的可透过射线的手术台对于术中定位是有用的，需要在冠状位和矢状位上获得膝关节透视图。
- 髌骨侧固定可因外科医生的偏好而有所不同。需要考虑的一般原则是，尽量减少对髌骨的医源性损伤，因为固定物及骨隧道可以增加术后髌骨骨折的风险。
  - 髌骨骨隧道可以位于髌骨前部和（或）内侧部，以界面螺钉固定，该骨隧道应方便移植物环形通过髌骨并回到股骨固定处。通常使用尽可能小的钻头来钻取骨隧道。
  - 缝合线或缝合锚钉可用于移植物髌骨侧的固定。UHMWPE 缝合线可用于髌骨或股四头肌腱固定，可以使用多种生物可吸收缝线和缝合锚。一般原则是使用尽可能小的锚钉 [例如 1.8mm 全缝合 Q-Fix 锚钉（Smith & Nephew, Andover, Mass）] 尽量减少对髌骨的医源性损伤。
- 股骨固定也可因外科医生的偏好而异。在股骨侧固定时考虑的一般原则是尽量减少对股骨远端骨骺的损伤，因为股骨远端骨骺非常靠近髌骨韧带重建的股骨插入部位。髌骨韧带重建的股骨侧解剖定位是避免术后并发症的关键，包括膝关节僵硬和复发膝关节不稳定。

- 通道需要放置在内侧髌骨韧带股骨远端的解剖点。可以放置界面螺钉或肌腱挤压螺钉。有多种螺钉材料可供选择，包括生物可吸收性 [聚（L- 乳酸）/ 磷酸三钙变体]、聚醚醚酮（PEEK）、超高分子量聚乙烯螺钉和金属螺钉。

- 另外，可以利用缝合线或缝合锚来固定股骨侧的移植物，也可以使用各种生物吸收线或缝合锚。

（三）定位

- 如膝关节镜检查所需的标准仰卧位。
- 正确的使用透视来定位对进行的手术很重要。C 臂可以用来确定髌骨或股骨重建点定位。

（四）麻醉下的检查

- 最好在全身麻醉后进行，通常在区域麻醉完成后进行。如上所述，最好是在放置止血带和充气之前进行。
- 麻醉下的体格检查应包括评估膝关节术后关节活动度、弹响、外翻 / 内翻稳定性、前后交叉韧带完整性（前抽屉、Lachman 测试、后抽屉）、髌骨活动轨迹（评估 J 征）和髌骨移位（0° 和 30° 屈曲时内侧和外侧平移的程度）。

（五）手术方法（图 32-8）

- 髌骨内侧纵向切口通常用于髌骨固定。如果需要外侧松解，可以对其进行修正，并将其移至更中心的位置。
- 内侧切口可以减少瘢痕扩大，并可能使瘢痕切口更美观。
- 切口也可以更加偏向内侧，介于髌骨和股骨

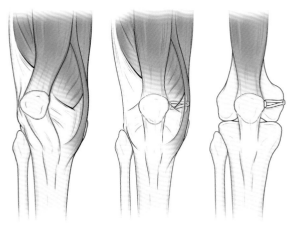

© COSF, Boston

▲ 图 32-8　髌股内侧韧带重建
图片由 Children's Orthopaedic Surgery Foundation 提供

髌骨的韧带附着部位之间的中间位置，手术时可以兼顾股骨侧和髌骨侧。

- 在股骨附着部位上也可以开一个单独的切口。

（六）手术技术

- 标准的前内侧和前外侧入路。上外（"高"）侧入路可用于评估髌股关节（在诊断方面，以及在关节镜下评估治疗后的髌骨活动轨迹）。
- 标准的诊断性关节镜检查适合于评估所有 3 个间室，包括后内侧和后外侧（特别是在可能存在游离体 / 骨软骨骨折的情况下）。
- 外侧间室中的游离体可以隐藏在半月板后外侧、外侧半月板后角下方和外侧半月板体下方。与内侧半月板相比，外侧半月板下方有更多的凹陷。
- 应评估髌股关节是否有游离体、髌骨小面软骨损伤、滑车发育不良、滑车软骨损伤或异常的存在。滑车发育不良应参考术前影像学检查。滑车棘的存在可以更为准确地表明滑车发育不良，并且意味着在特定情况下需要进行滑车成形术。
- 髌骨轨迹的评估可以通过关节镜探查来完成，方法是通过轻柔地屈伸膝关节进行检查

（通常在上外侧高位入路口使用关节镜），将膝关节从完全伸直到屈曲大约 60°，从而可以评估从较高位置到滑车接合的髌骨活动轨迹。需要注意关节镜检查使用的液体灌注和充气止血带会改变髌骨的活动轨迹。

- 髌骨倾斜和平移不仅可以在麻醉下的体格检查进行评估，还可以在关节镜检查期间进行评估。外侧松解通常需要在重建术前完成。一般来说，适当的倾斜应该包括能被动矫正或轻轻外翻髌骨至外侧倾斜。无法将髌骨倾斜或矫正至中立位可能表明需要外侧松解。

- 下一步准备移植物，我们通常使用股薄肌或半腱肌同种自体肌腱（取决于所需的宽度和直径）。一般来说，至少需要 200mm 的移植物长度。双束移植物通常会通过一个 6mm 的卡尺（用于股薄肌移植物）和一个 7mm 的卡尺（用于半腱肌移植物）。

- 也可以获取自体股薄肌移植。研究表明，内侧髌骨韧带重建的自体移植和同种异体移植是等效的，这与该年龄段的前交叉韧带重建文献报道不同。值得注意的是，如果将自体腘绳肌作为移植物，要特别注意移植物在低龄、矮小的女性中可能存在长度不足的问题。

- UHMWPE 缝合线通常用于移植物的两端进行缝合。

- 完成髌骨显露，就可以进行小的关节内切开。虽然髌骨韧带是关节外韧带，但做一个小的关节内切口有助于看到关节软骨，以确保任何固定物或通道远离髌骨内侧面关节软骨。

- 缝合锚（或隧道）通常放置在髌骨中间和上面 1/3 的交界处。可以使用透视来确保髌骨侧位正确的位置（图 32-9）。

- 通常使用两个锚钉，然后将环形移植物的中部放置在两个锚钉之间，并以锚钉线将其缝合在髌骨内侧（图 32-10）。

- 也可以将环形移植物的中部放置在股骨侧，将移植的 2 个末端缝合到髌骨。或者可以将一端缝合到髌骨，将另一端靠近髌骨近端固定到股四头肌腱上（MQTFL 重建）。

- 髌骨固定完成后就可以将膝关节放在三角形腿托上，然后利用透视来获得股骨远端合适侧位相。对于许多有膝外翻的髌骨不稳定患者，需要腿内收以获得标准的侧位（图 32-11）。

- 内侧髌骨韧带股骨插入部位的切口可以通过触诊和（或）透视定位。定点区近位于内上

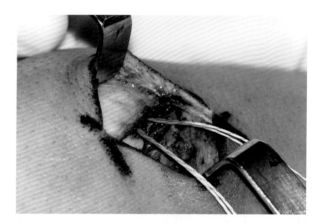

▲ 图 32-9 右膝视图显示在内侧髌股韧带的插入部位，将两个缝合锚钉放置在髌骨中上 1/3 的交界处

图片由 Children's Orthopaedic Surgery Foundation 提供

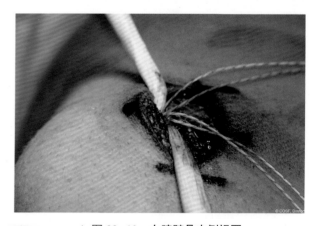

▲ 图 32-10 右膝髌骨内侧视图

用 2 个缝合锚钉将自体移植物中部固定于髌骨（图片由 Children's Orthopaedic Surgery Foundation 提供）

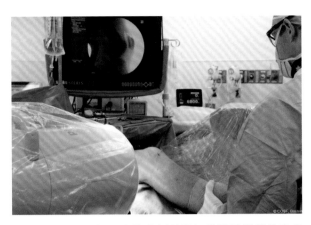

▲ 图 32-11 透视下定位内侧髌股韧带股骨隧道的患者体位

图片由 Children's Orthopaedic Surgery Foundation 提供

髁的端后方，远端位于内收肌结节的前方。

- 可用透视来寻找 Schottle 点。它位于股骨后皮质线前 1mm，距股骨内侧髁后缘起点 2.5mm，在标准侧位片上接近 Blumensaat 线后点的水平（图 32-12）。
  - 如果患者骨骼发育未成熟，则缝合锚钉通常放置在股骨骨骺内侧远端稍远的位置。值得注意的是，当患者进入青春期

后，股骨内侧远端骨骺会有轻微上翘。在侧位片上可能看起来定点直接在股骨远端骺板上，但在正位片上是低于骺板的，该技术中的缝合锚钉应略微向远侧倾斜以避免损伤骨骺。

- 在定位点上钻一个 2.7mm 的导针，在近端和前方有一定角度，以避开后方和侧方的神经血管结构（图 32-13）。
- 完成髌骨侧固定后，移植物可以通过股内侧肌斜头（vastus medialis oblique，VMO）的下方建立一个通道，通道建立在关节囊的浅层，可以使用 Schnitz 钳或休斯敦缝合器来完成。
- 可以用一个单独的缝合线或直接用移植物来进行等距检查。将移植物轻轻地包在定位针上，并轻柔地做膝关节活动度检查。
  - 如果髌骨在屈曲时向内侧移动，则必须将导针向远端移动。
  - 如果髌骨在伸直过程中向内侧移动，则必须将导针稍微向近端移动。

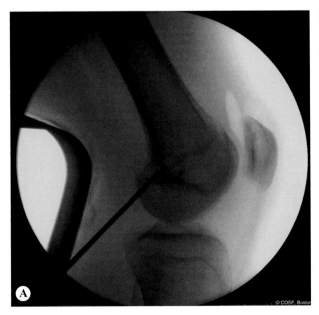

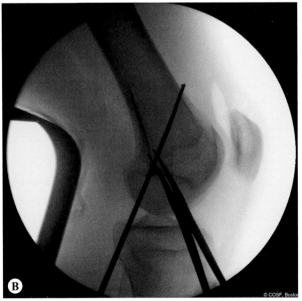

▲ 图 32-12 通过 X 线透视，分别使用 Schottle 点和使用股骨后缘 / 股骨远端 Blumensaat 线定位，以识别内侧髌股韧带股骨附着点

图片由 Children's Orthopaedic Surgery Foundation 提供

- – 如果导针太靠前，移植物末端在伸展和弯曲时时收紧。
- – 如果导针太靠后，移植物末端会在伸展和弯曲松动。
- 一旦确定了股骨侧位置，就可以根据移植物的大小，用 6mm 或 7mm 的空心钻沿导针扩孔。测量需要埋在隧道内的 2 个肌腱末端的长度是很重要的。隧道至少比移植物末端长 10mm，以便移植物不会在穿出隧道（避免不适当的张力）（图 32-14）。
  - – 需要注意的是，如果移植物末端对于穿过股骨干的可用隧道来说太长，则可以钻穿远侧皮质以容纳移植物末端。
- 使用导针引导使螺钉通过。将移植缝合线末端穿过导针中的孔眼，并使用导针将缝合线和移植物穿过隧道（将导针侧向拉出）。
  - – 可以先拉开缝线，然后将移植物的每段单独放入隧道中，这样末端就不会在隧道中间的孔口处卡住。
- 应检查移植物，以确保它可以充分被拉紧且移植物不会在隧道中触底。
- 股骨侧张力测试，移植物穿过股骨侧后，外侧有大约 2N 张力是合适的（2 指张力）。测试时膝关节应至少弯曲 30°，以避免移植物过度牵张。一些生物力学研究表明，屈曲 60° 是最合适的，但作者更喜欢大约屈曲 45° 时的牵拉张力。
- 必须保持髌骨在滑车中保持中立以避免过度牵张。
- 可以使用加压螺钉进行股骨端固定。对于 6mm 的移植物，通常使用 6mm×25mm PEEK 加压螺钉（也可以使用可吸收生物螺钉）（图 32-15）。
- 保存最终透视图像。
- 应通过轻柔的膝关节活动进行检查，以确保没有发生过度紧张，并且至少可以弯曲 90°。还应检查髌骨的平移，并且至少应与对侧匹配（如果该侧正常）。
- 关节内侧切开的支持带结构逐层缝合，可以像上面描述的内侧折叠术一样缝合（图 32-16）。

（七）术后护理

- 术后使用铰链式支具保护和冰敷疗法。

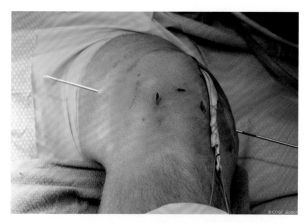

▲ 图 32-13　在右膝内侧放置导针，用于股骨隧道行内侧髌股韧带重建。注意导针靠近前部和稍微近端的方向，以避免后部和外侧的神经血管结构损伤
图片由 Children's Orthopaedic Surgery Foundation 提供

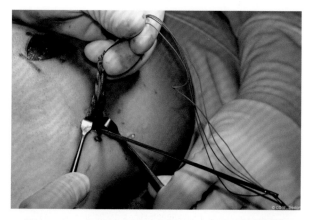

▲ 图 32-14　在右膝内侧放置导针，用于股骨隧道放置内侧髌股韧带重建
移植物已在股内侧肌斜头下方拉出，但位于关节囊表面。等距测试已经检查，股骨隧道已经钻好（图片由 Children's Orthopaedic Surgery Foundation 提供）

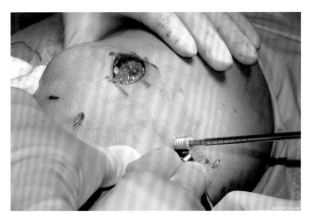

▲ 图 32-15 PEEK 加压螺钉用于右膝内侧髌股韧带重建股骨固定

膝关节至少弯曲到 45° 来测试张力（图片由 Children's Orthopaedic Surgery Foundation 提供）

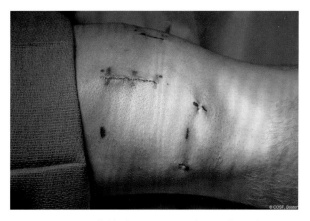

▲ 图 32-16 关节镜辅助下的髌股内侧韧带重建术后的右膝，使用异体移植

图片由 Children's Orthopaedic Surgery Foundation 提供

- 可以部分负重。
- 铰链式支具最初被锁定在伸展状态，但允许较早进行膝关节术后活动。到第 2 周，支具可以调解到患者能适应的屈曲活动度，最高可达 45°。
- 在第 2～6 周之间，负重和术后关节活动的锻炼逐渐加大。在第 6 周后，可以撤掉支具。
- 第 6～12 周开始逐步加强力量训练。
- 如果股四头肌和腘绳肌力量恢复，可以在第 12 周左右开始轻度跑步及渐进式训练。
- 恢复比赛的标准和时间可能因运动员的个体而异。通常是在术后第 4～9 个月。

（八）并发症

- 髌骨复发性不稳定的内侧髌骨韧带重建可能失败。它与不恰当的股骨侧固定、未能解决骨性畸形（增加的胫骨结节股骨滑车沟）和滑车发育不良关系最大。
- 僵硬的内侧髌骨韧带重建可能会被过度拉伸。这可能是股骨隧道定位不当的结果。然而，即使有适当的髌骨和股骨固定点，它也可能存在张力过大。因此，在手术过程中，移植物的张力测试至关重要。

- 髌骨骨折：髌骨内的隧道建立与内侧髌骨韧带重建后的术后骨折有关。应特别注意尽量减少髌骨内的隧道数量，注意隧道大小和内固定物尺寸，以尽量减少这种严重的并发症。

六、胫骨结节截骨术

（一）适应证

- TTO 是帮助解决髌骨不稳定和与髌骨不稳定相关的骨性畸形 / 软骨损伤的有效方法。它一般适用于慢性髌骨不稳定和髌骨软化症。患者需要骨骼成熟，才能进行 TTO 手术。
- 胫骨结节股骨滑车沟＞20mm 或具有多种髌骨不稳定风险因素（例如但不仅限于过度松弛、膝外翻、髌骨高位、滑车发育不良）的患者。
- TTO 可单独用作治疗髌骨软骨损伤（胫骨结节前移的情况）的手术，但也可联合其他术式用于治疗髌骨不稳和髌骨软骨损伤。
- TTO 可用于内侧髌骨韧带修复和（或）重建失败的情况。

（二）器材

- TTO 经常与之前的膝关节镜检查、外侧松解和内侧髌骨韧带重建术相结合，应包括前面提到的相关设备和装置。

- TTO 的附加设备包括摆锯、4.5mm 加压螺钉（通常是 Synthes）和骨刀。导向系统（Tracker AMZ 导向系统，Synthes Mitek），如果需要，还包括截骨器械，专为 TTO 截骨坡度选择而设计。

（三）定位

- 如膝关节镜检查所需的标准仰卧位。
- 对使用透视的正确定位对同时进行的手术很重要。透视可以用来确定髌骨或股骨锚定点的定位。

（四）麻醉下的检查

- 最好在全身麻醉后进行，通常在区域麻醉完成后进行。如上所述，最好是在放置止血带和充气之前进行。
- EUA 应包括评估膝关节术后关节活动度检查、弹响、内翻 / 外翻稳定性、ACL/PCL 完整性（前抽屉、Lachman 试验、后抽屉）、髌骨轨迹（评估 J 征）、髌骨平移（内侧和外侧屈曲 0° 和 30° 时的髌骨平移）。
  - 如果髌骨不能还原到滑车，通过者检查或影像检查有明显倾斜，则可能需要外侧松解术。
- 在需要 TTO 的患者中经常发现 Q 角增加和 J 征阳性。

（五）手术方法

- TTO 手术需要在胫骨近端进行纵向切口来显露。值得注意的是，需要与内侧髌骨韧带重建的近端切口分开。也可以将两个切口保持一致，以方便将来可能需要的中线部位的手术（如关节置换术）。切口可以保持稍稍向内侧，离开胫骨前嵴，以改善术后跪姿的不

适感。

- 必须仔细进行近端解剖，以显露胫骨结节上的髌腱插入点。可以将血管钳插入到肌腱的远端（骨性止点的近端），保护髌腱止点的两侧。
- 可以在近端进行适当的解剖分离，特别是在外侧需要松解或延长时。

（六）手术方法

- 虽然以往文献中描述了多种不同的 TTO 截骨术，但现在主要使用两种截骨技术。Elmslie-Trillat 型截骨术用于严格的胫骨结节内移。Fulkerson 型截骨术用于胫骨结节内移和前移（图 32-17）。
- 虽然 Fulkerson 截骨术在技术上更难，并且需要增加胫骨的外侧显露，但它确实可以减轻髌骨的负荷，这对于有潜在髌股软骨损伤的患者尤其重要。
- 使用 Elmslie-Trillat 型或 Fulkerson 型截骨很大程度上取决于外科医生的偏好 / 经验和髌股软骨的状态。在慢性髌骨不稳定的情况下，该隔室的软骨磨损增加通常是需要胫骨结节前移的指征。

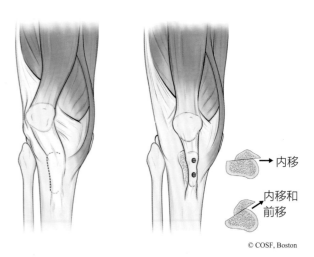

内移

内移和前移

© COSF, Boston

▲ 图 32-17 胫骨结节截骨术
图片由 Children's Orthopaedic Surgery Foundation 提供

- 对于 Elmslie-Trillat 式截骨术，可使用摆锯从内侧向外侧截骨，截骨深度 / 高度为 8～10mm，长度为 40～50mm。
  - 因为切口需要相当平坦（严格内移），截骨的出口部分需要更靠前，以及需要最小限度地显露胫骨外侧缘。
  - 胫骨的外侧边缘被小腿前隔室软组织结构覆盖，如果需要前移，需要进行骨膜下剥离。
  - 通常截骨的远端部分需要保持完整作为一个固定点。但是如果没有足够的空间，可能很难旋转或平移。
  - 胫骨结节内移的程度基于术前计划和成像。一般来说，截骨术中的内移约为 10mm，或使胫骨结节股骨滑车沟正常。
  - 用 2 个直径为 4.5mm 的皮质螺钉将截骨处固定，近端皮质用 3.2mm 的钻头，远端皮质用 4.5mm 的钻头。
    - 应该将螺钉埋头固定，以减少以后因出现螺钉"激惹"症状而需要取出内固定的情况发生。
- 对于经典的 Fulkerson 前内侧移位截骨术，需要在 2 个平面上进行单独截骨，以允许结节的前移和内侧平移。
- 胫骨的外侧边界被前室软组织结构覆盖，需要用骨膜下剥离器剥离，在外侧出口处显露。通常在胫骨后外侧边缘放置一个弯曲的牵开器，以牵引前室并保护后部神经血管结构。
- 通常先用 4.5mm 的钻头预先钻好螺钉孔。这些螺钉可以略微远离胫骨结节的突出部分，以减少内固定物的术后刺激，此外，还需要对螺钉进行埋头。
- 截骨的角度 / 斜度取决于所需的矫正的效果。更高的截骨将是更多的内侧化而不是前向化。更垂直的截骨将会是更多的前移和使得髌骨软骨减轻负荷，但同时内侧化较少。需

矫正胫骨结节股骨滑车沟和骨性畸形，以尽量减少持续的髌骨不稳定的可能性通常是主要目标，而髋股关节减少负荷是次要目标。
- 截骨时使用单平面摆锯和截骨器（0.5 英寸截骨器）完成近端成角度倾斜截骨（应注意保护髌腱插入部位）。
- 截骨的远端部分可以作为另一个固定点保留。但是，如果没有得到足够的松解，就很难旋转或平移该截骨节段。注意不要过度在远端旋转而没有充分地松解而导致胫骨截骨片的骨折。
- 如果需要矫正髌骨高位，可以向远端游离截骨，向远端平移。注意不要过度收紧髋股关节远端。过度的胫骨结节下移也可能限制膝关节的屈曲。
- 用 3.5mm 的钻头钻孔，固定远侧皮质，可用 2 颗直径 4.5mm 的皮质螺钉固定。埋头这些螺钉至关重要。或者，使用头部较平或不太突出的 4.5mm 螺钉固定。
- 作为传统的 Fulkerson 单平面 TTO 的替代方案，可以使用 2 次截骨。改良术式沿截骨外侧缘的背侧截骨切。优点是无须扩大前隔室剥离即可实现相同的前内侧化。这可以最大限度地减少术后肿胀和间隔室综合征的风险。
- 第 2 次截骨需要尽可能的垂直，但也需要参考胫骨皮质外侧角度。将外侧截骨尽可能少，可以获得胫骨结节截骨块的最大移动度。
- 当使用第二种截骨技术时，将截骨术向远端延伸以获得更大的截骨面积。此外，在截骨向内侧平移后，小的外侧区域可以用同种异体骨植骨（5ml）。
- 逐层缝合是很重要的，一般情况下，截骨处缝合皮肤使用间断缝合。尤其是对于经历过多次前方手术入路手术的患者，这样可以预防术后切口裂开的风险。

（七）术后护理

- 术后使用铰链式护膝和冰敷疗法。
- 最初建议不负重，至少在术后 4～6 周内限制负重。
- 支具最初需要锁定在伸膝状态，在第 4 周可以允许轻柔和渐进地行膝关节锻炼，支具可以调整到患者可耐受的活动角度，最大角度不超过 30°。
- 第 4 周后，患肢负重和膝关节活动可以逐渐增加。
- 术后 6～8 周，膝关节护具可以摘掉。
- 在第 8～12 周开始逐步加强膝关节力量锻炼。
- 如果股四头肌和腘绳肌力量恢复，可以在术后 16 周左右开始慢跑和增强式训练。
- 重返赛场的条件和时间可能因人而异。通常是在术后 9 个月左右，但许多患者在术后 12 个月左右才可以完全参加运动和活动。

（八）并发症

- 内固定物刺激：30%～40% 的螺钉由于跪姿活动的不适而需要取出内固定螺钉。
- 不愈合 / 延迟愈合：截骨术通常在年轻患者中愈合得很好。如果截骨下移或远端的铰链分离，愈合会变慢。
- 骨筋膜室综合征：这是一种不常见但很危险的并发症。在胫骨的外侧显露过程中必须小心处理前间室。需要注意的是，可以保持筋膜不闭合并向远端松解，从而降低这种并发症的风险。

七、Roux-Goldthwait 手术 / 髌腱转移术

（一）适应证

- Roux-Goldthwait 手术或髌腱转移（完全或部

分）适用于骨骼不成熟患者的慢性髌骨不稳定或脱位。

- 这些术式适用于患有慢性髌骨脱位（外侧固定）、习惯性髌骨脱位（通常称为复发性髌骨脱位，这种脱位在膝关节屈曲时发生）或慢性髌骨不稳定（持续间歇性但非复杂性脱位）的骨骼未成熟患者。
- 它通常与内侧手术方式相结合，以解决内侧松弛的支持带结构 / 内侧髌骨韧带复合体。与外侧的手术相结合，来解决这些（特别是那些僵硬或习惯性髌骨脱位的患者）特别紧张的外侧支持带结构，有时还与近侧的手术相结合，以解决股四头肌紧张问题（图 32-18）。

（二）病史

- 先天性髌骨脱位可以在出生时或出生后最初几年被发现。延迟诊断与直到 3—5 岁的髌骨不骨化有关。
- 先天性脱位意味着髌骨在外侧固定脱位。
- 习惯性或强制性脱位意味着髌骨在屈曲时脱位，但在伸展时复位。这种情况在学会行走后才出现。
- 它会随着时间的推移而严重，特别是膝外翻继续进展和（或）股四头肌结构向外侧移位。

（三）体格检查

- 先天性和一些专性脱位者可表现为非常严重的膝关节屈肌挛缩。股四头肌机制可以完全移位到股骨外侧髁的外侧，使其难以 / 不可能伸展。
- 先天性髌骨脱位可与膝外翻、胫骨外扭转和足部畸形有关。

（四）影像学检查

- 如上所述，髌骨在 3—5 岁时才会骨化，因

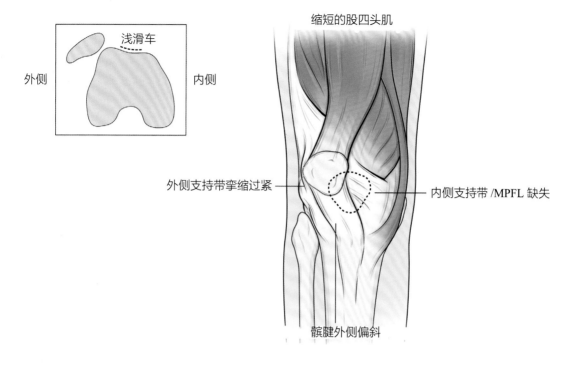

外侧　　　　　浅滑车　　　　内侧

缩短的股四头肌

外侧支持带挛缩过紧 —　　　　　— 内侧支持带 /MPFL 缺失

髌腱外侧偏斜

© COSF, Boston

▲ 图 32-18　先天性髌骨脱位病理
MPFL. 髌股内侧韧带（图片由 Children's Orthopaedic Surgery Foundation 提供）

此，对有髌骨症状的年幼患者进行影像学检查可能是一个挑战。

- 对于低龄患者（5 岁及以下），超声和 MRI 可用于评估髌骨位置。超声对于评估髌骨活动轨迹特别有用。

（五）器械

- 部分或完全的髌腱转移通常与前面的膝关节镜检查、开放术或关节镜下的外侧松解、内侧髌骨韧带修复 / 重建相结合，包括前面提到的相关设备和装置。
- 2 号 UHMWPE 缝合线常用于髌腱转移的远端缝合固定。

（六）定位

- 如膝关节镜所需的标准仰卧位。
- 如果同时进行保留骨骺的内侧髌骨韧带重建，透视（恰当的定位）可能有帮助。

（七）麻醉下的体格检查

- EUA 是低龄髌骨脱位患者的一个重要环节。这可以帮助区分先天性脱位（在整个膝关节活动过程中，髌骨固定在脱位位置）和习惯性或强制性脱位（在伸直时有回到中心位置，但随着膝关节的屈曲而移动到脱位位置）。
- EUA 可以帮助确定屈曲或伸直挛缩的程度。
- Lyle Micheli 博士描述了在麻醉状态下拉伸股四头肌的机制，以最大限度地减少对 V-Y 股四头肌成形术或延长术的可能。

（八）手术方法

- 可以先做关节镜下探查，但对于低龄的患者来说，可能会有困难。
- 开放式手术采用前正中入路是经典的入路方式，此入路可以进入内侧结构（用于重叠缝合与内侧髌骨韧带重建）、外侧结构（包括开放式外侧松解，在某些情况下通常需要向近端延伸）、远端结构（胫骨结节）和近端结构（股四头肌腱可能延长）。

（九）手术技术

- 在这些低龄的患者中，髌骨脱位的手术矫正通常包括外侧松解来使髌骨回到中心位置，内侧折叠缝合来保持稳定，近端延长伸肌装置，远端重新调整髌腱。

- 如上所述，股四头肌可以在麻醉状态下进行拉伸，以尽量减少所延长的需要。

- 关节镜检查后，接下来一般要做开放式外侧松解。这使得髌骨的固定位置在很大程度上得以解决。

- 在某些情况下，需要从远端的髌腱插入处进行外侧松解，一直到股四头肌起点的近端。骨膜外和骨膜下松解股四头肌的方法都有描述。一般来说，如果需要近端解剖和松解，则首选骨膜外松解。

- 在远端，可以从胫骨软骨结节处小心地解剖髌腱插入点的外侧 1/3～1/2（图 32-19）。

- 将这一部分从完整的髌腱内侧部分下方穿过。

- 用 UHMWPE 缝合线间断缝合将其固定到胫骨干骺端的内侧骨膜上。

- 或者将整个髌腱止点从胫骨软骨结节软骨中分离出来并向内侧移位。虽然这增加了胫骨近端骨骺损伤的风险，但已被证明在髌骨稳定方面是有效的。

- 在完成远端重排后，要进行内侧折叠或保留骨骺的内侧髌骨韧带重建。在低龄的患者中，内侧折叠是首选，以尽量减少对未成熟的髌骨和股骨远端骨骺的风险（图 32-20）。

- 最后，如果经重新调整的髌骨位置，股四头肌无法实现大于 90° 的膝关节屈曲，则可以进

髌骨远端重新排列

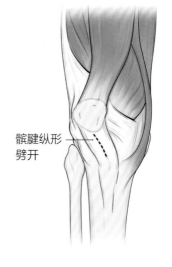
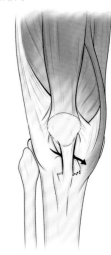

髌腱纵形劈开

© COSF, Boston

▲ 图 32-19　Roux-Goldthwait 手术
图片由 Children's Orthopaedic Surgery Foundation 提供

行股四头肌延长。V-Y 股四头肌延长可以在股四头肌的髌骨插入点近端进行（图 32-21）。

（十）术后护理

- 对于低龄患者，固定可以用铰链式膝关节支具，也可以用管形石膏。在过渡到铰链式膝关节支具之前，可以在术后 3～4 周内可以进行石膏固定。

- 在术后 4～6 周的固定后，允许在 6 周内通过物理治疗缓慢渐进地行膝关节活动锻炼。

- 在石膏或支具固定的最初阶段不能负重，但在术后 4～6 周后可以进行。

- 在达到正常运动后，可以加强股四头肌、腘绳肌和髋屈伸锻炼。

（十一）并发症

- 先天性 / 习惯性 / 强制性髌骨不稳定患者的复发性不稳定是一个短期和长期内出现的问题。如果发现复发性不稳定，则需要进一步检查髌骨和滑车发育不良的问题。滑车成形术可能适用于严重的滑车发育不良，以及以

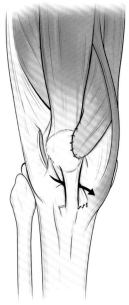

▲ 图 32-20　联合内侧重叠术、**Roux-Goldthwait** 远端矫正术和外侧松解术

图片由 Children's Orthopaedic Surgery Foundation 提供

近端伸肌延长术

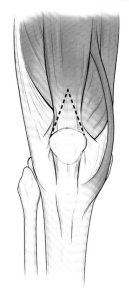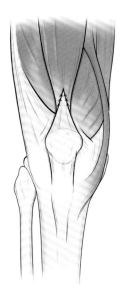

▲ 图 32-21　股四头肌 **V-Y** 延长术

图片由 Children's Orthopaedic Surgery Foundation 提供

前的髌骨脱位手术治疗失败，如部分或完全的髌腱转移术后。

- 膝关节僵硬是这些手术后的一个主要问题。
  - 与术前的股四头肌外侧位置相比，重排后股四头肌往往相对较健侧缩短，可能使膝关节完全屈曲变得困难。
  - 此外，由于这些患者中的大多数年龄较小且手术范围广泛，因此恢复其膝关节活动度至关重要。持续的膝关节僵硬有时需要在麻醉下松解粘连或进行受动。

- 髌腱止点在胫骨骨骺的任何部分的剥离，都有造成骨骺损伤的风险。这可能导致膝关节反曲畸形或更广泛的骺板生长停止。进行性膝外翻是固定性髌骨不稳定风险因素。这可能需要在手术矫正时行引导性生长治疗。仔细评估下肢力线对于正确矫正和避免过度矫正至关重要。

致谢：感谢 Melissa Christino、Benton Heyworth、Dennis Kramer 和 Yi-Meng Yen 医生为本章撰写提供的帮助。

参考文献

[1] Palmu S, Kallio PE, Donell ST, Helenius I, Nietosvaara Y. Acute patellar dislocation in children and adolescents: a randomized clinical trial. *J Bone Joint Surg Am*. 2008; 90(3): 463-470. doi:10.2106/JBJS.G.00072. PMID: 18310694.

[2] Beighton P, Horan F. Orthopaedic aspects of the Ehlers-Danlos syndrome. *J Bone Joint Surg Br*. 1969;51(3):444-453. PMID: 5820785.

[3] Ruwe PA, Gage JR, Ozonoff MB, DeLuca PA. Clinical determination of femoral anteversion. A comparison with established techniques. *J Bone Joint Surg Am*. 1992; 74(6): 820-830. PMID: 1634572.

[4] Dejour H, Walch G, Neyret P, Adeleine P. La dysplasie de la trochlée fémorale [Dysplasia of the femoral trochlea]. *Rev Chir Orthop Reparatrice Appar Mot*. 1990;76(1):45-54.

French. PMID: 2140459.

[5] Felus J, Kowalczyk B. Age-related differences in medial patellofemoral ligament injury patterns in traumatic patellar dislocation: case series of 50 surgically treated children and adolescents. *Am J Sports Med.* 2012;40(10):2357-2364. doi:10.1177/0363546512457558. PMID: 22962292.

[6] Pfirrmann CW, Zanetti M, Romero J, Hodler J. Femoral trochlear dysplasia: MR findings. *Radiology.* 2000;216(3):858-864. doi:10.1148/radiology.216.3.r00se38858. PMID: 10966723.

[7] Clifton B, Richter DL, Tandberg D, Ferguson M, Treme

G. Evaluation of the tibial tubercle to posterior cruciate ligament distance in a pediatric patient population. *J Pediatr Orthop.* 2017;37(6):e388-e393. doi:10.1097/BPO. 0000000000001035. PMID: 28614288.

[8] Schötle PB, Schmeling A, Rosenstiel N, Weiler A. Radiographic landmarks for femoral tunnel placement in medial patellofemoral ligament reconstruction. *Am J Sports Med.* 2007;35(5):801-804. doi:10.1177/0363546506296415. PMID: 17267773.

第 33 章　股骨髋臼撞击症
Femoroacetabular Impingement Hip Arthroscopy

YI-Meng Yen　著

一、适应证

- 症状性股骨髋臼撞击非手术治疗失败。
- 可接受关节镜治疗的髋臼和股骨畸形。

二、仪器设备

- X 线透视检查。
- 髋关节牵引床（图 33-1）。
- 70° 关节镜。
- 髋关节 14 号针、镍钛合金导针、空心关节镜套管（4.5mm、5.0mm、5.5mm）。
- 髋关节镜器械（关节镜刀片、抓取器、咬合器、探针）。
- 髋关节缝合锚和器械，电钻。
- 髋关节长的电灼/射频（radiofrequency，RF）设备、刨刀。
- 髋关节长的缝合线器（图 33-2）。

三、患者体位

- 仰卧位，非手术侧手臂伸展，手术侧手臂置于胸前并固定。

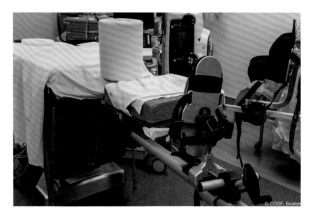

▲ 图 33-1　带会阴部软垫柱的髋关节镜牵引床
图片由 Children's Orthopaedic Surgery Foundation 提供

- 足和踝用泡沫或 Webril 和衬垫填充，并放入牵引装置中。
- C 臂可以放置在床底或垂直于患者，笔者喜欢使用垂直法（图 33-3）。

四、手术入路

（一）透视成像

- 通过透视，术前获得并保存患侧髋关节的正位、45° 侧位、蛙式位图像，以及髋关节的假侧位（斜位）图（图 33-4）。

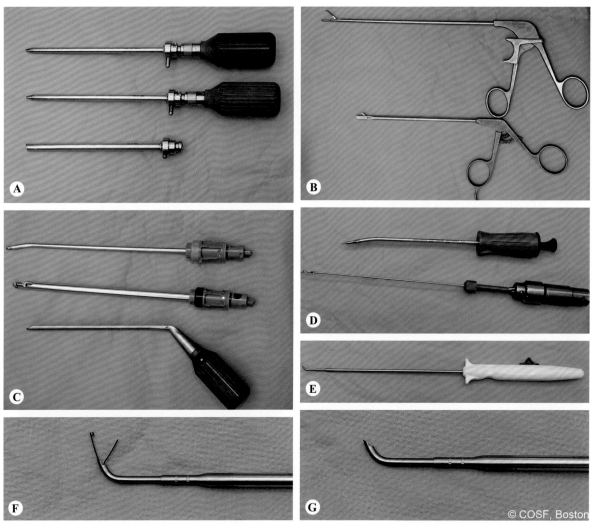

▲ 图 33-2　A. 髋关节镜套管；B. 与标准长度的膝关节抓取器比较，髋关节抓取器较长；C. 图上方是一个弧形的刨削刀，中间是一个关节镜挫，下方是一个开槽套管，以帮助器械进入髋关节；D. 弧形锚固定系统；E. 带角度的缝线器；F. 带角度的镍钛合金缝合抓线器；G. 镍钛合金缝合钩

图片由 Children's Orthopaedic Surgery Foundation 提供

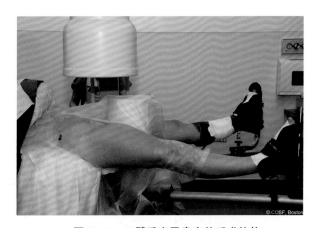

▲ 图 33-3　C 臂垂直于患者的手术体位

图片由 Children's Orthopaedic Surgery Foundation 提供

（二）牵引

- 无论是否使用会阴部衬垫柱，牵引通常限制在 2h 以内，以减少神经血管结构的牵拉。

- 在对侧髋部施加轻柔的对抗力，以稳定骨盆。

- 手术侧髋关节放置在约屈曲 30° 和外展 30° 的位置，并进行内旋髋关节，以保持髌骨朝向天花板。在这个位置施加牵引。

- 将腿置于 10° 屈曲和中性中立位置，并通过透视确认牵张。髋关节保持在这个位置，以

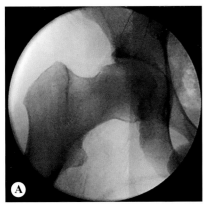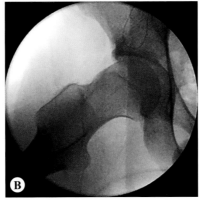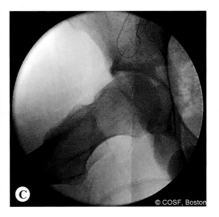

▲ 图 33-4 透视图像

A. 术前髋关节正位视图；B. 术前 45° 侧位视图（Dunn 侧位）；C. 术前髋关节蛙式位视图（图片由 Children's Orthopaedic Surgery Foundation 提供）

便在中央间室操作。可以利用牵引获得更好的手术操作空间（图 33-5）。

（三）消毒

- 手术区域的消毒通常使用氯己定溶液。
- 无菌单覆盖手术区域，并贴护皮膜（图 33-6）。

（四）入路

- 应触诊并标记髂前上棘（ASIS），以及标记大转子的轮廓。
- 髋关节镜检查的典型入口包括前外侧（anterolateral，AL）、中前（mid-anterior，MA）、前、后外侧（posterolateral，PL）和远端前外侧入路（distal anterolateral accessory，DALA）（图 33-7）。

- 笔者倾向于使用前外侧和中前入路，并根据具体情况使用前、后外侧和远端前外侧入路。
- 前外侧入路位于大转子尖端近侧 1cm 处，与股骨前缘水平。在股骨明显后倾的情况下，该入路可能向腹侧移动。
- 中前入路位于 ASIS 远端与前外侧入路之间的中线上。画一条与前外侧入路成 45° 的线，该线与中间线的交点为 MA 入路的位置。两

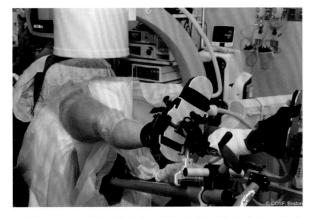

▲ 图 33-5 手术侧髋关节处于 10° 的屈曲和中立、下肢内旋位置

图片由 Children's Orthopaedic Surgery Foundation 提供

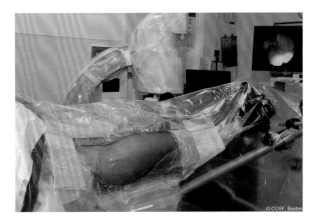

▲ 图 33-6 手术区域的无菌覆盖

图片由 Children's Orthopaedic Surgery Foundation 提供

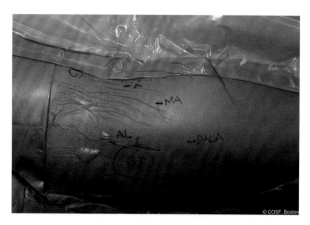

▲ 图 33-7　髋关节镜检查入路

黑色椭圆形是髂前上棘。GT 代表大转子的轮廓。AL 是标准的前外侧入路；PL 是后外侧入路。A 为前入路，MA 为中前入路，DALA 为远端前外侧入路（图片由 Children's Orthopaedic Surgery Foundation 提供）

个入路之间通常相隔 6～7cm。

（五）髋关节入路

- 使用 14 号穿刺针经前外侧入口进入（图 33-8）。穿刺针的方向与头侧成 10°～15° 角，并后倾 10°～15°，以便尽可能地从外侧进入髋关节（图 33-8A）。通过穿刺针定向股骨头和髋臼之间的间隙，当针尖进入囊时，针尖朝向远离髋臼盂唇的方向。这需要在透视引导下完成。

- 取下套管针内芯，注入 5ml 空气作为空气关节造影，以确认进入，在某些情况下，需要打破髋关节的负压环境，允许持续牵引（图 33-8B）。

- 穿刺针的理想位置是尽可能靠近远端，而不损伤股骨头。如果需要重新调整针的位置，应完全抽出穿刺针并重新插入。

- 将镍钛合金导针沿套管针插入，并确认其在髋臼窝停止。如果导针在髋臼窝前停止，则可能是入路太靠前或太靠后，应重新定位（图 33-8C）。

- 取下穿刺套管针，保留导针，做 1.5cm 的皮肤切口。使用带有钝头的 4.5mm 套管进入关节。进入时要轻柔施压，套管前后旋转，与导针保持平行。进入时有突破感（图 33-9）。取下钝头和导针，置入关节镜检查髋关节（图 33-9A）。

- 而后使用 14 号髋关节穿刺针在髋臼盂唇和股骨头的前方尽力前内侧入路（图 33-9B）。可以透视确定入针方向。一旦位置适宜，取下套管针内芯，插入导针，取出套管针。将带有钝套管针的 5.0mm 套管沿导针插入，并建立皮肤入口（图 33-9C）。

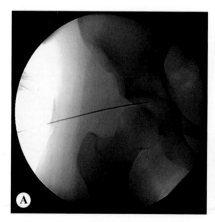
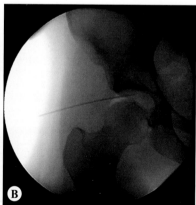
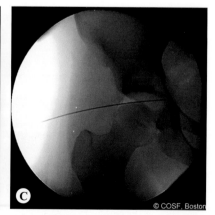

▲ 图 33-8　A. 通过前外侧入口将针插入髋关节；B. 注入 5ml 空气，以确认穿刺针进入髋关节；C. 将镍钛合金导针置入关节内，请注意导针止于髋臼窝

图片由 Children's Orthopaedic Surgery Foundation 提供

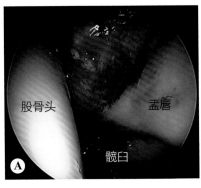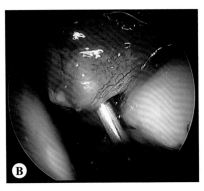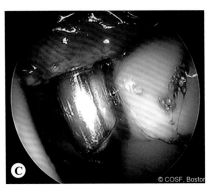

▲ 图 33-9　**A.**"前三角"视图，即以股骨头和盂唇为界的滑膜；**B.** 将针插入前三角；**C.** 用套管代替穿刺针

图片由 Children's Orthopaedic Surgery Foundation 提供

（六）关节囊切开术

- 关节镜移到中前入口，打开灌注生理盐水。通常前两袋生理盐水中 3L 生理盐水配 1g 肾上腺素。关节镜摄像头可视前外侧入口（图 33-10）。

- 将关节镜刀片插入前外侧入口套管内，然后取出套管。在两个入口间进行切口应指向远端并平行于关节盂唇。可以根据需要向外侧和内侧延伸，以便于观察。腰大肌腱应是内侧延伸的边界极限，梨状肌应是后外侧延伸的边界极限。

- 为了完成关节囊切开术，可以通过中前入口插入刀片。使用开槽套管和交换棒来改变入口。射频设备可用于止血，因为关节囊富含血管。

五、操作技术

（一）中央间室

- 中央间室检查在牵引下进行。诊断性关节镜检查应按顺序进行，包括髋臼前壁、主要负重面、髋臼后壁、髋臼窝和圆韧带、股骨头、髋臼横韧带、髋臼边缘和髋臼唇。关节镜探头摄像用于记录软骨等级和唇部损伤程度（图 33-11）。

- 滑膜炎需用刨削刀或射频消融进行清理。
- 关节软骨检查。
  - 软骨磨损用关节镜刨削刀进行清理。
  - 如果有必要，通过髋臼唇的修复可以在一定程度上稳定软骨的分层。虽然没有证据支持，但有人尝试注射纤维蛋白胶或富含血小板的血浆，或经软骨钻孔进行治疗。
  - 软骨缺损通过去除钙化层、稳定软骨边缘和微骨折进行治疗（图 33-12）。
- 髋臼成形术可用于钳夹型撞击。射频用于将滑膜和关节囊与髋臼边缘的盂唇分离。可以

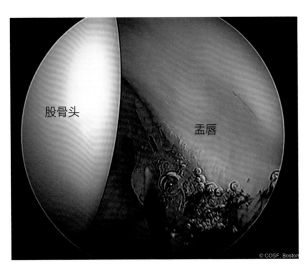

▲ 图 33-10　关节镜移到中前入口，在前外侧入口使用关节镜刀开始关节囊切开术

图片由 Children's Orthopaedic Surgery Foundation 提供

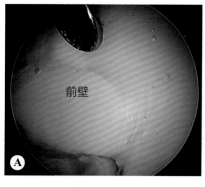
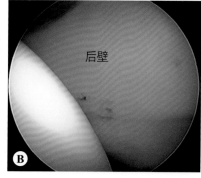
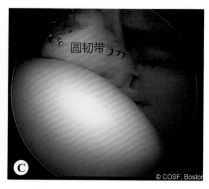

▲ 图 33-11　A. 摄像头位于前外侧入口，显示髋臼前壁视图，视图的底部是髋臼窝；B. 从中前入口观察；C. 转动关节镜头会看到圆韧带

图片由 Children's Orthopaedic Surgery Foundation 提供

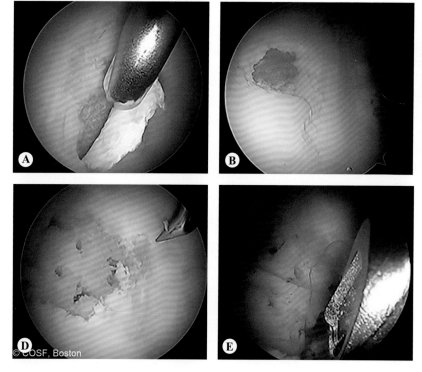

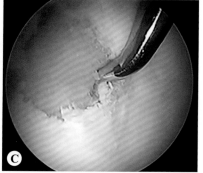

◀ 图 33-12　A. 钳夹损伤导致的髋臼前上方软骨损伤；B. 用刨刀和刮匙清除软骨瓣钙化层；C. 60° 微孔锥；D. 在软骨缺损处进行微骨折；E. 微骨折的血流

图片由 Children's Orthopaedic Surgery Foundation 提供

切换入路获得最佳视野（图 33-13）。

- 应进行透视检查，以便同时显示骨性髋臼（图 33-13A）。使用 4.5mm 或 5.5mm 关节镜刨刀进行边缘切除。必须注意避免医源性的盂唇损伤。
- 通常进行 2～3mm 的髋臼边缘切除（图 33-13B），应根据髋关节的正侧位透视进行综合判断（图 33-13C）。

- 如有可能，应保持软骨和盂唇连接。如果需要去除大于 3mm 的髋臼边缘，可能需要使用关节镜刀将盂唇与软骨分开，并可能需要进行更大的修复。
- 盂唇部病理（图 33-14）。
  - 如果盂唇部有轻微磨损或组织无法修复，则应清理盂唇部。
  - 如果组织足够，并且盂唇不稳定，则应

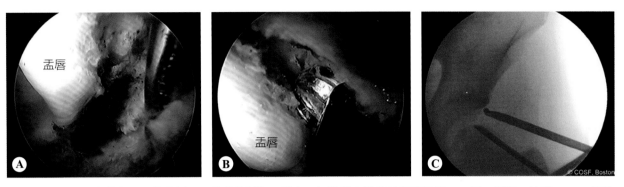

▲ 图 33-13 **A.** 在前中入口使用刨刀，从前外侧入口观察，切除髋臼边缘的滑膜组织；**B.** 同一视图，使用 **5.5mm** 磨钻进行边缘切除；**C.** 髋臼成形术中的透视检查

图片由 Children's Orthopaedic Surgery Foundation 提供

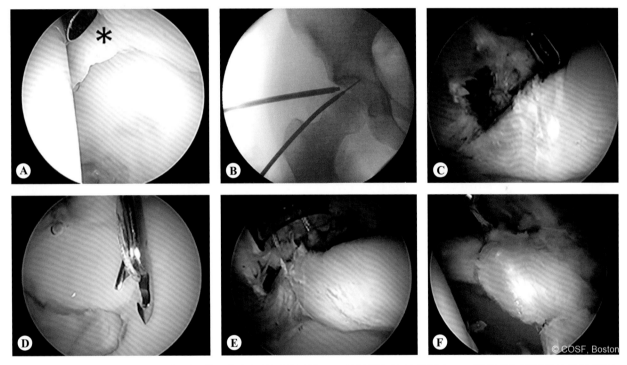

▲ 图 33-14 **A.** 星号显示盂唇撕裂；盂唇部组织不附着于髋臼，软骨唇部连接处消失；**B.** 盂唇修复用锚钻孔的透视图；**C.** 术中放置钻孔套管；**D.** 缝合线穿过软骨唇连接处；**E.** 缝合线绕过盂唇；**F.** 使用髋臼背面带结的环形缝合技术对盂唇进行最终修复

图片由 Children's Orthopaedic Surgery Foundation 提供

修复。

– 如果有明显的盂唇缺失，则应重建盂唇（笔者更喜欢同种异体阔筋膜移植）。

• 盂唇修复。

– 盂唇部修复需要建立前内侧、后外侧及中前入口。通过中前入口插入 7.5～8.5mm 的塑料套管，以防止在修复过程中插入软组织，并帮助缝合。

– 缝合锚用于修复盂唇。可使用金属、生物可吸收的免打结或打结锚钉（笔者首选带缝线的打结锚钉）。通过距髋臼边缘 1～2mm 的中前入口使用直线或曲线钻导，以避免穿透关节面，并将锚钉固定在骨盆骨质内。如果无法通过中前入口实现锚钉固定，则可使用经皮放置锚钉或选择其他入口。

- 在关节镜直视髋臼的情况下进行钻锚钉孔，以确保软骨表面不受侵及（图 33-14B 和 C）。

- 插入锚钉，通过拉动缝线来测试稳定性。

- 一条锚钉修复缝线经关节镜缝线引导穿过软骨唇连接处。可以环形缝合，或者垂直缝合（图 33-14D 和 E）。

- 使用关节镜打结技术将缝线与另一条修复缝线打结（笔者喜欢使用 Weston 结），绳结应位于髋臼边缘，缝线应紧贴，但不得过度拉紧（图 33-14F）。

- 缝线固定的间距为 7~10mm。

（二）外周间室

- 所有关节镜器械撤出中央间室后，释放牵引拉力。应观察股骨头是否复位于髋臼之内。

- 可以对外周间室进行诊断性关节镜检查，应包括显示股骨头上的关节盂唇、外侧支持带血管、内侧滑膜皱襞、轮匝带、股骨粗隆间线处的关节囊皱襞及任何 Cam 畸形（图 33-15）。

- 如果视野较差，可以延长关节囊切开，进行 T 形囊切开术，或使用其他入口（笔者通常不做 T 形囊切开术）。

- 股骨头颈骨软骨成形术。

- 通常情况下，髋关节屈曲至 30°~40°，并使用透视检查来验证切除的起点。在这种体位下，切除通常从距上唇约 1cm 处开始，并应平行于髋臼轮廓。射频消融可用于切除整个切除区域的软组织、骨膜或软骨。

- 使用 5.5mm 的磨头去除股骨头颈部连接处，并将其重塑为凹形。间断使用吸器冲洗关节并清除碎片（图 33-16）。

- 交换工作入口可以实现尽可能多的周缘切除。

- 透视确保不会出现过度切除或切除不足的情况。

- 为处理股骨头 – 颈部连接处的外侧和后部 Cam 畸形，可以完全伸展膝关节，甚

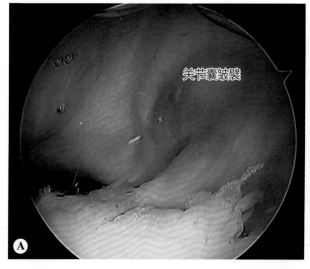
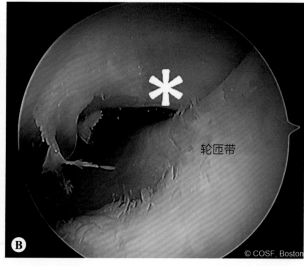

▲ 图 33-15　A. 前外周间室视图，在这个视图中可以看到关节囊的远端皱襞；B. 外侧支持带血管（星号）和轮匝带

图片由 Children's Orthopaedic Surgery Foundation 提供

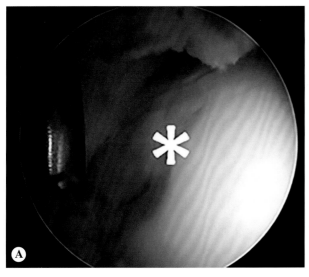
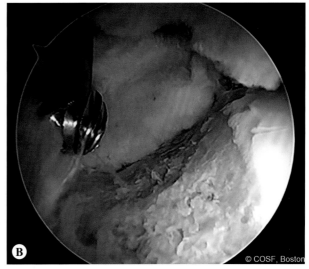

▲ 图 33-16 **A.** 从前外侧入路观察 **Cam** 畸形，星号表示头颈部连接处软骨表面的损伤；**B.** 关节镜下用 **5.5mm** 磨头切除 **Cam** 畸形

图片由 Children's Orthopaedic Surgery Foundation 提供

至可以伸直髋关节。
- 为了处理远端 Cam 畸形，可以进一步弯曲或外展髋关节，或者使用远端前外侧入口。
- 偶尔需要重新应用牵引，以处理近端畸形。
- 与初始视图相比，最终透视视图应确认股骨头颈部连接处的修复情况；也可以通过髋关节动态运动不会撞击上唇，在关节镜下直视化来测试（图 33-17）。
• 关节囊闭合术。
- 髋关节保持 20° 屈曲，轻度外展。
- 射频用于去除关节囊近端和远端软组织。
- 观察口为前外侧入口，并将 7.5～8.5mm 的套管插入中前入口，以便于缝合。从前内侧到外侧闭合关节囊。
- 以缝合器将 2 号可吸收缝线穿过髋臼近端。缝合线在器械通过远端后收回。如果需要进行折叠缝合，则通道应比正常平行通道更向外侧和远侧端，然后进行 8 字形闭合（图 33-18）。取出套管，剪断

缝线，重新插入套管以进行下一次缝合。
- 缝线间距 5～7mm，典型的闭合方式是使用 3～4 根 2 号可吸收缝线。
- 完成最后一针缝合后通过套管按顺序打结，当髋关节伸直时，检查关机囊闭合情况。

（三）伤口闭合

• 在可视化的情况下，将长针穿过中前入口插入囊修复 / 股骨颈处，然后取出关节镜。
• 前外侧入口和中前入口均采用 2 号至 0 号可吸收缝线皮下缝合。
• 10ml 罗哌卡因可通过长针注入关节和关节囊周围，然后取下针头。
• 3 号到 0 号可吸收缝线最终闭合切口。使用 5ml 罗哌卡因在入口周围皮下注射。
• 皮肤用 Steri 条加固，并放置防水敷料。

六、潜在并发症

• 牵引力相关。

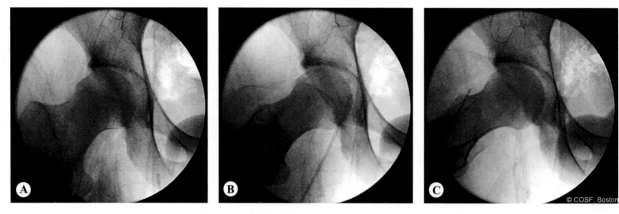

▲ 图 33-17　透视图像

A. 术后髋关节正位视图；B. 术后 45° Dunn 侧位视图；C. 术后蛙式位视图。与图 33-4 进行对比（图片由 Children's Orthopaedic Surgery Foundation 提供）

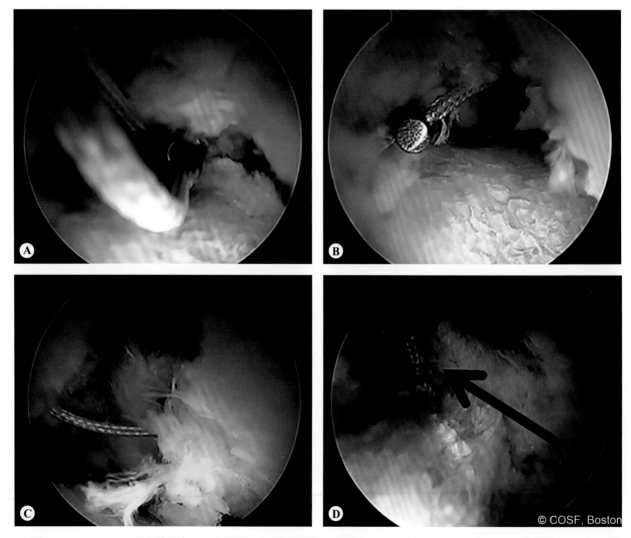

▲ 图 33-18　**A. 2** 号可吸收缝线穿过囊的近端；**B.** 通过远端取出缝线；**C.** 缝合通道；**D.** 在囊的上方将缝合线打结（箭）

图片由 Children's Orthopaedic Surgery Foundation 提供

- – 坐骨神经、股神经或阴部神经的神经损伤。
- 手术中问题。
  - – 设备损坏。
- 术后并发症。
  - – 异位骨化。
  - – 深静脉血栓或肺栓塞。
  - – 医源性不稳定（髋臼边缘切除过度或囊闭合失败）。
  - – 医源性股骨颈骨折（股骨头颈交界处过度切除）。
  - – 持续疼痛。
  - – 缺血性坏死。

七、术后护理

- 患有先天性韧带松弛、髋关节边缘轻度发育不良和囊折叠缝合的患者，使用髋外展支具。
- 2～3 周内使用助行器，足部可以 20% 负重，对于微骨折患者则需要 4～6 周。
- 使用吲哚美辛预防异位骨化，每天 75mg，使用 3 周。
- 预防深静脉血栓形成，包括阿司匹林 81mg 治疗 3 周、加压袜和早期步行。凝血异常患者使用依诺肝素治疗。
- 术后前 2 周内使用 CPM 锻炼，2 周后开始物理治疗（physical therapy，PT）。早期 PT 主要关注肌力恢复。
- 恢复运动通常在术后 3～4 个月，完全恢复则在术后 5～6 个月。

第 34 章　踝关节和膝关节剥脱性骨软骨炎

Osteochondritis Dissecans Ankle and Knee

Dennis E. Kramer　Melissa A. Christino　著

一、踝关节镜技术/关节切开术治疗剥脱性骨软骨炎病变

（一）背景：病变部位

- 10%～25% 患者有双侧病变。
- 后内侧病变：60%。
  - 可能是创伤性的，也可能是非创伤性的。
  - 由踝关节内翻和外旋所致。
  - 典型的、无移位的、杯状深部病变（更多骨质受累）。
- 前外侧病变：40%。
  - 通常是创伤性的，与"扭伤"有关。
  - 距骨前外侧穹隆在踝关节背屈和内翻应力作用下撞击腓骨面。
  - 浅的、圆片状、移位病变（骨质受累较少）。

（二）手术适应证

1. 非手术治疗
- 年轻患者。
- 病变较轻患者。
- 无症状患者。

2. 手术治疗
- 有症状的分离或不稳定的骨剥脱性软骨炎（osteochondritis dissecans，OCD）病变。
- 有症状的接近骨骺闭合（6～12 个月内）的患者和非手术治疗无效患者。
- 病灶在 6～9 个月内未愈合的患者。

（三）器械

- 小型关节镜检查设备。
- 踝关节牵张器套装。
- 非无菌大腿止血带。
- 0.045 英寸 C 形导针。
- 电钻。
- 透视（可选）。
- 踝关节定位导向器（类似于前交叉韧带导向器）。
- 内固定装置。
  - 可吸收。
    - 无头钉，如 SmartNail(ConMed Linvatec, Utica，NY)。
    - 螺钉，如生物加压螺钉（Arthrex，INC，Naples，FL ）。

- 不可吸收。
  - ◆ 无头金属加压螺钉。
- 如果有必要做关节切开术。
  - 牵引器。
  - 骨膜剥离器。
  - 小刮匙。
- 如果需要植骨。
  - 3.2mm 钻头。
  - 弧形刮匙。

（四）定位

- 仰卧位。
- 如果有必要进行关节切开术，可以使用大腿止血带便于屈膝。
- 脚放在床尾，这样外科医生在关节镜检查时可以用腹部背屈脚踝保持良好的体位。

（五）手术入路

1. 踝关节镜检查

- 腿部驱血和止血带充气。
- 踝关节注入 5～10ml 生理盐水。
- 腓骨前外侧入口。
- 胫骨前内侧入口（图 34-1）。
- 标准诊断关节镜。
- 清理滑膜以便于可视化。
- 使用影像学结合关节镜可视化来识别和评估病变。
  - 重要的是让三维成像（如 MRI）在病例中可见，以帮助解释关节镜检查结果。
- 必要时使用踝关节牵引器系统，以便于观察（图 34-2）。
  - 注意这个牵引装置是如何导致脚踝跖屈曲的，从而使得距骨软骨在后方更容易看到。
- 用探头触诊以评估柔软度和稳定性（图 34-3）。
- 评估剥脱性骨软骨炎。

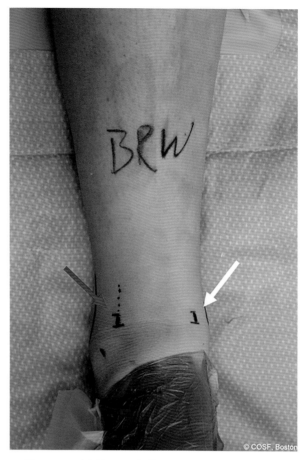

▲ 图 34-1　内侧入口（白箭）位于胫骨前内侧，外侧入口（红箭）位于腓骨外侧
图片由 Children's Orthopaedic Surgery Foundation 提供

  - 用探针测试上层软骨。
  - 距骨剥脱性骨软骨炎经常是不稳定的。
- 评估入路视野，决定是否需要关节切开术。
- 小范围的关节切开术，可以更好地评估病变的稳定性。

2. 踝关节切开术

- 关节镜检查通常不能充分评估后内侧病变，即使采用踝关节牵引术也是如此，因为典型的病变不稳定部分是病变的后缘。
  - 后内侧病变，小范围后内侧切开术，以评估和评估病变，并决定如何进行下步处理。
- 前外侧损伤通常可以通过关节镜进行评估。

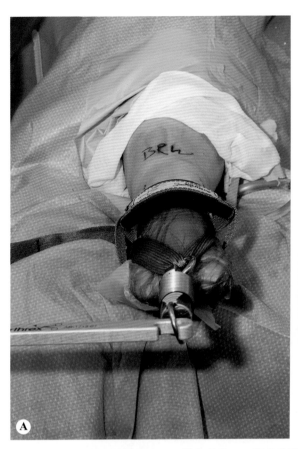
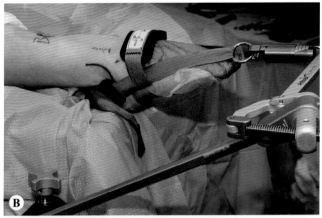
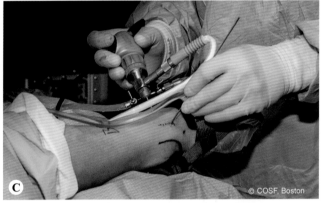

▲ 图 34-2　**A.** 踝关节镜检查，正前方观察。**B.** 踝关节镜牵引侧视图。注意牵张装置是如何引起踝关节足底屈曲的，这使得距骨软骨看起来更靠后。**C.** 踝关节镜牵引，器械插入

图片由 Children's Orthopaedic Surgery Foundation 提供

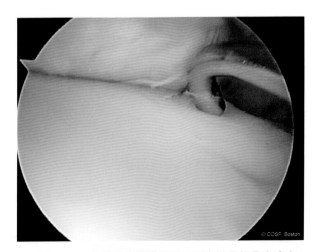

▲ 图 34-3　关节镜探头用于评估剥离性骨软骨炎病变

裂隙在前方可见，但病变稳定，可供探查（图片由 Children's Orthopaedic Surgery Foundation 提供）

　　- 然而，如果考虑内固定，则需进行关节切开术，以更好地进入和评估病变，从而允许垂直钻孔 / 内固定。

3. 后内侧关节切开术

- 对于禁止内踝截骨术的骨骼未成熟患者，出现后内侧病变进行后内侧关节切开术是必要的。

- 然而，后内侧关节切开术对于骨龄成熟的患者也是合适的，在这些患者中，截骨术是一种选择，但发病率较高。尤其是在清创、钻孔或固定不需要完全垂直通道的情况下。

- 如果需要完全垂直进入病变（例如，计划中的自体骨软骨移植手术），那么后内侧关节

切开术可能是不够的，内踝截骨术可能是必要的。

• 去除关节镜设备。

• 将腿放在 4 字位置。

• 足和踝关节可以放在非无菌或无菌的垫子上抬高，以帮助显露，并保持对侧腿不影响手术。

• 于踝关节后内侧做 3cm 切口，在关节线水平绕胫骨后内侧弯曲（图 34-4）。

• 确定以下内容。

　– 胫后肌腱：在胫骨后内侧缘附近。

　– 趾长屈肌腱（flexor digitorum longus，FDL）：较深，在胫后肌腱后面。

　– 神经血管束：在趾长屈肌腱的后面。

　– 长屈肌腱（flexor hallucis longus，FHL）：位于神经血管束的后方，不是常规可见的肌腱。

• 在胫后肌腱和趾长屈肌腱之间进行解剖（图 34-5）。

• 牵开器向后牵拉 FDL 和神经血管束。

• 牵引器将 PT 拉向前方。

• 在此间隙内找出后囊深处。

• 切开关节囊，寻找关节切开术后释放的关节液 / 关节镜下的液体。

• 使用关节镜刮除囊下的后内侧滑膜，便于观察距骨。

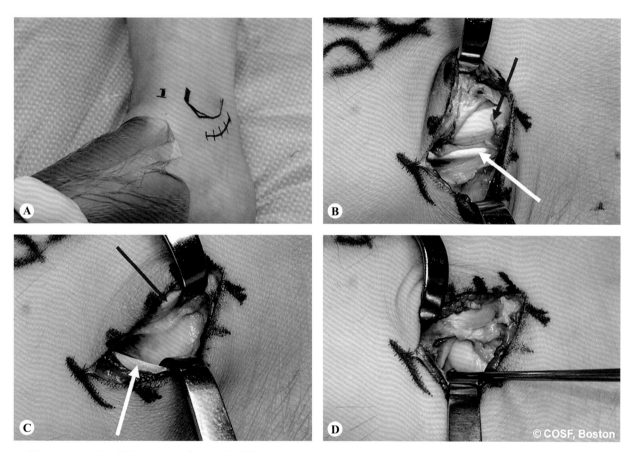

▲ 图 34-4　A. 后内侧切口 3cm，标记在内踝的正后方；B. 确定并显露胫后肌腱（红箭，上腱）和趾长屈肌腱（白箭，下腱）；C. 胫后肌腱（红箭）向前收缩，趾长屈肌腱（白箭）向后收缩以保护神经血管束，同时踝关节保持背屈以显露距骨后内侧；D. 用探针识别和评估病变
图片由 Children's Orthopaedic Surgery Foundation 提供

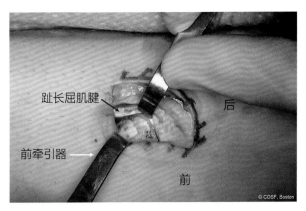

▲ 图 34-5　解剖在胫骨后肌腱（前牵引器，白箭后面）和趾长屈肌腱（红箭）之间进行。踝关节保持背屈，露出后内侧距骨

图片由 Children's Orthopaedic Surgery Foundation 提供

- 助手推脚踝至最大背屈。
- 用探针识别和评估病变。

　　4. 前内侧关节切开术
- 一般不需要，因为大多数内侧病变都在距骨的后方。
- 少数情况下，需要后内侧 + 前内侧联合入路才能完全进入内侧剥脱性骨软骨炎病变。
- 向近端延伸前内侧入口（图 34-6）。
- 解剖胫骨前肌内侧支。
- 行关节切开术。
- 牵开器横向牵开胫骨前肌。
- 切除脂肪垫以显露前内侧距骨。
- 保持脚踝最大跖屈。
- 显露和评估病变。

　　5. 前外侧关节切开术
- 将关节镜前外侧入口向近端延伸（图 34-7）。
- 解剖腓骨外侧肌。
- 保护腓浅神经，可在切口近端辨认。
- 行关节切开术。
- 滑膜切除显露距骨前外侧。
- 保持脚踝最大跖屈以显露病变（图 34-8）。
- 如果显露仍然不足，可以在距骨顶部放置剥离器以尝试使距骨前半脱位。

- 如果显露仍然不足，可以将距腓前韧带从腓骨切开，以帮助距骨前半脱位。
　　- 这将需要在闭合期间修复 ATFL，并在术后延长固定 / 保护以允许愈合。

　　6. 后外侧关节切开术
- 很少有必要，因为大多数侧方病变都是前部病变。
- 考虑使用俯卧位。
- 距跟腱和外踝中心 4cm 的切口。
- 识别并保护腓肠神经。
- 在跟腱内侧和腓腱外侧之间的间隙进行解剖。
- 切开后外侧囊。
- 切除踝关节后外侧滑膜增加距骨视野。
- 保持踝关节完全背屈，显露距骨后外侧。

（六）损伤评估
- 使用关节镜探头评估病变的大小、位置和稳定性（图 34-9）。
- 根据手术外观结合影像学分类对病变进行分级。

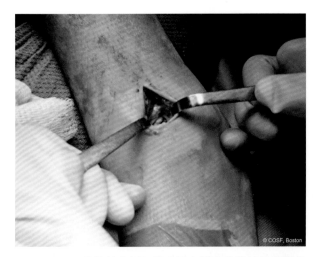

▲ 图 34-6　关节前内侧切开术是在踝关节保持足底屈曲的情况下，将关节镜下的前内侧入口向近端延伸，解剖胫骨前内侧

图片由 Children's Orthopaedic Surgery Foundation 提供

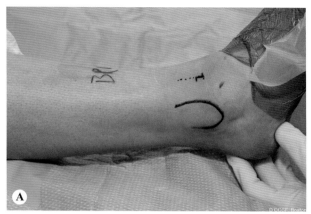
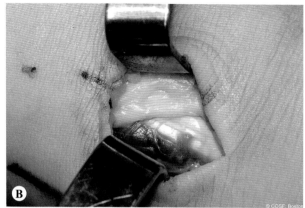
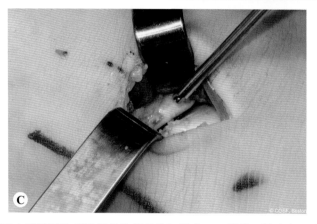

▲ 图 34-7 A. 前外侧入口可以向近端延伸以进行前外侧关节切开术；B. 腓骨肌被确定，横向解剖进行到这一点；C. 通过关节切开术观察距骨前外侧剥脱性骨软骨炎病变

图片由 Children's Orthopaedic Surgery Foundation 提供

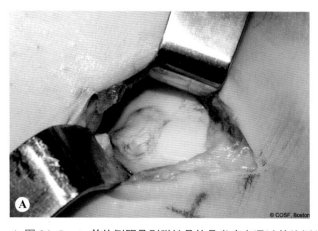
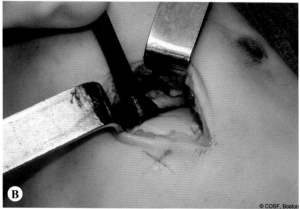

▲ 图 34-8 A. 前外侧距骨剥脱性骨软骨炎病变通过前外侧关节切开术得以识别和显露；B. 可以小心地将一个剥离器放在距骨上，通过前方的距骨半脱位来改善可视性

图片由 Children's Orthopaedic Surgery Foundation 提供

1. Berndt 和 Harty 影像学分期

- 0 期：MRI 检查可见骨髓水肿。
- Ⅰ期：软骨损伤。
- Ⅱ期：部分软骨损伤伴软骨下囊肿。
- Ⅲ期：骨折块完全分离但没有移位。
- Ⅳ期：关节内移位的分离碎片。

2. Hepple（1999 年）MRI 分期（T₂）

- 1 期：关节软骨损伤。
- 2a 期：软骨损伤、潜在骨折、水肿。
- 2b 期：与 2a 期相似，只是没有骨髓水肿。
- 3 期：与边缘信号分离，但未移位。
- 4 期：骨软骨片移位。
- 5 期：软骨下囊肿（图 34-10）。

3. Cheng（1995 年）关节镜分期

- A 期：关节软骨表面光滑、完整，但明显软化。
- B 期：关节软骨表面粗糙。
- C 期：关节软骨纤维化或出现裂痕（图 34-3）。
- D 期：关节软骨瓣状损伤，或露出软骨下骨。
- E 期：骨软骨游离体，但未移位。
- F 期：移位的骨软骨游离体（图 34-11）。

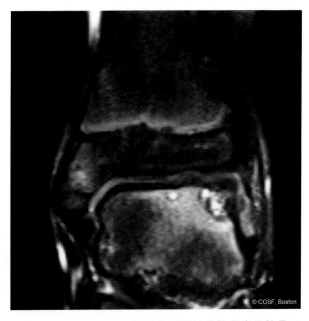

▲ 图 34-10　**Hepple 5 期距骨剥脱性骨软骨炎伴软骨下囊肿**
图片由 Children's Orthopaedic Surgery Foundation 提供

（七）基于病变稳定性综合评估的治疗

- 完好无损、稳定：钻孔。
- 皮瓣损伤、软骨破裂、不稳定：铰链，刮刀，考虑植骨加固定。
- 分离的：固定与切除。
- 不可挽救：切除、微骨折与软骨表面重建术。

1. 关节镜下经关节钻孔（图 34-12）

- 适用于关节表面完好的稳定型病变。
- 为血供重建创造通道。
- 可以跨关节或关节外逆行。

(1) 技术

- 目标：穿透病变并穿过下面的软骨下骨。
- 探查软骨以确定与 OCD 病变相对应的软点。
- 用探头把病变标出来。

(2) 距骨内侧病变

- 关节镜经前外侧入路定位。
- 徒手经皮放置 0.45mm C 形克氏针。
  - 从标准前内侧入口附近 1cm 处开始，根据需要进行调整。

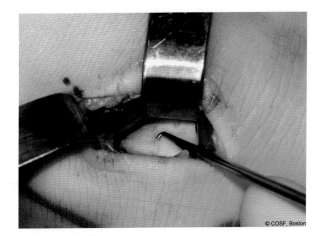

▲ 图 34-9　关节镜探头用于评估关节切开术后的损伤
图片由 Children's Orthopaedic Surgery Foundation 提供

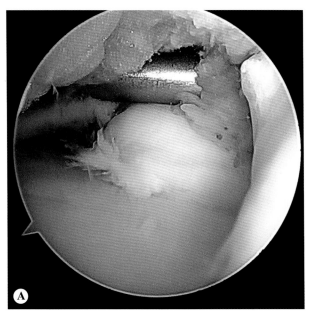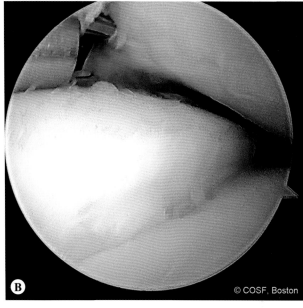

▲ 图 34–11　**A.** 关节镜显示移位的不稳定骨块；**B.** 轻微移位的不稳定距骨剥脱性骨软骨炎
图片由 Children's Orthopaedic Surgery Foundation 提供

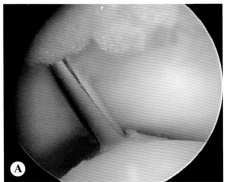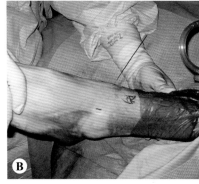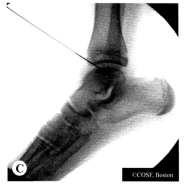

▲ 图 34–12　**A.** 内侧距骨剥脱性骨软骨炎病变经关节钻孔外侧入路的关节镜视图；**B.** 踝关节保持跖屈，以便于钻取后内侧损伤；**C.** 术中侧位透视显示关节镜下经关节钻孔治疗后内侧病变
图片由 Children's Orthopaedic Surgery Foundation 提供

- 确保 C 形克氏针始终位于 TA 的内侧。
- 针对内侧距骨前部的 OCD 病变。
- 跖屈踝关节。
- 确定显露是否足够。
- 钻到大约 2cm 深。
- 做多个相隔几毫米的钻孔。
• 为了进入病变的后部，可以穿过内踝。
  - 使用通过前内侧入口放置的踝关节位置

钻孔导向器来规划内踝中心方面的起点，距离关节线约 2cm。
- 在这个位置做 1cm 的皮肤切口。
- 向下解剖至内踝。
- 安装导管。
- 将 0.0045 英寸的克氏针穿过导管，穿过内踝，进入内侧距骨病灶。
- 向后拉克氏针，改变踝关节的屈曲，使

克氏针只需穿过内踝一次，就能触及距骨 OCD 病变的多个区域。

（3）距骨外侧病变

- 关节镜通过前内侧入口。
- 徒手经皮放置 0.45mm 克氏针。
  - 从标准前外侧入口附近 1cm 开始，根据需要调整。
  - 针对外侧距骨前部的 OCD 病变。
  - 踝关节跖屈。
  - 确定显露是否足够。
  - 钻入到大约 2cm 的深度。

2. 通过关节切开术钻孔（图 34-13）

- 与关节镜钻孔类似的技术。
- 相同的克氏针和钻孔深度。
- 确保钻透整个病灶，包括中央和周围。

3. 从跗骨窦逆行钻孔（图 34-14）

- 可用于更难接近的中央距骨损伤或远端胫骨损伤。
- 需要透视检查。
- 在跗骨窦处做 1cm 切口。
- 解剖下外侧跗骨窦区的软骨。

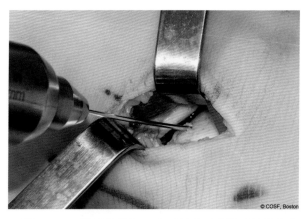

▲ 图 34-13　通过关节切开术对距骨剥脱性骨软骨炎病变进行经关节钻孔

图片由 Children's Orthopaedic Surgery Foundation 提供

- 在跗骨窦处的距骨软骨上放置踝部定位钻孔导向器。
- 瞄准距骨上病变的中央部分。
- 逆行钻入克氏针。
- 使用透视检查，以确保在正位和侧位两个层面上都能看到病变的中心部位。
- 从其下表面穿透病变。
  - 尽量避免关节穿透。
- 如果碰到病变的中心部分，将这根克氏针留

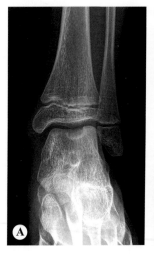
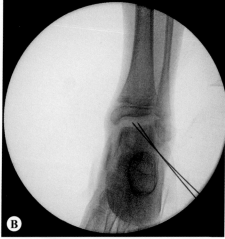
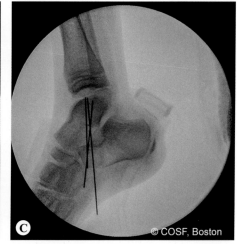

▲ 图 34-14　A. 前后位 X 线片显示中央距骨剥脱性骨软骨炎（OCD）病变；B. 前后位透视显示通过跗骨窦逆行钻取中央距骨 OCD 病变；C. 侧位透视显示中央距骨 OCD 病变通过跗骨窦逆行钻取

图片由 Children's Orthopaedic Surgery Foundation 提供

在原位，用新的克氏针在其周围钻孔，以获得多个通道。

4. 对于裂口不稳定损伤

(1) 技术：关节切开、病灶铰接、植骨和固定（图 34-15）

① 适应证

较大的损伤（＞1cm）不稳定，无法用可挽救的覆盖软骨进行探查。

② 手术技巧

• 如上所述进行关节切开术以识别和显露距骨

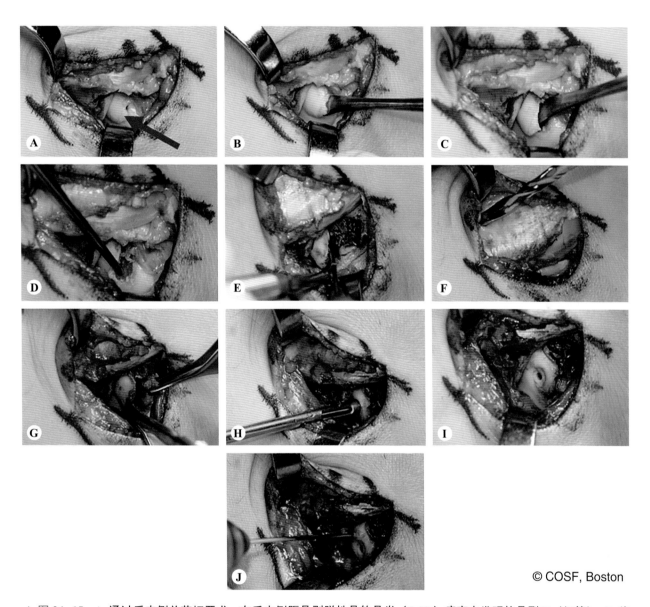

© COSF, Boston

▲ 图 34-15　A. 通过后内侧关节切开术，在后内侧距骨剥脱性骨软骨炎（OCD）病变中发现软骨裂口（红箭）；B. 将一个剥离器穿过软骨，放在 OCD 病灶下；C. 用剥离器将损伤从后面打开（前面保持完整）；D. 用一个小刮匙彻底清除供体部位的软骨下骨；E. 使用 C 形钢丝多次穿透供体部位的软骨下骨以获得更多的出血；F. 通过同一切口的小钻孔从远端胫骨干骺端获得局部骨移植；G. 将骨移植物放入供区；H. 使用 SmartNail 导管（ConMed Linvatec, Utica, NY）来减少供体部位的 OCD 损伤；I. 将单个 SmartNail（Conmed, Linvatec, Utica NY）放入距骨 OCD 损伤的中心部位进行固定；J. 固定后在植入物周围进行经关节钻孔

图片由 Children's Orthopaedic Surgery Foundation 提供

OCD 病变。

- 确定不稳定 / 软骨破裂的区域。

- 在软骨后部和 OCD 病变下放置剥离器。

- 可能需要使用 11 号刀以便于仔细剥离。

- 使用剥离器将损伤从其最不稳定的位置铰接起来，保持软骨相对铰链区的完整。

- 随着 OCD 病变铰链，使用微型刮匙彻底清创供区软骨下骨。

- 将清创手术一直进行至供区的软骨边缘。

- 确保到达出血的软骨下骨。

- 考虑使用克氏针多次穿透供体部位软骨下骨以获得更多出血。

- 轻轻刮擦 OCD 病变的下表面。
    - 不要从这个表面移除太多的骨头，因为 OCD 病变上的骨头会促进愈合。

- 确定是否有必要对供体部位进行骨移植。
    - 可以通过按下铰链来暂时减少 OCD 损伤，并观察 OCD 损伤是否过度挤压供体部位。
    - 如果是，则添加植骨。

- 根据需要确定病变部位的骨移植供体部位。

- 减少供体部位的 OCD 损害。

- 如果不稳定，暂时用克氏针固定。

- 使用标准技术添加固定。
    - 通常，可吸收植入物用于固定。
    - 对于较大的病变（>2cm），考虑使用较大的金属植入物（无头加压螺钉），病变上有明显的骨附着。

- 通过踝关节活动范围（ROM）评估损伤的稳定性。

- 闭合关节。

(2) 获得骨移植物

- 潜在的位置。
    - 胫骨远端干骺端。
    - 跟骨。
    - 髂嵴。

- 取决于关节切开术进入病变的位置。

- 对于内侧病变，如果骨骺开放，考虑用透视来确定胫骨远端靠近骨骺的一个点。

- 通过跟骨中心上方的小外侧切口可获得跟骨植骨。

- 用 3.2mm 钻头钻穿胫骨或跟骨皮质。

- 使用弯曲刮匙获得骨移植物。
    - 小心避免胫骨远端骨折。

(3) 技术：分离性病变，固定 vs. 切除

- 分离性损伤是典型的距骨前外侧急性骨软骨损伤。

- 这些需要决定是否应该固定或切除病变。
    - 固定的适应证。
        ◆ 较大的病变。
        ◆ 完整、优质的软骨表面。
        ◆ 负重性病变。
        ◆ 病变处软骨下骨量充足。
    - 病灶切除的适应证。
        ◆ 损伤无法修复或没有软骨下骨。

- 仔细检查后平面上移除的病变。

(4) 分离的不稳定损伤 / 游离体的固定（图 34-16）

- 在体外面仔细准备游离体。

- 如上所述进行关节切开术，以识别、显露和准备供区（如前所述）。

- 根据需要的骨移植供区。

- 检查游离碎片是否适合供体部位。

- 用 15 号刀根据需要修剪松散的碎片，因为松散的病变经常会肿胀。
    - 可能需要多次修剪才能获得正确的大小。

- 将游离体植入供体部位。

- 如果对游离体适合供体部位感到满意，就用克氏针暂时稳定下来。

- 然后用固定装置（金属或生物可吸收植入物）固定。
    - 通常情况下，除非病灶和病灶上的骨量

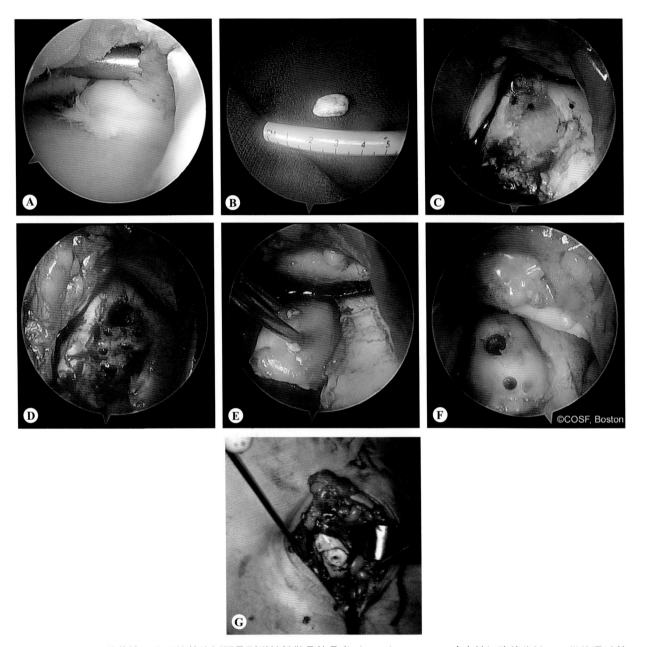

▲ 图 34-16　**A.** 关节镜下发现的前外侧距骨剥脱性松散骨软骨炎（**OCD**）；**B. OCD** 病变被切除并分析；**C.** 供体通过前外侧关节切开术观察前外侧距骨；**D.** 供区的准备；**E.** 减少已准备好的 **OCD** 损害；**F.** 生物可吸收植入物固定；**G.** 另一例通过关节切开术固定的前外侧距骨骨软骨损伤

图片由 Children's Orthopaedic Surgery Foundation 提供

都很大，否则都是生物可吸收的。

• 根据需要增加固定，然后拆除克氏针。

• 如上关闭。

（5）技术：病变切除

• 适应证：不稳定病变，覆盖软骨受损且无法

存活。

• 用小型关节镜刮除器和小型刮匙清理所有不稳定的损伤部分。

• 为周围有活力的软骨创造稳定的边缘。

• 可以部分切除病变的受损部分，并保持病变的其余部分完整。

- 对Ⅳ级软骨软化症（显露的软骨下骨）所有区域微骨折处理。
- 这可以用克氏针或微骨折锥穿透显露的软骨下骨来完成。
- 对于以前失败的微骨折或非常大的病变，考虑其他软骨表面置换技术。

（八）术后护理

1. 距骨损伤的 OCD 修复（钻孔 ± 固定）

(1) 0～6 周

- 充气支具保护下承重。
- 考虑对通过复位和内固定治疗的非常不稳定的病变进行石膏固定。

(2) 第 7～12 周

- 支具保护下允许的负重。
- 在第 8～10 周脱掉支具。
- 踝关节松弛与强化的物理疗法。
- 无影响活动。

(3) 12 周以上

- 根据损伤愈合和患者症状逐步恢复冲击活动。

2. OCD 切除微骨折

(1) 0～6 周

- 充气支具保护下承重。
- 可耐受的踝关节 ROM。

(2) 第 7～12 周

- 可以承受的重量。
- 物理疗法。
- 无影响活动。

(3) 12 周以上

- 根据病变愈合和患者症状逐步恢复冲击活动。

（九）并发症

- 影像学上病变不"愈合"，但患者无症状。

- 考虑允许恢复活动，定期拍摄 X 线，以确保病变不会恶化。
- 病变未完全愈合，患者出现症状。
  - 重复高级成像（MRI）。
  - 考虑重复关节镜治疗，病变切除，软骨表面重建技术。

二、膝关节镜 / 关节切开术和 OCD 的治疗

（一）治疗原则

- 骨骼未成熟患者软骨完整，并且病变小而稳定最有可能通过非手术治疗痊愈。
- 软骨损伤的不稳定病变需要关节镜检查。

（二）手术指征

适应证

- 所有患有分离或不稳定 OCD 的患者。
- 接近骨骺闭合（6～12 个月内）且对非手术治疗无反应的有症状患者。
- 6～9 个月内未愈合的稳定损伤。

（三）器械

- 标准膝关节镜套件。
- 非无菌大腿高位止血带。
- 0.045 英寸克氏针。
- 导线驱动器。
- 透视（可选）。
- 固定装置。
  - 可吸收。
    - 平头钉，如 SmartNail（ConMed Linvatec, Utica, NY）。
    - 螺钉，如生物加压螺钉（Arthrex, INC, Naples, FL）。
  - 不可吸收。

◆ 无头金属压缩螺钉。

- 如果有必要做关节切开术。
  - Z 形牵开器。
  - 牵引器。
  - 骨膜剥离器。
  - 小刮刀。
- 如果需要植骨
  - 3.2mm 钻头。
  - 弧形刮匙。

（四）定位

- 仰卧位。
- 大腿高止血带，如果需要关节切开术，允许膝关节过度屈曲。

（五）外科手术方法

- 标准膝关节镜检查。
- 前外侧和前内侧入口。
- 清理脂肪垫。
- 膝关节镜诊断标准。
- 使用影像学结合关节镜可视化来识别和评估病变。
- 用探头触诊以评估柔软度和稳定性。
- 根据以下系统之一对 OCD 进行分级。

1. 国际软骨修复学会分级

- Ⅰ级：完整软骨的软化区。
- Ⅱ级：部分软骨不连续，探测时稳定。
- Ⅲ级：完全不连续，"原位死亡"。
- Ⅳ级：脱位碎片。

2. Guhl 关节镜分期系统（图 34-17）

- 1 期：软化。
- 2 期：突破，稳定。
- 3 期：破裂、不稳定（皮瓣损伤）。
- 4 期：游离体。

（六）基于关节镜下病变稳定性评估而选择的治疗手段

- 软骨完整，稳定：钻孔（经关节与关节后）。
- 软骨裂口，稳定：钻孔 + 原位固定。
- 软骨裂口，不稳定：铰链，刮匙，考虑骨移植，增加固定。
- 分离碎片：固定或是切除。

1. 关节镜下经关节钻孔 ± 固定

- 适用于关节表面完整的稳定病变。
- 为血运重建创造通道。
- 可以在影像引导下通过关节或关节后。
- 研究表明，经关节钻孔对骨骼发育不成熟患者的 OCD 病变有效，是作者首选的钻孔方法。
- 与治疗失败相关的因素。
  - 非经典病变位置。
    ◆ 股骨外侧髁。
    ◆ 髌骨 / 滑车。
  - 多处病变。
  - 较大的病变（>2cm）。
  - 潜在的基础疾病。
- 对 3 级以上或较大病变增加固定。

(1) 手术技术：跨关节钻孔（图 34-18）

- 目标：穿透病变并穿过软骨下骨。
- 探查软骨以确定与 OCD 病变相对应的软点。
- 用探针标出病灶。
- 使用横断面成像（MRI 或 CT）帮助确定病变位置以及与周围结构的关系，包括半月板和交叉韧带。

① 股骨外侧髁 OCD 病变

- 关节镜入口通过前内侧门脉定位。
- 4 字位膝盖或过度弯曲。
- 0.45mm 克氏针穿过肌腱。
  - 起点位于标准入路前内侧 1cm 处，下方 1cm 处，侧方 1cm 处。

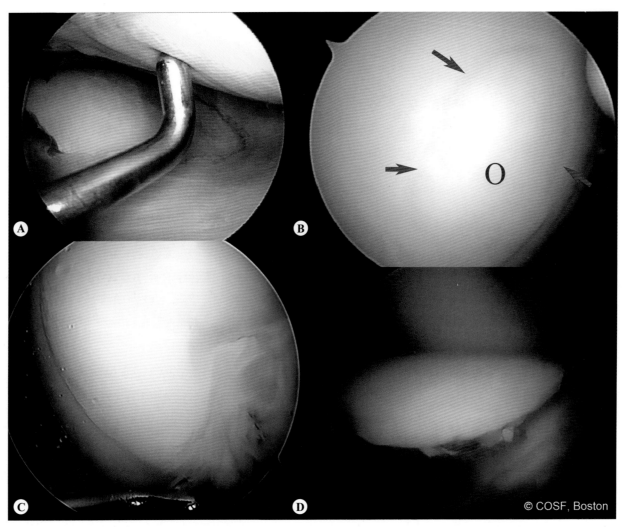

▲ 图 34-17　A. 探头显示了软骨的"蹦床效应"，而没有破裂，**Guhl 1 期**；**B. Guhl 2 期**剥脱性骨软骨炎损伤，伴有稳定的关节软骨破裂（红箭）；**C. Guhl 3 期**损伤，裂口不稳定；**D. Guhl 4 期**游离体
图片由 Children's Orthopaedic Surgery Foundation 提供

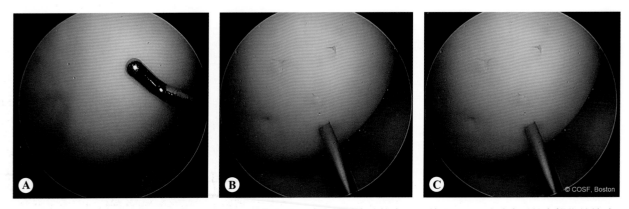

▲ 图 34-18　**A.** 进行探测以确定软骨中与剥脱性骨软骨炎病变相对应的软点；**B.** 使用 0.045 英寸克氏针在损伤处钻孔；**C.** 钻孔后的损伤外观
图片由 Children's Orthopaedic Surgery Foundation 提供

- 垂直于病变瞄准。
- 钻到大约 2cm 的深度。
- 以网格状模式钻取病灶，多次穿过病灶和边缘。也可以从切口钻过病灶。

② 股骨内侧髁 OCD 病变

- 关节镜通过前外侧入口定位。
- 膝盖过度弯曲。
- 0.45mm C 导线穿过髌腱。
  - 开始标准前内侧门静脉下方 1cm 和外侧 1cm。
  - 垂直于病变的目标。
  - 钻到大约 2cm 的深度。
  - 以网格状模式钻取病灶，多次穿过病灶和边缘。也可以从切口钻过病灶。

③ 髌骨 OCD 病变

- 可以使用瞄准导向器钻穿髌骨背侧表面进入病变（图 34-19）。
  - 可以手动将髌骨向外侧或内侧推过滑车边缘，使克氏针根据病变位置从上外侧或上内侧瞄准髌骨。
  - 在某些情况下，为了获得正确的角度，关节切开术可能是必要的。
    - 如果还在做侧向松解，也可以考虑做一次微型切开侧向松解，然后通过这个关节切开切口钻孔。

④ 滑车 OCD 病变

- 可以手动将髌骨向外侧或内侧推过滑车边缘，使克氏针击中滑车。
- 可以使用硬膜外刺针来评估通路并优化钻孔角度。

(2) 手术技术：原位固定（图 34-20）

通常与钻孔一起进行，用于具有软骨裂口的稳定损伤，如果病变通道允许，首选关节镜下固定。可以通过生物可吸收或金属植入物来实现。

- 示例：SmartNail（ConMed Linvatec，Utica，NY）。

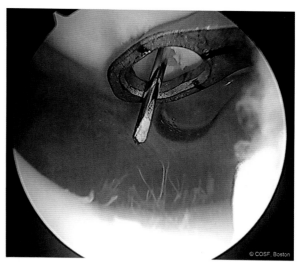

▲ 图 34-19 髌骨剥脱性骨软骨炎损伤从髌骨背面经皮钻孔，使用前交叉韧带引导确保正确的轨迹
图片由 Children's Orthopaedic Surgery Foundation 提供

- 在钻孔前计划需要的植入物数量，在病变处使用合适的植入物间距。
  - 1 个植入物，用于较小的病变（<10mm）。
  - 2+ 植入物适用于较大的病变（>10mm）。
- 典型的植入物尺寸为 1.5mm×20mm。
- 制作髌骨肌腱入口用于移植物植入。
  - 硬膜外刺针实现垂直进入病变中心部分。
  - 将 11 号刀放在脊椎针头上创建入口。
- 通过髌骨肌腱入口放置导向器。
- 将导向器放入病变的预定位置。
- 确保导向器垂直于病变。
- 用不钻孔的手牢牢抓住导向器（不要移动！）。
- 用合适的钻头钻孔。
- 不要移动导向器！
- 关闭关节镜液体，以便助手将 SmartNail 植入物放入导向器，而不会使关节镜液体将植入物推出。
- 轻轻敲击 SmartNail 植入物，使其就位。
- 位于软骨下 1~2mm 处。
- 根据需要重复。
- 可以在植入物周围进行跨关节钻孔。

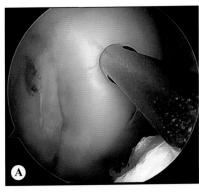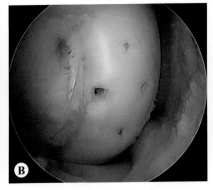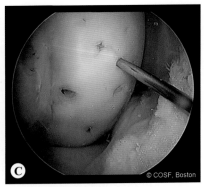

▲ 图 34-20 **A.** SmartNail 导管（ConMed Linvatec，Utica，NY）通过经髌腱入口放置，以垂直进入剥脱性骨软骨炎病变；**B.** 用 4 个 SmartNail 植入物固定大的股骨内侧髁损伤；**C.** 可以在固定植入物周围进行经关节钻孔

图片由 Children's Orthopaedic Surgery Foundation 提供

2. 对于皮瓣损伤（破裂不稳定）

(1) 手术技术：关节切开，病灶铰接 ± 植骨固定

① 股骨髁部病变（图 34-21）

- 关节镜下确定 OCD 病变部位。
- 将脊椎针刺入病变中心。
    - 使用脊椎穿刺针穿过皮肤的位置作为关节切开术的标记。
- 移除关节镜设备。
- 超屈膝成三角形。
- 髌腱内侧（或外侧）3cm 关节切开术。
- 将关节切开术延伸至髌骨下缘。
- 切除髌腱后脂肪垫。
- 放置 Z 形牵开器以显露股骨髁 OCD 病变。
    - 第一个牵开器进入切口。
    - 第二个牵开器进入股骨髁周围。
- 确定不稳定区域 / 软骨破损。
- 在软骨臀部和 OCD 病变下放置剥离器。
- 为了方便起见，可能需要使用 11 号刀。
- 使用剥离器将损伤从其最不稳定的位置铰接起来，保持软骨相对铰链区的完整。
- 随着 OCD 病变铰链，使用微型刮匙彻底清创供区软骨下骨。
- 将清创术一直进行到供体部位的软骨边缘。

- 确保到达出血的软骨下骨。
- 考虑使用克氏针多次穿透供体部位软骨下骨以获得更多出血。
- 轻轻地刮 OCD 病变的下表面。
    - 不要从这个表面移除太多的骨头，因为 OCD 病变上的骨头会促进愈合。
- 确定是否有必要对供体部位进行骨移植。
    - 可以通过按下铰链来暂时减少 OCD 损伤，并观察 OCD 损伤是否过度挤压供体部位。
    - 如果是，则添加植骨。
- 根据需要确定病变部位的骨移植供体部位。
- 减少供体部位的 OCD 损害。
- 如果不稳定，暂时用克氏针固定。
- 使用标准技术添加固定。
    - 通常，可吸收植入物用于固定。
    - 对于较大的病变（＞2cm），考虑使用较大的金属植入物（无头加压螺钉），病变上有明显的骨附着。
- 通过踝关节活动范围评估损伤的稳定性。
- 闭合关节。

② 滑车损伤（图 34-22）

- 对于显露，根据滑车上的病变位置，在髌骨的内侧或外侧进行小关节切开术。

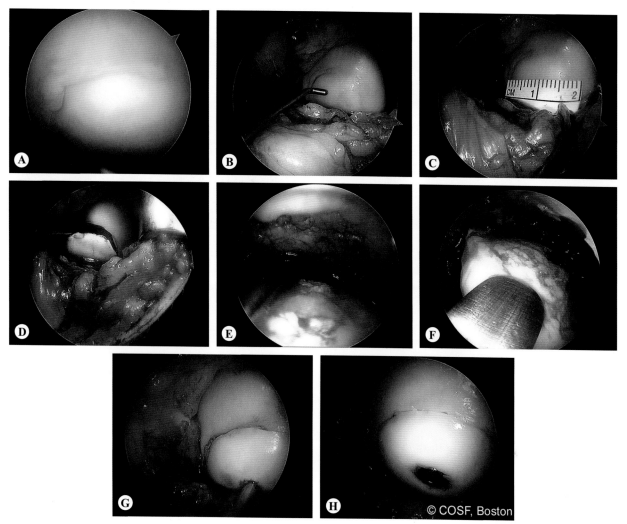

▲ 图 34-21　**A.** 显示了一个裂口不稳定的剥脱性骨软骨炎病变；**B.** 如前所述，通过关节切开术可以看到病变；**C.** 病灶大小；**D.** 病变在其不稳定部分被铰接打开；**E.** 准备供区软骨下骨；**F.** 将准备好的供体部位可视化；**G.** 病变缩小；**H.** 在这种情况下，固定是用金属螺钉实现的

图片由 Children's Orthopaedic Surgery Foundation 提供

- 牵开器将髌骨拉出并显露滑车病变。
- 如上处理损伤。
- 闭合内侧髌旁关节切开术。
- 外侧关节切开术的松散闭合，以进行小型外侧松解和卸载外侧滑车应力。
  ③ 髌骨病变
- 经内侧髌周关节切开术显露髌骨。
  - 留下一个附着在髌骨上的内侧支持带套管，以便于修复。
- 切除脂肪垫。

- 翻转髌骨，以便于观察病变。
  - 在髌骨上水平钻两根克氏针，作为髌骨外翻的牵引工具。
  - 穿针器抓住克氏针并协助髌骨外翻。
- 如上所述识别和治疗病变。
- 在考虑固定时，切记髌骨不像股骨髁部那么深。
- 因此，固定可能会从髌骨背侧表面轻微突出。
  - 对于小型生物可吸收植入物来说，这通

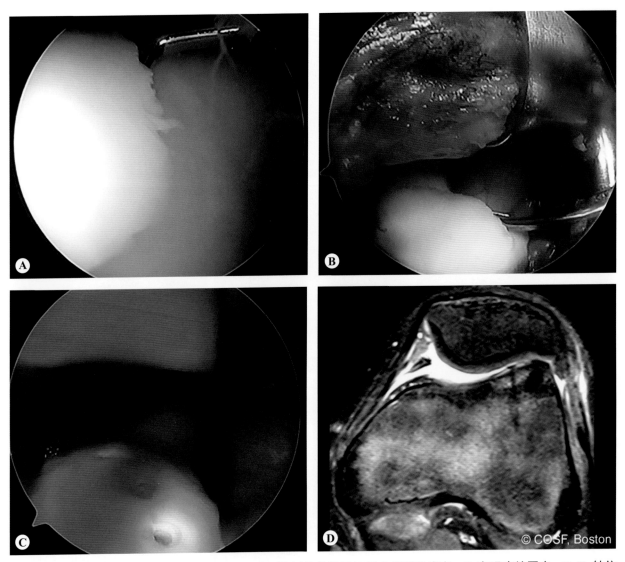

▲ 图 34-22　**A.** 确定了一个铰链滑车损伤；**B.** 进行外侧关节周围切开术以接近病变；**C.** 实现病灶固定；**D. T₂** 轴位

MRI 显示滑车剥脱性骨软骨炎病变的可吸收植入物固定

图片由 Children's Orthopaedic Surgery Foundation 提供；图 D 引自 Kramer DE, Yen YM, Simoni MS, Miller PE, Kocher MS, Heyworth
BE.Surgical management of OCD lesions of the patella and trochlea in the pediatric and adolescent population. *Am J Sports Med*.2015;43(3):654-
662.PMID:25556222.

常不是问题。

   – 可以考虑较短的植入物。

   – 极少使用金属植入物治疗髌骨 OCD。

(2) 手术方法：分离病变，固定 vs. 切除（图

34-23）

• 分离的病变需要决定是否应该重新固定或切

  除病变。

    – 重新固定的适应证。

◆ 较大的病变。

◆ 完整、优质的软骨表面。

◆ 负重性病变。

◆ 病变处软骨下骨量充足。

◆ 单纯的软骨损伤也可以重新固定，特

  别是在髌骨 / 滑车上。

– 病变切除的适应证。

◆ 负重区受损无法修复或无软骨下骨的

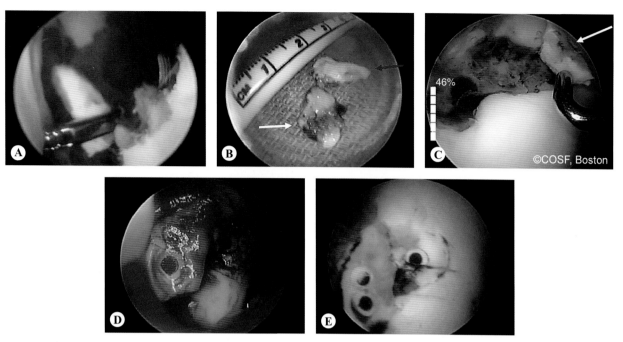

▲ 图 34-23 **A.** 识别并移除松动体；**B.** 后面表格中的分析揭示了具有软骨下骨和合理软骨表面的主要碎片被认为是可修复的（白箭），以及具有受损软骨的较小碎片被移除（红箭）；**C.** 对损伤的分析揭示了一个可固定的铰链部分（白箭）和一个被切除的主要碎片的供体部位；**D.** 用单个 SmartNail（ConMed Linvatec，Utica，NY）固定铰接片段（右侧）和用两个 SmartNail 固定游离体（左侧）。固定后关节镜下观察

图片由 Children's Orthopaedic Surgery Foundation 提供

病变。

◆ 慢性病变被认为不太可能痊愈。

- 在关节切开前，先在关节镜下取出游离体更容易。
- 上内侧或上外侧入口便于游离体移除。
- 仔细检查体外移除的病变。
- 需要考虑的因素。
  - 存在软骨下骨。
  - 覆盖软骨的完整性。
  - 大小。
  - 总体生存能力。

游离体再固定

- 在体外仔细准备游离体。
- 如上所述进行关节切开，以确定、显露和准备供体部位。
- 根据需要选择植骨供区。
- 检查游离体是否适合供体部位。

- 使用 15 号刀根据需要修剪游离体，因为松散的损伤通常会膨胀。
  - 最好先从最不重要的区域（最后面或最靠近切迹）修剪软骨。
  - 可能需要多次修整才能达到正确的尺寸。
- 在所需的固定点将 1 根或 2 根克氏针放入游离体中。
  - 通常情况下，通过下面软骨下骨的中心。
- 放置好后，修剪克氏针，然后使用克氏针将游离体运送到供体部位。
- 一旦满意游离体与供体部位的吻合，将克氏针穿过游离体并插入供体部位使其稳定。
- 依次移除克氏针，并用固定装置（金属或生物可吸收植入物）替换。
- 对第二根克氏针重复上述步骤。
- 根据需要增加更多的固定。
- 如上关闭。

(3) 获得骨移植物

- 理想的位置是靠近内侧或外侧股骨髁的位置。
  - 取决于关节切开术进入病变的位置。
- 如果骨骺开放，考虑用透视来确定股骨远端的一个点，就在骨骺近端。
- 用 3.2mm 钻头钻穿股骨皮质。
- 使用弯曲刮刀获得植骨。
  - 注意避免股骨远端骨骺。
- 如果需要，也可以从胫骨近端获得植骨。

(4) 病变切除

- 切除病变（通常是关节镜下最容易做的）。

- 考虑供体部位的微骨折（图 34-24）。
- 考虑为将来的再植做软骨活组织检查。

（七）术后护理

1. 股骨髁部病变的 OCD 修复

(1) 0～6 周

- 部分承重。
- 支具保护下活动，活动度由外科医生决定。

(2) 第 7～12 周

- 部分承重。
- 考虑拆除支具。
- 理疗。

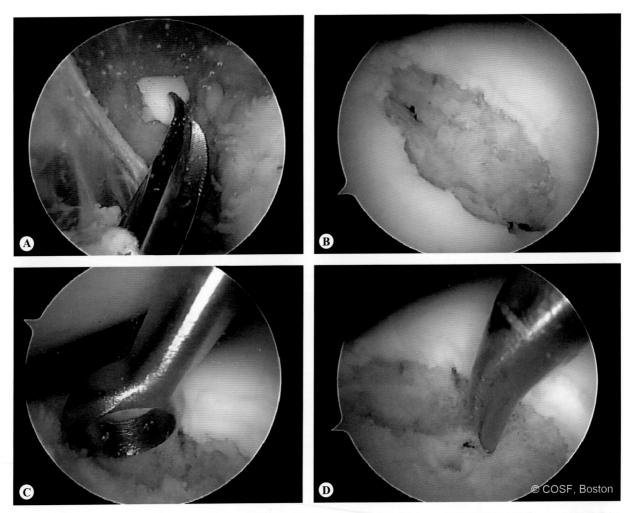

© COSF, Boston

▲ 图 34-24　A. 小的退化游离体被识别并被认为是不可修复的；B. 滑车上的供区；C. 微骨折供区的准备；D. 供区微骨折
图片由 Children's Orthopaedic Surgery Foundation 提供

- 不影响活动。

(3) 12 周以上

- 根据损伤愈合和患者症状逐渐恢复撞击活动。

2. 髌骨 / 滑车损伤的 OCD 修复

(1) 0～6 周

- 支架锁定在伸展位置时如能承受重量。
- 膝盖活动受限于膝盖支架，由外科医生决定。

(2) 第 7～12 周

- 部分承重。
- 理疗。
- 不影响活动。

(3) 12 周以上

- 根据损伤愈合和患者症状逐渐恢复撞击活动。

（八）并发症

- 病变在影像上不能"愈合"，但患者没有症状。
  - 考虑允许恢复定期拍 X 线的活动，以确保病变不会恶化。
- 病变未完全愈合，患者出现症状。
  - 重复高级成像（MRI）。
  - 考虑重复关节镜治疗，病变切除，软骨表面重建术。

参考文献

[1] Kramer DE, Glotzbecker MP, Shore BJ, et al. Results of surgical management of osteochondritis dissecans of the ankle in the pediatric and adolescent population. *J Pediatr Orthop*. 2015;35(7):725-733. doi:10.1097/BPO.0000000000000352. PMID: 25393568.

[2] Carlson MJ, Antkowiak TT, Larsen NJ, Applegate GR, Ferkel RD. Arthroscopic treatment of osteochondral lesions of the talus in a pediatric population: a minimum 2-year follow-up. *Am J Sports Med*. 2020;48(8):1989-1998. doi:10.1177/0363546520924800. PMID: 32510966.

[3] Perumal V, Wall E, Babekir N. Juvenile osteochondritis dissecans of the talus. *J Pediatr Orthop*. 2007;27(7):821-825. doi:10.1097/BPO.0b013e3181558961. PMID: 17878792.

[4] Hepple S, Winson IG, Glew D. Osteochondral lesions of the talus: a revised classification. *Foot Ankle Int*. 1999;20(12):789-793. doi:10.1177/107110079902001206. PMID: 10609707.

[5] Kessler JI, Weiss JM, Nikizad H, et al. Osteochondritis dissecans of the ankle in children and adolescents: demographics and epidemiology. *Am J Sports Med*. 2014;42(9):2165-2171. doi:10.1177/0363546514538406. PMID: 24989493.

[6] Kocher MS, Micheli LJ, Yaniv M, Zurakowski D, Ames A, Adrignolo AA. Functional and radiographic outcome of juvenile osteochondritis dissecans of the knee treated with transarticular arthroscopic drilling. *Am J Sports Med*. 2001;29(5):562-566. doi:10.1177/03635465010290050701. PMID: 11573913.

[7] Kocher MS, Czarnecki JJ, Andersen JS, Micheli LJ. Internal fixation of juvenile osteochondritis dissecans lesions of the knee. *Am J Sports Med*. 2007;35(5):712-718. doi:10.1177/0363546506296608. PMID: 17337729.

[8] Miura K, Ishibashi Y, Tsuda E, Sato H, Toh S. Results of arthroscopic fixation of osteochondritis dissecans lesion of the knee with cylindrical autogenous osteochondral plugs. *Am J Sports Med*. 2007;35(2):216-222. doi:10.1177/0363546506294360. PMID: 17192319.

[9] Dines JS, Fealy S, Potter HG, Warren RF. Outcomes of osteochondral lesions of the knee repaired with a bioabsorbable device. *Arthroscopy*. 2008;24(1):62-68. doi:10.1016/j.arthro.2007.07.025. PMID: 18182204.

[10] Adachi N, Deie M, Nakamae A, Ishikawa M, Motoyama M, Ochi M. Functional and radiographic outcome of stable juvenile osteochondritis dissecans of the knee treated with retroarticular drilling without bone grafting. *Arthroscopy*. 2009;25(2):145-152. doi:10.1016/j.arthro.2008.09.008. PMID: 19171273.

[11] Wall EJ, Vourazeris J, Myer GD, et al. The healing potential of stable juvenile osteochondritis dissecans knee lesions. *J Bone Joint Surg Am*. 2008;90(12):2655-2664. doi:10.2106/JBJS.G.01103. PMID: 19047711; PMCID: PMC2663329.

[12] Magnussen RA, Carey JL, Spindler KP. Does operative fixation of an osteochondritis dissecans loose body result in healing and long-term maintenance of knee function? *Am J Sports Med*. 2009;37(4):754-759. doi:10.1177/0363546508328119. PMID: 19204369; PMCID:

PMC3692365.

[13] Tabaddor RR, Banffy MB, Andersen JS, et al. Fixation of juvenile osteochondritis dissecans lesions of the knee using poly 96L/4D-lactide copolymer bioabsorbable implants. *J Pediatr Orthop*. 2010;30(1):14-20. doi:10.1097/BPO.0b013e3181c6318c. PMID: 20032736.

[14] Cheng MS, Ferkel RD, Applegate GR. *Osteochondral lesions of the talus: a radiologic and surgical comparison*. In: *Presented at the Annual Meeting of the Academy of Orthropaedic Surgeons*; February 16-21, 1995; New Orleans, LA.

[15] Guhl JF. Arthroscopic treatment of osteochondritis dissecans. *Clin Orthop Relat Res*. 1982;(167):65-74. PMID: 7047040.

第 35 章　儿童膝关节盘状半月板的关节镜治疗

Arthroscopic Management of Discoid Lateral Meniscus in the Pediatric Knee

Benton E. Heyworth　著

一、手术指征

1. 症状性外侧盘状半月板

- 症状可能包括侧膝疼痛或机械性症状（咔哒声、爆裂声、断裂声、砰砰声、上锁声），这些症状会对儿童的步态（如跛行）、日常生活活动、体育活动或参与娱乐活动（如自由玩耍、操场活动、体育课）产生不利影响。

2. 外侧盘状半月板撕裂

- 即使在症状轻微或无症状的情况下，盘状半月板内是否存在真正的撕裂也应考虑积极的外科治疗，以便去除撕裂，"稳定"半月板的游离缘，防止撕裂扩大或加剧。小撕裂向大、复杂或退行性撕裂的进展可能会妨碍半月板的保留，并导致需要进行半月板次全或全切除术，之后可能会在致使关节炎的加速率。

- 盘状半月板撕裂的放射学评估可能比正常半月板更复杂。因此，更高分辨率、更高质量（如 3T）的磁共振成像研究可能会有所帮助。

- 可以看到一种或多种不同的撕裂模式，包括放射状、垂直、水平或复杂 / 退行性撕裂，以及半月板分离或不稳定。完全或接近完全的盘状半月板中间出现高信号异常不一定是水平裂口撕裂，特别是在没有信号延伸的情况下半月板中央游离边缘或上、下半月板表面异常。

- 如果在没有明显症状的情况下检测到信号异常，并且与患者家属共同决策决定进行非手术治疗，则应通过定期临床检查和系列 MRI 研究的方式进行密切观察或监测。

- 如果放射学表现加重或者症状恶化，手术治疗会使半月板的整体保留可能性增大，尽管这在文献中尚未明确确定。

- 虽然需要对盘状半月板手术时机这一有争议的话题进行更多的前瞻性研究，但作者认为，从长期的角度来看，将手术推迟到症状严重或功能受限或确定更明确的撕裂模式之前的"观望"方法可能是一种次优策略。

二、器材

- 膝关节镜基本设备。
- 关节镜、篮钳（图 35–1）。

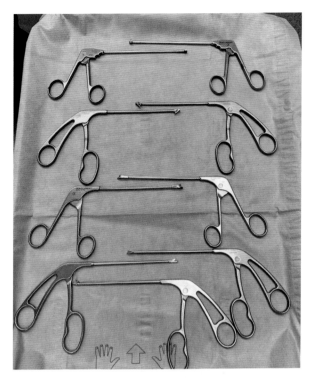

▲ 图 35-1　盘状半月板可能需要的关节镜篮钳的照片，包括直篮、45° 弯篮、90°"侧咬器"和 180°"背咬器"

- 关节镜刨削（直线刨削刀和曲线刨削刀）可能都有帮助，后者尤其有助于从内侧下入口进入前角下表面。
- 关节镜下长柄薄半月板手术刀（又名"香蕉刀"）可能特别有助于对前角进行部分清创，前角可能组织过多或外观笨重，不易通过关节镜检查。
- Meniscal 修复器所需的整套仪器。
    - 所有半月板内修复缝线 / 后角植入物。
    - 特定区域的内外半月板修复套管，用于修复缝线的通过。
    - 使用"桑椹结"技术或双缝线通道技术，硬膜外穿刺针和（或）"微型"缝线通过器械，用于 2.0PDS 缝线通过前角的内外通道。
- 基本开放式器械包，这些器械用于创建小的前外侧或后外侧切口，以便于缝线取出和囊外、囊基缝线系紧，如果使用了内外半月板

修复缝线。

三、定位

- 标准仰卧位。
    - 在标准手术台上使用外侧膝关节柱，以确保在诊断性关节镜检查期间，有足够的外翻应力来显示内侧间室。
    - 大多数手术是在膝关节处于 4 字位置（图 35-2）的情况下进行的，其中膝关节弯曲至 60°～100°，髋关节向外旋转。
    - 打开外侧间室，将股骨外髁或胫骨软骨表面医源性损伤的可能性降至最低，最好通过将手术侧足部的外侧面放置在无菌覆盖的对侧肢体胫骨中前表面上来实现，允许外科技术人员或助手将足部固定在最佳位置（图 35-2，短箭）。
    - 通过在膝关节内侧同时施加向下的力，可以实现外侧间室的额外间隙。
    - 这两个步骤（固定脚部、膝关节内翻）可以有选择地进行，只有当尖锐的器械通过外侧间室时，才能进行，以使助手的手能够自由地通过器械和其他功能。

四、手术入路

1. 入口

- 在髌腱外侧缘外侧，外侧半月板前角附近建立标准的下外侧路。为了更好地观察整个外侧间室，应在关节镜直接观察下，使用硬膜外穿刺针在膝关节处于 4 字位置的情况下建立内侧工作入口（图 35-2，长箭）。
- 内侧入路允许器械进入整个外侧间室的最佳位置通常为距典型内侧下路位置近侧 1cm 和内侧 1cm（图 35-3，长箭）。
- 或者，可以建立一个标准的内侧下入路（图

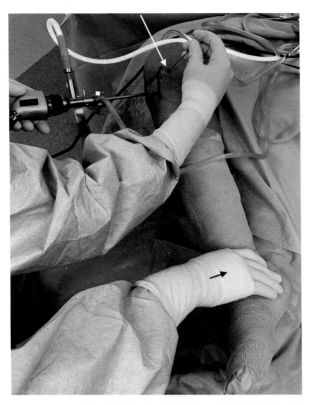

▲ 图 35-2 图示右膝位于 4 字位置，硬膜外穿刺针（长白箭）用于优化内侧工作入口的位置和向量，以进入外侧室和盘状半月板受累区域。在手术的关键部分，当需要额外的内翻力量来打开外侧间室时，助手可以将脚固定在胫骨中部无菌覆盖的对侧腿前部的顶部（短黑箭）

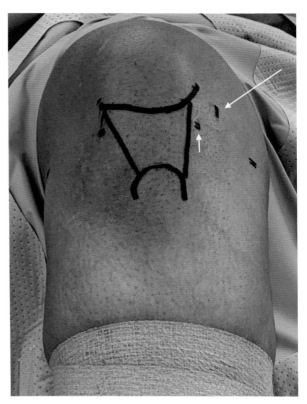

▲ 图 35-3 盘状半月板手术前右膝前部照片

进入外侧室和盘状半月板的所有部分，尤其是前角的最佳内侧工作入口（长箭），通常比标准内侧下工作入口（短箭）更内侧、更近 / 更优越

35-3，短箭），如果需要的话，在手术的后期，在这个近端、中间位置创建一个入路。

- 最后，由于内侧入路常被用作观察入路，因此可考虑创建一个外侧路，其距离典型的内侧下路位置近 1cm。这种较高的入路位置可能有助于对前角盘状半月板组织进行更多的非创伤性修整，尤其是如果使用关节镜下的长柄薄半月板刀（或"香蕉刀"，通常用于精确修整过多的前角）执行此步骤。

2. 切口（必要时）

- 许多盘状半月板手术可以辅助小切口，可以在半月板修复缝线植入后角之前保护神经血管结构，或在半月板体和前角经皮放置内外半月板修复缝线或内外半月板修复缝线后进

行的前外侧切口（图 35-4）。

- 在建立皮肤切口后，在皮下组织和外侧间室包膜之间进行钝性剥离，形成间隙，以便取出游离的缝合端，然后可以在包膜表面用滑动结固定。

五、技巧

1. 诊断性关节镜检查

- 因为接受盘状半月板手术的患者通常是儿童，所以除了外侧间室和半月板，关节镜诊断评估的其余部分通常不明显，膝关节其他部位没有退行性改变。然而，应采用常规方式进行多分区评估的标准方法。

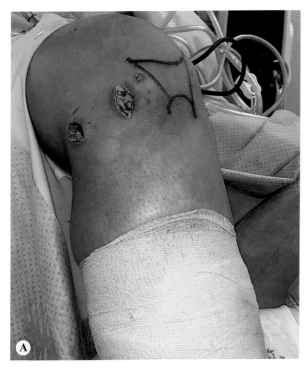 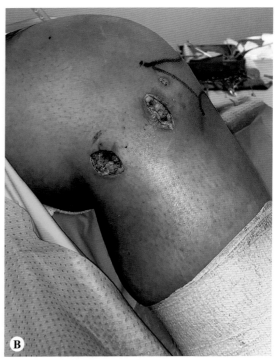

▲ 图 35-4　从前侧（**A**）和外侧（**B**）角度拍摄的照片，显示了两个小切口（**2cm**）的位置，用于取回由内而外的半月板修复缝线，并将缝线固定到关节囊的表面，以修复盘状半月板的前角和体部

- 仔细评估股骨外侧髁和胫骨外侧平台的软骨表面对于排除任何软骨病或软骨损伤很重要，因为盘状半月板可能会产生异常的外侧间室接触力，或者偶尔与股骨外侧髁剥脱性骨软骨炎相关（由于所有患者在盘状半月板手术前均应进行 MRI 检查，因此应提前了解这一发现，并根据标准技术进行治疗，如对稳定病变进行 OCD 钻孔或对不稳定病变进行钻孔固定）。

- 在评估外侧盘状半月板时，应对每个盘状半月板的几个特定部位进行评估。首先，盘状突的稳定性应在所有三个区域进行评估：前角（最近的研究表明，前角比之前所了解的更不稳定）、半月板体（也称为中间部）和后角。

- 值得注意的是，根据渡边分类系统，我们应该评估极为罕见且极不稳定的"Wrisberg 变体"或 3 型盘状半月板的可能性。这种变体

- 没有后角周边附着物，它通常从后角后部延伸到股骨外侧髁，在这些患者中是完整的。

- 应在手术前后进行稳定性测试，因为周围半月板组织和边缘可能不容易探查，或者由于存在体积庞大的中央盘状组织而无法完全了解其活动性。

- 首先，应考虑进行不完全的切除手术，这样就不会对组织进行过度切除。考虑到半月板修复或稳定通常围绕着被修复的半月板部分，最后的步骤或最终的"修整"通常最好在稳定 / 修复后进行，因为这将是半月板术后的最终状态。这使得我们能够更好地近似于将正常数量的半月板组织覆盖在平台上所需的步骤，而不是试图估计预稳定覆盖范围。

- 除了稳定性评估外，盘状半月板的每一次诊断性关节镜检查都应该包括仔细检查潜在的撕裂。稳定性和撕裂检查最好通过从外侧和

内侧入口进行观察，从两个角度分别使用关节镜探头。同样，这也是手术之前和之后最好的做法，因为水平撕裂、物质内退行性改变，或盘状组织分层为两个不同或部分分离，通常在手术后发现。此类损伤仍然是盘状半月板处理中争议较大且研究较少的方面之一，后文对作者的首选方法进行了综述。

2. 盘状半月板手术

• 也被称为部分外侧半月板切除术，包括对外侧间室中心部分过多半月板组织进行清理，旨在留下接近非盘状外侧半月板正常大小的残留半月板组织。

• 通常情况下，不完整的盘状半月板会被检查并确定为仅略大于正常大小，这允许对更薄、纤细的中央组织进行非常小的切割或部分半月板切除。这是通过直篮钳实现的，在平滑中心边缘后评估半月板的整体宽度（图35-5）。

• 对于一个完全或接近完全的盘状半月板，由于半月板组织的厚度和韧性，手术通常是一种耐心和持久性的锻炼。虽然手术是从一个直篮钳开始的，但需要额外的关节镜篮钳和不同的入路（图35-6）。

• 特别的是，一个较厚的前角可能很难触及，弯曲的篮钳和弯曲的刨削刀有助于到达前角。

• 或者，可以将"背咬器"引入侧入口，将下内侧入口用作观察入口。这可能会使前角组织的修剪比弯曲的篮筐或来自另一个门的"侧咬器"更好。由于篮筐凸缘的大幅度偏移，以及需要在半月板下表面下操作咬骨器的下凸缘，因此使用后咬骨器时必须小心避免损伤外侧隔室前部的关节软骨，这会危及胫骨平台软骨。

• 当半月板的大小最接近正常外侧半月板的大小时，就完成了成形，如果没有明显的撕裂，并且发现半月板的周边边缘在所有3个区域（后角、半月板体和前角）都是稳定的，则无须修复。

3. 盘状半月板缝合/稳定

• 盘状半月板缝合可以使用由内向外或由外向

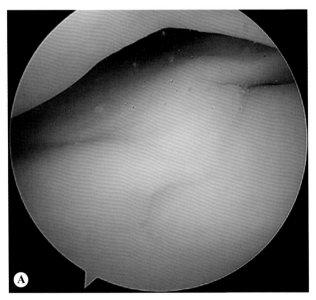
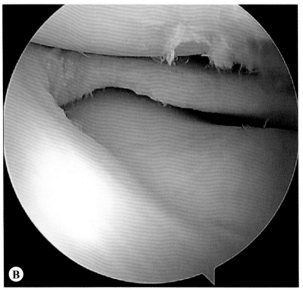

▲ 图35-5　从右膝外侧入口拍摄的关节镜照片显示术前外侧盘状半月板不完全型（**A**），外侧间室被半月板组织覆盖的量多于正常情况。在切开/部分外侧半月板切除术（**B**）后，可以看到正常胫骨平台软骨具有稳定、光滑的中央边缘，没有水平撕裂或上下半月板表面之间分离的迹象

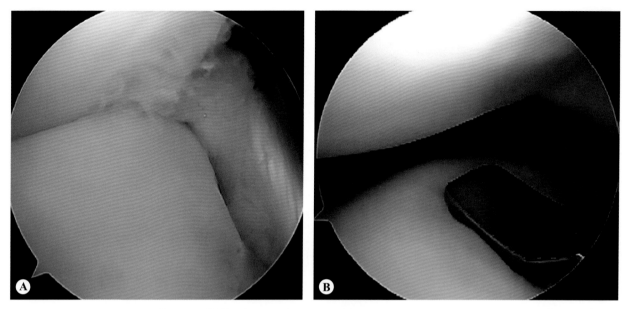

▲ 图 35-6　从右膝外侧入口拍摄的关节镜照片显示术前外侧盘状半月板（**A**）完全型，外侧间室完全被半月板组织覆盖，没有可见的胫骨平台软骨。切除 / 部分外侧半月板切除术开始于直篮钳（**B**）

内技术。

- 当发现盘状软骨在切除后出现水平撕裂、变性分离或分层时，应进行半月板缝合（图 35-7A）。在这种情况下，在两层间对组织进行锉削（图 35-7B），可能会刺激局部血管形成或使组织变得粗糙，从而产生最佳的愈合表面。此外，周围半月板组织通常使用脊髓针进行连接（图 35-7C），这也是为了增强血流量或诱导血源性愈合因子进入修复区。最后，缝合线是用专用缝合线传递装置放置的从下到上，通过撕裂或分层组织。这些通过入路进行关节镜打结技术打结。

- 对于盘状半月板的周边撕裂，或者如果在手术后确认周边不稳定，则采用基于关节囊的修复。对于前角或半月板体的后部，使用专用的套管进行由内而外缝合，经皮通道或通过开放的外侧或后外侧切口取出。对于与水平撕裂相关的患者，这些修复缝线在稳定半月板段方面实现了两个目标，稳定半月板周

缘，同时也稳定分层裂口（图 35-7D）。

- 后角不稳定或撕裂通常可以通过全内侧半月板修复装置充分稳定，这样可以部署成对的小塑料拭子，连接到预先缝合的两端，并用专用的结推进器 / 切割器装置拧紧。由于后角通常由比身体或前角更厚的组织组成，因此通常稳定在后囊上。考虑到正常的后角在作为侧室的稳定器和减震器方面具有一定程度的前移，应注意不要过度拧紧或过度环绕后角。

- 前角撕裂或不稳定通常可以分别采用由内而外的技术和由外而内的技术进行修复或稳定，后者对于前角的更前部或内侧方面特别有效。虽然过去采用 PDS 缝合的"桑椹结"技术是有效的，但新的缝合通过装置允许放置较低轮廓的稳定缝合线。

- 对于所有半月板修复或稳定技术，应考虑在半月板表面上方和下方放置缝线，以便在半月板囊交界处的整个半月板高度上均匀分布张力。

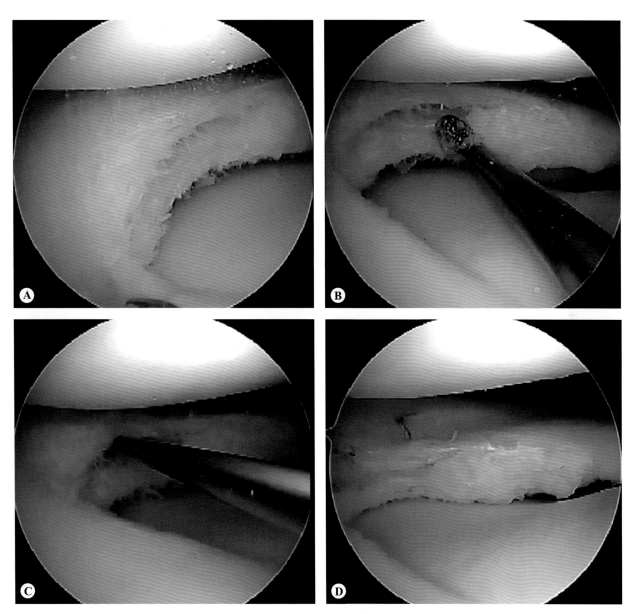

▲ 图 35-7 从右膝外侧入口拍摄的关节镜照片显示盘状软骨在切除后出现水平撕裂、变性分离或分层，应进行半月板缝合（**A**）。这种情况下，在两层间对组织进行锉削（**B**），可能会刺激局部血管形成或使组织变得粗糙，从而产生最佳的愈合表面。此外，周围半月板组织通常使用脊髓针进行连接（**C**），这也是为了增强血流量或诱导血源性愈合因子进入修复区。一些相关的半月板外周不稳定，由内向外缝合，在关节囊外打结，适度张力，稳定半月板周缘，同时也稳定分层裂口（**D**）

六、术后护理

1. 负重保护

- 当进行单独成形手术时，不需要负重保护，仅为舒适而使用拐杖，并进展到负重耐受（weight-bearing as tolerated，WBAT）状态，以便在术后尽早恢复正常的行走步态。当进行半月板修复或缝合时，最好使用负重保护和锁定支具 2～6 周，以促进半月板愈合。

2. 佩戴矫形支架

- 成形手术手术后不需要支架。对于缝合的盘状半月板，使用铰链式膝关节支架 6 周，在行走期间应完全伸展锁定（用于后角或半月板体修复）或锁定在 30°（用于单独的前角修复）。当患者能行走或负重时，支架应解锁，以允许 0°~90° 的早期运动范围，以防止关节纤维化和僵硬。由于盘状半月板手术是在儿童和青少年身上发生的，而儿童和青少年的依从性不可控，因此带锁的支架防止修复结构产生过大的剪切力。

3. 伤口护理

- 关节镜手术的伤口问题很少见，尤其是在年轻、健康的人群中。用于促进内外半月板修复技术的切口通常用 Steri 条覆盖，伤口检查通常在手术后 2~3 周进行。

4. 回归跑步 / 运动

- 物理治疗方案能促进患者实现全方位运动、全身力量和一些基本的敏捷性训练，则可以考虑在 6~12 周的时间内恢复日常活动。当进行修复时，下肢肌肉会出现更多的失用性萎缩，任何跑步或对抗性活动都应该推迟到术后至少 3 个月，之后可以在 4 个月继续进行敏捷性训练，术后 4.5~6 个月内完全恢复竞争性训练，没有任何限制。

七、并发症

1. 感染

- 膝关节镜手术感染很少见，但如果膝关节感染会影响半月板修复缝线的保留，则会对患者的膝关节功能造成伤害。鉴于目前使用的大多数缝线都是编织缝线，如果术后诊断在术后 6 周或更长时间，应考虑在关节镜冲洗和清创手术后移除或更换缝线。如果化脓性关节炎在 6 周前确诊，可以保留缝线，但应考虑进行积极关节镜冲洗和清创手术。

2. 关节僵硬

- 盘状半月板治疗后首先可能会发生关节纤维化或膝关节屈曲或伸直。术后早期评估活动范围对于检测僵硬的可能性很重要，在这种情况下，应考虑更积极的 PT 方案。

3. 再手术

- 总的来说，半月板复发或复发性半月板不稳定是罕见的。如果在之前的手术中出现持续性或复发性症状，对细微的不稳定性，尤其是前角的不稳定性评估不足，可能是再次手术的最常见原因之一。此外，应向患者和家属解释，鉴于盘状半月板的胶原结构紊乱、分子组成和组织质量差，盘状半月板组织比正常半月板修复更容易复发。

4. OCD

- 虽然股骨外侧髁与盘状外侧半月板结合已被很好地描述，但也出现了许多病例报道，证明了术后 OCD 的发展。切除半月板组织，尤其是在一个非常厚的完整盘状半月板的情况下，可能会改变生物力学和穿过外侧间室的接触压力，导致这种软骨下骨病变。盘状半月板治疗后数月或数年内出现新的疼痛或持续疼痛，应立即进行彻底的放射学检查，首先是简单的膝关节 X 线照片。OCD 的治疗应遵循标准，并应进行站立位 X 线照片（或最小辐射 EOS CT 扫描）检查，以确保潜在的膝外翻不会随着时间的推移出现或恶化，在这种情况下，引导生长或半骺成形技术可能会发挥作用，以优化并减轻对中侧间室的负荷，从而实现长期关节健康。

参考文献

[1] Lee CR, Bin SI, Kim JM, Kim NK. Magnetic resonance imaging findings in symptomatic patients after arthroscopic partial meniscectomy for torn discoid lateral meniscus. *Arthroscopy*. 2016;32(11):2366-2372. doi:10.1016/j.arthro.2016.04.012

[2] Okazaki K, Miura H, Matsuda S, Hashizume M, Iwamoto Y. Arthroscopic resection of the discoid lateral meniscus: long-term follow-up for 16 years. *Arthroscopy*. 2006;22(9):967-971. doi:10.1016/j.arthro.2006.04.107

[3] Raber DA, Friederich NF, Hefti F. Discoid lateral meniscus in children. Long-term follow-up after total meniscectomy. *J Bone Joint Surg Am*. 1998;80(11):1579-1586. doi:10.2106/00004623-199811000-00003

[4] Yamasaki S, Hashimoto Y, Takigami J, Terai S, Takahashi S, Nakamura H. Risk factors associated with knee joint degeneration after arthroscopic Reshaping for Juvenile discoid lateral meniscus. *Am J Sports Med*. 2017;45(3):570-577. doi:10.1177/0363546516668623

[5] Klingele KE, Kocher MS, Hresko MT, Gerbino P, Micheli LJ. Discoid lateral meniscus: prevalence of peripheral rim instability. *J Pediatr Orthop*. 2004;24(1):79-82. doi:10.1097/00004694-200401000-00015

[6] Kramer DE, Micheli LJ. Meniscal tears and discoid meniscus in children: diagnosis and treatment. *J Am Acad Orthop Surg*. 2009;17(11):698-707. doi:10.5435/00124635-200911000-00004

[7] Watanabe M, Takeda S, Ikeuchi H. *Atlas of Arthroscopy*. Springer-Verlag; 1979.

第六篇　脑　瘫

Cerebral Palsy

Benjamin J. Shore　著

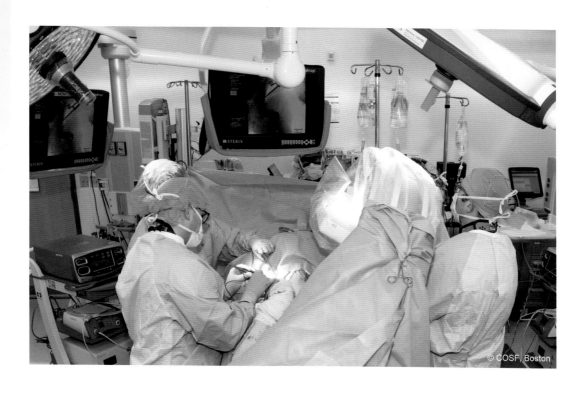

第 36 章　非卧床大脑性瘫痪的多级手术策略

Multilevel Surgical Decision-Making for Ambulatory Cerebral Palsy

Benjamin J. Shore　著

一、手术适应证

大多数脑瘫患儿在转诊至矫形外科之前已经确诊，只有少数偏瘫或临床症状轻的脑瘫患儿需矫形外科医生在诊疗时做出诊断。

以往，双侧痉挛性瘫痪患儿的手术通常从踝关节开始，为纠正马蹄步态采用跟腱延长术，形成扁平足，代价是加速了髋关节和膝关节的屈曲挛缩。手术的第二阶段是延长腘绳肌，改善膝关节的伸直功能。这会导致髋关节屈曲进一步加重和骨盆前倾，从而使髋关节的屈肌被动拉长。最终，为解决膝关节僵硬，需行股直肌移位术。这种治疗方法被 Mercer Rang 讽刺为"生日综合征"。因为孩子们的生日大部分都是在医院、石膏制作中心或康复中心度过的。在过去的 20 多年里，单次多级手术（single-event multilevel surgery，SEMLS）已经成为纠正脑瘫儿童四肢功能障碍和多关节挛缩的首选方法。通常，需要 2 组外科医生，以便同时进行多部位手术（图 36-1）。

通常，做出 SEMLS 的决定是复杂的，并需考虑多种因素，因此我们采用了 Jon Davids 诊断标准对患儿进行评估，其中包括病史、体格检查、放射学检查、大体运动功能分级（gross motor function classification system，GMFCS）、功能量表和矢状面步态评估。这些标准可以与视频或计算机步态分析系统（instrumented gait analysis，IGA）一起使用。一旦制订了详细的手术方案，还要为患者和家属制定术后康复计划，以便术后获得最好的功能结果。需要让父母和患儿认识到 SEMLS 术后康复时间节点和康复程度的重要性，我们的康复计划包括至少 1 年的强化训练，以及术后第 2 年和第 3 年的改善训练。

二、病史

对于实施 SEMLS 手术的矫形外科医生来说，深入了解与脑瘫发展相关的危险因素是至关重要的。了解正常儿童的特征性活动节点有助于评估脑瘫儿童：3 个月可以抬头，6 个月可以爬行，9 个月可以站立，12～18 个月可以独立行走。除了了解这些节点外，精明的矫形外科医生还会确认患儿术前的功能，以及改善步态和功能后的受限情况和积极性。以上问题对于理解结果和功能一致非常重要。

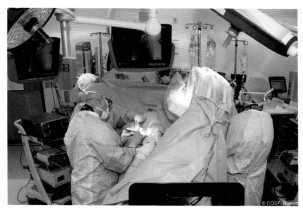

▲ 图 36-1　对于双侧多处手术，每一侧的手术操作的平均步骤接近 **10** 次，因此，我们需要 **2** 名主刀外科医生和 **2** 名住院医生，以便能够同时进行双侧手术

图片由 Children's Orthopaedic Surgery Foundation 提供

三、体格检查

综合各要素的全面的体格检查包括：步态和姿势观察，运动功能评估 [GMFCS 和功能量表（functional mobility scale，FMS）]，肌肉痉挛和肌张力障碍评估，评估是否存在关节挛缩，长骨旋转畸形的量化评估（包括股骨颈前倾和胫骨旋转），选择性运动评估和感觉检查。

四、影像学检查

当考虑实施 SEMLS 手术时，需要评估患者是否存在髋关节半脱位或髋臼发育不良、足外翻、脊柱侧弯和扭转异常。骨盆正位片可识别与半脱位相关的髋关节病理情况。CT 可以识别股骨前倾和胫骨旋转畸形。应对临床查体提示骨盆倾斜或脊柱侧弯的儿童，行站立位脊柱全长 X 线检查。此外，对于足部力线异常和明显扁平足的评估，站立位足 X 线是十分重要的。

五、矢状面步态评估

Winters 将痉挛性偏瘫分为 4 型，这四种类型已被用作脑瘫患儿支具治疗，肌肉挛缩的治疗和外科手术治疗的评估标准。

Ⅰ型偏瘫：以足下垂和胫前肌运动功能丧失为特征，无肌肉挛缩迹象。这一类型的患儿可以使用铰链式足踝矫形器（ankle foot orthosis，AFO）或后置弹簧式 AFO 进行治疗。

Ⅱ型偏瘫：存在腓肠肌比目鱼肌复合体的痉挛和进展性挛缩。步态周期的第一和第二阶段功能紊乱，可见足过度跖屈。可通过腓肠肌比目鱼肌复合体的软组织延长纠正僵硬性挛缩（经典 Vulpius 手术）。

Ⅲ型偏瘫：除了腓肠肌比目鱼肌复合体的挛缩，还存在股直肌和腘绳肌的挛缩。这一类型的患儿可以考虑内侧腘绳肌延长和股直肌的延长或转位。

Ⅳ型偏瘫：除了腓肠肌比目鱼肌复合体和腘绳肌/股直肌挛缩外，还存在股骨前倾、髋关节内收和髋臼发育不良而引起的髋关节屈曲。除了下文列出的手术方式外，这种类型的患儿通常还需要进行股骨和髋臼的手术。

痉挛性双侧瘫痪包括 4 种矢状面步态类型：真性马蹄步态，跳跃步态、表象马蹄步态和蹲伏步态。

真性马蹄步态：特征是过度活跃的足的跖屈和膝超伸，站立相时，地面的反作用力位于膝关节前方。通常只进行腓肠肌比目鱼肌复合体松解是不妥的，因此类患者通常会伴有腘绳肌和髂腰肌的挛缩。

跳跃步态：特征是屈髋肌、腘绳肌和腓肠肌比目鱼肌复合体挛缩，伴有髋关节和膝关节伸直障碍，足部存在马蹄畸形。是青春期前痉挛性双瘫最常见的类型，这些儿童是 SEMLS 的最佳适应证。

表象马蹄步态：许多儿童可能会用脚趾走路，但要小心，不要误以为只有马蹄步态会在直观步态分析（observational gait analysis，OGA）

中出现足跟不着地的情况。有经验的医生一定会对上下关节进行详细的体格检查，因为通常髋关节或膝关节屈曲挛缩也会出现马蹄步态的表现。矫形外科医生必须要识别出这种步态，并且知道此种类型的患儿若行腓肠肌松解术会加重患儿的病情。IGA 有助于区分真性马蹄步态和表象马蹄步态。表象马蹄足随着生长和挛缩的加剧导致下肢力臂异常，通常从跳跃步态演变到蹲伏步态。如果发现患儿在 AFO 中足跟仍不能完全着地，需要考虑患儿存在表象马蹄步态。

蹲伏步态：指在站立中期，髋关节和膝关节屈曲加剧及踝关节过度背屈。这类患者比目鱼肌经常过长，常见于青春期。跟腱过长可导致该步态。这类患者腘绳肌长度较短，但一般不进行腘绳肌延长术，因为这可能会导致骨盆前倾。

可应用包括在 SEMLS 中的序列性手术进行干预。其首要目的是保持肌肉长度和力量，改善肢体力臂功能障碍和旋转畸形。需要注意的是，当考虑行 SEMLS 手术时，不能只注重肢体畸形和解剖结构的异常。要想取得良好的预后，我们必须根据世界卫生组织的《国际功能分类》标准，不仅需要考虑患者肢体和结构的异常，还需考虑患者在其所处的环境中如何更好地生活。医生和患儿及其家庭的目标保持一致对于手术的成功至关重要。SEMLS 的目标不仅仅是改善解剖结构的畸形，最重要的是改善患儿的功能、灵活性，使其可以融入他们生长的环境中。所以要花些时间确定什么是患者和其家庭最需要的，并确保你推荐的手术或治疗与他们的目的和期望相一致，这是至关重要的。因为 SEMLS 术后的康复是漫长且具有挑战性的。值得一提的是，大多数接受 SEMLS 手术的患儿在术后 12～24 个月功能仍可以得到进一步改善。因此，术前就需要制订一个总体的治疗计划以确保整个治疗过程取得成功。

SEMLS 中的许多软组织手术已在神经肌肉部分介绍，在这里我们将介绍髂腰肌松解术，半

腱肌围绕大收肌腱的移位术，以及腓肠肌比目鱼肌复合体松解术。此外，力臂功能障碍的骨骼矫形术我们也在其他章中介绍过，但我们还要对股骨和胫骨去旋转截骨术中的一些要点进行介绍。

六、髂腰肌松解术

（一）手术适应证

- 髋关节屈曲挛缩大于 10°，可行走的患儿（GMFCS Ⅰ～Ⅲ级）。
- 存在蹲伏步态或跳跃步态的患儿。
- IGA 矢状面呈双凸步态模式。
- 也可通过股骨近端伸展截骨达到相似的矫正效果。

（二）手术器械

- Ragnell 或 Langenbeck 撑开器，用于向两侧牵开腰大肌。
- 花生棉配件，用于从髂腰肌肌腱中分离出肌纤维。
- 长柄直角钳。

（三）体位

- 仰卧位；如果只做单侧手术，可在臀部下放置一体位垫，垫高臀部。
- 避免肌肉麻痹，可确认是否靠近股神经。
- 确保术区包括髂前上棘，耻骨结节和股骨大转子。

（四）手术过程

- 以髂前下棘（AIIS）为中心做一长约 5cm 的斜行切口（图 36-2）。
- 切口的 2/3 在 AIIS 内侧，1/3 在 AIIS 的外侧。
- 切开皮肤及皮下组织。
- 触及阔筋膜张肌和缝匠肌之间的间隙。

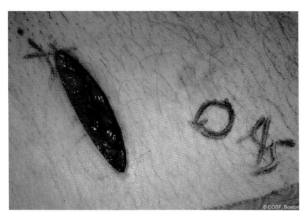

▲ 图 36-2　以髂前下棘（AIIS）为中心做一长约 **5cm** 的小切口，切口的 **2/3** 在 **AIIS** 内侧，**1/3** 在 **AIIS** 的外侧，切口与髋关节屈曲时的皮肤折痕相平行，以助于术后美观

图片由 Children's Orthopaedic Surgery Foundation 提供

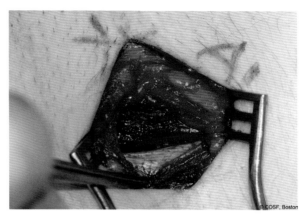

▲ 图 36-3　确认缝匠肌和阔筋膜张肌（TFL）之间的间隔，沿 **TFL** 的最内侧向下解剖以便避开股外侧皮神经

图片由 Children's Orthopaedic Surgery Foundation 提供

- 沿阔筋膜张肌与缝匠肌的间隙进入（图 36-3）。
- 找到股直肌直头，解剖内侧肌腱。
- 继续沿股直肌内侧向近端解剖，显露髂腰肌，在该水平保持骨膜外解剖。
- 屈曲并外旋髋关节，使小转子进入手术视野。
- 使用深的 Langenbeck 撑开器和拉钩牵开髂腰肌，显露深部的腰大肌肌腱（图 36-4）。
- 先用电刀刺激肌腱，确保没有看到腿部伸展（图 36-5）。
- 髋关节屈曲和伸直时，肌腱也应该相应的放松和收紧。
- 直视下用电刀直接松解肌腱纤维。
- 用可吸收缝线缝合皮下组织及皮肤。

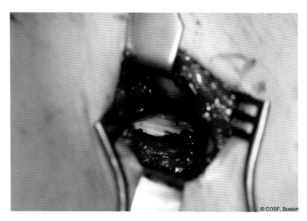

▲ 图 36-4　髂腰肌的肌腱位于肌肉的下方，在肌腱切开术之前，通常需要使用撑开器和拉钩牵开肌肉以显露肌腱

图片由 Children's Orthopaedic Surgery Foundation 提供

（五）术后护理

- 防水辅料包扎。
- 不需要外固定。
- 进行俯卧和髋关节伸展训练，配合物理疗法，以保持术后的髋关节伸展功能。

（六）并发症

- 髂腰肌肌腱松解不完全会导致髋关节仍存在

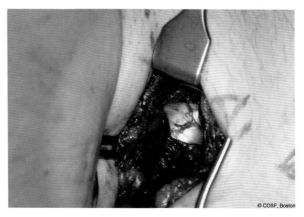

▲ 图 36-5　用电刀检查肌腱以确保没有切断股神经，此外，肌腱会随着腿的内外旋转而改变位置，这也可以帮助检查是否切断了正确的结构

图片由 Children's Orthopaedic Surgery Foundation 提供

屈曲挛缩。

- 股神经牵拉伤或电灼伤。

- 牵拉股外侧皮神经可导致切口处皮肤感觉过敏。

七、半腱肌围绕大收肌的移位术

（一）手术适应证

- 该手术适用于腘绳肌紧张和轻度膝关节屈曲挛缩畸形（20° 以下）的患儿。

- 通常，我们会对 GMFCS Ⅲ～Ⅳ 级的儿童实施这类手术。然而，随着针对治疗膝关节屈曲挛缩的引导生长技术的出现，这种手术已经变得不那么多见了。

- 通常该手术是在取出之前完成的髋关节重建术的内置物时同步进行的。

- 当施用于功能较好的患儿（GMFCS Ⅰ / Ⅱ 级）时，该术式有产生蹲踞步态的倾向。

（二）手术器械

- Langenbeck 牵开器。

- 2-0 的 Ethibond 缝合线。

（三）体位

- 俯卧位，注意腹部减压，保护好眼睛和面部。

- 将凝胶卷放在膝盖下方以防止磨破皮肤，并用枕头支撑因膝关节屈曲挛缩而悬空的脚踝。

（四）手术过程

- 在股骨远端中后方，膝关节上 1～2cm，做一长 5～8cm 的切口，使切口位于半腱肌和股薄肌肌腱之间。

- 切开皮肤和皮下组织，首先确定半腱肌，它位于三条内侧肌肉的最外侧。

- 尽可能地解剖出半腱肌肌腱的远端，这样可以获得更长的肌腱长度，以便之后的移位操作。屈曲膝关节可以帮助触及肌腱的最远端。切断半腱肌肌腱，用 2-0 Ethbond 缝合线对肌腱末端进行锁边缝合。

- 接下来要确定股薄肌和半膜肌肌腱之间的间隔，当这两个肌腱都有可能被延长时，首先要确定半腱肌转移的间隔。

- 使用深 Langenbeck 撑开器显露深层肌间隔，充分切开以便半腱肌移位。

- 打开隔筋膜后，触诊股骨后部和大收肌肌腱。将能够触摸到这个肌腱，把手指插入股骨的背面，"弹奏"大收肌肌腱，就像一把吉他的弦。

- 触及肌腱后，用拉钩将软组织拉开，确认肌腱与软组织完全分离。

- 显露大收肌肌腱后，使用直角钳，自肌腱下方，由外向内穿过，以建立一个通道。

- 避免损伤到神经及血管。

- 将直角钳撑开，扩大通道，便于半腱肌肌腱的转移和缝合；确保转移肌腱周围没有软组织嵌插。

- 用 Ethbond 缝线，在膝关节屈曲 30° 位置缝合半腱肌。

- 这时，直视下切开股薄肌和半膜肌肌腱筋膜以松解股薄肌和半膜肌肌腱。

- 用可吸收缝合线逐层缝合。

（五）术后护理

- 术后，佩戴膝关节支具治疗患者术后残余的膝关节屈曲挛缩。

- 术后髋关节屈曲限制在 60°，1～2 周后增加到 90°。

- 可以站立，但 3 周内限制步态训练。

（六）并发症

- 矫枉过正和医源性蹲伏步态产生。
- 缝线断裂导致固定和转位失效。

八、腓肠肌比目鱼肌松解术

（一）手术适应证

- 临床查体显示踝关节固定挛缩或存在明显的痉挛，非手术治疗效果不佳。
- 手术方式根据儿童的功能水平和畸形程度会有所不同。
- 功能较好的偏瘫患儿患医源性蹲伏步态风险较低，因为健侧腿可以防止蹲伏。研究显示，偏瘫患儿比双瘫患儿更需要手术治疗，而且手术通常局限在2区以降低翻修率，对于偏瘫患儿，常选用腓肠肌松解术。
- 双瘫患儿较少实施此类手术，因为随着时间的推移，会有足部无力的风险，从而形成蹲伏步态。
- 对于痉挛型双瘫患儿，如果1区的腓肠肌延长后仍有残余的紧绷感，则提示深处比目鱼肌存在挛缩。
- Firth等已经阐明了手术延长腓肠肌－比目鱼肌复合体1区和2区之间的生物力学差异。1区手术的延长程度中腓肠肌与比目鱼肌的比值为2∶1。
- 由于上述考虑，痉挛性双瘫患儿不需要行跟腱切开Z形延长术，以避免造成医源性蹲伏步态。

（二）手术器械

- 最少的器械需要。
- 使不使用止血带均可。
- 合适的撑开器、剥离子和剪刀。

（三）体位

- 患儿一般取仰卧位，必要时，将同侧臀部垫起以便更好进行手术操作。
- 俯卧位也是合理的，但可能不必要，除非患儿存在严重固定的旋转畸形。

（四）手术过程

- 手术切口为腓肠肌远端。
- 跖屈及背伸踝关节时，可以触诊到腓肠肌的内侧头，于此处切开并向近端延长切口。这个位置一般在内踝上方4～5指宽的位置。
- 切口不是在胫骨的正后方，而是在胫骨正后方偏内侧2～3指宽的位置。
- 切开皮肤和皮下组织，显露深筋膜；纵向切开深筋膜。
- 切开深筋膜前，跖屈及背伸踝关节，检查确认未损伤到腓肠肌内侧头。
- 切开深筋膜后，要用撑开器或者拉钩将腓肠肌内侧的软组织拉开，因为有些患者的腓肠神经可能走行于此处肌肉上。
- 寻找腓肠肌和比目鱼肌的肌间隙。
- 一些患儿的腓肠肌和比目鱼肌之间并没有真正的肌间隙，而是以一种复合体的形式存在，这时我们要试着制造一个间隙。
- 确定了腓肠肌和比目鱼肌之间的间隙后，用手指上下滑动，钝性分离两块肌肉之间的粘连。
- 用撑开器撑开两块肌肉，然后在腓肠肌的最远端，直视下，使用剪刀松解腓肠肌的肌筋膜。
- 横行松解腓肠肌的肌筋膜使其不会重新附着。
- 如果此时患者踝关节仍紧张，背伸不足，特别是在屈膝位时背伸仍不足，则需要松解比目鱼肌的肌筋膜。

- 松解开比目鱼肌的筋膜后，可以触诊到深部的内侧间隙。该缝隙必须要切开，这样才能使比目鱼肌松解充分。用拉钩分离横亘在间隙内侧和外侧的组织。确认后，用组织剪完成间隙的松解，切勿剪切过快以免伤及间隙尽头的血管。

（五）术后护理

- 使用可吸收缝线缝合切口。
- 使用皮肤伤口胶带。
- 中立位短腿石膏固定，足跟处垫棉衬，以防止刺激和破溃。
- 此外，可活动的膝关节支具可以被用于促进腓肠肌 – 比目鱼肌复合体的伸展。该支具作用与长腿石膏类似，而不会带来同样程度的不便。

（六）并发症

- 最常见的并发症是足跟破溃，原因是石膏刺激或足跟棉衬过薄。
  - 通过加厚棉衬和禁止石膏着地来降低此类风险。
  - 对于无法说话的儿童，使用记号笔来标记脚趾在石膏中的位置可以帮助早期发现问题，例如，如果足跟向上移动，脚趾在石膏中向后移动。
  - 此外，对于那些有沟通障碍的儿童，我们会考虑切掉石膏的足跟部，以预防压疮。
  - 对于存在明显挛缩的低龄患儿，考虑术后使用长腿石膏固定。

九、股骨去旋转截骨术

（一）手术适应证

- 需要根据患儿的临床查体、IGA 及影像学表现综合评估，以决定是否实施股骨去旋转截骨术。

- 手术适应证包括以下几点。
  - 存在与内旋步态相关的平衡和步态问题（足内旋继发的易绊倒）。
  - 临床检查显示双侧髋关节旋转不对称（通常，伸直位时髋关节内旋角度至少为外旋角度的 2 倍，内旋角度大于 60°）。
  - IGA 显示髋关节内旋角度大于正常值 2 个标准差，内旋大于 15°。
  - CT 测量股骨颈前倾角大于 30°。

（二）手术器械

- 当使用钢板系统进行切开手术时，可以使用摆锯进行截骨。
- 当使用髓内钉进行闭合手术时，可以使用电钻进行闭合截骨。
- 无论采用何种技术，在股骨截骨的近端和远端各钻入 1 枚克氏针有助于在截骨前后辅助旋转。通常，我们会在股骨颈钻入 1 枚克氏针，在股骨远端骨骺以近，垂直于胫骨长轴再钻入 1 枚克氏针，用来术中监测股骨的前倾。

（三）体位

- 对于使用钢板固定的单纯去旋转畸形患者，我们倾向于俯卧位，以利于使旋转对称。
- 双侧手术的患者取仰卧位，将患者臀部垫起，抬高股骨近端以便双侧同时手术，在手术开始前，一定要确保患者水平，不要倾斜，因为这可能会影响最终的旋转角度。

（四）手术过程

- 我们更倾向于使用钢板和螺钉进行固定，而不是髓内钉固定，我们认为这样更为稳妥。
- 我们更倾向于使用钢板和螺钉进行固定的另一个原因，是因为我们发现使用髓内钉时，如果不小心将锁定螺钉倾斜插入，会使髓内钉旋转 5°～10°，导致矫正不足或过度。

- 股骨前倾的患者首选股骨近端而非远端去旋转截骨术。只有当实施完股骨近端去旋转截骨术后，临床检查表明患者仍存在明显的股骨内旋，但 CT 显示股骨近端没有明显的前倾时，我们才会考虑行股骨远端的截骨术。

- 股骨近端去旋转截骨术的手术入路在本教材的其他地方已有描述，SEMLS 手术与其是相同的。通常情况下，由于股骨过度的内旋，切口要偏后方，这样切口在术中就不会出现过高的张力。

- 重点是要在髂胫束偏后方切开髂胫束，然后将臀肌向后方拉开。对于单纯的去旋转手术，当使用锁定钢板时，我们倾向于在股骨近端转子下区域截骨。当使用带角度钢板时，我们会在转子间区域截骨。截骨位置的不同主要取决于患儿的功能和内置物的类型。

- 我们在股骨颈的矢状面钻入一枚克氏针，在垂直于胫骨长轴的股骨髁上钻入第二枚克氏针。这两枚克氏针可以作为术中股骨前倾的参考，并帮助跟踪截骨前后的旋转情况。

（五）术后护理

- 我们倾向于在术后 48～72h 内对患者使用硬膜外麻醉或局部麻醉。

- 对于单纯去旋转的截骨手术，截骨端是稳定的，我们鼓励术后初期就进行负重站立，并在接下来的 2～4 周内逐渐恢复正常活动。

- 如果进行了额外的手术操作，术后我们会给患儿佩戴可拆卸的支具，以帮助维持位置，以及防止术后髋关节和膝关节过度屈曲。

（六）并发症

- 可能去旋转过度或不足，需要考虑患者的年龄、术前功能水平和畸形程度，然后进行合理的去旋转手术。

  - 对于可以行走的儿童（GMFCS Ⅰ 级、Ⅱ 级和高功能Ⅲ级），我们将在手术结束时为他们留下 10°～15° 的股骨颈前倾角，但如果他们年龄较小（小于 8 岁），我们可以考虑将股骨颈前倾角降至 5°。

  - 对于 GMFCS Ⅳ 级和 Ⅴ 级的患儿，我们将使股骨颈前倾角接近于零。

- 骨延迟愈合或不愈合：大龄儿童术前需评估骨质，术中选用加压钢板，并保留血管以促进截骨端早期愈合。

十、胫骨截骨术

（一）手术适应证

- 胫骨去旋转截骨术旨在纠正小腿的力臂和旋转畸形，预防患者摔倒。

- 通常情况下，这种手术只适用于 GMFCS Ⅰ～Ⅲ级的脑瘫患儿，也适用于一些存在特殊情况的 GMFCS Ⅳ 级患儿，很少用于 GMFCS Ⅴ 级患儿。

- 术前要对患儿进行综合评估以决定是否需要行胫骨去旋转截骨术。

  - 在膝关节屈曲位和伸直位测量胫骨旋转角度。

  - 测量腿与足的角度时，需患者取俯卧位，测量时要使距舟关节保持中立位，因为如果距舟关节外翻，会使胫骨外旋角度因足外翻而增加。

  - 测量双踝轴线也可以帮助我们确认胫骨是否存在旋转畸形。

    ◆ 通过 OGA 和 IGA 评估足的内旋、外旋。当内外旋角度大于 30° 或高于正常值 2 个标准差时具备手术指征。

  - CT 扫描可以用于确认手术需纠正的角

度，但很少单独根据 CT 扫描结果做出决定。

（二）手术器械

- 不需要专门针对这一术式准备特定的器械。
- 剥离子。
- 骨膜剥离子。
- 摆锯。
- 骨盆重建锁定钢板或胫骨远端预弯好的钢板。

（三）体位

- 我们倾向于患者取仰卧位，抬高患肢，以利于患肢旋转。
- 也可以取俯卧位。
- 不用捆绑止血带。

（四）手术过程

- 做胫骨远端前方纵行切口。
- 确定骨骺位置并将其作为切口的远端。
- 切开皮肤及皮下组织，然后用透视机确认骨骺位置。
- 用电刀 H 形切开骨膜。
- 使用拉钩及剥离子拉开胫骨周围软组织，注意不要过度牵拉神经及血管。
- 在截骨远近端钻入克氏针以测量截骨前后的旋转角度。
- 如果矫正角度小于 30°，要保持腓骨完整，对于骨骺闭合且需要腓骨截骨的患儿，考虑使用克氏针髓内固定来维持腓骨皮质相连，防止截骨端延迟愈合或不愈合。
- 在拟截骨的远近端预钻入 1～2 枚克氏针，截骨完成后，这两枚 2mm 克氏针可以用于

调整和维持旋转角度及位置。

- 确保截骨方向与胫骨长轴垂直，并避免出现任何屈曲或过伸畸形。
- 截骨并不需要完全截断，后方皮质可以是完整的并作为截骨处的铰链，但是，对于骨骼发育成熟的儿童，截骨需要完全截断。
- 大龄儿童的腓骨截骨，考虑使用克氏针髓内固定，并保持腓骨有两面皮质相连，防止延迟愈合或不愈合。
- 尽可能在干骺端最远处截骨，这样可以使截骨端快速愈合并通常不会发生并发症。
- 无法缝合骨膜，但要尝试缝合钢板上方的软组织层，以防切口裂开。
- 紧密的缝合可能会导致筋膜室综合征的发生。

（五）术后护理

- 佩戴带有膝关节固定器的短腿石膏。
- 术后 3 周时允许站立。
- 术后 4～6 周开始步态训练。

（六）并发症

1. 功能障碍

- 提前制订最佳治疗方案尤为重要。
- 术后 12～24 个月可以继续进行功能康复训练。
- 尽量尽快进行负重训练，以减轻术后功能退化。
- 对青少年进行手术时要警惕社会心理问题。

2. 矫枉过正

- 如果存在疑问，应首先纠正主要的生物力学问题。总有机会在以后的日子里再进行"微调"手术。

参考文献

[1] Borton DC, Walker K, Pirpiris M, Nattrass GR, Graham HK. Isolated calf lengthening in cerebral palsy. Outcome analysis of risk factors. *J Bone Joint Surg Br*. 2001;83(3):364-370.

[2] Rang M. Cerebral palsy. In: Morrissey R, ed. *Lovell and Winter's Paediatric Orthopaedics*. 3rd ed. Lippincott; 1990:465-506.

[3] Thomason P, Baker R, Dodd K, et al. Single-event multilevel surgery in children with spastic diplegia: a pilot randomized controlled trial. *J Bone Joint Surg Am*. 2011;93(5):451-460.

[4] Davids JR, Ounpuu S, DeLuca PA, Davis RB III. Optimization of walking ability of children with cerebral palsy. *Instr Course Lect*. 2004;53:511-522.

[5] Russell DJ, Rosenbaum PL, Cadman DT, Gowland C, Hardy S, Jarvis S. The gross motor function measure: a means to evaluate the effects of physical therapy. *Dev Med Child Neurol*. 1989;31(3):341-352.

[6] Winters TF Jr, Gage JR, Hicks R. Gait patterns in spastic hemiplegia in children and young adults. *J Bone Joint Surg Am*. 1987;69(3):437-441.

[7] Rodda J, Graham HK. Classification of gait patterns in spastic hemiplegia and spastic diplegia: a basis for a management algorithm. *Eur J Neurol*. 2001;8(suppl 5):98-108.

[8] World Health Organization. *International Classification of Functioning, Disability and Health (ICF)*. World Health Organization; 2001.

[9] Ma FY, Selber P, Nattrass GR, Harvey AR, Wolfe R, Graham HK. Lengthening and transfer of hamstrings for a flexion deformity of the knee in children with bilateral cerebral palsy: technique and preliminary results. *J Bone Joint Surg Br*. 2006;88(2):248-254.

[10] Shore BJ, White N, Kerr Graham H. Surgical correction of equinus deformity in children with cerebral palsy: a systematic review. *J Child Orthop*. 2010;4(4):277-290.

[11] Firth GB, McMullan M, Chin T, et al. Lengthening of the gastrocnemius-soleus complex: an anatomical and biomechanical study in human cadavers. *J Bone Joint Surg Am*. 2013;95(16):1489-1496.

第37章 髋关节神经肌肉手术：预防与重建

Neuromuscular Hip Surgery: Prevention to Reconstruction

Benjamin J. Shore 著

一、髋关节神经肌肉手术：预防

- 长收肌延长。
- 短收肌延长。
- 股薄肌延长。
- 髂腰肌延长。
- 苯酚在闭孔神经前支上的应用。

（一）手术适应证

- 骨盆正位 X 线提示进行性髋关节半脱位：股骨头偏移率（migration percentage，MP）介于 30%～50% 伴有轻度骨性畸形。
- 髋关节外展功能进行性丧失，或存在髋关节内收（内翻）或屈曲挛缩畸形，进而影响日常生活（如更换尿片、清洁）。
- 影响步态或久站耐力的剪刀步态。
- 具有神经肌肉型髋关节半脱位且未接受治疗的病史，治疗的最终目的是防止髋关节关节炎的发生，同时保证股骨头在髋臼内并且髋部灵活无痛。
- 预防性手术适用于低龄并伴有进行性髋关节半脱位的患儿。

- 每 3～6 个月监测一次 MP，MP 逐渐增至 40% 以上为预防性手术的指征。
- 患儿年龄小于 4 岁，MP＞50%，仍可以进行预防性手术，此时，预防性手术是为患儿长大后适合接受更明确的重建手术争取时间。
- 4 岁以下患儿进行预防性手术通常可以帮助改善因剪刀步态引起的 MP 增加、造成的日常活动（activities of daily living，ADL）困难。
- 根据患儿年龄、髋关节功能及半脱位程度确定手术方式。
- 预防性手术通常包括在重建手术中。
- 预防性手术对于具有最大功能潜能（GMFCS Ⅱ级和Ⅲ级）的患儿疗效最佳，而对于有限功能潜能（GMFCS Ⅳ级和Ⅴ级）的患儿疗效较差。
- 尽管已有报道经皮延长术，但由于手术相对不精准，因此我们并不认可。

（二）术前准备

- 常规手术床。
- 体位：仰卧位。
- 术前在会阴区覆盖防水手术贴膜。

- 膝盖以下粘贴防水手术贴膜。
- 准备 5% 的苯酚用于闭孔神经的前支阻滞术。
- 准备直角牵开器（Ragnell 或 Langenbecks 牵开器）和"花生米"（小纱球）用于髂腰肌周围的深层解剖。
- 使用单孔布敷料，组织胶用于切口防水。

（三）麻醉检查

- 在患儿睡眠时进行体格检查有助于区分肌肉痉挛和挛缩。
- 屈髋时检查长收肌和短收肌，伸髋时检查股薄肌。
- 目标是在术中于屈髋及伸髋时延长长收肌后，髋关节外展可以达到 45°，如果长收肌延长后髋关节外展仍然小于 45°，则考虑短收肌部分或全切术。
- 托马斯试验时，髋关节屈曲挛缩大于 20° 是髂腰肌延长术的手术指征。

（四）定位

- 仰卧位。
- 将患儿臀部用毛巾垫高，以便进行其他操作时方便将患儿抬起。
- 术者站在切口的对面。
- 患儿手臂交叉放在胸前，以便在有需要时进行麻醉。
- 患儿上半身保暖。

（五）手术入路

- 长内收肌是内侧手术切口的关键，术中应准确识别长收肌及其相邻肌肉，从而确定手术的位置和方向。
- 进行内收肌延长的翻修手术时，应小心解剖异常造成大血管临近手术入路。
- 解剖方向如下：长收肌最容易触及，同时可以很清晰地看到其小的肌束固定于耻骨结

节。在术中结合锐性和钝性分离最容易将长收肌肌腱下缘游离，长收肌肌腱下缘可以帮助识别位于其深层的短收肌。
- 长收肌和耻骨肌之间的间隙位于长收肌上方，其在靠近耻骨结节的内侧缘处更容易显露，在间隙中靠外侧通常有穿支血管，使解剖更具有挑战性。
- 闭孔神经的前支位于耻骨肌和长收肌间隙的深处，走行于短收肌的肌腹上。闭孔神经前支由闭孔发出并向外侧延伸，在短收肌腹部处形成数个分支。
- 于长收肌和耻骨肌间隙向深处分离可达到小转子和髂腰肌肌腱水平。闭孔神经前支走行于短收肌的腹部上并被短收肌拉回，位于上述间隙的下方。偶尔可见旋股内动脉的分支，但通常可以避免，因为其倾向于颅尾方向走行，比小转子更靠近内侧。

1. 长收肌肌腱切断松解术

- 在长收肌结节外侧约一横指处做约 4cm 切口。
- 以长收肌肌腱为中心做切口，可通过屈膝和髋外展使其收缩。一般情况下，双腿屈曲外展时，可同时收紧双侧长收肌。
- 手术刀切开皮肤，电凝止血。
- 使用一个小的自动固定拉钩和甲状腺拉钩，以便显露切口。
- 使用电刀沿长收肌切开，直到于内收肌结节处看到肌肉纤维和白色的肌腱部分。
- 确定长收肌肌腱附着点的边界，用甲状腺拉钩将肌腱向上和向下牵开以确保肌腱显露充分（图 37-1）。
- 于正确的位置向上牵拉长收肌时，可以看到位于深处短收肌上的闭孔神经前支。
- 使用直角牵开器显露长收肌肌腱，并在靠近肌腱附着点处行肌腱全切以控制出血。

2. 短收肌延长术

- 切口同上，行短收肌延长。

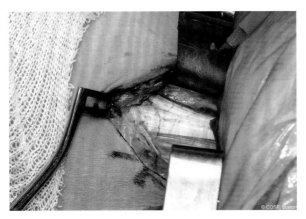

▲ 图 37-1　长收肌是内侧髋关节室的标志物；在进行肌腱切开术之前，要明确肌肉的上下边界

图片由 Children's Orthopaedic Surgery Foundation 提供

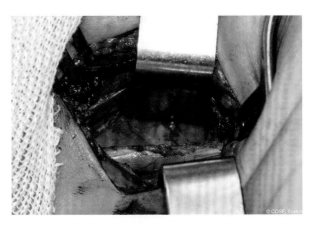

▲ 图 37-2　股薄肌是扁薄的带状肌，伸膝及外展时处于紧张状态，可以直接进行松解

图片由 Children's Orthopaedic Surgery Foundation 提供

- 短收肌较宽，短收肌很少能够完全松解。
- 短收肌延长术通常用于 GMFCS Ⅳ级和Ⅴ级患儿，很少用于 GMFCS Ⅰ级和Ⅱ级患儿。
- 短收肌的收缩与下肢的屈曲和外展相关，作用类似于长收肌。
- 长收肌松解术后髋关节外展仍未达到 40°，则需继续行短收肌延长术。
- 短收肌延长的是致密的条状筋膜组织，其在下肢外展和屈曲时持续紧张。
- 在内收肌结节附近进行内收肌延长时需注意闭孔神经前支，以避免医源性神经损伤。

3. 股薄肌延长术

- 股薄肌是横过髋关节和膝关节的肌肉，脑瘫患儿中股薄肌常处于紧张状态。
- 股薄肌延长术可以采用与内收肌延长术相同的手术切口。
- 股薄肌形状独特，细长且偏薄，在手术中容易识别（图 37-2）。
- 伸膝并外展时，此时股薄肌处于紧张状态，于切口的尾侧易于识别。
- 找到股薄肌后用电刀打开腱鞘，纵向分离并确定肌腱的范围。
- 股薄肌是扁薄的带状肌，以腱膜起自耻骨下支。

- 股薄肌肌腱无法用止血钳完全夹闭，应在伸膝外展位时触诊并使用电刀行肌腱进行性松解，直到下方剩余肌腱完全脱离附着点。

4. 小转子水平髂腰肌延长术

- 如果存在髋关节屈曲挛缩大于 20° 或髋关节半脱位，可通过内收肌切口松解小转子处的髂腰肌，以便股骨头复位。
- 于耻骨肌和短收肌之间的间隙显露髂腰肌，在短收肌延长之前进行髂腰肌延长较容易。
- 保持闭孔神经前支在短收肌上，然后向下牵拉短收肌以便显露小转子。
- 采用尖锐和钝性分离结合深拉格内尔牵开器，可以很容易地识别小转子水平的间隙（图 37-3）。
- 触诊小转子有助于确定手术方向。
- 使用电刀和花生米相结合，通过压力剥离覆盖在髂腰肌肌腱上的软组织。
- 一旦肌腱被剥离出来，在肌腱的底部会看到一些小血管，这时可以预防性地使用电刀来止血。
- 髋关节屈曲外旋时，将小转子送入切口，然后用直角牵开器牵开。
- 在直视下使用电刀行髂腰肌肌腱完全离断术。

5.苯酚在闭孔神经前支的应用

- 闭孔神经前支是支配小腿内收的运动神经。
- 苯酚会对神经造成化学损伤（神经松解），需要6~12个月才能恢复，从而显著降低内收肌痉挛。
- 通过骨盆的闭孔并沿短收肌肌腹走行。
- 闭孔神经前支在短收肌上形成数个分支。
- 苯酚的应用需在内收肌手术的最后一步进行，因为苯酚具有毒性，应用后不再对切口进行其他操作。
- 长收肌肌腱切断术后识别闭孔神经分支，仔细剥离并切开神经分支表面的神经束膜（图37-4）。
- 打开神经鞘使苯酚能够接触到神经而不是邻近的其他结构。
- 神经松解使用5%的苯酚，通常0.25ml就足够术中使用（图37-5）。
- 应用苯酚前。
  - 冲洗伤口。
  - 因为苯酚是一种酒精，因为有火灾危险，使用前要彻底止血，应用后不使用电刀。

（六）术后护理

- 用Monocryl缝线和Dermabond皮肤黏合剂缝合伤口。
- 因为患儿不自主大小便会弄脏敷料，建议使用Dermabond皮肤黏合剂而不推荐使用敷料。
- 外展枕配合膝关节固定器是常见的固定术。
- 对于体型太小而不能使用外展枕的患儿，建议使用双侧直腿石膏固定3~4周。
- 外展枕全天固定3~4周后，改为继续夜间使用6周。

（七）并发症

1.异位骨化

- 小转子周围精细解剖和彻底止血有助于防止

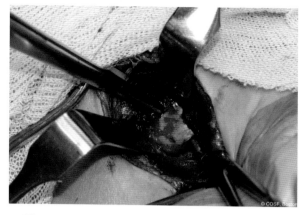

▲ 图 37-3 于耻骨肌和短收肌之间的间隙显露髂腰肌和小转子

图片由 Children's Orthopaedic Surgery Foundation 提供

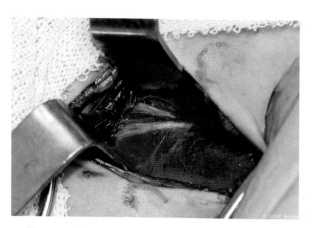

▲ 图 37-4 闭孔神经前支在短收肌肌腹上，当长收肌肌腱松解后，很容易被辨认出来

图片由 Children's Orthopaedic Surgery Foundation 提供

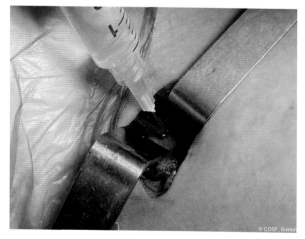

▲ 图 37-5 只需几滴苯酚就能引起化学神经失用症；通常在应用苯酚前，用肌腱剪小心地将神经鞘松解

图片由 Children's Orthopaedic Surgery Foundation 提供

这种情况的发生。

2. 伤口裂开

- 使用 Monocryl 缝线而不是 Vicryl 缝线可以防止伤口周围脓肿和伤口裂开，无须覆盖敷料的组织胶也是首选。

3. 闭孔神经撕裂

- 避免对闭孔神经前支造成永久性损伤，以免引起外展挛缩和过度外展。

4. 内收肌过度延长

- 内收肌可维持站立时髋关节的稳定性，应避免患儿内收肌过度延长。

二、髋关节神经肌肉手术：重建

- 股骨近端内翻旋转截骨术。
- 髋关节造影。
- 骨盆截骨术（改良 Dega 术）。

（一）手术适应证

- X 线片提示髋关节进行性半脱位（骨盆正位片），MP＞50%。
- X 线平片上可见 Shenton 线不连续（骨盆正位片）。

（二）术前准备

- 钢板或股骨近端锁定钢板，都可以使用。
  - 我们使用 Cannulated 钢板（100°）或股骨近端锁定钢板（100° 或 110°）。
- 行骨盆截骨术时应使用可透射线牵开器。
- 对比剂（Optiray）与无菌生理盐水 1∶1 混合。
- 直头和弯头的骨刀。
- 椎板撑开器（无齿）和顶棒。
- 电钻和电锯。
- 标准骨科解剖器械。

- 可透射线手术台和 X 线透视机。

（三）定位

- 患儿仰卧位，臀部垫高以便同时进行双侧手术。
- 双臂交叉并用毯子分开包裹，这样每只手臂都可进行麻醉，避免通过肘部行静脉输液。
- 腹股沟区覆盖抗生素防水敷料（Ioban），然后准备进入手术区域。
- 膝盖以下无须手术时，使用一次性防水手术单；如果需同时进行下肢手术，则使用中单包裹。
- 导尿管常用于硬膜外或局部麻醉；导尿管放置在头侧中线以上，用泡沫覆盖以防止皮肤问题。

（四）股骨截骨术（Cannulated 钢板）

- 截骨术可以采用钢板或锁定钢板。
- 我们的偏好是 GMFCS Ⅳ / Ⅴ 级使用钢板，GMFCS Ⅰ～Ⅲ级使用锁定钢板。

1. 方法

- 股骨近端外侧入路，切口长 8～10cm，切口稍偏后，其近端距离股骨大转子约 1cm（图 37-6）。

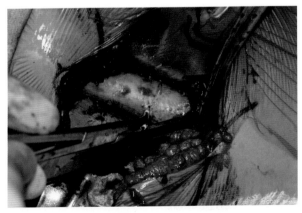

▲ 图 37-6 股骨外侧入路，于股骨大粗隆向近端延伸约 1cm，向远端延伸约 7cm，切口长约 8cm

图片由 Children's Orthopaedic Surgery Foundation 提供

- 由于大多数患者股骨前倾角增加，应纵向偏后切开髂胫束，内旋将有助于纠正前倾角，截骨前在股骨表面画一条平行于手术室地板的线。
- 识别大转子基底，在大转子水平 L 形或不对称的 T 形全层切开，向后打开股筋膜，用电刀将股外侧肌从股骨上分离（图 37-7）。
- 注意切口远端 1/3 处的穿支血管，在切割前要先确认并电灼，因为一旦切开它们就会收缩并出血。
- 截骨部位可联合使用 Cobb 和 Crego 钳进行骨膜下剥离。

2. 截骨术
- 在大转子基底正中矢状面打入第一枚克氏针导针，止于股骨头下象限（通常 120°～130°）。
- 如果使用 100° 的钢板，截骨术将提供 20°～30° 的内翻。
- 在股骨远端骨骺近端打入第二枚克氏针导针，垂直于胫骨长轴；从近端向远端观察两枚克氏针所成角度，即可在截骨前获得股骨前倾角度，并可将其作为去旋转截骨的参考。
- 通常我们将 GMFCS Ⅳ 级和 Ⅴ 级的前倾角设

定为 0° 和 10°，GMFCS Ⅰ～Ⅲ 级前倾角设定为 10° 和 20°。
- 沿克氏针方向置入探针，以测量长度。
- 一旦明确截骨长度，截骨前应撤出 5～10mm，这样做可以防止嵌顿，否则截骨后会很难取出。
- 近端截骨应平行于克氏针或呈 10° 倾斜，注意不要碰到导针，仔细操作，避免切到股骨颈（图 37-8）。
- 远端截骨应垂直于股骨的长轴。
- 对于 GMFCS Ⅳ / Ⅴ 级，股骨经过截骨缩短约 1.5cm，而且小转子也会被切除。
- 对于 GMFCS Ⅰ～Ⅲ 级，行短缩手术时，我们选择从远端到近端进行，以防止屈髋肌无力，截骨部位应使用锁定钢板固定。
- 准备好进行截骨后，用骨刀轻轻敲击近端截骨线，截骨的碎骨片居中，旋转骨刀以松动骨组织（图 37-9）。
- 小心地取出凿子，将导针留在原位，并在透视引导下插入所需的钢板。
- 将股骨远端复位后通过调整 2 根导针观察股骨前倾角。
- 钢板近端选用 1 枚锁定螺钉固定，其余螺钉

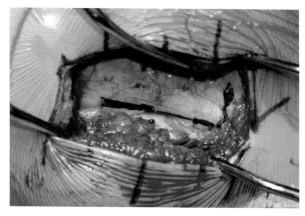

▲ 图 37-7　通过触诊确定股骨大转子，臀中肌止点止于大转子，通过全层骨膜松解，形成 L 形或不对称的 T 形用于以后的骨膜全层关闭
图片由 Children's Orthopaedic Surgery Foundation 提供

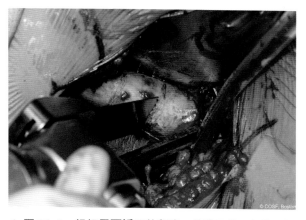

▲ 图 37-8　根据需要矫正的程度，骨凿可以平行截骨轨迹，也可以略有不同；注意避免在截骨术时损伤股骨颈
图片由 Children's Orthopaedic Surgery Foundation 提供

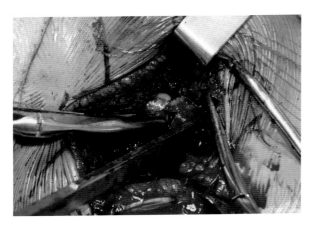

▲ 图 37-9 做底部 1cm 的楔形截骨，方便取出截骨处的骨片
图片由 Children's Orthopaedic Surgery Foundation 提供

均选择非锁定螺钉进行加压固定。

• 打入第一枚螺钉后结构是不稳定的，可拆除所有的器械，检查腿部是否能放平，确保在打入其余螺钉前对位满意。

3. 缝合
• 0 号 Vicryl 缝合线缝合大转子表面骨膜（2～3 针），确保缝线牢固。
• Vicryl 线闭合股外侧肌和髂胫束。
• 用可吸收缝合线缝合浅表组织。
• 使用组织胶和免缝胶带闭合切口。

（五）髋关节造影

• 髋关节造影有两种适应证。
  – 一种是髋关节神经肌肉重建手术时确定股骨头是否复位到髋臼。
  – 另一种是确定术中是否需要行髋关节切开复位术。
• 这两种适应证操作方法是相同的。
• 在透视的辅助下使用 18 号硬膜外穿刺针。
• 方案 1：通过内收肌入路穿刺，将 1 根手指置于耻骨结节外侧，沿长收肌腱向同侧乳头方向穿刺，在透视辅助下穿刺入髋关节囊。
• 方案 2：在股骨切口仍然开放的情况下进行，

沿着股骨颈前部穿入穿刺针，用透视确认穿刺针在关节内的位置。

• 这两种情况下，使用 1∶1 无菌生理盐水和对比剂的混合物进行关节造影。
• 关于进行关节造影的进一步细节可以在腿部疾病的相关章节中找到。
• 关节造影对诊断和治疗很有帮助。

（六）骨盆截骨术（Dega 截骨术）

• 对于大多数髋关节神经肌肉发育不良的骨盆截骨术，我们更喜欢 Dega 截骨术。

1. 方法
• 髂前下棘 1cm 处选用髋关节前方 Bikini 入路切口。
• 切口以髂前上棘至髂前下棘为中心，根据患者情况做长 6～8cm 切口。
• 切开皮肤后进行锐性分离，找到腹外斜肌。
• 用电刀在腹外斜肌髂嵴上止血时注意不要损伤骨膜。
• 沿阔筋膜张肌和缝匠肌之间的间隙分离，我们进入的是阔筋膜张肌间隙并不是找到这些肌肉之间真实的肌间隙。
• 通过阔筋膜张肌间隙进行操作可降低损伤大腿股外侧皮神经的风险。
• 我们通过阔筋膜张肌间隙找到股直肌直头，通常只在股直肌直头的外侧区域进行解剖。
• 确认股直肌直头和反折部，注意不要切断。
• 在髋关节严重半脱位的情况下，可追踪间接头，以确定真实髋臼的边界。
• 使用 10 号刀片沿髂嵴切开骨膜（图 37-10）。
• 使用 Cobb 钳和骨膜剥离器向下完整剥离骨膜到坐骨切迹水平。
• 注意识别从骨盆发出的髂腰静脉穿支并彻底止血（图 37-11）。
• 只需切开髂骨外板就可得到较小的骨盆矫正角度，而对于需要较大的矫正角度需切开髂

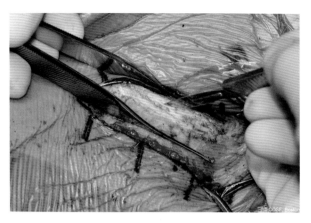

▲ 图 37-10　10 号刀片用于切开髂嵴中部的骨性突起；对于直接行 **Dega** 截骨术，通常只需要切开外侧髂嵴

图片由 Children's Orthopaedic Surgery Foundation 提供

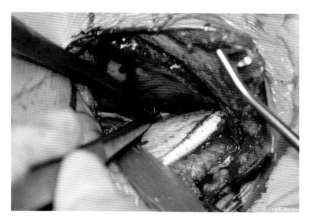

▲ 图 37-11　髂腰静脉存在于髂骨外板和骨膜之间；当显露坐骨切迹时，用电刀止血

图片由 Children's Orthopaedic Surgery Foundation 提供

骨内外板，以提供更大的截骨角。

2. 骨切开术

- 坐骨切迹处使用可透射线的牵开器以保护坐骨神经（图 37-12）。
- 通常在髂前上棘和髂前下棘之间做弧形截骨，实际截骨水平会根据矫正程度来决定。
- 通过术中透视在正中矢状面水平确定截骨水平，在髂前上棘稍下方向坐骨大切迹前方截骨。
- 选择此截骨方向是为了尽量减少术野出血。
- 在透视下，交替使用直截骨刀和弧形截骨刀从髂前下棘的下方弧形截骨到髋臼后上缘。
- 根据截骨术部位进行 C 臂轨迹的调整。
- 我们将 C 臂摆到头侧可以更好地看到后方截骨情况；当 C 臂切换成骨盆正位片时，可以看到截骨的轨迹。
- 使用椎板扩张器打开截骨间隙，将先前的股骨骨块修整后由外向内植入。
- 截骨术的目的是提高髋臼的覆盖范围保证髋关节稳定。
- 将截骨平面由髂前上棘稍下方向坐骨大切迹前方截骨，并在截骨间隙夯实植骨。
- 通常通过屈曲、内收和内旋来检查髋关节截骨后的稳定性。

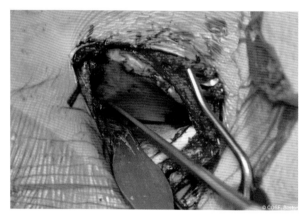

▲ 图 37-12　将可透射线牵开器置入切口以保护坐骨神经，便于髋臼后侧截骨

图片由 Children's Orthopaedic Surgery Foundation 提供

3. 缝合

- 用布巾钳将髂骨夹在一起，用可吸收缝合线缝合。
- 明胶海绵填塞缝匠肌间隙用以止血。
- 用 Vicryl 线严密闭缝合阔筋膜张肌和缝匠肌之间的间隙及腹外斜肌腱膜。
- 皮肤缝合用 Monocryl 和 Dermabond 缝合线。
- 较少使用引流管。

（七）术后护理

- 不需要行髋人字石膏固定。
- 用楔形泡沫体位垫外展 4~6 周。

- 平缓地进行髋关节、膝关节和踝关节功能锻炼。
- 如果正在治疗中发现髋关节不稳定，推迟至术后 4 周开始活动。
- 可选择保持髋关节外展的支具或短腿石膏固定。

（八）并发症

1. 矫正过度

- 过度内翻会造成髋关节撞击和髋关节不稳定。
- 髋关节过度外旋会造成前方不稳定。

2. 疼痛

- 重视疼痛管理，通常使用 Tylenol、非甾体抗炎药、麻醉药和肌松药的多模式镇痛治疗。
- 术后通常 6～12 周内会出现疼痛。

3. 内置物移位

- 很少需要固定骨盆植入骨块，但要注意保持截骨的前部完整，以提高稳定性。
- 在关闭前用 Kocher 钳测试植入骨块的稳定性。

4. 并发症

- 对复杂的患者在髋关节重建手术前进行术前规划很重要。

参考文献

[1] Shore BJ, Thomason P, Reid SM, Shrader MW, Graham HK. *Cerebral Palsy*. In: *Lovell and Winters Pediatric Orthopedics*. 8th ed. Wolters Kluwer; 2020:504.

[2] Shore BJ, Zurakowski D, Dufreny C, Powell D, Matheney T, Snyder B. Proximal femoral osteotomy in children with cerebral palsy: the effect of age, gross motor function classification system level and surgeon experience on surgical success. *J Bone Joint Surg Am*. 2015;97(24):2024-2031.

[3] Shore BJ, Yu X, Desai S, Selber P, Wolfe R, Graham HK. Adductor surgery to prevent hip displacement in children with cerebral palsy: the predictive role of the gross motor function classification system. *J Bone Joint Surg Am*. 2012;94(4):326-334.

第38章 蹲踞步态的手术治疗
Surgical Management of Crouched Gait

Colyn J. Watkins 著

一、前方半骺阻滞术及内侧腘绳肌松解术

(一)手术适应证

- 膝关节屈曲挛缩(>10°),生长潜能大于2年,无膝关节疼痛的存在蹲踞步态的患儿(GMFCS Ⅰ~Ⅲ级)。
- 膝关节屈曲挛缩>20°,行走困难(GMFCS Ⅳ/Ⅴ级)但希望保持站姿并防止膝关节继续屈曲挛缩的患儿。
- 对于超重或肢体粗壮的患儿要慎重,由于对侧大腿较粗,内侧螺钉置入难度较大。

(二)术前评估

- 检测骨龄,因为神经肌肉疾病中骨骼发育异常会使生长量难以预测。
- 俯卧位查体对于评估膝关节屈曲挛缩与腘绳肌紧张度是至关重要的。
- 拍摄最大伸展时的侧位片。
- 考虑同时延长腘绳肌和屈髋肌。

(三)手术器械

- 4.5mm 全螺纹空心螺钉。

- 大小合适的可透衬垫。
- C 臂机。
- 常规小型手术器械。
- 不绑止血带。
- 无菌单和护皮膜。
- 如果患者较小,可显露足部。

(四)体位

- 仰卧位,置于射线可透的手术台上,双臂交叉于胸前(这样手臂不会挡住螺钉的轨迹)。

(五)腘绳肌松解术

- 只在腘绳肌紧张时进行,在置入螺钉前实施。
- 在可触及的内侧半腱肌和股薄肌腱上方做4~5cm纵行切口。
- 这两条肌腱在切口处可触及。半腱肌在外侧且更大。股薄肌可以通过腿的外展和伸直来识别。半膜肌是一条较宽的肌肉,位于半腱肌和股薄肌肌腱之间的更深一层。
- 用电刀切断半腱肌和股薄肌肌腱。
- 在这些肌腱深处触诊到半膜肌并确定其腱膜。将其切断,确保下面的肌肉完好无损。

优缺点

- 如果经验不足，可以让器械护士来控制患者的腿，以便外科医生及助手从手术台的对侧看见切口。
- 半腱肌 / 半膜肌的内侧为安全的解剖平面，神经血管束位于其外侧。
- 在某些情况下，可以考虑将半腱肌转移到股骨远端的内收肌上，以保持盆腔位置，防止盆腔过度前倾（见第 36 章）。

（六）螺钉半骺阻滞术

- C 臂可以放置于手术台的任意一侧。
- 一般来说，先置入外侧螺钉是最容易且安全的，因为外侧没有重要的神经血管结构。
- 把一枚 20G 的脊髓穿刺针作为导针置入股骨骺的近端，并在 C 臂下观察，以确保导针置入到了合适的位置。
- 通常，这个位置位于髌骨上极上方不到三个指宽（图 38-1）。
- 然后在该针的前或后做一个 1cm 长的切口（图 38-2）。
- 取一根 1.6mm 的导丝，用手将导丝推进骨皮质并锤击，使尖端在矢状面和冠状面都以正确的轨道进入骨骺。

- 将导丝推进至骨骺，触诊并确认股骨骺的最前部。
- 摄侧位片检查，确保导丝在矢状面前 1/3 处穿过骨骺（图 38-3）。
- 然后在内侧完成相同的步骤。
- 可以同时置入两枚导丝，然后用标准化方法置入螺钉。因为骨质较软，所以只需要钻过外侧皮质而不需要穿过骨骺。
- 螺钉的轨迹如图所示，螺钉钉尾靠近股四头肌（图 38-4）。
- 侧位片上观察，螺钉需超过骨骺三个螺纹。
- 确保未侵扰髌股关节和股胫关节。
- 如果将来考虑取除内置物，请确保完好固定螺钉。

优缺点

- 完成前必须获得良好的股骨远端侧位片。螺钉尖端必须在外侧骺间线内。
- 螺钉必须位于股骨骺间线远端的前方。
- 不用使用止血带。

（七）术后护理

- 术后使用膝关节支具固定 3 周，以帮助负重和支撑。
- 在 3 周时随诊，检查切口情况并将改为仅在

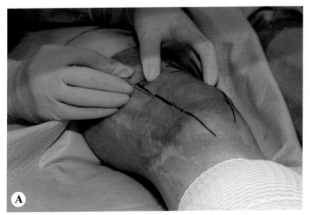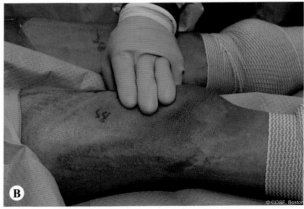

▲ 图 38-1　可以使用脊髓穿刺针作为 4.5mm 导丝的通道，置入位置为髌骨上极上方 2～3 指宽处
图片由 Children's Orthopaedic Surgery Foundation 提供

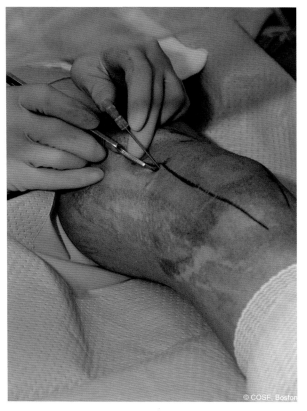

▲ 图 38-2　在脊椎穿刺针外侧的前或后做一个 **1cm** 的小切口，此切口通过髂胫束

图片由 Children's Orthopaedic Surgery Foundation 提供

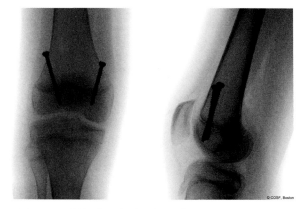

▲ 图 38-3　螺钉在正位片和侧位片上的位置。在正位片上，螺钉应在股骨远端的内、外侧，在侧位片上，螺钉应在前 **1/3** 处穿过骨骺，至少有 **3** 条螺纹穿过骨骺

图片由 Children's Orthopaedic Surgery Foundation 提供

夜间使用。

- 术后即刻 WBAT。
- 如耐受，术后约 1 周开始 ROM 训练。

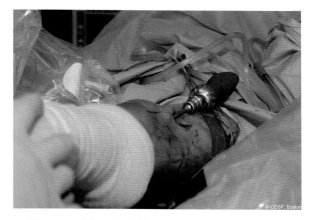

▲ 图 38-4　螺钉的置入轨迹，内、外侧均非常靠近股四头肌

图片由 Children's Orthopaedic Surgery Foundation 提供

（八）并发症

- 医源性神经损伤。
- 避免术中过度牵拉。
- 延长过度和骨盆前倾。
- 通常不需要外侧腘绳肌松解，这可能会导致骨盆过度前倾。
- 不完全矫正 / 不对称矫正。
- 确保内侧和外侧螺钉均穿过骨骺并需密切随访。

二、股骨远端伸直截骨术和髌腱止点移位术

（一）手术适应证

- 膝关节屈曲挛缩＞10°，出现蹲踞步态的骨骼成熟的青少年。或屈曲挛缩大于 20°，有症状且无法实施引导生长的骨骼未成熟儿童。
- 膝关节屈曲挛缩大于 20°，希望保持站姿和行走的患者。
- 肥胖和无法参与术后康复训练是相对禁忌证。
- 通常膝关节屈曲挛缩 30° 是安全手术矫正的上限，不会对膝关节的生物力学产生显著变化。

（二）术前评估

- 俯卧位评估膝关节屈曲挛缩程度和腘绳肌紧张程度。
- 在股骨远端进行伸直截骨术的同时考虑是否需要进行屈髋肌的延长。
- 评估股骨和胫骨旋转角度及步态。

（三）手术器械

1. 股骨远端伸直截骨术

- 3.5mm 或 4.5mm 角度钢板（取决于患者体型）。
- 大小合适的可透衬垫。
- C 臂。
- 摆锯。
- 可透视的手术床。

2. 髌腱止点移位术

- 2mm 纤维缝线。
- 粗的不可吸收缝合线（我们首选 2 号纤维线）。
- Hewson 缝线穿引器。
- 4mm 空心钻。

（四）体位

- 仰卧位且不需要衬垫。

（五）手术方法（股骨远端外侧）

- 以标准方式显露股骨远端（图 38-5）。
- 由远端向近端显露股骨是最容易的，因为股外侧肌与股四肌腱汇合处可以直接进入，显露股骨外髁。
- 在截骨处周围剥离骨膜，注意要剥离好股骨内侧骨膜，这是楔形截骨的关键。

（六）技术要点

1. 导丝置入

- 导丝从外侧股骨外上髁置入至内侧的收肌

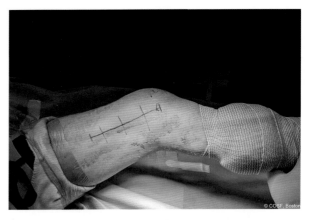

▲ 图 38-5　股骨远端伸直截骨术的外侧入路切口

图片由 Children's Orthopaedic Surgery Foundation 提供

结节。

- 如果达不到垂直于股骨长轴，会出现细微的内翻或外翻。我们的方法是在股骨一侧使用 90° 三角尺，以达到最精确的效果（图 38-6）。
- 应将导丝置入内侧的皮质，避免使用骨刀时将其拔出。
- 这根导丝应在矢状面摄片监测下置入，以避免伤及骨骺（图 38-7）。
- 在切口附近放置第二枚导丝，以便能够在术中测量去旋转程度（图 38-8）。

2. 骨刀置入

- 骨刀要垂直于胫骨长轴，沿导针方向置入（图 38-9）。
- 使用骨刀时膝盖后面不放衬垫，以便达到最准确的矫正角度。
- 在进行截骨术之前取出骨刀（10~15mm），否则很难截取完好的骨头。

3. 截骨术

- 近端截骨面垂直于股骨的长轴。远端截骨面与骨刀平行（图 38-10）。
- 目标是去除一块楔形的骨头，前部比后部更宽。
- 截骨远端平行于骨刀。
- 楔形截骨的后方 1cm 的长度是我们截骨的极

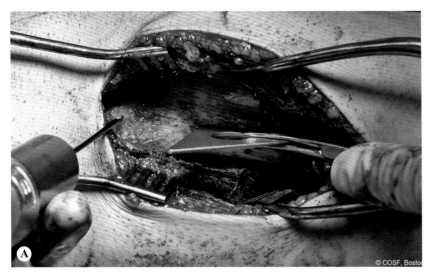

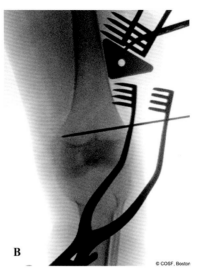

▲ 图 38-6　A. 将角度钢板的导丝置于骨骺的近端；B. 置入 90° 角度钢板，使其垂直于股骨的长轴
图片由 Children's Orthopaedic Surgery Foundation 提供

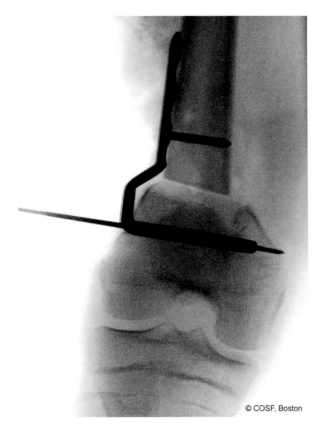

▲ 图 38-7　矢状位上，导针的位置通常位于股骨长轴略后方
如果通过此手术完成股骨的去旋转，额外的定位摄片是必要的。如需要外旋时，导丝要稍向后移；如需要内旋，情况正好相反（图片由 Children's Orthopaedic Surgery Foundation 提供）

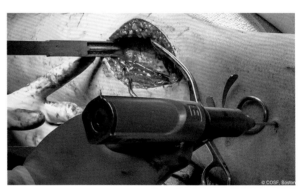

▲ 图 38-8　在切口近端放置第二根钢针，以便能够准确测量截骨期间的旋转，并根据需要调整旋转角度
图片由 Children's Orthopaedic Surgery Foundation 提供

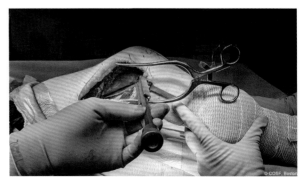

▲ 图 38-9　将骨刀与胫骨长轴垂直，代表矫正角度
图片由 Children's Orthopaedic Surgery Foundation 提供

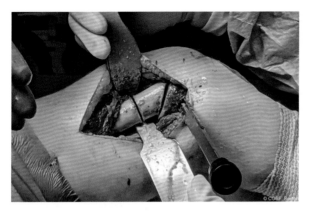

▲ 图 38-10　远端截骨面平行于骨刀，近端截骨面垂直于股骨的长轴，进行楔形截骨

图片由 Children's Orthopaedic Surgery Foundation 提供

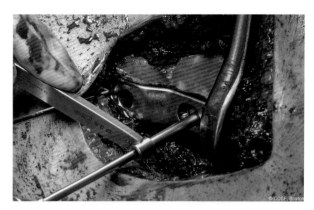

▲ 图 38-11　以标准的 AO 方法将钢板固定到骨头上，并置入第一枚螺钉

图片由 Children's Orthopaedic Surgery Foundation 提供

量，以防止神经血管结构上出现过大的张力并防止医源性损伤。

4. 钢板置入

- 可以在去除截骨骨块后拔出骨刀。
- 延骨刀孔锤入角度钢板，对于较大的校正，使用长钢板。
- 将钢板贴附于骨质，通常股骨会位于钢板后方，使用剥离子向前方翘起股骨，使钢板与骨质紧密贴合（图 38-11）。
- 截骨远端可能会向后移位，这是可以接受并经常出现的，但需要仔细检查截骨端后方，如果移位较大，骨块可能撞击到后方的神经血管时，用锯或咬骨钳小心地去除。
- 钢板以经典 AO 方法固定。

5. 髌腱止点移位术

- 截骨完成后，可以进行髌腱止点的前移。
- 这一过程拉紧了在股骨上松弛的髌腱。
- 我们首选的方法是软组织手术，使用粗的缝合线缝合髌腱，然后缝合收紧多余的组织。

6. 缝线穿过髌骨

- 当股骨远端截骨术的外侧切口未闭合时，在髌骨的中间部从外侧向内侧，使用 4mm 空心钻，钻一孔道（图 38-12）。
- 将导丝用 2.7mm 的空心钻由内侧穿出。

- 将 Hewson 缝线穿引器由孔道从内侧向外侧置入（图 38-13）。
- 将一根 2mm 的纤维缝线由髌骨内侧穿至外侧。

7. 显露髌腱

- 自髌骨远端至胫骨近端前方做一长约 6cm 的纵行切口。
- 辨认髌腱周围组织并确认髌腱的边缘。
- 确定髌下脂肪垫，在髌腱下方，由外向内置入一把止血钳，并识别肌腱的内侧和外侧边界。
- 使用止血钳将穿过髌骨内外侧的纤维缝线自髌腱下方夹至对侧，拉紧缝线并将其自髌骨远端的切口拉出（图 38-14）。

8. 拉紧髌腱

- 使用 2.7mm 的钻头，4.0mm 在胫骨近端，胫骨结节远端由外侧向内侧钻一孔道（图 38-15）。
- 将 Hewson 缝线穿引器置入孔道，然后将纤维缝线从内侧穿到外侧。
- 此时，缝线可以打结了。这时为最大的张力。
- 影像学检查确认髌骨下缘达到胫骨髁间棘水平，并且在负重下膝关节可以弯曲到 90°（图 38-16）。

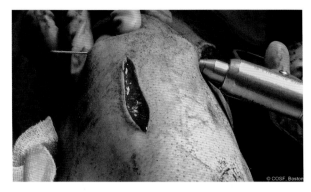

▲ 图 38-12　在外侧切口打开的情况下，使用 **4.0mm** 空心钻穿过髌骨，然后将导丝用 **2.7mm** 的钻头钻入
图片由 Children's Orthopaedic Surgery Foundation 提供

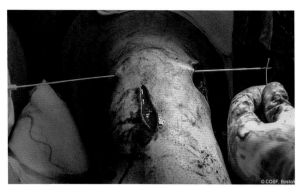

▲ 图 38-13　将 **Hewson** 缝线穿引器从内侧向外侧置入，以便纤维缝线穿过髌骨
图片由 Children's Orthopaedic Surgery Foundation 提供

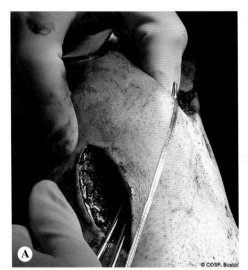
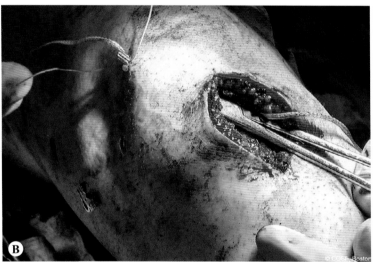

▲ 图 38-14　从髌骨切口沿髌腱下方穿过一把止血钳，以夹住纤维缝线的一端，做环扎固定
图片由 Children's Orthopaedic Surgery Foundation 提供

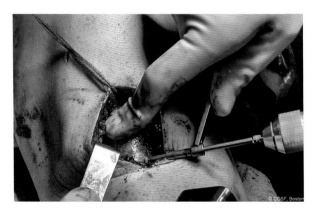

▲ 图 38-15　在胫骨结节远端用 **2.7mm** 的钻头钻孔，将纤维缝线环扎固定
图片由 Children's Orthopaedic Surgery Foundation 提供

- 在前方的筋膜下打结（打 8 个结以防止滑脱）。
- 这时髌腱是过长的。使用止血钳垂直于肌腱的长轴夹起髌腱，并向远端转动，将过长的髌腱卷起，然后用 2 号不可吸收缝线将其缝合至其自身上（图 38-17）。
- 通过负重评估髌腱张力，膝关节应该弯曲到 90°。

（七）术后护理

- 术后 2～3 天内，铰链式膝关节支具的弯曲

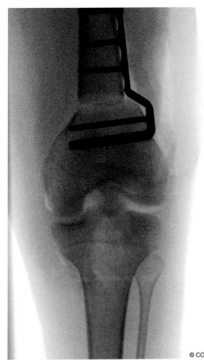

▲ 图 38-16　拉紧髌腱，使髌骨下缘在 X 线上位于胫骨髁间棘的近端

如固定到位，膝关节可屈曲到 90°；如没有，说明髌骨下移过多（图片由 Children's Orthopaedic Surgery Foundation 提供）

角度为 20°～30°，以使后部神经血管结构耐受张力。床头高度限制在 60°。

- 在硬膜外麻醉失去药效前，通常在第 3 天将支具拉直至完全伸展，并解除卧床限制。
- 立即允许有限负重，通常在支具中进行伸直运动。
- 第 4 周开始使用上肢支撑，尽可能地负重。

（八）优缺点

1. 股骨远端伸直截骨术

- 对于肥胖的青少年或有严重发育迟缓的儿童进行这种手术时要小心。两者在术后康复过程中都存在挑战，这些患者可能会选择轮椅作为他们术后首选的代步工具，而这不能达到术后康复目标。
- 角度钢板导丝的置入位置很重要，我们倾向于稍微靠后放置导丝，置入时以股骨干为参照而不是骨骺。

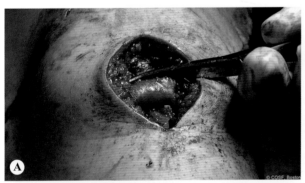

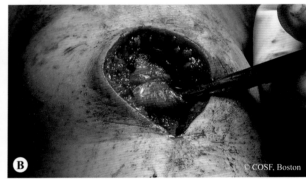

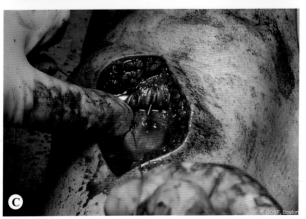

◀ 图 38-17　解决过长的髌腱，使用止血钳卷起髌腱，然后用纤维缝线进行缝合

图片由 Children's Orthopaedic Surgery Foundation 提供

- 如不注意，远端的截骨处会和骨刀重叠。
- 截骨远端向后移位是正常的，这会产生一个大的骨突。如果它撞击后面的组织，通常从截骨端外侧将骨突去除。

2. 髌腱移位术的优缺点

- 大多数股骨远端截骨术患者需要行髌腱止点移位术。如果不做该手术，通常会出现伸肌功能障碍。
- 此类切口愈合缓慢，需使用不可吸收的缝合线进行缝合，并确保止血带在缝合前放松且术后保持切口干燥。

（九）并发症

1. 膝关节疼痛

- 低位髌骨会增加髌股关节受力并出现膝关节疼痛。
- 将髌骨下缘保持在胫骨髁间棘的水平。

2. 医源性神经牵拉

- 楔形截骨后需暂时限制伸直。
- 使用局部麻醉时，应调整床头高度，以防止出现医源性腰丛或坐骨神经牵拉痛。

3. 侧方及旋转移位

- 注意确保角度钢板垂直于股骨的长轴置入。
- 截骨前使用参照线记录股骨的旋转。

参考文献

[1] Kay RM, Rethlefsen SA. Anterior percutaneous hemiepiphyseodesis of the distal aspect of the femur: a new technique–a case report. *JBJS Case Connect*. 2015;5(4):e95.

[2] Ma F, Selber P, Nattrass G, Harvey A, Wolfe R, Graham K. Lengthening and transfer of hamstrings for a fixed flexion deformity of the knee in children with bilateral cerebral palsy. *J Bone Joint Surg Br*. 2006;88:248-254.

[3] Stout JL, Gage JR, Schwartz MH, Novacheck TF. Distal femoral extension osteotomy and patellar tendon advancement to treat persistent crouch gait in cerebral palsy. *J Bone Joint Surg Am*. 2008;90(11):2470-2484.

[4] Rethlefsen SA, Yasmeh S, Wren TAL, Kay RM. Repeat hamstring lengthening for crouch gait in children with cerebral palsy. *J Pediatr Orthop*. 2013;33(5):501-504.

第 39 章　骨骼成熟的神经肌肉型患者的髋关节挽救性手术

Salvage Hip Surgery in Skeletally Mature Neuromuscular Patients

Brian Snyder　著

一、髋关节半脱位的病理生理学特点

- 病理生理学和病理解剖学不同于发育性髋关节发育不良。
- 患者髋部在出生时一般是正常的。
- 病程演变分为三个阶段：肌肉失衡→骨骼畸形→髋关节发育不良。
- 通常髋臼外侧和后外侧缺失。
- 自然转归 = 伴随生长逐渐加重的功能障碍和进行性半脱位。
- 进行性半脱位对患者的个人卫生情况、坐、站立 ± 步态均有不利影响。
- 在青少年早期引发疼痛。

二、手术注意事项

- 髋关节和脊柱并存的病理学改变（髋 / 脊综合征）。
  - 髋关节固定性畸形（挛缩、不稳定和发育不良）导致的骨盆倾斜，伴随继发性腰椎侧弯。
- "吹风样"髋关节。
  - 一侧髋内收，另一侧髋外展。
  - 骨盆倾斜 ± 扭转 / 旋转（扭转性肌张力障碍）。
- 脊柱侧弯
  - "鸡与蛋"的问题（骨盆倾斜 vs. 脊柱侧弯）。
  - 骨盆倾斜→代偿性腰椎侧弯。
  - 腰椎弯曲→骨盆倾角→"吹风样"髋关节。
- 挽救性手术式的目的是减轻疼痛，但术后疼痛仍要持续 6～12 个月，该点需在术前告知家属。

三、体格检查

- 髋关节活动范围 – 对称性内收挛缩 = 髋关节外展丢失 ± 屈曲挛缩；伸髋状态下的髋关节内旋、外旋 = 股骨类型。
- 不对称性外展 = "吹风样"髋关节、骨盆倾斜，脊柱侧弯。

- Galeazzi 征和 Ortolani 征阳性 = 髋关节不稳（半脱位 / 脱位）。
- 评估臀纹情况，以此了解髋关节脱位的程度。
- 评估脊柱侧弯和上肢挛缩情况，并考虑手术时机及手术入路。

四、髋关节挽救性手术的抉择

1. 全髋关节置换术

- 适用于 GMFCS Ⅰ / Ⅱ级的严重股骨头畸形患者。

2. Chiari 骨盆截骨术

- 适用于 GMFCS Ⅲ / Ⅳ级合并中度股骨头畸形但脱位可复的情况。

3. 股骨头切除术（Castle 术）

- 适用于综合情况较为复杂的儿童，取仰卧位，手术时间 <1h，预防性放疗防止异位骨化。

4. McHale 外翻转子下截骨术和 Castle 术

- 适用于 GMFCS Ⅲ / Ⅳ级儿童，此类患者可以站立，通过骨盆支撑截骨术，可促进其术后站立。

5. "Schoenecker" Girdlestone 外科脱位术

- 最常适用于 GMFCS Ⅳ / Ⅴ级，只能轻度站立并伴有明显疼痛的儿童。

五、术前患者情况评估

- 肺部情况：检查患者是否存在限制性肺部疾病。
    - 用力肺活量（forced vital capacity，FVC）<25%：并发症风险高。
    - 上呼吸道阻塞情况：扁桃体切除术 / 腺样体切除术。
- 营养状况：氮平衡不良 = 伤口愈合不良。

    - 中性粒细胞绝对值 >1200，血清白蛋白 >3。
    - 胃管：有助于术后恢复。
- 癫痫发作控制，留意增加出血和延迟凝血的药物。
- 胃肠道紊乱（吞咽困难、便秘）：做好术前准备。
- 骨质疏松：内置物把持力不足。
    - 双能 X 线吸骨密度仪（dual-energy X-ray absorptiometry，DEXA）扫描测量骨密度。
    - 维生素 D 营养片 ± 双膦酸盐（如果以前有过脆性骨折病史）。

六、围术期管理

- 术中硬膜外麻醉，术后止疼泵维持 2～3 天。
- 术中给予抗纤溶性氨甲环酸，减少术中失血量。
- 针对术后肌肉痉挛使用地西泮。
- 铰链式髋关节外展支架或 A 型短腿石膏固定 3 周。
    - 无须髋人字石膏。
    - 警惕皮肤破溃、压疮。

七、Chiari 截骨术

（一）手术适应证

- Chiari 截骨术是一种治疗痛性、不稳定性髋臼发育不良的"挽救性"手术。
- 适用于因关节炎或股骨头非球面性，无法使用更标准的髋臼周围旋转截骨术达到同心圆复位的髋关节。
- GMFCS Ⅲ / Ⅳ级。
- 目标为改善股骨头包容，获得稳定的髋关节。

（二）禁忌证

- 严重的关节病变。
- 股骨头明显向近端移位。
- 因会造成骨盆不连续，所以无法在单次手术中实施双侧截骨。

（三）手术器械

- 髋关节和骨盆手术的标准牵开器，小脑牵开器或 Charnley。
- 角度骨刀，包括 Ganz 和 Mast 骨凿。
- 可透射线的牵开器。
- 大尺寸长节段骨盆螺钉或 Steinman 钉和克氏针，用于截骨端固定。

（四）定位

- 患者在手术台上取仰卧位。
- 如有可能，体侧衬垫软枕，有助于手术操作。
- 手术铺单：上端至将肋膈缘、内侧至同侧会阴边缘、外侧至臀部边缘。

（五）手术入路

- 该截骨术选择髂腹股沟作为其手术入路。
- 该切口起自髂嵴下 1～2cm，斜向内下延伸 1.5～2cm，至髂前上棘内侧。
- 腹外斜肌的外侧纤维悬吊于髂骨外侧，使用电刀或 15 号刀片将髂骨充分显露，仔细清理髂嵴软组织并注意止血。
- 识别髂前上棘远端的缝匠肌和阔筋膜张肌之间的间隙，打开 TFL 筋膜腔室，用 Cobb 或骨膜剥离子将肌肉和肌间隔分离，直接显露 TFL（图 39-1）。
- 将 TFL 牵向外侧，肌间隔和缝匠肌牵向内侧。
- 此时，大腿股外侧皮神经位于缝匠肌肌筋膜

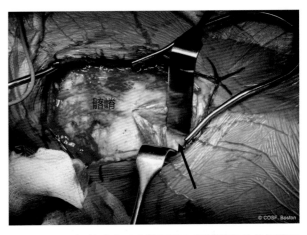

▲ 图 39-1　阔筋膜张肌和缝匠肌之间的髋关节前间隙已形成

如黑箭所示，位于张肌间隔室外侧的股外侧皮神经可降低医源性损伤的风险（图片由 Children's Orthopaedic Surgery Foundation 提供）

室内，不可见；然而，由于神经走行于两块肌肉之间的筋膜，因此在手术入路和缝合切口时应注意不要损伤该神经，避免痛性神经瘤的产生。

- 向近端钝性剥离 TFL 至髂骨，直至髂前下棘水平。
- 从前方的 ASIS 至下方的 AIIS 进行骨膜下剥离。识别止于 AIIS 的股直肌直头并定位反折头的分叉。
- 在该点，将髂嵴自中线切开，将臀肌从髂骨外板自骨膜下剥离，将髂骨肌从髂骨内板自骨膜下剥离，在髂骨和分离的肌肉之间各填压一块湿润的纱布，协助牵开和止血。
- 从外展肌群下方自骨膜下剥离外板，直至遇到阻力。该阻力为股直肌反折头位于髋关节囊外侧的止点。
- 返回股直肌直头和反折头的分叉处。在分叉处结扎反折头，沿其后外侧找到关节囊外侧的附着处。
- 沿髂骨内、外板向后剥离至坐骨大切迹水平。使用直拉钩在骨膜下牵开臀上动脉和坐骨神经，使其远离切迹的尖端和前缘。

- 沿股直肌反折头的上缘切开骨膜，方便后续臀小肌与关节囊上方的分离，以及 Chiari 截骨术骨凿的放置（图 39-2）。
- 此时，需透视检查确保并未受到假臼的误导，而是剥离至真臼边缘。需要注意的是，此时操作的可视化至关重要。

（六）操作步骤

1. 截骨

- 截骨的本质是造成髋臼横向"骨折"，切断髋臼前、后柱，使髂骨向髋关节囊的后外侧移位，形成支撑。
- 截骨轨迹在髋臼上方区域呈曲线。起自 AIIS 水平的髂骨前部，穿过髋臼关节囊边缘，止于坐骨切迹（图 39-3）。
- 我们使用一种 John Hall 所倡导的改良方法，即曲线截骨术。截骨轨迹的后部向远端弯曲，指向坐骨切迹顶点下方 1cm 处，从而增加后部的覆盖，使截骨轨迹在外观上呈现穹顶样（图 39-4）。
- 通过解剖位置和术中定位确定开始截骨的位置。

- 解剖学上，截骨起自关节囊边缘的前方；该点需在术中反复确认，以确保没有在假臼内操作。
- 一旦确认起始点，曲线截骨术将指向近端内侧 10°～15°，利于关节囊上方髂骨切面的滑动和移位（图 39-5）。
- 该操作目的是确保髂骨的截骨面与关节囊相接触，并与髋臼外侧骨缘相连。
- 我们更喜欢使用弧形或穹顶形骨刀以及 Ganz 或 Mast 骨凿，而不是 Gigli 锯（图 39-6）。
- 术中透视确认骨刀摆放位置。
- 通常在截骨时，需时刻评估髂骨内板，防止内板劈裂。

2. 髋臼重建术

- 通常需要自体移植物完全移位，从而增加髋关节的覆盖。
- 当股骨头向内侧推挤时，需外展髋关节，同时向腿部施加轴向力，方可促进截骨远端部分的移位。
- 当需要覆盖髋臼后方时，将髂骨于坐骨切迹上方向后侧移位，需特别警惕，避免坐骨神经受到压迫或损伤的情况。

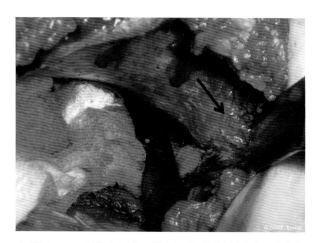

▲ 图 39-2 经临床证实，解剖至关节囊外侧对于满意的 Chiari 截骨术至关重要

如黑箭所示，通过剥离股直肌反折头显露关节囊外侧，并通过放射学检查确保下方显露充分（图片由 Children's Orthopaedic Surgery Foundation 提供）

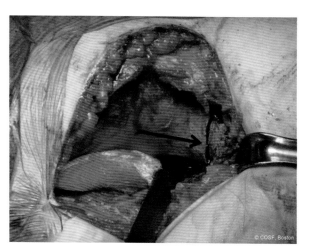

▲ 图 39-3 以往，Chiari 截骨术被描述为直线截骨术，通常使用 Gigli 锯；然而，我们采纳 Hall 博士所描述的改良方法，如黑箭所示，很大程度上截骨轨迹为半圆形

图片由 Children's Orthopaedic Surgery Foundation 提供

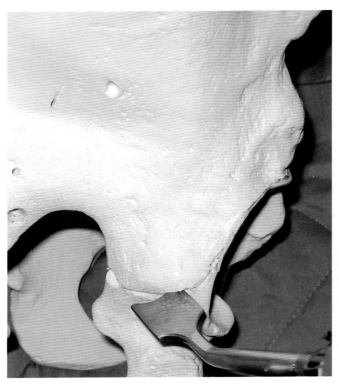
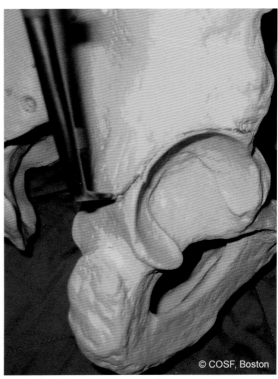

▲ 图 39-4 **Hall** 改良截骨术试图形成一个半圆形截骨轨迹，将截骨线延伸至坐骨切迹远端约 **1cm** 处，并弧形指向后外侧柱，以达到更广泛的外侧覆盖

图片由 Children's Orthopaedic Surgery Foundation 提供

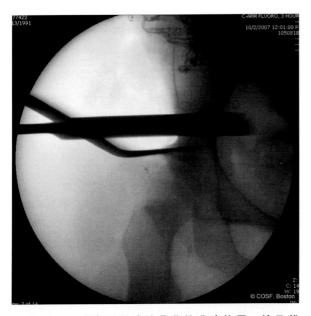

▲ 图 39-5 术中透视确认骨凿的准确位置，并且截骨轨迹至少为 15°，因更大的上斜角度使骨端更容易被移动

图片由 Children's Orthopaedic Surgery Foundation 提供

- 很难实现髂骨与髋关节囊紧密接触从而达到前方覆盖。如需要额外的覆盖，可将穹隆样截骨指向 AIIS 的前下缘。

- 通常需要从髂骨内板截取皮质 – 松质骨作为移植物，插入髋关节囊前方和髂骨之间，并用 Ethibond 缝线或螺钉 / 克氏针固定。

- 将患肢外展，施加轴向应力，使髂骨下方的髋臼截骨端向内侧移位（图 39-7B）。

- 为增加髋臼前方覆盖截取髂骨内板作为自体移植物的过程，类似于造盖术。

3. 固定和切口闭合

- 使用 3.5mm 或 4.5mm 的皮质骨螺钉固定。

- 通常沿髂骨嵴向坐骨后柱方向放置螺钉。然而，由于自体移植物完全移位，螺钉固定存在困难。

- 我们现在偏好的螺钉方向起自 ASIS 下方的髂骨外板，指向内侧，从而牢固地固定坐骨

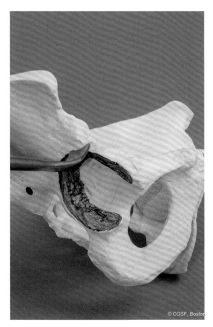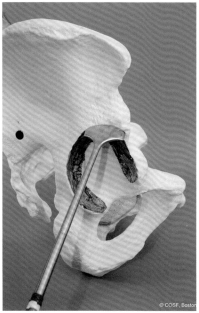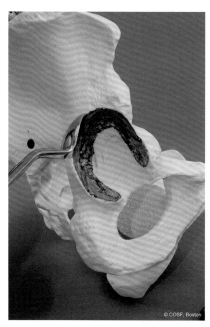

▲ 图 39-6　使用直骨刀或弧形骨刀、**Ganz** 和 **Mast** 骨凿进行外侧和后外侧截骨，这对安全截骨提出了挑战
图片由 Children's Orthopaedic Surgery Foundation 提供

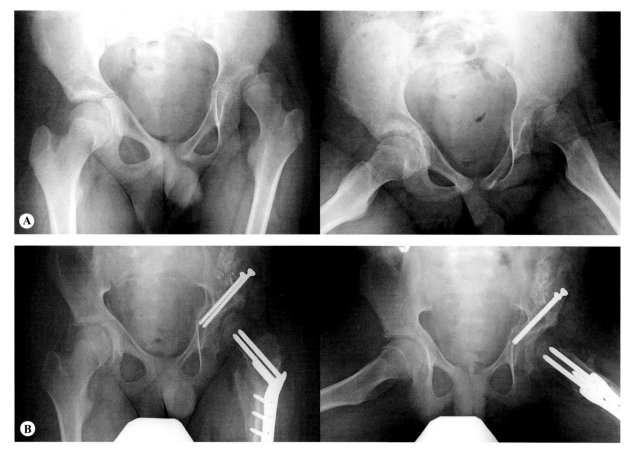

▲ 图 39-7　**A.** 术前正位和蛙式侧位 **X** 线片显示左侧髋关节半脱位和继发于半脱位的股骨头畸形，以及源于臀小肌压力造成的典型的股骨头外侧畸形（鲨鱼咬痕）；**B.** 术后 **X** 线片显示股骨头覆盖和稳定性均得到改善

和自体移植物（图 39-7）。

- 需在多次透视引导下进行螺钉的放置，以确保不侵犯髋关节。
- 由手术医生自行决断是否在浅表和深层组织放置引流管。
- 切口闭合包括使用粗可吸收间断八字缝合髂嵴。
- 逐层闭合切口内的剩余组织。对于没有接受术后如厕训练的患者，我们使用皮肤防水胶布（Dermabond）。
- 无须要髋人字石膏固定；但如果对骨质和内固定不确定，或对于神经肌肉型患者，也可选择单腿石膏裤或双侧人字形石膏。

（七）术后康复

- 接受肌腱延长术的神经肌肉型患者需佩戴双侧膝关节固定器并配合泡沫外展枕 3 周。
- 从髋关节完全伸展位至屈曲 70°，进行轻柔的被动活动。

八、Castle 股骨头切除术

（一）手术适应证

- 股骨头切除术适用于髋部疼痛和活动范围受限的患者。
- 适用于不能耐受 McHale 或 Schoenecker 切除术、情况复杂的 GMFC IV / V 级儿童；如有必要，考虑双侧手术。
- 对能够站立的儿童避免采用该术式，采用 McHale 或 Schoenecker 切除术。
- 需注意严重的膝关节屈曲挛缩可能会使截骨近端向后移位。

（二）手术器械

- 髋部及骨盆手术的标准牵开器或小脑牵开器。

- 粗不可吸收缝合线（如 2 号 Ethibond）。
- 术后应用的牵引弓和克氏针。
- 考虑到异位骨化的可能，手术当天术前预防性应用单剂量放疗（700 mRad），也可在围术期 24h 内进行。

（三）体位

- 患儿取仰卧位。
- 体侧衬垫软枕，有助于手术操作。
- 手术铺单：上端至将肋膈缘，内侧至同侧会阴边缘，外侧至臀部边缘。

（四）手术入路

- 采用髋部联合股骨近端的 Hardinge 外侧直切口（图 39-8）。
- 沿中线切开皮肤和皮下组织，纵向切开髂胫束。
- 识别臀中肌和阔筋膜张肌之间的间隔。
- 通常，可松解臀中肌前部纤维，显露髋关节囊前方（图 39-9）。
- 以倒置的 T 形切开髋关节囊，T 形顶端为转子间线（图 39-10）。

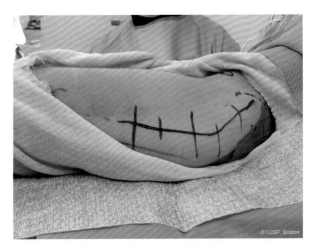

▲ 图 39-8　如果进行单侧股骨头切除或 McHale 手术，采用自然体位的外侧切口。如果双侧同时进行操作，取仰卧位，软枕衬垫，便于双侧股骨入路

图片由 Children's Orthopaedic Surgery Foundation 提供

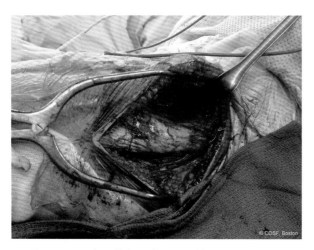

▲ 图 39-9　臀中肌前部纤维止于股嵴，这些纤维可从止点处松解，显露进入髋关节的通道
图片由 Children's Orthopaedic Surgery Foundation 提供

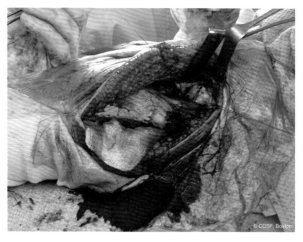

▲ 图 39-10　以倒置 T 形切开关节囊，显露股骨头，实施 Girdlestone 或合并 McHale 截骨术
图片由 Children's Orthopaedic Surgery Foundation 提供

- 识别圆韧带并将其从股骨头剥离，与从小转子剥离的髂腰肌肌腱缝合。
- 骨膜外显露股骨外侧，预防不必要的异位骨化。
- 骨膜外，将股外侧肌从股嵴上剥离，便于后期粘连。
- 远端显露的范围取决于剩余股骨相对于坐骨结节的位置，坐骨结节通常位于小转子的远端。
- 显露髂腰肌；切除并标记，便于后续将其与圆韧带缝合。

（五）操作步骤

1. 股骨近端截除和关闭关节囊
- 在坐骨结节水平处进行横向截骨。
- 从远端至近端进行股骨周缘的骨膜外剥离。
- 借助拉钩，充分显露截骨水平的近端。
- 一旦股骨周围剥离干净，将其移除。
- 仔细止血。
- 将圆韧带和髂腰肌缝合。
- 用 2 号 Ethibond 缝合线缝合关节囊，消灭关节囊无效腔。

2. 股外侧肌包裹
- 在切除后的股骨骨干近端钻取多个骨孔。
- 髓腔开口处放置凝胶泡沫塞，限制渗出。
- 用 2 号 Ethibond 缝合线将股外侧骨包裹在近端的残端周围，防止近端移位并填充残端。

3. 关闭切口和固定
- 继续使用 Vicryl 和 Monocryl 缝合线逐层缝合。
- 术后引流 24～48h，减少积液和异位骨化的风险。
- 因为多数患者处于失禁状态，首选防水敷料（Dermabond）。
- 如担忧股骨近端移位或近端皮肤受限，可选择泡沫楔形垫 / 膝关节支具或股骨远端牵引 2～3 周。
- 术后 6 周拆除固定或 3 周去除皮肤牵引，改用泡沫楔形垫和膝关节固定支具。

九、McHale 转子下外翻截骨术合并股骨头切除术

（一）手术适应证

- McHale 转子下外翻截骨术旨在改善与单纯

Castle 手术相关的近端移位。

- 该术式被认为是骨盆支撑式截骨术，能够让患者负重站立。
- 是一种适用于 GMFCS Ⅲ / Ⅴ级且可站立的儿童的挽救性手术。

（二）禁忌证

- 消瘦儿童为相对禁忌证，因股骨近端外翻会造成皮肤隆起或频繁出现的外侧压疮。
- 由于继发性脊柱畸形，体弱的儿童无法确定正确的位置。

（三）手术器械

- 髋部和骨盆手术的标准牵开器；小脑牵开器或 Charnley 牵开器。
- 摆锯。
- 150° 股骨近端锁定钢板或弧形骨盆重建钢板。

（四）体位

- 患者取侧卧或利于同时进行相关手术的抬高仰卧位。
- 如果进行双侧手术，我们倾向于使用 Ioban 尿布以无菌方式覆盖会阴区域。

（五）手术入路

- 采用标准的股骨近端外侧入路。
- 与 Castle 手术相似，通过 Hardinge 入路向近端延伸。
- 牵开臀中肌纤维显露髋关节和关节囊。
- 股骨近端外侧入路类似于股骨近端截骨术，在股骨近端 1/3 处进行骨膜下剥离（图 39-11）。

（六）操作步骤

1. 近端股骨头切除术

- 基本上采用与 Castle 手术相似的方法显露髋

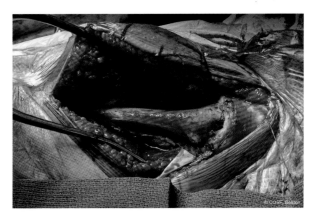

▲ 图 39-11 转子下截骨，股骨颈远端施行类似的骨膜下剥离

图片由 Children's Orthopaedic Surgery Foundation 提供

关节。一旦打开关节囊，于颈部下方或转子间线水平将股骨近端整体截除。

- 股骨近端的截骨平面涂抹蜡或凝胶泡沫止血。
- 以标准方式闭合关节囊的倒置 T 形切口。
- 将圆韧带和髂腰肌肌腱缝合，利于小转子向髋关节靠拢。

2. 股骨转子下截骨术

- 在小转子远端进行闭合楔形截骨。
- 通常，将圆韧带与髂腰肌肌腱缝合可以使小转子还纳入髋关节。
- 进行 30°～50° 的闭合楔形截骨（图 39-12）。
- 在进行闭合截骨前，可将 150° 钢板置于近段并预钻孔。
- 如果需要去旋转，截骨近端和远端放置导针。
- 近端预钻孔后，进行闭合楔形截骨。
- 以标准方式将 150° 钢板在近端固定，然后固定远端。
- 避免截骨近端过度外展，因可导致消瘦儿童大腿外侧的皮肤隆起。

（七）术后护理

- 术后应用外展楔形垫和膝关节固定支具。

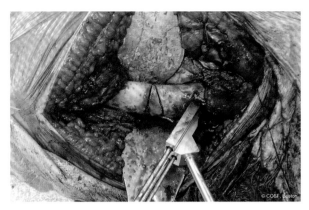

▲ 图 39-12　以 150° 度锁定髋部钢板作为模板，进行外侧 30° 度闭合楔形截骨，并使截骨面相接触

图片由 Children's Orthopaedic Surgery Foundation 提供

- 无须牵引。
- 防水敷料。
- 术后 3 周开始下肢轻度被动活动。

十、Schoenecker 外科脱位和股骨头切除术

（一）手术适应证

- 类似于 McHale 术和 Castle 术。
- 我们发现该类手术有较低的异位骨化率和近端移位率，无须术后放疗。
- 对于有动力和能力的儿童，术后有可能进行站立和较少辅助的步行训练。

（二）禁忌证

- 无真正的禁忌证。

（三）手术器械

- 髋部和骨盆手术的标准牵开器，小脑牵开器或 Charnley。
- 进行转子截骨的摆锯和骨刀。
- 2 号 Ethibond 或 FiberTape 缝合线，用于将转子碎片固定回股骨。

（四）体位

- 侧卧，并用体位垫固定。
- 手术铺单：上端至将肋膈缘，内侧至同侧会阴边缘，外侧至臀部边缘，并在膝关节处覆盖防渗透纱布。

（五）手术入路

- 股骨近端外侧入路与 Kocher 和 Langenback 所述的手术脱位入路相似。
- 将髂胫束在臀大肌和 TFL 之间分开。
- 切除大转子滑膜囊，识别近端的臀小肌和臀中肌。
- 于骨膜下操作，向前牵开股外侧肌，沿粗隆向后牵开骨膜，显露股骨粗隆下区域。
- 用电刀在大转子上标记出梨状肌止点与臀中肌后缘之间的间隔。
- 从髋关节囊前方剥离臀小肌，识别梨状肌间隔，显露外侧关节囊。

（六）操作步骤

1. 截骨
- 从后向前进行大转子截骨。
- 近端起自梨状肌和臀中肌腱间隙，向远端延伸至股中间肌肌腱，通过前结节前方，深入股内侧肌，但处于髋关节囊表面。
- 大转子连同附着的臀中肌 / 臀小肌和股中间肌 / 股外侧肌，向前翻转。
- 臀小肌和股中间肌与关节囊分离，显露髋关节囊，行关节切开。

2. 髋关节开放和股骨头切除
- 清除髋关节囊壁的软组织，行髋关节囊切开术。
- 垂直于转子间线行略倒置的 T 形关节囊切开术。
- 将缝线穿过切开的囊壁，以便稍后闭合。

- 为了扩大手术视野，髋臼前缘放置一带爪的牵开器。
- 显露股骨转子下区域，进行骨膜下剥离和截骨，截骨位于小转子下方几厘米处的坐骨水平。
- 自远端至近端骨膜下剥离股骨近端，整体切除股骨近端。

3. 闭合关节囊

- 使用 2 号 Ethibond 或 FiberTape 缝合线闭合关节囊。
- 通过股骨近端截骨面将转子固定在关节囊上。
- 在截除的转子端钻三排骨孔，每排 2 个。
  - 上端缝线穿过关节囊和转子近端。
  - 中段缝线穿过关节囊下端和转子中部。
  - 下端缝线通过股骨截骨远端的 2 个孔，将其与转子远端固定。
- 用额外的 Ethibond 缝线封闭关节囊剩余部分。
- 逐层闭合切口内的剩余组织。对于没有接受术后如厕训练的患者，我们使用皮肤防水胶布（Dermabond）。

- 通常，术后我们使用外展枕，但在某些单侧病例中，髋外展矫形支具利于固定患肢和躯干，同时避免石膏的使用。

（七）术后护理

- 维持外固定，直至术后 X 线显示转子和股骨外侧愈合。

（八）挽救性保髋术后的并发症

1. 疼痛

- 术前通常会出现疼痛，需要一段时间才可得以缓解。
- 术后疼痛可持续 6～12 个月。

2. 股骨近端移位

- 仔细闭合切口和术后牵引有助于防止术后出现该情况。

3. 异位骨化

- 围术期放疗（700mRad）有助于降低 HO 的患病率。
- 谨慎选择手术入路，尽量保留完整的肌肉解剖结构。

参考文献

[1] Bailey TE, Hall JE. Chiari medial displacement osteotomy. *J Pediatr Orthop*. 1985;5(6):635-641.

[2] Bauer JM, Butler MP, Schoenecker PL, Schoenecker JG. Trochanteric sparing proximal femoral resection for arthritic spastic hips. *Tech Orthop*. 2020;35(1):51-62.

[3] Davis E, Williams K, Matheney T, Snyder B, Marcus KJ, Shore BJ. Radiation prophylaxis for hip salvage surgery in cerebral palsy: can we reduce the incidence of heterotopic ossification? *J Pediatr Orthop*. 2019;39(5):e386-e391.

[4] Cook PH, Cole WG, Carey RP. Dislocation of the hip in cerebral palsy. Natural history and predictability. *J Bone Joint Surg Br*. 1989;71(3):441-446.

[5] Debnath UK, Guha AR, Karlakki S, Vargese J, Evans GA. Combined femoral and Chiari osteotomies for reconstruction of the painful subluxation or dislocation of the hip in cerebral palsy: a long-term outcome study. *J Bone Joint Surg Br*. 2006;88B:1373-1378.

[6] McHale KA, Bagg M, Nason SS. Treatment of the chronically dislocated hip in adolescents with cerebral palsy with femoral head resection and subtrochanteric valgus osteotomy. *J Pediatr Orthop*. 1990;10(4):504-509.

[7] Offierski CM, MacNab I. Hip-spine syndrome. *Spine*. 1983;8(3):316-321.

[8] Siebenrock KA, Gautier E, Ziran BH, et al. Trochanteric flip osteotomy for cranial extension and muscle protection in acetabular fracture fixation using a Kocher-Langenbeck approach. *J Orthop Trauma*. 1998;12:387-391.

第 40 章　痉挛性足畸形的平足重建
Flatfoot Reconstruction for Spastic Foot Deformity

Colyn J. Watkins　著

- 对于轻度至中度神经肌肉型扁平足畸形，我们选择外侧柱延长和内侧关节囊紧缩及可能的内侧楔形截骨术（GMFCS Ⅰ / Ⅱ级）。
- 对于严重的神经肌肉型扁平足畸形（GMFCS Ⅲ / Ⅳ / Ⅴ级），我们选择外侧柱延长与距舟关节（talonavicular，TN）融合合并可能的内侧楔形截骨术。

一、手术适应证

- 不能被有效支撑的足。
- 步行时足的力臂功能缺失的患儿。
- 疼痛和内侧皮肤破溃。

二、术前评价

- 患足负重位的前后位、侧位和斜位 X 线。
- 术前检查应重点评估足的灵活性和踝关节外翻程度。如果涉及真正的踝关节外翻，应拍摄负重位踝关节正、侧位 X 线。
- 必须同时仔细评估髋关节、膝关节和踝关节。
- 根据功能水平实施手术。
- 将后足固定在中立至轻度内翻位，评估腓肠肌 - 比目鱼肌复合体的肌张力；在检查小腿肌张力时，要注意中足放松。
- 在 TN 中立位，评估中足是否存在旋后，因为残余旋后会增加复发的风险。

三、设备

- C 臂，具有辐射透光性足部扩展组件。
- 直径 2mm 克氏针。
- 光滑的板状撑开器或 Hintermann 式牵开器。
- Joker 和 Crego 骨膜剥离子。
- 4mm 空心螺钉。
- 弧形和直型截骨刀。
- 同种异体腓骨。

四、体位

- 仰卧，同侧臀部衬垫软枕，在内侧手术时可移除。

五、外侧柱延长

- 自跟骰（calcaneocuboid，CC）关节向近端

375

作一平行于足跖侧面的 5cm 直切口，或跗骨斜窦切口（图 40-1）。

- 解剖至腓骨肌腱鞘，可见腓肠神经行至足底。

- 分离腓骨短肌腱和腓骨长肌腱。腓骨短肌位于切口深面，紧贴骨质。腓骨短肌仅可使足部翻转，而腓骨长肌不但可使足部翻转，还可跖屈第一跖列（图 40-2）。

- 腓骨短肌腱 Z 形延长：切记用缝线标记近端尾部，否则它会向近端回缩消失在术野中（图 40-3 和图 40-4）。

- 用 1 枚克氏针从外侧向内侧穿过跟骨颈部。术中影像定位，确保正确的截骨位置。一般情况下，最优位置为 CC 关节近端 1cm（图 40-5）。

- 用电刀标记截骨部位，并在截骨前确保足底软组织已完全分离。

- 用摆锯完成截骨。用 Hohmann 钩牵开足底和背侧软组织。在截骨过程中，避免损伤腓骨长肌腱。

- 一旦完成截骨，可将一把骨刀插入截骨部位并旋转以确保截骨完全；或者，可依序插入 3 把骨刀，逐渐使内侧骨皮质应力下疲劳（图 40-6）。

- 完成上述步骤后，转向内侧操作。

六、内侧关节囊紧缩（GMFCS Ⅰ/Ⅱ级）

- 在突出的距骨头作一 5cm 的纵行切口（图 40-1）。

- 向下解剖至关节囊，将胫骨后肌腱牵向跖侧（图 40-7）。

- 横向切开 TN 关节，将冗余的关节囊组织以椭圆形切除。

- 用 3 根 0 号可吸收线穿过要紧缩的关节囊壁，暂不打结。可借助 UR-6 针特有的弧度，帮助在此狭小的空间进行操作。

- 回到外侧，填充移植物，随后将内侧的缝线收紧打结。

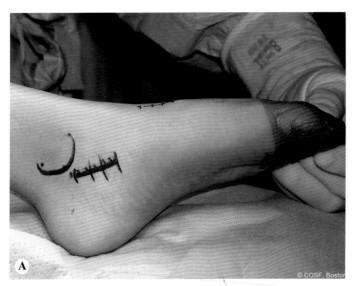
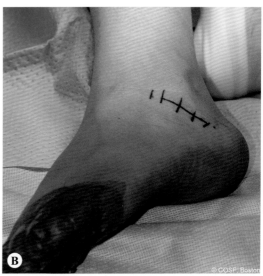

▲ 图 40-1　A. 内侧切口位于胫后肌下方，从内踝延伸至距骨关节远端；B. 外侧跗骨窦切口位于跗骨窦中心，切口上方为腓浅神经，下方为腓骨肌腱

图片由 Children's Orthopaedic Surgery Foundation 提供

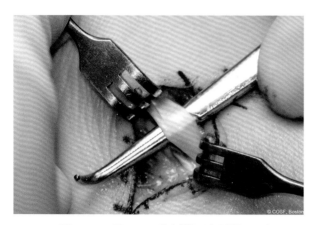

▲ 图 40-2 用 Kelly 或弯钳识别腓骨短肌腱

腓骨短肌仅可使足部翻转，不能跖屈第一跖列（图片由 Children's Orthopaedic Surgery Foundation 提供）

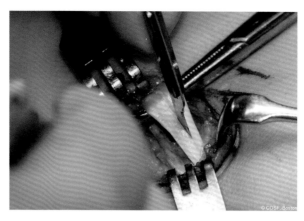

▲ 图 40-3 腓骨短肌腱 Z 形延长约 3cm，以防止畸变

图片由 Children's Orthopaedic Surgery Foundation 提供

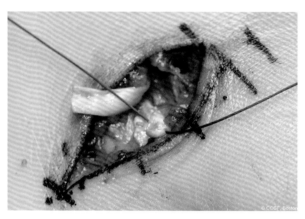

▲ 图 40-4 在腓骨短肌近端缝线标记，防止其向近端回缩消失在术野中

图片由 Children's Orthopaedic Surgery Foundation 提供

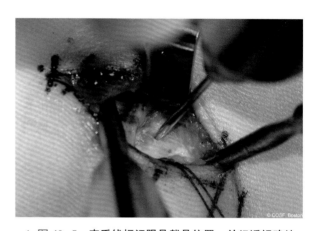

▲ 图 40-5 克氏线标记跟骨截骨位置，并经透视确认

图片由 Children's Orthopaedic Surgery Foundation 提供

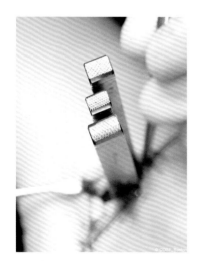

▲ 图 40-6 依序插入的 3 把小骨刀可使跟骨截骨后的内侧骨皮质在应力下疲劳

图片由 Children's Orthopaedic Surgery Foundation 提供

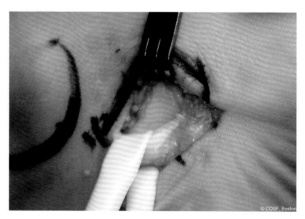

▲ 图 40-7 用 Penrose 识别并牵离胫骨后肌腱，显露距舟关节的距侧

图片由 Children's Orthopaedic Surgery Foundation 提供

七、内侧柱融合术（GMFCS Ⅲ / Ⅳ / Ⅴ级）

- 在突出的距骨头作一 5cm 的纵行切口。
- 向下解剖至关节囊，将胫骨后肌腱牵向跖侧。
- 可通过触摸确定 TN 关节，如果不确定，可通过术中透视识别。
- 横向切开 TN 关节，进行背侧和跖侧剥离，使关节囊被广泛松解，利于关节显露。
- 通常，该位置有助于实施胫后肌腱切断术，近端用缝线标记防止回缩，远端用 Kocher 抓取利于牵拉。
- 此时，距骨头可半脱位，显露关节软骨。联合使用骨刀和咬骨钳去除关节软骨。避免去除过多的骨头，最好保持距骨圆顶和舟状骨的曲线一致性（图 40-8）。
- 同样，切除足舟状软骨。此时，弧形骨刀是最佳工具。
- 此时，可以进行跟骨外侧截骨后植骨。通常 1~1.5cm 同种异体腓骨足以。借助 Hintermann 牵开器打开截骨端，敲击器有助于将移植物插入跟骨截骨处。同样，光滑的板状撑开器也可用于撑开截骨端（图 40-9）。

八、固定

- 完成植骨外侧柱延长术后，固定内侧。
- 在内侧切口远端，自舟骨向近端打入 2 枚发散状或平行的螺钉，穿过 TN 关节。
- 此时，检查足部是否有过度的旋后畸形。借助周围器具的平面确定是否需要实施内侧楔状骨跖屈截骨术。残留的中足旋后将增加扁平足畸形复发的风险。

九、内侧楔状骨开放楔形跖屈截骨术

- 于内侧楔状骨背侧作一个 3cm 切口。如果内侧切口足够大，也可延长内侧切口。
- 切口前内侧保护胫骨前肌腱，外侧保护趾伸肌腱。
- 自内侧楔状骨背侧向跖侧钻入 1 枚克氏针，侧位向透视确认其是否居中。
- 沿克氏针路径，使用摆锯截骨。完成骨术时，尽量确保跖侧铰链完整。
- 依序插入多把骨刀，以可控的方式撑开截骨端。
- 楔形同种异体腓骨移植物插入截骨端。背侧

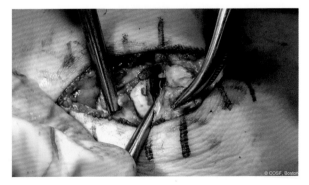

▲ 图 40-8　胫后肌腱切断后有助于显露内侧距舟关节
使用骨刀去除关节软骨，或者如图所示使用刮勺（图片由 Children's Orthopaedic Surgery Foundation 提供）

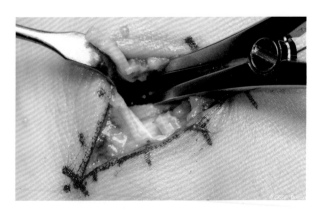

▲ 图 40-9　植骨前，使用板状撑开器分离截骨端
图片由 Children's Orthopaedic Surgery Foundation 提供

移植物通常为5～7mm，无须固定。

十、术后护理

- 短腿双瓣石膏或夹板固定。
- 3周后复查，检查疼痛部位、拆除缝合线并行AFO固定。
- 非负重6周，随后过渡到硬质AFO匹配软质内靴，以利于逐渐负重。

十一、经验与教训

- 脑瘫患儿的跟骨可变得非常柔软。当在跟骨上使用板状撑开器时，要避免压碎骨质。通常，软组织会限制显露范围，在牵拉之前，需确保足够的跖侧和背侧的剥离。
- 同样，内侧螺钉需在软骨中保留的长度为两指宽。

参考文献

[1] Kadhim M, Miller F. Pes planovalgus deformity in children with cerebral palsy: review article. *J Pediatr Orthop B*. 2014;23(5):400-405.

[2] Kedem P, Scher DM. Foot deformities in children with cerebral palsy. *Curr Opin Pediatr*. 2015;27(1):67-74.

[3] Sung KH, Chung CY, Lee KM, Lee SY, Park MS. Calcaneal lengthening for planovalgus foot deformity in patients with cerebral palsy. *Clin Orthop Relat Res*. 2013;471(5):1682-1690.

第七篇　骨肿瘤
Orthopaedic Oncology

Megan E. Anderson　著

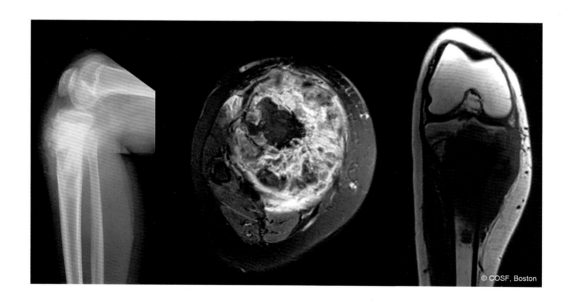

© COSF, Boston

第41章 恶性骨肿瘤的治疗原则
Principles of Care for Malignant Bone Tumors

Mark C. Gebhardt 著

一、诊断

（一）病史

- 病史是评估骨肿瘤最重要的部分。
- 问诊疼痛特征、严重程度、是否存在休息痛或夜间痛，以及缓解和加重因素。
  - 以骨样骨瘤为例，它可以表现出各种症状，但它特有的表现就是可通过非甾体抗炎药缓解的夜间疼痛。
  - 朗格汉斯细胞组织细胞增多症（Langerhans cell histiocytosis，LCH）可以有类似恶性肿瘤的其他症状，如尿崩症、耳部感染和皮肤损害。
  - 咖啡色皮肤斑点：纤维结构不良，神经纤维瘤病。
- 创伤或发热病史：排除外伤或感染、骨化性肌炎。
- 警惕持续 6 周以上的"血肿"。
- 警惕受伤后疼痛没有超过 6 周就好转的疼痛。
- 肿块：提示恶性肿瘤，但骨软骨瘤可以被患者描述为"肿块"。多发性肿块可能是遗传性多发性骨软骨瘤病（HME）。

- 家族史：家族性癌症综合征，如 Li-Fraumeni 综合征、Rothmund-Thomson 综合征、HME、视网膜母细胞瘤。
- 记住，软组织肿块的长期病史并不意味着它是良性的：滑膜肉瘤的肿块通常在诊断前存在数年。

（二）体格检查

- 体格检查是诊断必不可少的步骤。
- 检查肿块的大小、特征、局部温度和压痛。
- 相对于下面的骨质的活动度。
- 另外，"面团状"提示脂肪瘤。软组织肉瘤通常被触摸时会感觉坚硬而疼痛。骨肉瘤可有骨内发出的软组织肿块。
- 检查局部淋巴结有无肿大。
- 骨畸形（和肢体长度的差异），多见于纤维发育不良、HME 和 Ollier/Maffucci 病。

（三）影像学

1. X 线：骨肿瘤最重要的诊断方式

- 肿瘤对骨骼有什么影响：溶骨性、成骨性、混合性？
- 骨对肿瘤的反应如何：边缘化、骨膜反应

（图 41-1 至图 41-9）？

- 肿瘤在骨内的位置。
  - 骨骺：骨骼成熟的软骨母细胞瘤、成人巨细胞瘤（图 41-2 和图 41-8）。
  - 干骺端：良性包括非骨化性纤维瘤、骨软骨瘤、单房性骨囊肿、动脉瘤样骨囊肿、软骨黏液样纤维瘤（图 41-1）。
  - 恶性：骨肉瘤、软骨肉瘤、未分化骨多形性肉瘤（图 41-3）。
  - 骨干：尤文肉瘤（图 41-4）。
  - 骨样骨瘤通常可发生于骨骼的任何部位（图 41-5），LCH 几乎可以发病在任何部位。
  - 纤维结构不良和 Paget 病可累及整个骨骼（图 41-6）。
- 有什么特殊的特征：纤维异常增生的"磨砂玻璃"（图 41-6），软骨瘤的"爆米花"钙化（图 41-7），软骨母细胞瘤的"点状钙化"（图 41-8），象牙椎常见于淋巴瘤、白血病、Paget 病、LCH 的椎体扁平。

- 一般来说，边缘不清、破坏皮质并伴有软组织肿块的较大病灶是恶性的（图 41-3 和图 41-4）。周围宿主骨边缘完整、皮质完整且无软组织肿块的小病变（图 41-1、图 41-5 和图 41-7）为良性（Mankin 征）（图 41-8）。
- 显然有些疾病介于两者之间（如骨巨细胞瘤）（图 41-2）。

2. 磁共振成像

- 磁共振成像是评估骨肿瘤软组织范围、骨髓受累程度、与神经血管结构的关系的最佳检查方式，但不像 X 线那样经常具有"特异性"（图 41-9）。
- 对于骨肉瘤，整个受累骨骼的 T_1 冠状位扫描是必要的，帮助寻找原发肿瘤的骨髓范围，以及是否存在"跳跃"转移（图 41-10）。
- 在新辅助化疗后，使用化疗前和化疗后的 MRI 来计划手术切除范围是非常有用的。通常使用化疗后 MRI 来计划切除边界。

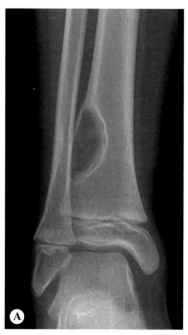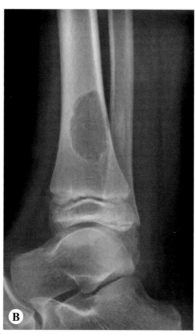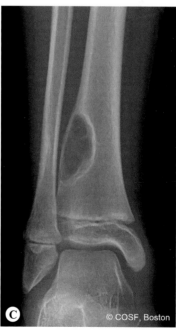

▲ 图 41-1　胫骨远端非骨化性纤维瘤的正位（A）、侧位（B）和斜位（C）X 线片

该疾病可透过射线，在病变的骨内膜部分周围有一些内部分隔和增厚的反应性骨边缘骨。皮质变薄，但骨膜完好。这是典型的干骺端位置的非骨化性纤维瘤，很好地代表了良性骨肿瘤的发现（图片由 Children's Orthopaedic Surgery Foundation 提供）

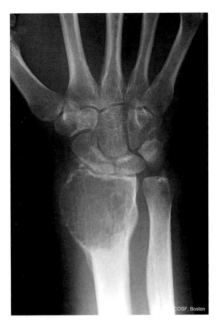

▲ 图 41-2 前臂和手腕远端的前后位 X 线片显示了一个溶骨性病变，该病变膨胀性生长并在侧面破坏了皮质，但仍被骨膜包裹

它是骨骼成熟个体的骨骺，具有骨巨细胞瘤的典型外观，因为生长板是闭合的。该病变范围较大，皮质被破坏，但没有软组织肿块，有一些边缘。如果这是生长板未闭合患者的单纯骨骺损伤，软骨母细胞瘤的可能性更大。请注意，软骨母细胞瘤通常始于骨骺，但可能会扩大到干骺端，如果出现在年轻患者身上，巨细胞瘤则始于干骺端，并延伸至骨骺（图片由 Children's Orthopaedic Surgery Foundation 提供）

- 骨髓边缘的宽度界定，通常目标是正常骨髓距离肿瘤 1～2cm。
- 如何测量手术切除范围。
  - 在 T_1 冠状位测量病变长度（图 41-10）。
  - 在这个水平之上增加 1～2cm 的正常骨髓，这是计划切除的水平。
  - 确保手术切除平面内没有异常骨髓信号及软组织肿块信号。
- 在肿瘤和神经血管束之间寻找脂肪平面。
- 软组织肿块在新辅助化疗后通常不会"缩小"（尤文肉瘤等圆形细胞肿瘤除外），但通常可以辨别出与反应一致的 MRI 信号变化。

3. 组织活检技术
- 最常用的组织活检技术：穿刺活检。
- 最好由有经验的临床或介入放射科医生在与

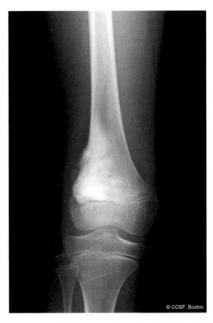

▲ 图 41-3 前后位片显示恶性骨肿瘤的典型表现，本例为股骨远端骨肉瘤

X 线片显示一名骨骼发育不成熟的女性患者股骨远端干骺端边缘规整，放射密度高。病变范围很大，破坏了外侧皮质，并在外侧有相关的软组织肿块（恶性骨肿瘤的基本特征）（图片由 Children's Orthopaedic Surgery Foundation 提供）

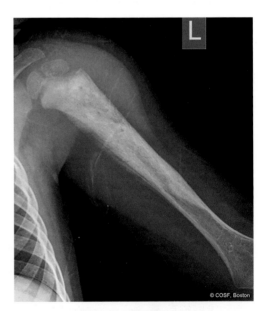

▲ 图 41-4 X 线片显示左侧肱骨干和近端干骺端的侵袭性"渗透性"损伤

破坏范围很大，边缘不明显，显示出恶性骨肿瘤特有的"洋葱皮"骨膜隆起。它渗透在皮质和骨小梁的现有血管通道之间（在组织学上看得更清楚），使其具有渗透性外观。虽然骨质看起来比正常的要致密一些，但那很可能是反应性的成骨，这被证明是尤文肉瘤，而不是成骨性骨肉瘤（图片由 Children's Orthopaedic Surgery Foundation 提供）

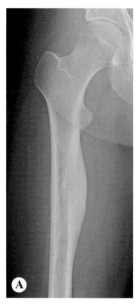
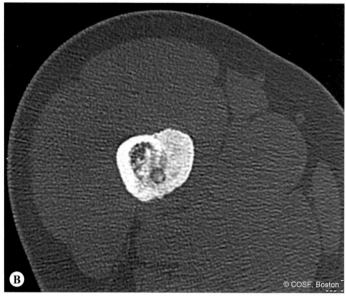

▲ 图 41-5 **A.** 一名使用阿司匹林 / 非甾体抗炎药缓解疼痛且无外伤或发热史的患者的股骨近端 **X** 线片，可见厚的、成熟的反应性宿主骨，轮廓光滑，但未发现病变。骨膜反应的成熟表明是一个长期的非侵袭性肿瘤。外观和病史提示骨样骨瘤。**B.** 显示骨样骨瘤 "病灶" 的 CT 图像，实际的肿瘤是一个小的圆形区域，中央有不成熟的基质。周围较成熟且均匀的骨膜骨是对骨样骨瘤的宿主反应，是宿主反应的一部分，而不是肿瘤。用射频消融术治疗中央 "瘤巢" 通常会减轻疼痛并治疗肿瘤
图片由 Children's Orthopaedic Surgery Foundation 提供

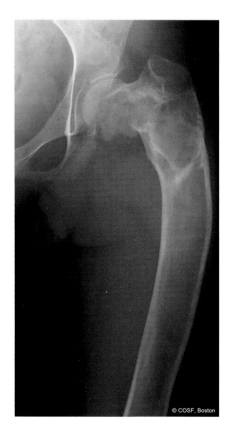

◀ 图 41-6 明显异常的股骨正位 **X** 线片

髓腔具有纤维异常增生的 "磨砂玻璃" 外观特征。成像的股骨没有任何部分是正常的，可能除了骨骺。股骨颈和粗隆间有内翻畸形（"牧羊拐"）。皮质变薄，骨骼变宽，所有这些发现都是纤维异常增生的特征。考虑到病变的范围，我们会怀疑这位患者患有多发性骨纤维异常增殖症（图片由 Children's Orthopaedic Surgery Foundation 提供）

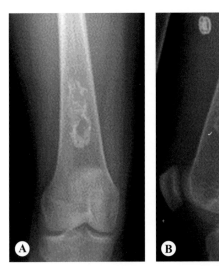

▲ 图 41-7　成人股骨远端的正位(A)和侧位(B)X 线片，显示了内生性软骨瘤的典型特征（内生性软骨瘤在儿童中很少见）

这是典型的软骨瘤的"爆米花"或"环状和弧形"外观，没有骨内膜侵蚀或皮质增厚，所以不考虑为恶性肿瘤（图片由 Children's Orthopaedic Surgery Foundation 提供）

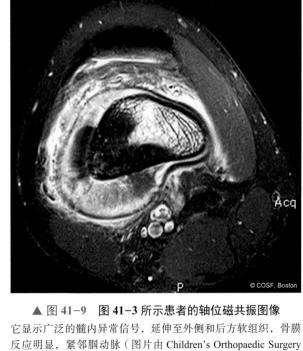

▲ 图 41-9　图 41-3 所示患者的轴位磁共振图像

它显示广泛的髓内异常信号，延伸至外侧和后方软组织，骨膜反应明显，紧邻腘动脉（图片由 Children's Orthopaedic Surgery Foundation 提供）

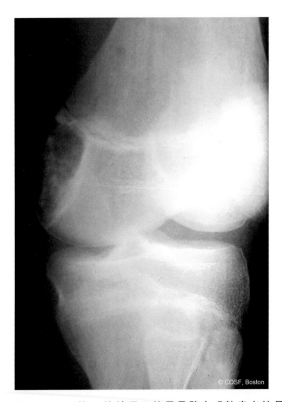

▲ 图 41-8　正位 X 线片显示的是骨骼未成熟患者的骨骺病变，边缘良好，具有软骨母细胞瘤的"点状钙化"外观

图片由 Children's Orthopaedic Surgery Foundation 提供

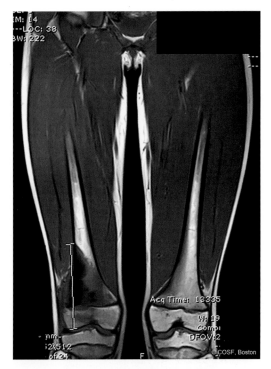

▲ 图 41-10　图 41-9 中同一患者的冠状面 T_1 加权图像，显示了髓腔内肿瘤的范围（暗的骨干信号）

正常骨髓在 T_1 加权像上是明亮的，这对于确定骨内肿瘤的范围和筛查"跳跃"转移是一项很好的检查手段。因为整个股骨都需要成像，所以我们需要用这个序列来观察整个骨骼（图片由 Children's Orthopaedic Surgery Foundation 提供）

外科医生讨论了活检路径后进行。

- 穿刺活检最好在 MRI 检查完成后再进行。外科医生应该知晓预计的切除方案，并且穿刺活检应该沿着提前设计好的切口进行。

- 一般来说，瞄准最浅的软组织肿块，避免跨越解剖间室或污染神经血管结构。

- 某些肿瘤可能需要有非诊断性活检（如淋巴瘤等圆形细胞病变）。用于基因学检测也是有帮助的。如果需要更多的组织或怀疑恶性肿瘤，就应该做切开组织活检。

- 切开活检。
  - 经四肢纵向小切口入路。
  - 避免神经血管损伤。
  - 沿着预定切口使用最短的路径到达软组织肿块或骨质，以便进行明确的取材。
  - 避免使用霍曼拉钩和其他环绕着骨头的牵引器或撑开器械。
  - 小心止血（如果使用止血带，在缝合前放气并彻底止血）。
  - 缝合皮肤要注意针距，避免出入针点距切口距离过大（二次手术时必须切除）。
  - 如使用引流管，引流时应靠近切口并与预定切口一致。

二、分阶段评估

- 评估最常见的转移部位：肺、其他骨骼。
- 所有疑似骨肉瘤的病例都应进行胸部CT平扫。
  - 最好在麻醉前做好。
  - 不确定的结节（<1cm）可能是转移的，如果有问题应该做活组织检查或进行短期的胸部 CT 随访。
- 骨扫描或全身正电子发射断层扫描（positron emission tomography，PET）/CT。
  - 一般来说，骨肉瘤都需要进行骨扫描（尽管这一点可能会随着时间的推移而

改变）。
  - PET/CT 用于尤文肉瘤和淋巴瘤（尽管没有确定的研究表明 PET/CT 比骨扫描更好，但它现在是常用的）。

- 尤文肉瘤的骨髓活检。
  - 这是由儿科肿瘤医生完成的。

三、系统分级

（一）AJCC

所有骨肿瘤专科均采用"TNM 系统"。

- 有助于预后和与其他医生的沟通。
- 基于以下内容。
  - 原发肿瘤范围（T）：$T_1 < 8cm$，$T_2 > 8cm$，$T_3 > 1$ 处且同骨（"跳跃"）。
  - 淋巴结扩散（N）：N_0= 无淋巴结，N_1= 淋巴结受累。
  - 有无转移—对于骨骼系统，主要是肺或其他骨骼，包括"跳跃"（M）：M_0= 没有发现转移，M_1= 有转移，M_{1A}= 仅肺，M_{1B}（转移到其他骨、肝、脑等）。
  - 病理学确定的肿瘤分级（G）。
    - G_1：低等级。
    - G_2：中等级。
    - G_3：高等级。
    - G_X：不能确定。
- 这个系统主要用于四肢（骨盆使用不同的 T）。
- 分级。
  - ⅠA：T_1、N_0、M_0、G_1 或 G_X。
  - ⅠB：T_2、N_0、M_0、G_1 或 G_X。
  - ⅡA：T_1、N_0、M_0、G_2 或 G_3。
  - ⅡB：T_2、N_0、M_0、G_2 或 G_3。
  - Ⅲ：T_3、N_0、M_0、G_2 或 G_3。
  - ⅣA：任意 T、N_0、M_{1a}，任意 G。
  - ⅣB：任意 T、N_1，任意 M，任意 G；或者任意 T，任意 N、M_{1b}，任意 G。

（二）肌肉骨骼肿瘤学

主要用于肌肉骨骼肿瘤领域，并被设计为一个外科分期系统。

- 基于肿瘤分级（G）、解剖间室（A 和 B）和转移灶（M）。
- 肿瘤分级为低分级（G_1）或高分级（G_2）。
- 间室。
  - 室内（A）：包含在骨或肌肉间室内的肿瘤。
  - 室外（B）：肿瘤从骨通过皮质延伸到软组织，或涉及 1 个以上解剖间室的软组织肿瘤。
- 转移：M_0，无转移，或 M_1，任何转移（肺、骨或其他，包括跳跃转移）。
- 分级。
  - Ⅰ A：骨（或任何解剖间室）内的低级别恶性肉瘤。
  - Ⅰ B：累及 1 个间室以上的低级别肿瘤。
  - Ⅱ A：包含在骨（或任何解剖间室）内的高级别肿瘤。
  - Ⅱ B：累及 1 个间室以上的高级别肿瘤，大多数骨肉瘤和尤文肉瘤是 Ⅱ B 病变。
  - Ⅲ：伴有转移灶的任何级别和累及间室的肿瘤。

四、整体治疗

- 低级别恶性骨肉瘤。
  - 手术的唯一目标是达到负（R_0）边缘。
  - 记住：等级决定扩散能力。低级别肿瘤的局部复发概率仍与高级别肿瘤相似。
  - 例如，股骨远端的骨旁骨肉瘤通常是 Ⅰ A 或 Ⅰ B 病变，应尽量切除边缘带有正常组织的骨骼和软组织（图 41-11）。
- 高级别恶性骨肉瘤。

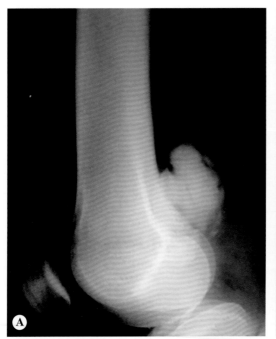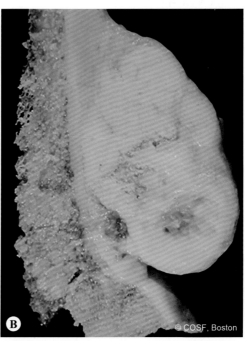

© COSF, Boston

▲ 图 41-11　X 线片（A）显示股骨远端高密度的分叶状肿块，为典型的骨旁骨肉瘤。标本照片（B）显示了切除病变时获得的皮质和髓质边缘的范围。低级别肿瘤或皮质旁骨肉瘤不使用辅助化疗
图片由 Children's Orthopaedic Surgery Foundation 提供

- 系统治疗（化疗）。
  - 通常在手术前给予（"新辅助化疗"）。
  - 新辅助化疗与辅助化疗相比没有远期生存率差异影响（随机研究）。
  - 术前新辅助化疗的优势。
    - 确定与预后相关的肿瘤坏死率（＞90%的患者总存活率较高）。
    - 坏死较少的患者仍然比没有接受术前新辅助化疗的患者表现更好，但没有证据表明坏死较少的患者使用不同的化疗方案可以改善他们的预后。
    - 新辅助化疗通常使切除更容易（尤其是尤文肉瘤，肿块可能缩小），但不一定"更安全"。
    - 骨肉瘤药物："MAP"大剂量甲氨蝶呤（联合亚叶酸钙解救）、多柔比星和顺铂。
    - 尤文肉瘤：长春新碱、多柔比星、环磷酰胺，与依托泊苷和异环磷酰胺交替（VDC-IE）（强化），即每2周1次，总存活率高于每3周1次。
- 局部控制（手术切除、局部放疗）。
- 骨肉瘤/其他原发肉瘤（骨源性肉瘤/其他来源的肉瘤）。
  - 目标是"广泛"或"根治性"切除。
  - 边界是指切除边缘是必须完全包围肿瘤的正常组织，例如，股骨远端切除和假体重建术或跨关节截肢术。
  - 根治性手术：切除肿瘤累及的整个解剖间室（例如，因足部肉瘤而在膝关节以下截肢）。根治性切除或截肢术临床数量较少。
- 尤文肉瘤：手术切除、局部放疗或两者兼而有之。
  - 与骨肉瘤不同，尤文肉瘤的放射治疗在局部控制方面与切除一样有效（仅用放

射治疗骨盆局部复发率可能更高）。
  - 目前，我们尝试切除尤文肉瘤并尽可能的保护基本的功能。
    - 如果没有局部放疗的实施，尤文肉瘤累及的骨骼中有10%～20%的可能性发生第二次恶变。
    - 以下是儿童尤其是生长板附近受到辐射后的后果：四肢长度不一致、骨折（在穿刺活检部位）、软组织纤维化。
    - 放疗后尤文肉瘤部位的骨骼永远不会重塑到正常外观，这使得监测局部复发变得困难。
  - 放疗加手术切除在某些部位（如骨盆）可能是有利的，但没有明确的证据。
  - 有计划手术切除的放射治疗可以使用较低剂量的RT。
- 骨淋巴瘤（原发性）：儿童仅接受化疗，不同于成人接受化疗和放射治疗。
- 转移病灶。
- 手术切除所有转移病灶。
    - 我们尝试对出现转移性疾病的患者进行化疗和手术切除。
  - 如果仅有肺转移瘤，并且它们可以通过开胸或胸腔镜切除，预后是可接受的（约40%存活率），如果所有病变部位都能手术切除，则是最好的。
  - 多发性肺瘤和（或）骨瘤：预后不太好，但我们仍在努力探索最佳的治疗方式，一些患者可能在化疗、切除和放疗的组合下存活数年。
  - 一般来说，如果不能（在某一时刻）切除所有的病变部位，存活的可能性很低。
  - 这些原则不适用于尤文肉瘤，其复发被认为是全身性复发，因此生存率取决于对全身化疗治疗的反应，尤文肉瘤的转

移灶很少进行手术治疗。

- 姑息治疗，最常见的是放射治疗。
  - ◆ 对疼痛部位进行放射治疗。

五、手术选择

（一）保肢手术、截肢和旋转成形术

- 保肢：80%～85% 的患者都有可能得到保肢治疗。
  - 成人的肱骨近端、下肢骨关节切除和同种异体骨关节移植。
  - 老年患者的肿瘤切除术和假体内固定术。
  - 年轻患者的肿瘤切除和可伸缩假体。
  - 插入切除利用同种异体骨移植治疗骨干病变。
- 截肢。
  - 有时候是因为广泛病变。
  - 病理性骨折（有时）。
  - 复发。
  - 因神经血管受累而"无法切除"。
  - 胫骨远端：膝下截肢通常比任何踝关节重建术的功能都要好。
- 旋转成形术。
  - 适用于骨骼不成熟患者的股骨远端和胫骨近端，尤其是那些想要参加体育活动的患者。

（二）与患者 / 家属进行多点接触

- 化疗开始后，应开始与患者和家属讨论。
- 所有选项都应列出每个选项的利弊。
- 最好让患者去了解一个（或多个）类似的患者。
- 旋转成形术：在考虑旋转成形术之前，总是让患者先见一见类似的真实病例！把 PT 评估和真实病例术后视频向患者展示，此方式非常有用。

- 及早开始讨论，并为患者需要很长时间才能决定或改变主意做好准备。
- 当考虑可伸展假肢时，至少需要 6 周的时间来计划和制造假肢。

（三）多学科

几乎所有肉瘤治疗的决定都是由一个团队完成的。

- 儿科肿瘤医生，放射肿瘤科医生。
- 物理治疗师。
- 假肢或矫形器械技师。
- 心理社会支持。
- 整形外科医生（有时）。
- 会见其他患者 / 家属。

六、术前评估

- 新辅助化疗结束时或接近结束时的手术计划系统评估。
- 重新评估手术计划的主要内容。
  - 重复高质量磁共振成像，进行全骨的对比度和冠状位 T_1 扫描。
- 确保疾病没有在其他地方发展。
  - 重复胸部 CT 检查。
  - 重复骨扫描或 PET。
- 患者的健康。
- 新辅助化疗后的康复。
- 骨髓：术前粒细胞计数、凝血酶原时间。
  - 理想白细胞值＞1500。
  - 中性粒细胞值＞500。
  - 血小板值＞150 000（理想情况下）。
  - 准备好包括血小板在内的血液制品。
- 肾、肝。
  - 术前检查化验结果。
- 营养。
  - 白蛋白。

- 淋巴细胞总数。
- 如果 BMI 显著下降，则补充管饲的阈值低。

七、肢长差异的规划

- 主要关注膝关节周围肿瘤，其中一个或多个生长板将被切除。
- 在 12 岁以上的女孩和 14 岁以上的男孩中，可以实现有效代偿。
- 必要时可使用对侧骨骺限制性固定术。
- 年龄过小的儿童要么需要可伸展假肢，或者行肢体短缩术。
- 可以使用标准生长表计算切除股骨远端或胫骨近端骨骺时的预期差异。
- 避免使用可伸展的假肢（leg length discrepancy，LLD）<4cm（骨骺固定术或植入较长的重建并接受 2cm 的 LLD，以避免可伸展装置的并发症）。
- 对于 LLD>4cm，达到骨骼成熟度的患者，可以考虑限制或破坏对侧肢体生长板或延长患肢（后者很少做）。

八、随访

目前的美国国家综合癌症治疗指南均没有实例论证的。

1. 低级别恶性骨肉瘤

- 临床检查。
- 胸部 X 线或胸部 CT。
- 受累骨骼的 X 线和（或）MRI/CT 增强扫描。
- 每隔 6~12 个月复查，连续 2 年，然后每年 1 次（我们通常在第 1 年至少每 3 个月复查 1 次）。

2. 高级别肉瘤

- 临床检查。
- 原发部位的 X 线。
- 原发部位的 CT 或 MRI（两者都有对比增强）。
- 胸部 X 线或胸部 CT。
- 全身 PET/CT 或骨扫描。
- 前 2 年每 3 个月，第 3 年每 4 个月，然后每 6 个月至每 5 年，然后至每 10 年。
- CBC 和其他实验室研究（通常由肿瘤学家订购）。

第42章 股骨远端切除术
Distal Femur Resection

Megan E. Anderson　著

一、手术适应证

- 股骨远端恶性肿瘤全切除术（图 42-1）。

二、替代疗法

- 人工假体置换术。
- 膝上截肢术。

三、设备

- 放射透视台（透视重建）。
- 切除过程中不需要铅衣。
- 提供止血带（仅用于帮助修复计划外血管损伤）。
- 带无菌探头的多普勒。
- 提供神经刺激器。
- 长尺（300mm）。
- 解剖工具（如直角钳、Metzenbaum 剪刀）。
- 提供血管夹。
- 血管纽带。
- 电锯。
- 骨凿。

- 持骨器。

四、定位（图 42-2）

- 仰卧位。
- 保护骨性突出部位（颅骨、骶骨、对侧足跟部）。
  - 长时间的手术和低体重往往会导致压疮的高风险。
- 垫起臀部后小幅度翻动，使肢体轻微外旋，几乎保持中立。
- 评估此姿势下的腿长，以通过重建恢复此姿势。
  - 可以在对侧内踝上放置心电图（electrocardiogram，ECG）电极，以便于在无菌巾上操作。
- 膝盖弯曲时，用橡胶块支撑患肢。
- 无菌巾覆盖从下腹和股骨上段到脚趾的整个肢体。

五、手术入路（图 42-3）

- 前内侧。

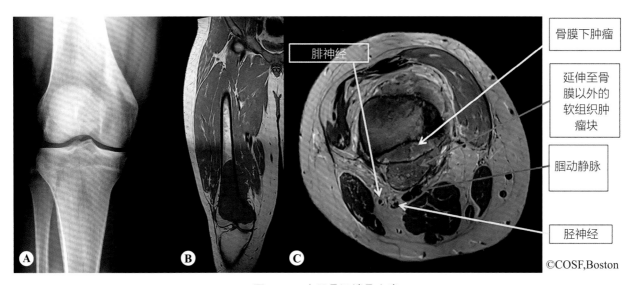

骨膜下肿瘤

延伸至骨膜以外的软组织肿瘤块

腘动静脉

胫神经

腓神经

©COSF,Boston

▲ 图 42-1　右股骨远端骨肉瘤

A. X 线片显示破骨性、渗透样改变，病变内有未成熟骨形成；B. MRI T_1 序列在冠状位无脂肪饱和，显示骨髓（高强度亮信号）被肿瘤取代静（低强度暗信号）；C. MRI 质子密度序列在轴位上显示肿瘤从骨内延伸至骨膜，甚至延伸至骨膜外。注意胫神经、腓神经及腘动静脉的位置（图片由 Children's Orthopaedic Surgery Foundation 提供）

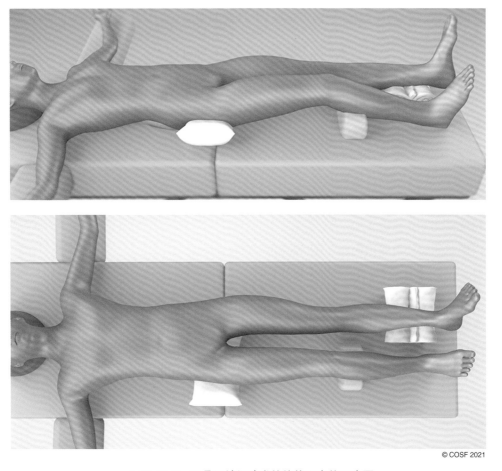

© COSF 2021

▲ 图 42-2　股骨远端切除术的体位和定位示意图

图片由 Children's Orthopaedic Surgery Foundation 提供

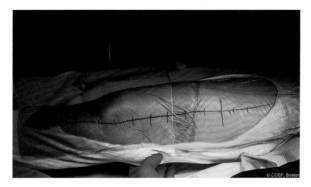

▲ 图 42-3　股骨远端切除术的术前准备，无菌巾覆盖右下肢，并绘制切口

较长的标记线是基于术前 MRI 测量的计划截骨水平（图片由 Children's Orthopaedic Surgery Foundation 提供）

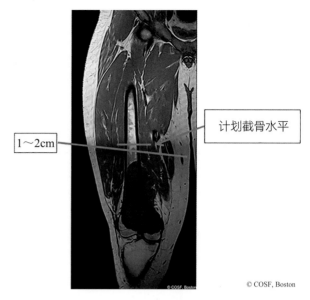

▲ 图 42-4　右股骨远端骨肉瘤冠状位 MRI T_1 序列图像显示髓内肿瘤上方的计划截骨水平（线）和骨膜反应

图片由 Children's Orthopaedic Surgery Foundation 提供

- 两侧延伸。
- 从胫骨结节开始至计划截骨平面向上 2～5cm 的切口长度（取决于软组织包膜厚度）（图 42-4）。

六、技术步骤

（一）深层解剖

- 切开股内侧肌筋膜（图 42-5）。
- 保持整个伤口的完整性，以便于日后修复。
- 将伤口远端的支持带分离（图 42-6）。
- 将内侧筋膜从股内侧提起（图 42-7）。
- 用电刀灼烧损伤穿孔血管止血。
- 开始从内侧肌间隔松解股内侧肌（图 42-8）。
- 软组织肿块的范围显示距离股骨的受累部位很近。
- 屈膝以放松神经血管结构（图 42-9）。
- 让大腿后部软组织与膝关节彻底分离。
- 内收肌腱止点松解后进入 Hunter 管（图 42-10）。
- 切开腓肠肌内侧肌腱起点进入腘窝（图 42-11）。
- 肌腱通常与后内侧关节囊融为一体，所以如果需要关节外切除，在与后内侧关节囊分离后，将肌腱游离到更远端。

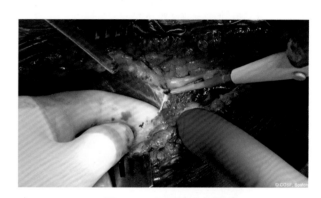

▲ 图 42-5　切开股内侧筋膜

图片由 Children's Orthopaedic Surgery Foundation 提供

（二）血管解剖

- 确认腘窝内血管（图 42-12）。
- 松解内侧肌间隔，以股骨上的骨膜软组织袖带为边缘，保护血管，结扎 / 切断内侧损伤血管（图 42-13）。
- 从股骨后侧剥离血管，结扎 / 切割分支（图 42-14）。

（三）神经解剖

- 在游离软组织之后，确认腘窝顶部内的远端

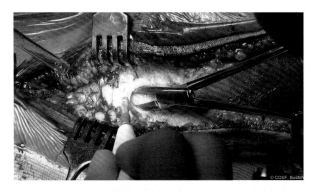

▲ 图 42-6 将支持带与筋膜分离，以便缝合时进行软组织修复

图片由 Children's Orthopaedic Surgery Foundation 提供

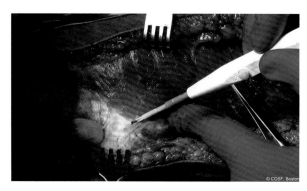

▲ 图 42-7 提起股内侧肌内侧筋膜瓣

图片由 Children's Orthopaedic Surgery Foundation 提供

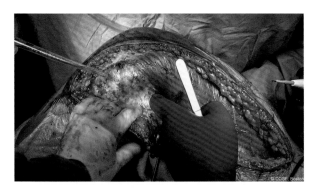

▲ 图 42-8 从肌间隔松解股内侧肌

图片由 Children's Orthopaedic Surgery Foundation 提供

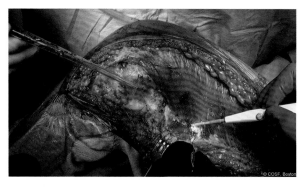

▲ 图 42-9 弯曲膝关节，使后部结构不受任何张力

图片由 Children's Orthopaedic Surgery Foundation 提供

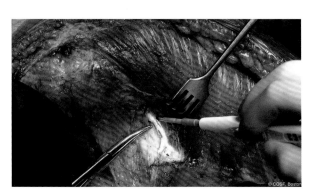

▲ 图 42-10 松解远端收肌腱进入 Hunter 管

图片由 Children's Orthopaedic Surgery Foundation 提供

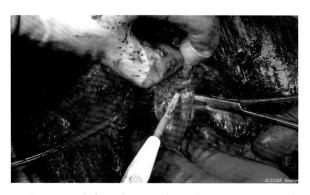

▲ 图 42-11 松解近端腓肠肌内侧肌腱和肌肉，进入腘窝

图片由 Children's Orthopaedic Surgery Foundation 提供

坐骨神经（图 42-15）。
- 将脂肪和鞘膜保留在神经上，除非巨大的肿瘤侵犯需要切除（图 42-16）。
- 在股骨和神经之间轻轻拨开软组织，让神经连同血管包在后方软组织内（图 42-17）。

- 在靠近腓骨时，可以触摸确认并轻微松解腓骨。

（四）肌肉解剖

- 股四头肌。

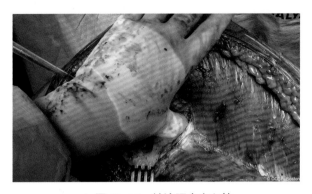

▲ 图 42-12　触诊腘窝内血管

图片由 Children's Orthopaedic Surgery Foundation 提供

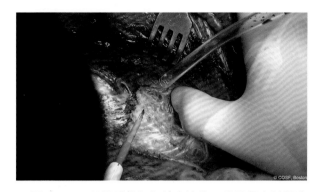

▲ 图 42-13　以骨膜软组织袖为边缘，从股骨上松解内侧肌间隔

图片由 Children's Orthopaedic Surgery Foundation 提供

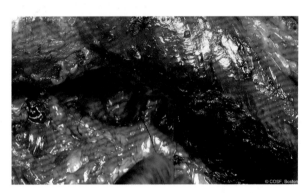

▲ 图 42-14　根据需要结扎血管分支，以彻底游离股血管

图片由 Children's Orthopaedic Surgery Foundation 提供

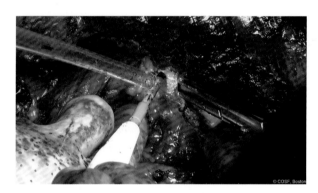

▲ 图 42-15　在软组织组织松解后，触诊位于血管外侧的坐骨神经

图片由 Children's Orthopaedic Surgery Foundation 提供

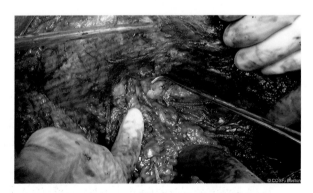

▲ 图 42-16　尽可能让脂肪完好无损地保留在神经上

图片由 Children's Orthopaedic Surgery Foundation 提供

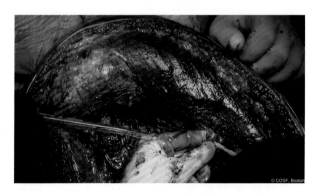

▲ 图 42-17　在神经和股骨之间分离软组织，使神经与游离的血管一起向后下降

图片由 Children's Orthopaedic Surgery Foundation 提供

- 伸直膝关节（图 42-18）。
- 将完整的股四头肌以及肌腱提起，并将髌骨置于股骨上作为软组织的边缘。切断内侧支持带（图 42-19）。
- 软组织肿块决定了肌肉是否保留或切除。
- 游离股骨时，助手将肌肉提起并远离股骨（图 42-20）。
- 从股内侧肌开始（图 42-21）。
- 辨别股中间肌和内侧肌之间的间隙（图 42-22）。
- 保留完整的股中间肌作为边缘（图 42-23）。
- 股直肌几乎总是可以 100% 保留。
- 继续尽可能多的提起股外侧肌（图 42-24）。
- 在计划截骨水平上显露至骨膜（图 42-25）。
- 弯曲膝盖，然后在计划的截骨水平用弯钳穿透外侧肌间隔。
- 结扎深部血管的末端。
- 复查测量值后，在计划截骨水平切开骨膜。

（五）腘绳肌和内收肌

- 保持膝关节屈曲，从股骨后部分离肌肉，将正常软组织束留作边缘。
- 尽可能将外侧肌间隔近端向远端松解。
- 将截骨导板完整插入。

（六）膝关节离断术

- 从内侧支持带切口处水平松开前内侧关节囊，保留胫骨部分以备后续修复（图 42-26）。
- 松解内侧副韧带、内关节囊和后关节囊。
- 切断交叉韧带（图 42-27）。
- 切断后外侧复合体（腘腱、腓肠肌外侧起点、外侧副韧带、关节囊）（图 42-28）。
- 在膝关节外翻时，切断剩余的前外侧关节囊。
- 抬起股骨远离胫骨，抬起股四头肌，松开剩余的股外侧肌和外侧肌间隔（图 42-29）。

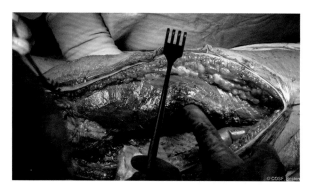

▲ 图 42-18　将膝盖完全伸展
图片由 Children's Orthopaedic Surgery Foundation 提供

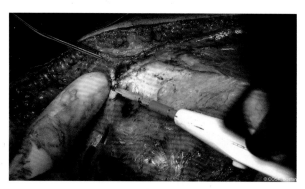

▲ 图 42-19　提起股骨远端内侧支持带，松解内侧支持带，保留组织用于皮瓣后期修复，仅在股骨上留下少量软组织
图片由 Children's Orthopaedic Surgery Foundation 提供

（七）截骨

- 最后一次检查测量截骨平面（图 42-30）。
- 截骨前进行标记。
- 将大号霍曼牵开器放置在股骨两侧（图 42-31）。
- 牵开股四头肌。
- 用电锯或线锯切断股骨。

（八）术中边缘评估

- 离体的股骨边缘加墨染色（图 42-32）。
- 用大骨锯切割样本。
- 评估骨髓余量与分离标本（图 42-33）。

（九）重建

- 彻底冲洗伤口。

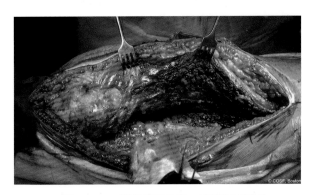

▲ 图 42-20　提起股四头肌，使其远离股骨

图片由 Children's Orthopaedic Surgery Foundation 提供

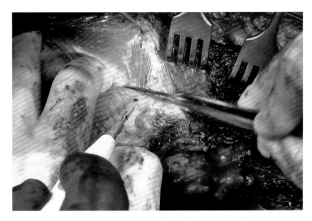

▲ 图 42-21　松解股内侧肌，根据肿瘤边缘的需要保持组织完整

图片由 Children's Orthopaedic Surgery Foundation 提供

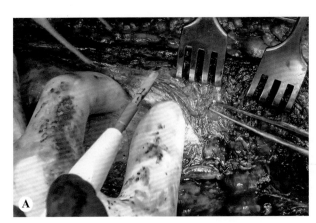

▲ 图 42-22　识别股内侧肌和股中间肌的远端（A）和近端（B）分界

图片由 Children's Orthopaedic Surgery Foundation 提供

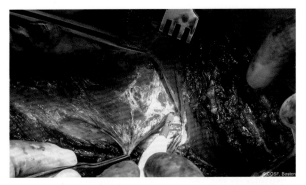

▲ 图 42-23　股骨上保留完整的股中间肌作为边缘

图片由 Children's Orthopaedic Surgery Foundation 提供

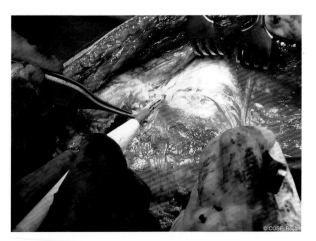

▲ 图 42-24　继续向股四头肌股外侧剥离，尽可能保证安全的肿瘤边界

由图片由 Children's Orthopaedic Surgery Foundation 提供

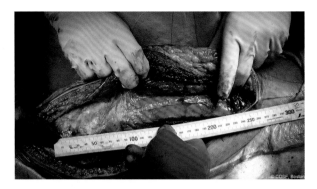

▲ 图 42-25 测量计划截骨的水平，并在该水平沿圆周方向剥离骨膜，重复测量两次

图片由 Children's Orthopaedic Surgery Foundation 提供

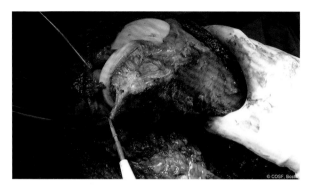

▲ 图 42-26 切除内侧关节囊

图片由 Children's Orthopaedic Surgery Foundation 提供

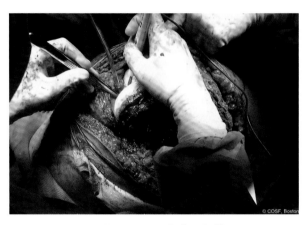

▲ 图 42-27 切断交叉韧带

图片由 Children's Orthopaedic Surgery Foundation 提供

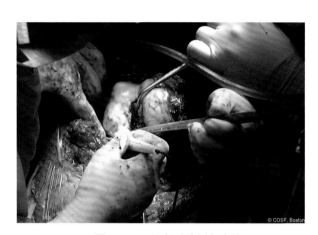

▲ 图 42-28 切断后外侧复合体

图片由 Children's Orthopaedic Surgery Foundation 提供

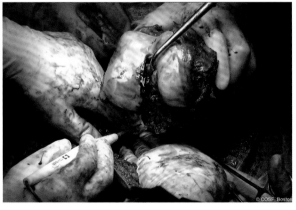

▲ 图 42-29 股单钩置于股骨髁间窝处，将股骨提起远离胫骨。外翻膝关节，切断剩余的股外侧肌和关节囊

图片由 Children's Orthopaedic Surgery Foundation 提供

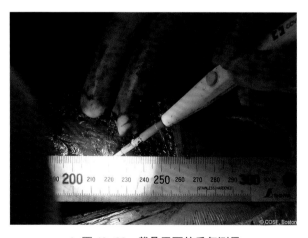

▲ 图 42-30 截骨平面的重复测量

图片由 Children's Orthopaedic Surgery Foundation 提供

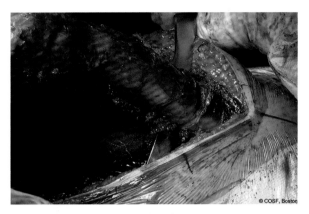

▲ 图 42-31　在骨骼周围放置牵引器，保护软组织，为切割骨做准备

图片由 Children's Orthopaedic Surgery Foundation 提供

- 在先前的基础上加铺新的无菌巾。
- 新手术衣、手套和器械。
- 现在需要铅围裙。
- 透视。

七、术后护理

- 长腿 U 形夹板固定 2 天，卧床休息。
- 如果是人工假体，则改用全活动范围的铰链式膝关节人工假体。
- 如果是同种异体移植，打长腿铸型石膏、双壳类和衬里。
- 第 3 天从床到椅。
- 第 4 天去康复房做理疗。
- 如果是人工假体，一开始更注重末端的伸展，而不是屈曲。
- 一旦口服药物镇痛奏效，能够正常饮食，并且能够在家里走动，患者即可出院。

八、预期结果

- 完整的外科切除边界。
- 坏死程度评估。
- 术后 14 天恢复化疗。

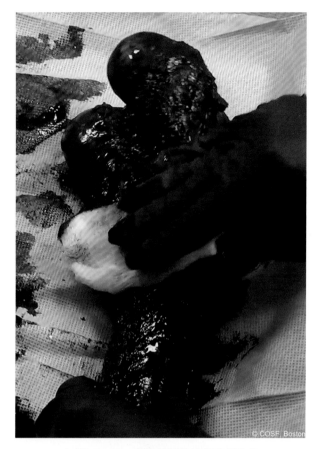

▲ 图 42-32　离体的股骨边缘涂墨染色

图片由 Children's Orthopaedic Surgery Foundation 提供

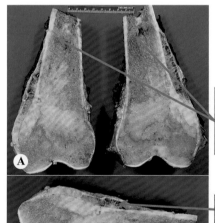

肿瘤替代与正常脂肪骨髓之间的过渡线

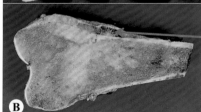

骨膜下肿瘤

© COSF, Boston

▲ 图 42-33　股骨远端骨肉瘤骨髓边缘大体标本

A. 被一分为二的标本呈冠状位分开；B. 近距离观察显示骨髓被肿瘤侵犯替代。注意骨膜下肿瘤（图片由 Children's Orthopaedic Surgery Foundation 提供）

九、并发症

1. 血管损伤

- 立即用 5-0 或 6-0 缝合线修复轻微损伤。
- 如果情况更严重，请寻求血管外科医生的帮助。
- 如果有非常大的软组织肿块或需要搭桥手术，则计划寻求血管外科医生的帮助。

2. 神经损伤

- 最常见于肢体延长的神经牵拉。
- 如果一开始膝关节是屈曲挛缩的，则风险更高。
- 如果需要，计划缩短重建时间。

- 前 2～3 天保持膝盖弯曲，以减少伸展。
- 如果术后发现神经损伤，则需弯曲膝盖，可能需要进行血肿减压或缩短重建时间（如果可能）。

3. 积极因素

- 如果病变并得到控制，可以保留更多的组织。
- 如果病变分布广泛且不能定位，特别是在对化疗不敏感的情况下，可能需要考虑截肢术或人工假体置换术。

4. 与重建相关的并发症

- 超出本章范围。

第43章　胫骨近端切除术
Proximal Tibia Resection

Carrie L. Heincelman　Megan E. Anderson　著

一、手术适应证

- 胫骨近端恶性肿瘤全切除。

二、替代疗法

- 人工假体置换术。
- 经膝关节截肢或膝上截肢。

三、联合外科医生

- 腓肠肌内侧皮瓣 ± 中厚皮片移植术。
- 整形外科医生的参与。

四、设备

- 放射透视台（透视重建）。
  - 切除时通常不需要铅围裙。
- 带无菌探头的多普勒。
- 提供止血带（仅用于帮助修复计划外血管损伤）。
- 提供神经刺激器。

- 长尺（300mm）。
- 解剖工具（如直角钳、Metzenbaum 剪刀）。
- 提供血管夹。
- 血管纽带。
- 动力锯。
- 骨凿。
- 持骨钳。

五、体位

- 仰卧位。
- 保护骨性突出部位（颅骨、骶骨、对侧脚跟）。
  - 长时间的手术和低体重往往会导致褥疮的高风险。
- 垫起臀部后小幅度翻动，使肢体进行轻微外旋，几乎保持中立。
- 评估此姿势时下肢的长度，以通过重建恢复长度。
  - 可以在对侧内踝上放置心电图电极，以便于在无菌巾上操作。
- 膝盖弯曲时，用橡胶块支撑患肢。

- 无菌巾覆盖从下腹和股骨上段到脚趾的整个
肢体（图 43-1）。

六、手术入路

- 前内测。
- 向远近侧延展。
- 从髌骨上方到计划截骨远端 2～5cm 的切口
长度（取决于软组织包膜厚度和肿瘤软组织
范围的大小）。
- 术者站与患肢外侧（隔着桌子伸手）和站于
对侧的助手（图 43-2）。

七、技术步骤

（一）初步方法

- 准备全厚皮肤软组织皮瓣（图 43-3）。
  - 切开浅筋膜。
    - 保持整个伤口完整，以备后续修复
（成为近端支持带的一部分）。
    - 切口靠近胫骨内侧缘，但要有足够的
组织将肿瘤覆盖。
    - 胫骨上的骨膜将与标本一同切除，保
存有软组织瓣的筋膜将有助于闭合和

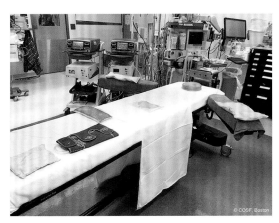

▲ 图 43-1 手术室手术台设置
注意：在膝关节屈曲时，患肢髋关节及足跟用橡胶垫保护（图片由 Children's Orthopaedic Surgery Foundation 提供）

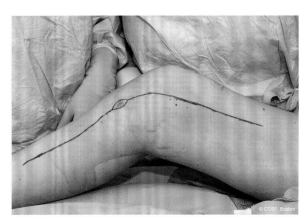

▲ 图 43-2 前内侧切口，在活检道处呈椭圆形，并将要留在切除标本上
图片由 Children's Orthopaedic Surgery Foundation 提供

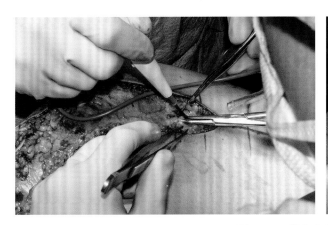

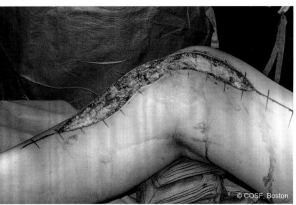

▲ 图 43-3 准备全厚皮肤软组织皮瓣
图片由 Children's Orthopaedic Surgery Foundation 提供

减少伤口破裂（图 43-4）。

> 膝关节弯曲，游离后侧结构（图 43-5）。

> 腓肠肌钝性分离。

> 在鹅足处松解内侧肌腱（图 43-6）。

> 确定腘窝胫神经血管束。

对于较大的近端和后部软组织肿包块，在股骨起点处松解内侧腓肠肌进入腘窝（图 43-7）。

（二）神经血管剥离术

- 从腘窝到比目鱼肌近端边缘的胫骨 NVB 轨迹。

- 将比目鱼肌从胫骨上切断，并在肿瘤远端至近端上方覆盖软组织。

- 胫骨内侧缘外深筋膜松解（图 43-8）。

- 胫骨后内侧趾长屈肌松解，并在肿瘤上留下足够的软组织。

- 确定胫骨后方深部的 NVB，并从远端到近端追溯，将分支系到肿瘤上（图 43-9）。

- 在比目鱼肌肌腹上方和下方受 NVB 保护的情况下，从胫骨切断比目鱼肌起点。

    - 由于比目鱼肌走行在血管和邻近的腓骨处分叉，所以在比目鱼肌松解时，必须精确地对近端和远端进行固定。

    - 可能需要游离比目鱼肌，而不是松解有较大软组织肿块的肌腱。

- 松解胫骨后方及其骨膜，留下覆盖肿瘤的组织（图 43-10）。

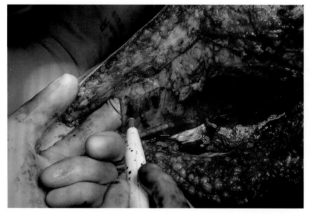
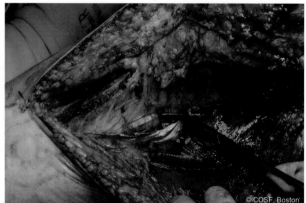

▲ 图 43-4 切开骨膜
图片由 Children's Orthopaedic Surgery Foundation 提供

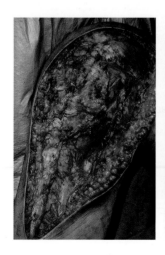
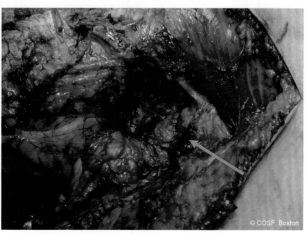

◀ 图 43-5 注意保持膝关节的屈曲位，使后方结构张力减小
腘窝内可见神经血管束（绿箭）（图片由 Children's Orthopaedic Surgery Foundation 提供）

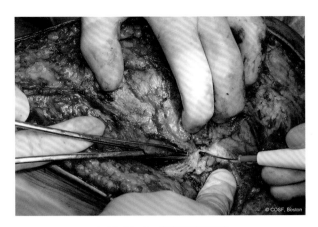

▲ 图 43-6 横断鞍状肌肌腱

图片由 Children's Orthopaedic Surgery Foundation 提供

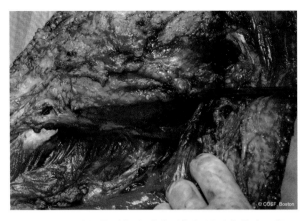

▲ 图 43-8 从胫骨后部和肿瘤后部切开后关节囊，留下一些组织作为边界

图片由 Children's Orthopaedic Surgery Foundation 提供

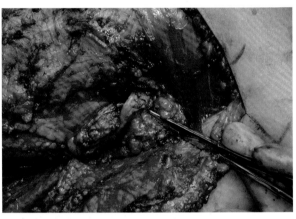

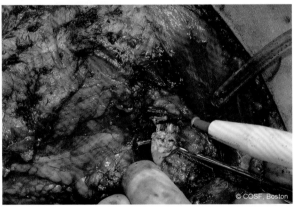

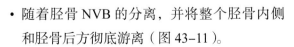

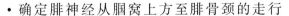

▲ 图 43-7 肿瘤较大时从起始处松解腓肠肌通常是提倡的

图片由 Children's Orthopaedic Surgery Foundation 提供

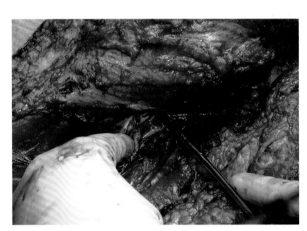

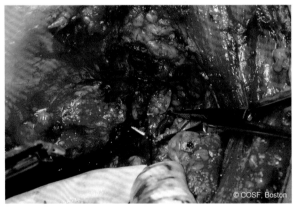

▲ 图 43-9 结扎供给肿瘤的血管分支

图片由 Children's Orthopaedic Surgery Foundation 提供

- 随着胫骨 NVB 的分离，并将整个胫骨内侧和胫骨后方彻底游离（图 43-11）。
- 确定腓神经从腘窝上方至腓骨颈的走行

路径。
- 除非腓骨近端必须与肿瘤一起切除，否则不需要特殊显露。

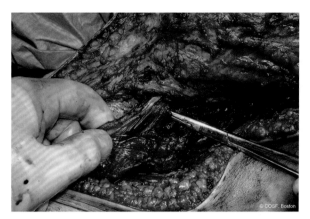

▲ 图 43-10　分离胫骨后肌

图片由 Children's Orthopaedic Surgery Foundation 提供

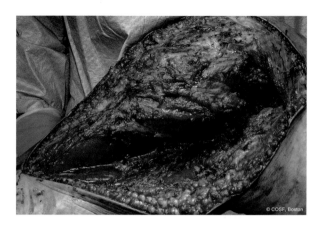

▲ 图 43-11　与肿瘤分离开的组织

图片由 Children's Orthopaedic Surgery Foundation 提供

（三）前侧和横向解剖

- 伸直膝盖，使之完全伸展。
- 抬起胫骨前部的皮瓣，直到刚好越过胫骨外侧缘辨认出前方关节囊。
  - 这个皮瓣容易破裂，所以要轻轻地提拉，并根据需要加长切口以降低张力。
  - 用尽可能多的皮下脂肪保持皮瓣厚，但不显露肿瘤。
- 尽量松解近端远端关节囊，以帮助以后的修复，但保持肿瘤上方的被膜完整（图43-12）。
- 向内旋转小腿。
- 将胫骨前外侧的组织下拉到计划截骨远端的"安全区"，辨别胫前血管。
- 助手将远端牵开器放置在较深的位置，以保护包括所有带血管的胫前间室，另一个较浅的近端牵开器（图43-13）。
- 切除肿瘤上的组织袖并松解胫骨前部，保护胫前血管（深面伴行腓深神经），从骨间隔向远端向近端移动，松解拇长伸肌。
- 跟随血管到达骨间膜近端裂孔。
- 屈膝。
- 辨别前后部 NVB 并保护它们，因为骨膜是从远端到近端被切开的。

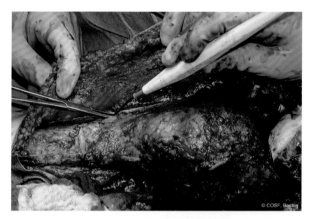

▲ 图 43-12　切开前室筋膜

图片由 Children's Orthopaedic Surgery Foundation 提供

  - 胫骨前部翘起时最容易损伤血管，因为骨间膜的近端大部分被分离；膝关节屈曲时，都要前后保护它们（图43-14）。
  - 如果肿块太大，需要牺牲胫前动静脉，则在软组织肿块的远侧前方结扎这些结构，并在后方的该血管上升时再次结扎，使胫后血管随分离而被保护。
- 现在松解胫骨近端胫腓骨关节囊，如果胫骨活动度增加有帮助，也可以在分离后进行（图43-15）。

（四）膝关节脱位

- 从内侧支持带切口处水平松解前内侧关节囊，

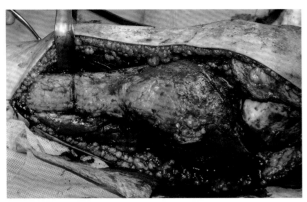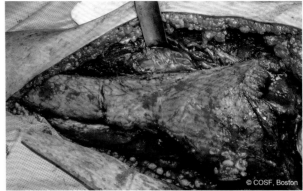

▲ 图 43-13　前间室的显露

图片由 Children's Orthopaedic Surgery Foundation 提供

保留股骨部分以备后续修复（图 43-16）。

- 在髌腱止点松解，只留下少量组织覆盖肿瘤（图 43-17）。
- 松开髂胫束和外侧关节囊。
- 膝关节弯曲时，松开内侧副韧带、内侧关节囊和后关节囊。
- 交叉韧带松解（图 43-18）。
- 松解后外侧复合体（肌腱、关节囊；外侧副韧带可附着于腓骨，外侧腓肠肌起始处可附着于股骨）。
- 在膝关节外翻的情况下，松开剩余的前外侧关节。

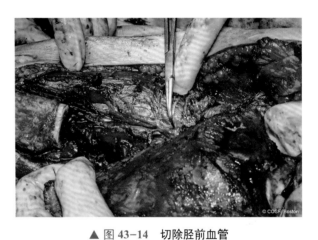

▲ 图 43-14　切除胫前血管

请注意，在本例中，由于肿瘤较大，首先切断的是胫骨，所以这部分分离是在切割后完成的（图片由 Children's Orthopaedic Surgery Foundation 提供）

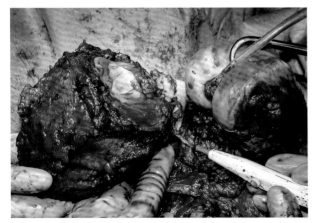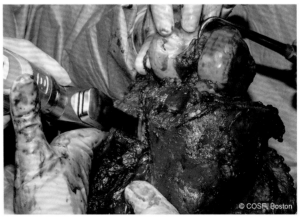

▲ 图 43-15　膝关节脱位后胫腓关节近端松解

注意：在这种情况下，通过用矢状锯切割，标本保留了一小部分腓骨内侧头部（图片由 Children's Orthopaedic Surgery Foundation 提供）

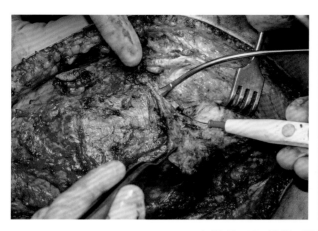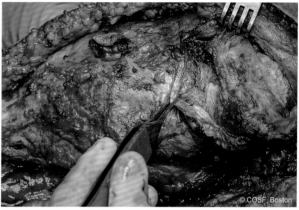

▲ 图 43-16　横切口沿关节囊从后内侧到前部

注意保护活检道，在整个过程中都受到保护，所以它仍然保持固定在标本上（绿箭）（图片由 Children's Orthopaedic Surgery Foundation 提供）

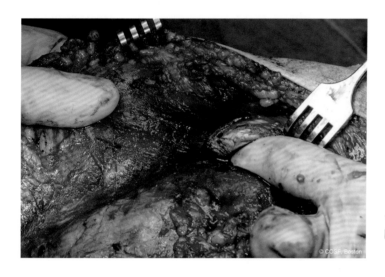

◀ 图 43-17　松解髌腱
图片由 Children's Orthopaedic Surgery Foundation 提供

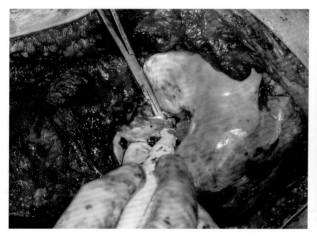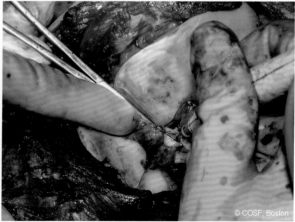

▲ 图 43-18　松解交叉韧带
图片由 Children's Orthopaedic Surgery Foundation 提供

- 牵拉胫骨远离股骨，使每个结构在切断时处于拉伸状态（图 43-19）。
- 松解近端胫腓骨关节囊（如果尚未松解）。

（五）骨切割

- 膝关节伸直。
- 最后一次检查测量结果。
- 标记前方（Bovie 标记）（图 43-20）。
- 在胫骨两侧放置大型霍曼牵开器。

- 牵开所有的软组织。
- 用电锯切割胫骨远端（图 43-21）。
- 如果计划使用腓肠肌瓣，建议在重建前的这个时间点进行切取（图 43-22）。

（六）术中切缘的评估

- 与病理医生一同在软组织边缘涂色（图 43-23）。
- 用大骨锯切割标本（图 43-24）。
- 用剖开标本评估骨髓边缘（图 43-25）。

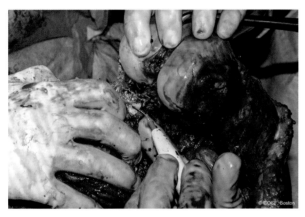

▲ 图 43-19　将股骨从胫骨拉开，使周围软组织结构处于拉伸状态，利于切断操作
图片由 Children's Orthopaedic Surgery Foundation 提供

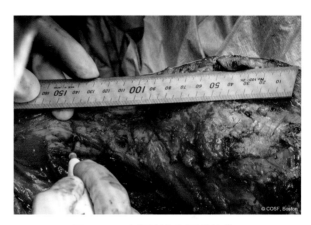

▲ 图 43-20　测量并标记要截骨的平面
图片由 Children's Orthopaedic Surgery Foundation 提供

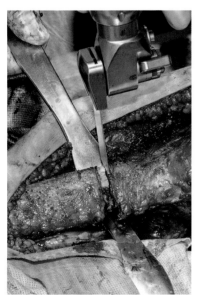
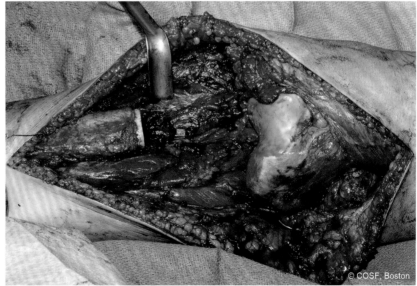

▲ 图 43-21　用失状锯进行切割，用霍曼牵开器保护软组织
图片由 Children's Orthopaedic Surgery Foundation 提供

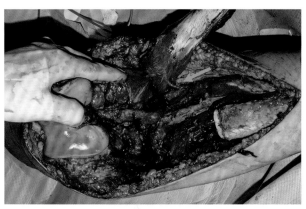 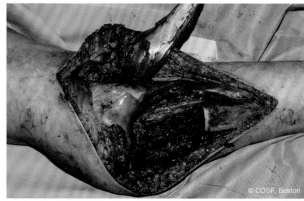

▲ 图 43-22　截取腓肠肌，小心保护其蒂部（绿箭）
图片由 Children's Orthopaedic Surgery Foundation 提供

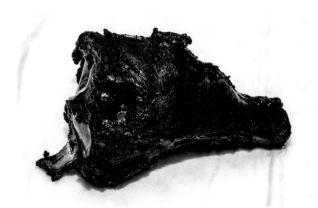 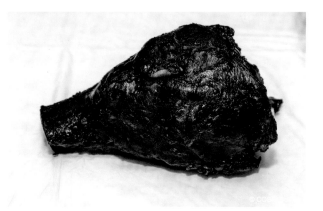

▲ 图 43-23　单色油墨技术
图片由 Children's Orthopaedic Surgery Foundation 提供

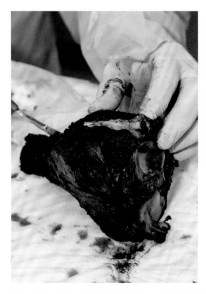

▲ 图 43-24　用手术刀沿着计划的切口切割软组织，以防止在切割过程中软组织脱离标本
图片由 Children's Orthopaedic Surgery Foundation 提供

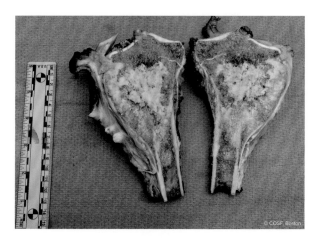

▲ 图 43-25　在冠状面切开标本，可以粗略评估边缘
在这里，可以看到肿瘤远端到隆起骨膜的切开距离（图片由 Children's Orthopaedic Surgery Foundation 提供）

（七）重建

- 彻底冲洗伤口。
- 在以前的无菌巾上加铺新的无菌巾。
- 新衣服、新手套、新仪器。
- 现在需要铅围裙。
- 准备透视。

八、术后护理

- 长腿 U 形夹板 2 天，卧床休息，VAC 超中厚植皮。
- 如果是人工关节内置物，过渡到带铰链的膝关节假体，锁定在伸展部位。
- 如果是同种异体移植，长腿铸型、双壳类和衬里。
- 第 3~5 天，从床到椅。
- 第 5 天，VAC 关闭 STSG。
- 第 5 天，进入理疗健身房。
  - 如果是人工关节，最初侧重于足的伸展，而不是屈曲。
- 一旦口服药物镇痛奏效，能够正常饮食，并且能够在家里走动，患者即可出院。

九、预期的结果

- 完整的外科切除边界。
- 坏死程度评定。
- 术后 14 天恢复化疗。

十、并发症

1. 血管损伤
- 立即用 5-0 或 6-0 缝合线修复轻微损伤。
- 如果情况更严重，请寻求血管外科医生的帮助。
- 如果有非常大的软组织肿块或需要搭桥手术，则计划寻求血管外科医生的帮助。

2. 神经损伤
- 最常见肢体延长神经牵拉。
- 如果一开始膝关节是屈曲挛缩的，则风险更高。
- 如果需要，计划缩短重建时间。
- 前 2~3 天保持膝盖弯曲，以减少伸展。
- 如果术后即发现神经损伤，需弯曲膝盖，可能需要血肿减压或缩短重建时间（如果可能）。

3. 良好组织边缘
- 如果病变并得到控制，可以保留更多的组织。
- 如果病变分布广泛且不能定位，特别是在对化疗不敏感的情况下，可能需要考虑截肢术或人工假体置换术。

4. 伤口并发症
- 腓肠肌皮瓣通常用来帮助降低伤口破裂或假体外露的风险。

5. 与重建相关的并发症
- 超出本章范围。

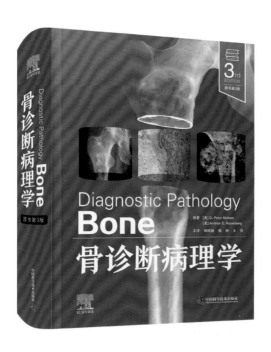

原著 [美] G. Petur Nielsen

[美] Andrew E. Rosenberg

主译 刘绮颖 喻 林 王 坚

定价 458.00元

　　本书引进自 ELSEVIER 出版集团，由麻省总医院的 G. Petur Nielsen 教授和迈阿密大学米勒医学院的 Andrew E. Rosenberg 教授联合编写，为全新第 3 版。著者在前一版的基础上做了较多更新，基本上涵盖了第 5 版 WHO 软组织和骨肿瘤病理学分类（2020）中所介绍的骨肿瘤类型。此外，还增设了一些非肿瘤性骨病章节，并增加了骨肿瘤影像学，使得骨病理内容更加丰富和全面。本书内容全面，图片丰富，条目明晰，非常适合从事骨科疾病诊治的临床医生、放射科医生和病理医生在日常工作中参考实用，有助于提高骨疾病的诊治水平。